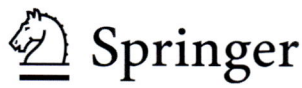
Springer

肿瘤影像学:骨肿瘤
Oncologic Imaging:
Bone Tumors

编著　[韩]康亨植（Heung Sik Kang）
　　　[韩]安钟茂（Joong Mo Ahn）
　　　[韩]康玉素（Yusuhn Kang）
主译　高振华
审校　孟悛非

SPM 南方出版传媒
广东科技出版社 ｜ 全国优秀出版社
·广　州·

广东省版权局著作权合同登记

图字：19-2019-040 号

图书在版编目（CIP）数据

肿瘤影像学. 骨肿瘤 /（韩）康亨植，（韩）安钟茂，（韩）康玉素主编；高振华主译. —广州：广东科技出版社，2021.4

书名原文：Oncologic Imaging：Bone Tumors

ISBN 978-7-5359-7579-9

Ⅰ.①肿⋯　Ⅱ.①康⋯②安⋯③康⋯④高⋯　Ⅲ.①骨肿瘤—影像诊断　Ⅳ.①R730.4

中国版本图书馆CIP数据核字（2020）第202850号

出　版　人	朱文清
责任编辑	黎青青
封面设计	林少娟
责任校对	高锡全
责任印制	彭海波

出版发行：广东科技出版社

　　　　　（广州市环市东路水荫路 11 号　邮政编码：510075）

销售热线：020-37592148 / 37607413

http://www.gdstp.com.cn

E-mail：gdkjcbszhb@nfcb.com.cn

经　　销：广东新华发行集团股份有限公司

排　　版：创溢文化

印　　刷：广州东盛彩印有限公司

　　　　　（广州市增城区新塘镇太平十路二号　邮政编码：510700）

规　　格：889mm×1 194mm　1/16　印张 20.75　字数 415 千

版　　次：2021 年 4 月第 1 版

　　　　　2021 年 4 月第 1 次印刷

定　　价：258.00 元

如发现因印装质量问题影响阅读，请与广东科技出版社印制室联系调换（电话：020-37607272）。

主译简介

高振华，山东临沂人，医学博士，硕士研究生导师，中山大学附属第一医院影像科副主任医师，兼任中山大学附属第一医院惠亚医院（惠州市中大惠亚医院）医学影像科行政主任，首批卫生部赴西藏国家医疗队队员，2018年获"广东省杰出青年医学人才"称号。先师从青岛大学附属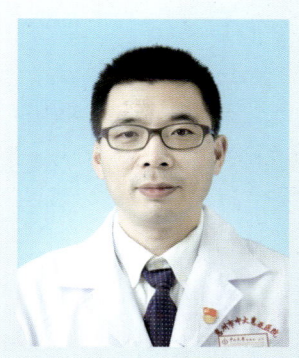医院知名放射学专家曹来宾、徐爱德、徐文坚和刘吉华教授进行医学影像学本科和硕士研究学习，后师从中山大学附属第一医院知名肌骨放射学专家孟悛非教授攻读医学影像学博士，2006年7月中山大学博士毕业后，一直于中山大学附属第一医院从事医学影像学的临床医疗、教学和科研工作，掌握全身各系统常见病的X线、CT、MRI和核医学诊断，研究方向为肌肉、骨骼和关节疾病的术前诊断与治疗后影像学评估。

兼任全国青年放射学会骨肌专业学组副组长，中国医师协会放射医师分会运动创伤专委会委员，广东省青年骨放射联盟组长，广东省基层医药学会肿瘤多学科诊治专业委员会副主任委员，广东省健康管理学会放射学专业委员会常务委员，广东省医师协会放射科医师分会骨肌疾病专业学组副组长。

近年来在国内外核心专业期刊发表论文50余篇，其中以第一作者和通讯作者发表SCI论文10余篇，主编专著3部，参编全国医学影像学规划教材2部。

译校者名单

主 译 高振华

审 校 孟悛非

译校者 高振华　中山大学附属第一医院

　　　　　　　　中山大学附属第一医院惠亚医院

　　　　　孟悛非　中山大学附属第一医院

　　　　　徐丹阳　中山大学附属第一医院（2019级硕士研究生）

　　　　　张皓钦　中山大学附属第一医院惠亚医院

　　　　　吴若岱　深圳大学总医院

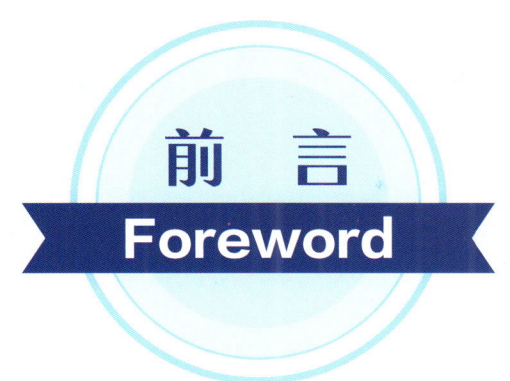

前 言
Foreword

　　医学影像学贯穿于骨肿瘤诊断和分期、治疗效果评估和患者预后管理等环节。本书旨在为放射科医生、骨科医生和病理科医生提供骨肿瘤影像学表现特点及其影像分析方法，揭示其组织病理学基础。

　　第一部分是对骨肿瘤诊断依据的概述，包括骨肿瘤的流行病学、病变部位、生物学行为、骨膜反应和MRI表现特征等。

　　第二部分详细阐述骨肿瘤的典型和不典型影像学表现，重点在于X线和MRI征象的分析。此外，书中摘选的一些病例也同时提供了病理或手术图片。

　　第三部分是针对临床实践中病例分析诊断的问题，结合X线和MRI的征象及病变部位分析，给出了18种骨肿瘤的诊断技巧。

　　第四部分以问答和评论形式展示了30例骨肿瘤的影像学图片，让读者回忆从本书中学到的知识。这部分内容将有助于读者在临床实践中巩固所学的影像学知识，提高诊断推理技能。

　　希望本书能够帮助读者全面理解骨肿瘤和肿瘤样病变的影像学表现，在临床中做出精确诊断。

康亨植（Heung Sik Kang）

安钟茂（Joong Mo Ahn）

康玉素（Yusuhn Kang）

于韩国城南

作者致谢

感谢我的合作者安钟茂和康玉素，他们的激情和努力使得这本书得以出版。

康亨植

感谢我的老师康亨植给予的精心指导和大力支持。

安钟茂

感谢我的老师康亨植给予的指导、鼓励和信任。

感谢我的父母、丈夫和孩子们给予的爱、理解和支持。

康玉素

目 录
Contents

第三部分 骨肿瘤影像诊断技巧

第四部分　练习和实践：影像判读会话

第一部分

概　　论

第1章 ⊙
基本概述和诊断依据

　　骨肿瘤影像学的准确诊断需要基于其临床特征和影像学特征进行全面系统的分析。临床特征包括患者的年龄和性别。影像学特征包括病变部位、生物学行为、基质矿化、骨膜反应和骨内膜反应，以及病变的大小和数目。本章将详细讨论和阐释这些特征。

1.1　流行病学

■ 年龄

　　在骨肿瘤的诊断中，患者的发病年龄是最重要的单项临床指标。某些骨肿瘤具有好发的特定年龄组。例如，对发生于长骨干骺端和骨骺的骨髓腔内溶骨性病变，若患者年龄在10~20岁，则最可能的诊断是软骨母细胞瘤。若患者年龄在20~40岁，则首先考虑的诊断是骨巨细胞瘤。表1.1列出了各年龄组常见的良性和恶性骨肿瘤。

■ 性别

　　大多数骨肿瘤的男女发病率相当，但某些肿瘤有特定的性别倾向。表1.2列出了不同性别倾向发生的骨肿瘤。

表1.1　骨肿瘤的好发年龄

年龄	良性	恶性
<20	软骨母细胞瘤，软骨黏液纤维瘤，骨样骨瘤，骨母细胞瘤，纤维结构不良，非骨化性纤维瘤，纤维性皮质缺损，骨的韧带样纤维瘤，小骨的巨细胞病变，单纯性骨囊肿，动脉瘤样骨囊肿，骨纤维结构不良，朗格汉斯细胞组织细胞增生症	骨肉瘤，尤文肉瘤
20~40	骨巨细胞瘤，骨样骨瘤，骨母细胞瘤，纤维结构不良	骨肉瘤（骨旁、骨膜、低度恶性中央型），软骨肉瘤（骨膜），造釉细胞瘤
>40	—	转移瘤，浆细胞性骨髓瘤，孤立性浆细胞瘤，软骨肉瘤，骨肉瘤（继发性，>60）
任何年龄	软骨瘤，骨的良性纤维组织细胞瘤，骨内脂肪瘤，血管瘤	纤维肉瘤，血管肉瘤，原发性骨淋巴瘤

表1.2　骨肿瘤的性别倾向

性别倾向	骨肿瘤
男性发病率极高	骨母细胞瘤（2.5：1），高度恶性表面骨肉瘤（2：1），软骨母细胞瘤（2：1），透明细胞软骨肉瘤（3：1），骨的孤立性浆细胞瘤（2：1），单纯性骨囊肿（3：1）
男性发病率稍高	内生骨疣（骨岛），毛细血管扩张型骨肉瘤（1.5：1），骨膜骨肉瘤，骨软骨瘤，软骨黏液纤维瘤，普通型软骨肉瘤，去分化型软骨肉瘤，尤文肉瘤（1.4：1），血管肉瘤，淋巴瘤（1.5：1）
男女发病率相当	骨瘤，软骨瘤（内生软骨瘤，骨膜软骨瘤），间叶性软骨肉瘤，骨的纤维肉瘤，浆细胞性骨髓瘤，动脉瘤样骨囊肿，纤维结构不良
女性发病率稍高	低度恶性中央型骨肉瘤，小细胞骨肉瘤，骨旁骨肉瘤，血管瘤（2：3）
女性发病率极高	骨巨细胞瘤［（1.5~2）：1］

1.2　病变部位

　　骨肿瘤，包括良性骨肿瘤和恶性骨肿瘤，都有其各自特定的好发骨骼和好发位置。表1.3列出了部分骨肿瘤的好发骨骼部位。例如，胫骨前方骨皮质内的溶骨性病变，最可能的诊断是骨纤维结构不良或造釉细胞瘤。长骨内病变的定位可采用长骨纵轴面（骨骺、干骺端和骨干）和横轴面（髓腔内中央性、髓腔内偏心性、骨皮质内和骨皮质旁）判定（图1.1）。例如，单纯性骨囊肿通常是位于长骨干骺端的髓腔内病变，最常见于肱骨近端（图1.2a）。软骨母细胞瘤典型部位是长骨骨骺（图1.2b）。非骨化性纤维瘤发生于长骨干骺端的骨皮质（图1.2c）。骨皮质旁的病变，如骨旁骨肉瘤，好发于股骨远端后方（图1.2d）。了解不同骨肿瘤有不同的好发部位将有助于骨肿瘤的鉴别诊断。表1.4总结了部分骨肿瘤的特定好发位置。

　　同样需要重点关注的是骨骺的等效位置，即骨突。骨骺是幼年未闭合的骨端，骨骺闭合后形成骨突，例如肱骨大小结节、股骨大小结节、胫骨结节、髂嵴、腕骨、跗骨、跟骨。骨骺好发的骨肿瘤可能同样好发于这些骨骺的等效位置。

表1.3　特定骨骼的好发肿瘤

部位	常见肿瘤
胫骨前方骨皮质	骨纤维结构不良，造釉细胞瘤
跟骨	单纯性骨囊肿，骨内脂肪瘤
胫骨远端后方骨皮质	骨旁骨肉瘤，骨膜硬纤维瘤
指/趾骨远端	表皮样囊肿，血管球瘤
手短管状骨	内生软骨瘤
踇趾	甲下外生骨疣
颅盖骨	骨瘤
下颌骨	骨的韧带样纤维瘤，巨细胞病变（巨细胞修复性肉芽肿）

表1.4 骨内特定位置的好发肿瘤

位置	髓腔内		骨皮质	骨皮质旁
	中心性生长	偏心性生长		
骨骺	软骨母细胞瘤（未成熟骨骼）[a]，骨巨细胞瘤（成熟骨骼）[a]，动脉瘤样骨囊肿[a]，骨髓炎（<18个月婴幼儿，成年人为结核和真菌感染），透明细胞软骨肉瘤			
干骺端	纤维结构不良，内生软骨瘤，软骨肉瘤，单纯性骨囊肿	骨巨细胞瘤，软骨黏液纤维瘤，骨肉瘤，动脉瘤样骨囊肿，骨髓炎，朗格汉斯细胞组织细胞增生症	非骨化性纤维瘤，纤维性皮质缺损，骨样骨瘤	皮质旁软骨瘤，骨膜骨肉瘤，骨旁骨肉瘤，骨软骨瘤
骨干	纤维结构不良，内生软骨瘤，单纯性骨囊肿	尤文肉瘤，朗格汉斯细胞组织细胞增生症	造釉细胞瘤，骨纤维结构不良，骨样骨瘤	

注：[a]骨骺–干骺端。

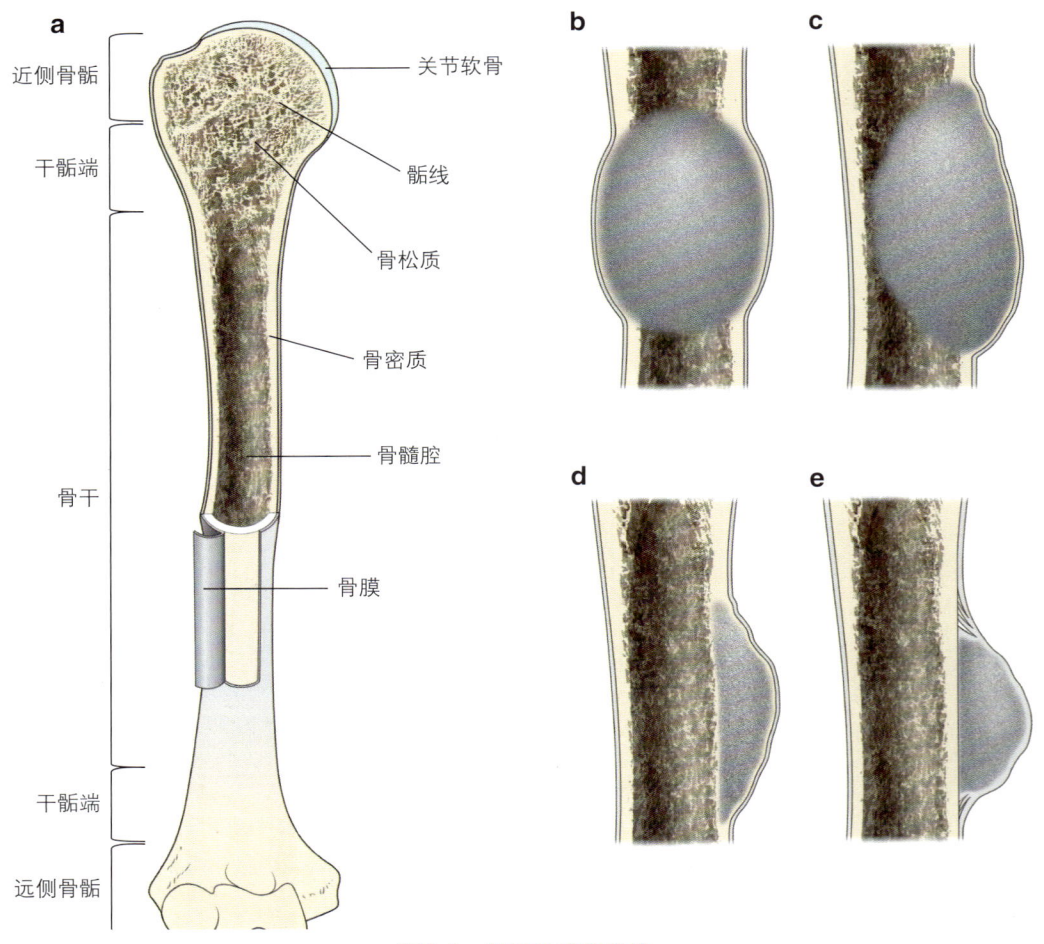

图1.1 长骨的病变定位

（a）沿着骨的纵轴面定位：骨骺、干骺端和骨干。骨骺是长骨末端的圆形膨大部分，与相邻骨形成关节。骨干是长骨的管状部分。干骺端是在长骨的骨干和骨骺之间的较宽部分。骨的横轴面定位：（b）髓腔内中心性；（c）髓腔内偏心性；（d）骨皮质内；（e）骨皮质旁。

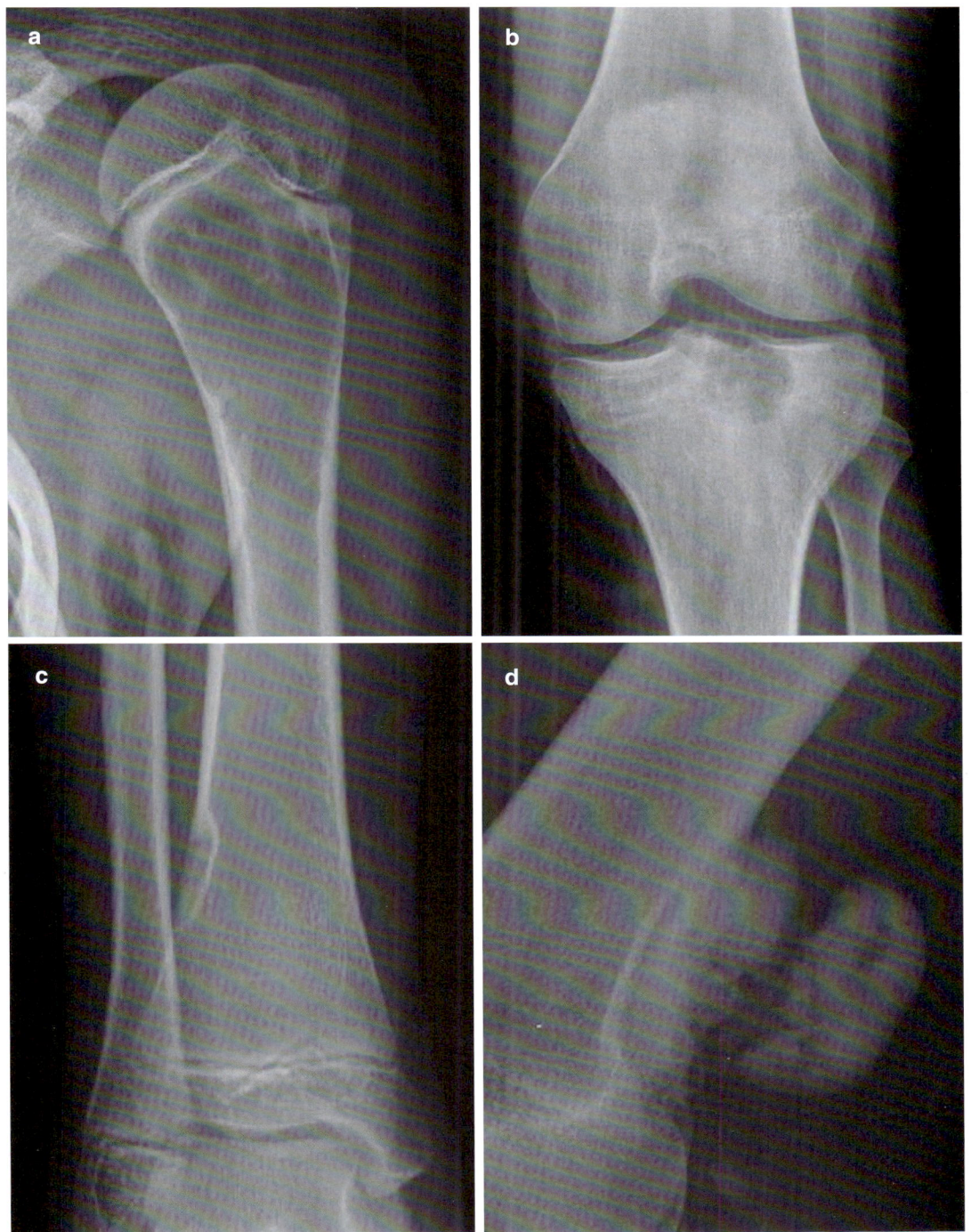

图1.2　病变的好发部位

单纯性骨囊肿（a）位于长骨干骺端的髓腔中心区，最常见的发病部位是肱骨近侧干骺端。软骨母细胞瘤（b）位于长骨的骨骺内。非骨化性纤维瘤（c）位于长骨干骺端的骨皮质内。骨旁骨肉瘤（d）位于骨皮质旁，好发于股骨远端的后方。

1.3 生物学行为（骨破坏方式）

病变的边缘或边界可反映骨肿瘤的良恶性生物学行为。病变边界清晰，即病变和周围正常骨之间的过渡带较窄，表明肿瘤生长速度较缓慢，良性的可能性大。病变的浸润边界模糊，即过渡带较宽，表明肿瘤生长速度较快，恶性的可能性较大。

骨肿瘤依据其破坏方式和边缘可分为以下几个类型（图1.3）：地图状溶骨性病变（Ⅰ型），指有一定边界范围的片状骨质破坏区。地图状溶骨性病变根据其边缘表现再进一步细分为3型，即具有硬化边缘的地图状病变（ⅠA）、边界清晰但无硬化边缘的地图状病变（ⅠB）和边界模糊的地图状病变（ⅠC）。虫蚀样溶骨性病变（Ⅱ型），指的是簇集分布的多发小溶骨灶。渗透性溶骨性病变（Ⅲ型），指的是边界不清而难以确定骨破坏范围的病变。表1.5列出了可表现出以上某种破坏方式的骨肿瘤。

如上所述，过渡带较窄通常提示良性骨病变，过渡区较宽通常提示恶性骨病变。但是必须指出的是，这种提示病变良恶性的判断方法并不总是正确的：良性骨病变也可表现出侵袭性，恶性病变也可表现为非侵袭性。了解这些特殊的例外情况有助于避免误诊，见表1.6。

表1.5 不同类型的骨破坏方式

ⅠA型 具有硬化边缘的地图状病变	ⅠB型 边界清晰但无硬化边缘的地图状病变	ⅠC型 边界模糊的地图状病变	Ⅱ型 虫蚀样病变	Ⅲ型 渗透性病变
单纯性骨囊肿，软骨母细胞瘤，纤维结构不良，骨内脂肪瘤，非骨化性纤维瘤，Brodie脓肿	动脉瘤样骨囊肿，骨巨细胞瘤，骨髓瘤，转移瘤	软骨肉瘤	尤文肉瘤，朗格汉斯细胞组织细胞增生症，骨肉瘤，骨髓瘤	小圆细胞性肿瘤（淋巴瘤），尤文肉瘤，急性骨髓炎

表1.6 特殊情况：具有侵袭性表现的良性病变和具有非侵袭性表现的恶性病变

具有侵袭性表现的良性病变	具有非侵袭性表现的恶性病变
朗格汉斯细胞组织细胞增生症，骨母细胞瘤，软骨母细胞瘤，骨巨细胞瘤，骨髓炎	毛细血管扩张型骨肉瘤，软骨肉瘤

1.4 病变透光度和基质矿化

■ 病变透光度

骨肿瘤区相对于周围正常骨骼的透光度不同，可表现为透光区、硬化区或透光和硬化混合区。骨肿瘤的X线片上的透光度取决于破骨活动和成骨活动的强度对比，以及肿瘤基质的矿化。骨样骨瘤因其成骨活动明显而表现为骨质硬化，内生软骨瘤因其基质矿化而表现为骨质硬

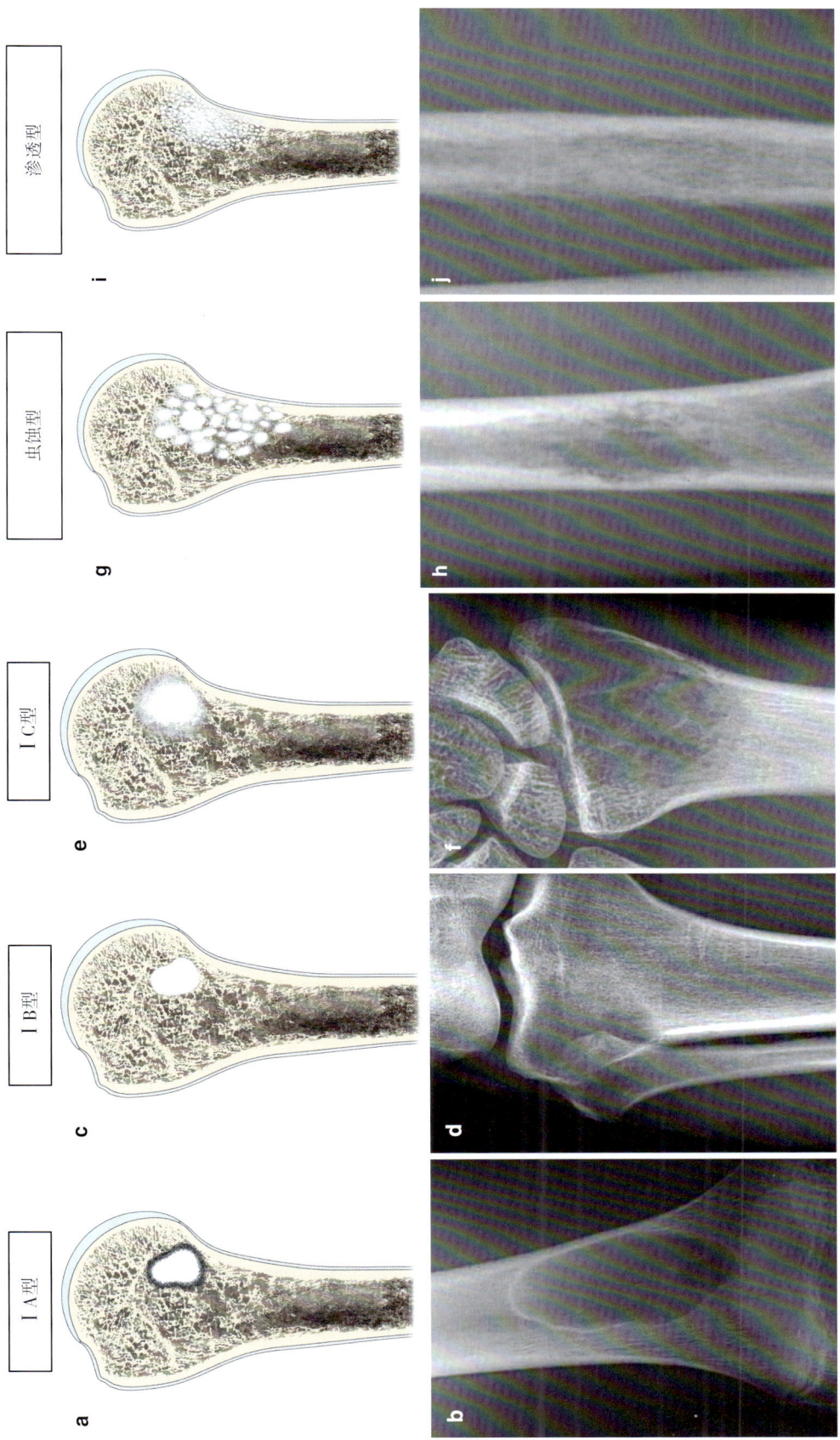

图1.3 骨破坏方式

（a）ⅠA型，具有硬化边缘的地图状病变。（b）表现为ⅠA型骨破坏方式的纤维结构不良。（c）ⅠB型，边界清晰但无硬化边缘的地图状病变。（d）表现为ⅠB型骨破坏方式的骨巨细胞瘤。（e）ⅠC型，边界模糊的地图状病变。（f）表现为ⅠC型骨破坏方式的骨巨细胞瘤。（g）Ⅱ型，虫蚀样病变，成簇聚集的多发小溶骨区。（h）表现为Ⅱ型虫蚀样骨破坏方式的肝细胞癌骨转移。（i）Ⅲ型，渗透性病变，溶骨性破坏病变范围难以确定。（j）表现为Ⅲ型渗透性破坏方式的尤文肉瘤。

化。表1.7根据病变的不同透光度列出了可能的鉴别诊断。

表1.7 不同透光度表现的疾病鉴别

透光区	硬化区	透光和硬化混合区
大多数良性和恶性骨肿瘤	骨岛（内生骨疣），骨瘤，骨样骨瘤，骨母细胞瘤，骨肉瘤，成骨性转移瘤，钙化性内生软骨瘤，良性病变骨性愈合（非骨化性纤维瘤，单纯性骨囊肿）	淋巴瘤，纤维结构不良，骨髓炎

■ 肿瘤基质

基质是指由间充质细胞产生的细胞外物质，包括软骨样基质、骨样基质、胶原样基质、黏液样基质和脂肪样基质。软骨样基质和骨样基质最终可矿化或钙化，根据病变典型的矿化表现有助于缩小鉴别诊断的范围。软骨样基质矿化具有多种形态表现：斑点状、絮状、爆米花样和环弧样（图1.4）。肿瘤内若存在软骨样矿化表现，则提示软骨类肿瘤，例如内生软骨瘤、软骨肉瘤和软骨母细胞瘤。肿瘤内的骨样基质矿化表现为云絮状、无定形和棉花团样密度影（图1.4）。

虽然X线片是骨肿瘤初步评估和诊断的主要手段，但MRI有助于进一步显示肿瘤内的非矿化基质。胶原样基质在T1WI和T2WI上均表现为低信号。黏液样基质在T1WI上表现为低信号，

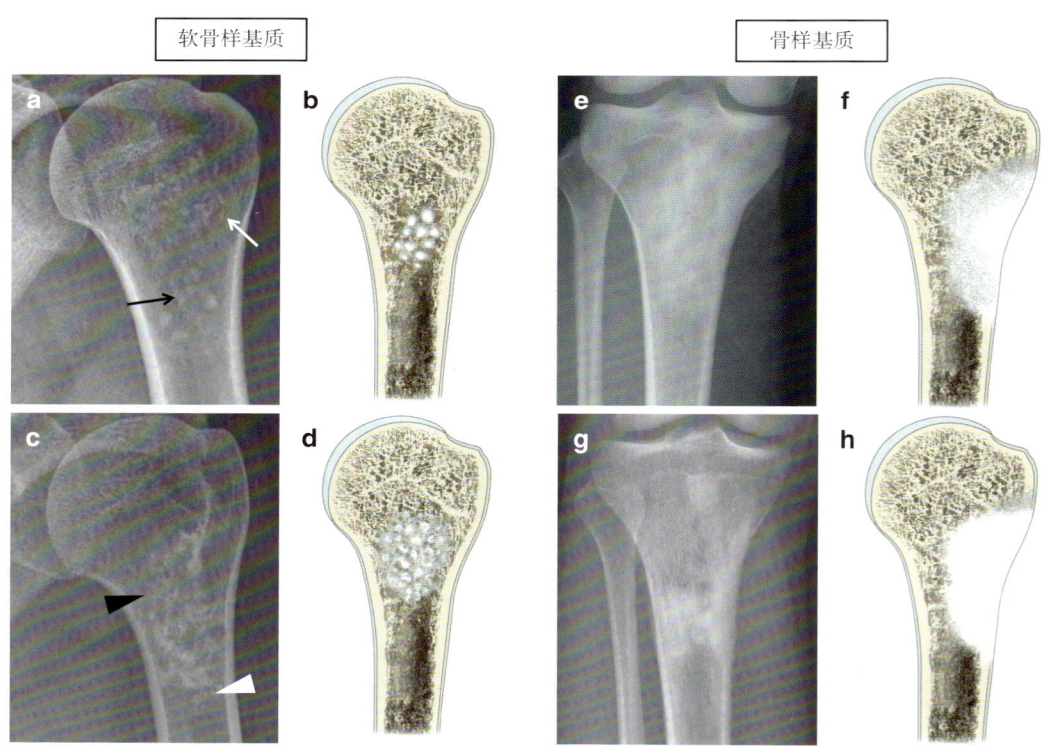

图1.4 肿瘤软骨样和骨样基质的矿化

软骨样基质（a~d）：软骨样基质矿化表现为斑点状（白箭头）、絮状（黑箭头）、爆米花样（白三角形）和环弧样（黑三角形）。骨样基质（e~h）：骨样基质矿化表现为云絮状、无定形和棉花团样密度影。

在T2WI上表现为高信号。脂肪样基质在T1WI上表现为明显高信号，在T2WI上表现为中高信号，在脂肪抑制序列上表现为低信号（图1.5）。举个例子：骨的韧带样纤维瘤在组织学上是由丰富的胶原样基质和少量的细胞构成，因此在T1WI和T2WI上均呈低信号，在X线片上表现为骨的低密度透光区。

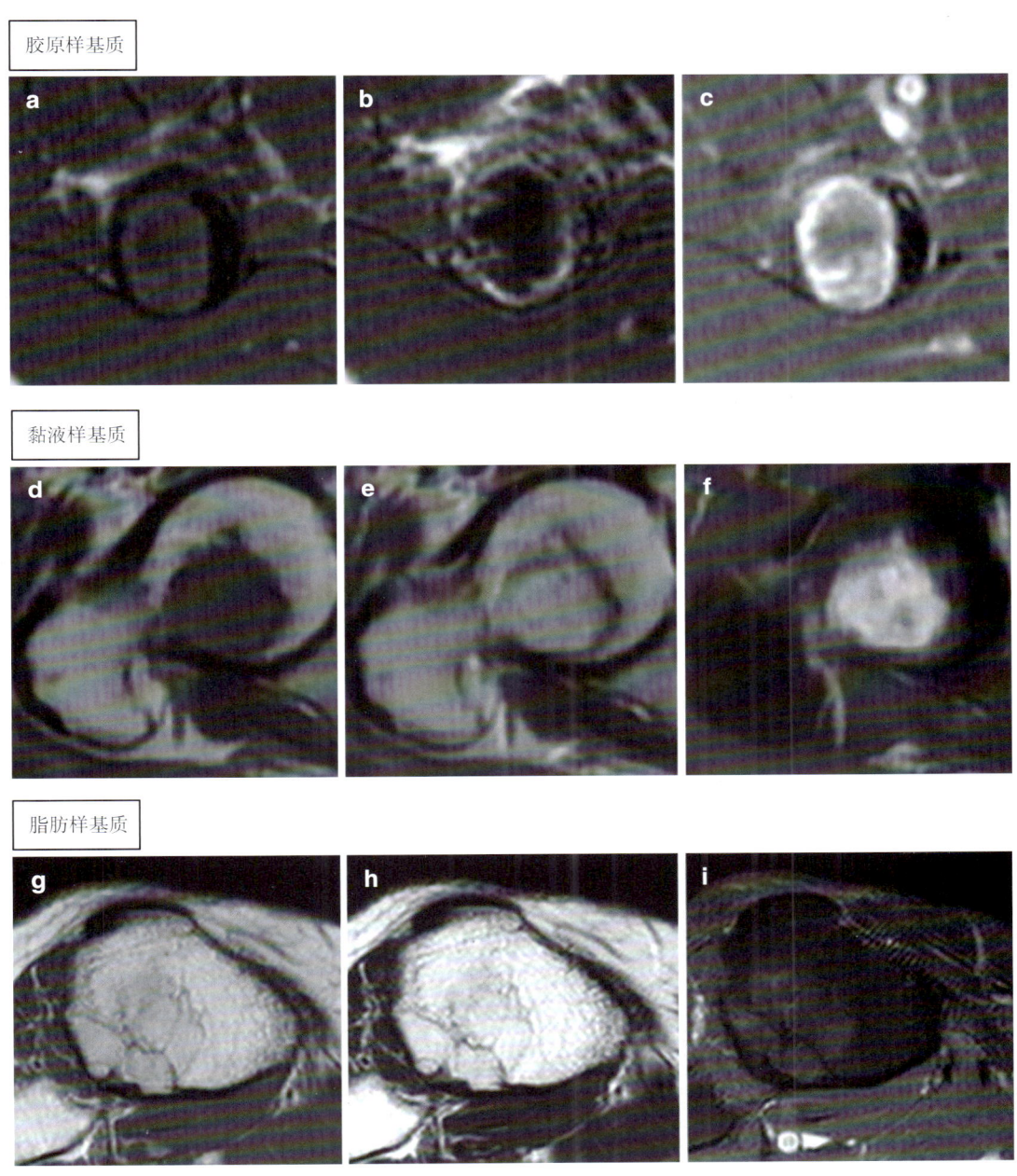

图1.5　骨肿瘤内未矿化基质的MRI表现

T1WI（a，d，g）、T2WI（b，e，h）和CE-T1WI-FS（c，f，i）。胶原样基质（a~c）在T1WI和T2WI上均呈低信号，增强扫描后轻度强化。黏液样基质（d~f）在T1WI上呈低信号，在T2WI上呈明显高信号，延迟增强扫描后明显强化。脂肪样基质（g~i）在T1WI上呈明显高信号，在T2WI上呈中高信号，在脂肪抑制序列上呈低信号。

1.5 骨膜反应和骨内膜反应

　　骨膜反应的存在及其表现类型是评估骨病变生物学良恶性行为的重要线索。骨膜是覆盖于骨骼表面的膜状结构，由两层构成，外层为纤维层，内层为具有成骨潜能的生发层。骨的病变（包括肿瘤和感染）可刺激骨膜，引起骨膜下新生骨质的形成，这被称为"骨膜反应"。病变的生物学行为不同，骨膜反应的表现有所不同（图1.6，表1.8）。生长缓慢的骨病变可引起非侵袭性的骨膜反应，表现为实性骨膜反应；而生长迅速的骨病变会引起侵袭性骨膜反应，表现为多层状或针状骨膜反应，甚或Codman三角。

　　骨肿瘤不仅会引起骨膜异常，而且会导致骨内膜变化。骨内膜扇贝样压迹是指骨髓腔内病变膨胀性生长造成的骨皮质内表面的侵蚀性吸收。若骨病变侵袭性较弱且生长缓慢，骨内膜侵蚀会同时伴有骨膜新生骨的形成，从而导致骨的膨胀性改变或出现气球样外观。相反，若骨病变侵袭性

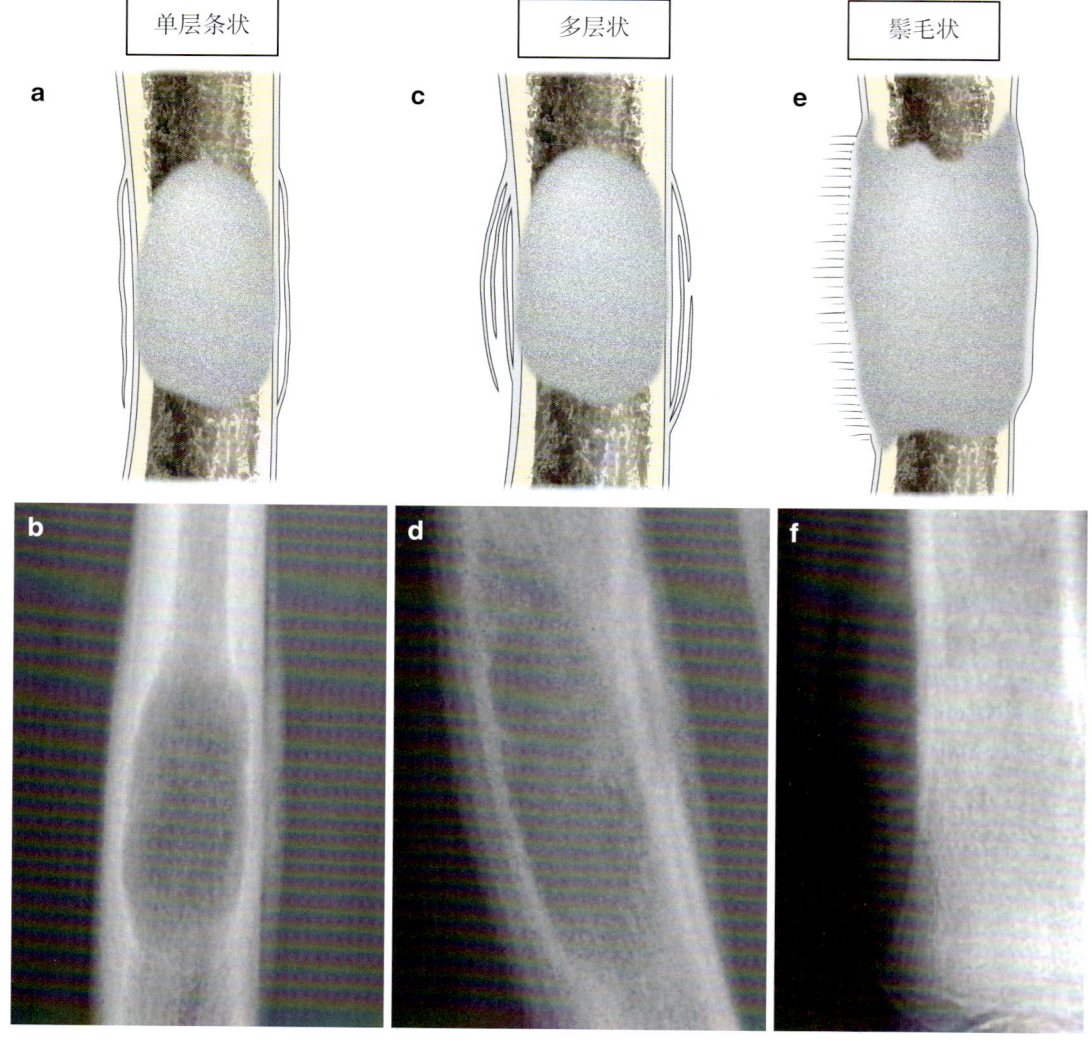

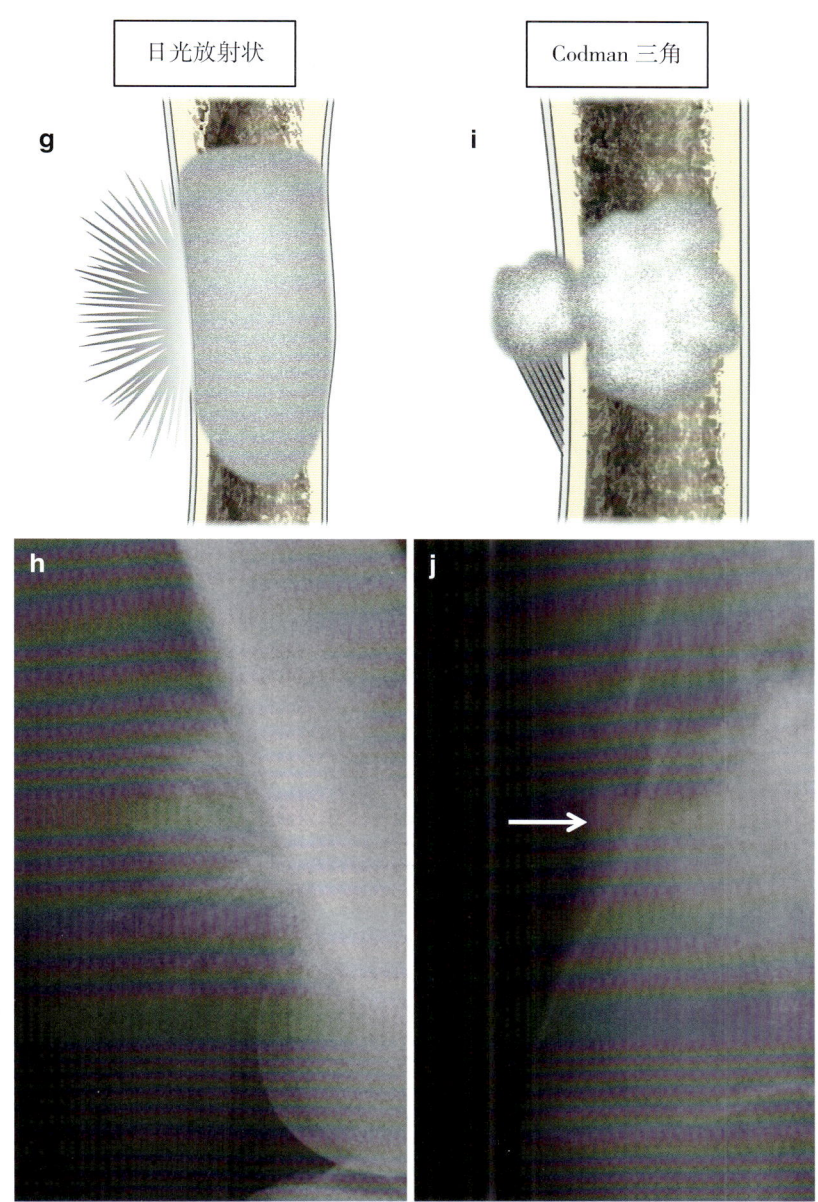

图1.6 骨膜反应的表现类型

（a）单层条状骨膜反应是一种非侵袭性骨膜反应表现，提示病变生长缓慢。（b）单纯性骨囊肿伴病理性骨折，单层条状骨膜反应。（c）多层状骨膜反应，提示中等程度的侵袭性。（d）朗格汉斯细胞组织细胞增生症，多层状骨膜反应。（e）鬃毛状骨膜反应，是指垂直于骨皮质表面的多发平行排列的骨针。（f）骨肉瘤，鬃毛状骨膜反应。（g）日光放射状骨膜反应，是指自骨表面呈扇形散开的多发骨针。（h）骨肉瘤，日光放射状骨膜反应。（i）Codman三角，是指已形成的骨膜新生骨被病变破坏后，在破坏区两侧残留的三角形骨膜新生骨区域。（j）骨肉瘤，Codman三角（箭头）。

较强且生长迅速，骨膜没有足够时间形成骨膜新生骨，骨髓腔内病变会穿破骨皮质并向骨外软组织进展。

表1.8 不同类型骨膜反应的表现

非侵袭性骨膜反应	实性，单层条状
侵袭性骨膜反应	多层状（洋葱皮样），针状，鬃毛状，日光放射状，Codman三角

1.6 病变数目

大多数原发性骨肿瘤表现为孤立性病变，少数为多发病变。40岁以上的成年人的多发溶骨性病变常为转移瘤、多发性骨髓瘤和淋巴瘤。儿童的多发溶骨性病变常为朗格汉斯细胞组织细胞增生症、内生骨软骨瘤病、遗传性外生骨疣和血管瘤病。此外，代谢性骨病如棕色瘤或血友病假肿瘤也可为多发性病变。

❖ 推荐文献

［1］FLETCHER C D M，World Health Organization．International Agency for Research on Cancer：WHO classification of tumours of soft tissue and bone ［M］．4th ed．Lyon：IARC Press，2013．

［2］GREENSPAN A，BORYS D．Radiology and pathology correlation of bone tumors：a quick reference and review ［M］．Philadelphia：Wolters Kluwer，2016．

［3］GREENSPAN A，JUNDT G，REMAGEN W，et al．Differential diagnosis in orthopaedic oncology ［M］．2nd ed．Philadelphia：Lippincott Williams & Wilkins，2007．

［4］HAKIM D N，PELLY T，KULENDRAN M，et al．Benign tumours of the bone：a review ［J］．J Bone Oncol，2015，4：37–41．

［5］MADEWELL J E，RAGSDALE B D，SWEET D E．Radiologic and pathologic analysis of solitary bone lesions（Part I：internal margins）［J］．Radiol Clin N Am，1981，19：715–748．

［6］MILLER T T．Bone tumors and tumorlike conditions：analysis with conventional radiography ［J］．Radiology，2008，246：662–674．

［7］RAGSDALE B D，MADEWELL J E，SWEET D E．Radiologic and pathologic analysis of solitary bone lesions（Part II：periosteal reactions）［J］．Radiol Clin N Am，1981，19：749–783．

［8］RESNICK D．Diagnosis of bone and joint disorders ［M］．4th ed．Philadelphia：Saunders，2002．

（徐丹阳　高振华 译）

第二部分

肿瘤分类和影像学特征

第2章 ▶

成骨类肿瘤

2.1 骨瘤

■ 概述

骨瘤是一种良性的、生长缓慢的肿瘤，完全由骨组织构成，是局灶性骨膜过度增生、成骨引起的骨皮质旁病变。在组织学上，骨瘤通常由编织骨和致密板状骨混合组成。骨瘤可有或可无正常骨皮质的哈弗管系统。

骨瘤通常很小，患者多无临床症状，常在X线检查中偶然发现。多发性骨瘤通常与Gardner综合征相关，Gardner综合征是一种家族性常染色体显性遗传疾病，包括多发性骨瘤、肠息肉病、含齿囊肿、表皮样囊肿、硬纤维瘤和皮肤纤维瘤。

■ 流行病学

骨瘤在男性的发病率是女性的2倍，最常见于30~40岁。

■ 好发部位

骨瘤最常见于鼻窦和颅骨，也可发生于长骨而称为四肢骨瘤，这种罕见的骨瘤也称为骨旁骨瘤或骨表面骨瘤。

■ 影像学表现

● X线

骨瘤在X线片上表现为小的、圆形的、边界清晰的、均质性的骨表面性病变，无骨软骨瘤的骨皮质和髓腔相延续的表现（图2.1）。骨瘤的密度类似于骨皮质。骨瘤体积越大，边缘分叶越明显。若骨瘤主要由致密骨构成，骨瘤会与相邻骨皮质融合而引起局部轮廓变形。若骨瘤主要由骨小梁和骨髓构成，骨瘤与相邻骨之间的分界会更加清晰。

● MRI

骨瘤的MRI信号特点与骨皮质相同，在所有MR序列图像上均呈低信号（图2.1）。

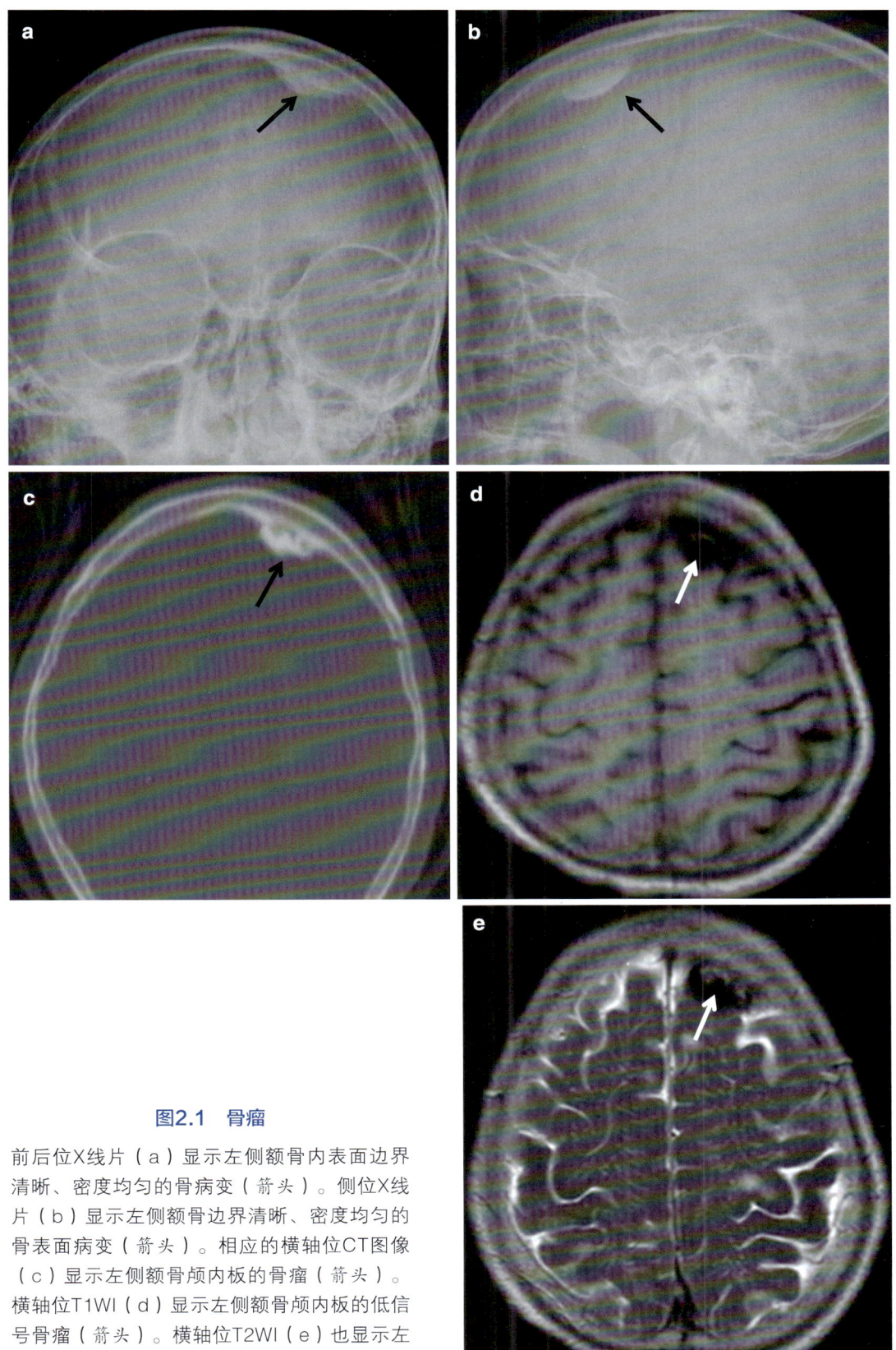

图2.1　骨瘤

前后位X线片（a）显示左侧额骨内表面边界
清晰、密度均匀的骨病变（箭头）。侧位X线
片（b）显示左侧额骨边界清晰、密度均匀的
骨表面病变（箭头）。相应的横轴位CT图像
（c）显示左侧额骨颅内板的骨瘤（箭头）。
横轴位T1WI（d）显示左侧额骨颅内板的低信
号骨瘤（箭头）。横轴位T2WI（e）也显示左
侧额骨颅内板骨瘤呈低信号病变（箭头）。

■ 鉴别诊断

1. 骨旁骨肉瘤

四肢骨瘤与骨旁骨肉瘤在影像学和组织学上很难区分，因为二者均表现为附着于骨表面的象牙质样密度肿块。骨瘤通常有光滑清晰的边界，肿瘤骨质硬化均匀。而骨旁骨肉瘤的周围会出现低密度区域，肿瘤密度通常较骨瘤密度低且不均匀。

2. 骨软骨瘤

骨软骨瘤的特征在于骨皮质和髓腔与母体骨分别相延续且存在软骨帽，据此可以鉴别。

3. 骨化性肌炎

成熟的骨化性肌炎有时与骨瘤表现相似。骨化性肌炎具有带状分区现象，其表现特征为病变中心呈低密度，病变周围呈成熟骨化的高密度。

2.2 骨岛

■ 概述

骨岛（内生骨疣）指的是骨松质内局灶性成熟的致密骨块。患者无临床症状，常在X线检查中偶然发现。在组织学上，骨岛由密集的髓腔内板层骨构成，具有正常的哈弗管系统，并与周围正常的骨小梁相融合。骨岛可略有生长变大，但在6个月内增长超过25％的骨岛并不常见。大多数骨岛的径线为0.1~2cm，大骨岛是指径线大于2cm的骨岛。

■ 流行病学

骨岛无性别发生倾向，也无好发年龄段，但儿童极少见。

■ 好发部位

骨岛最常见于中轴骨，包括脊柱、骨盆、颅骨和肋骨。长骨的骨岛通常位于骨骺或干骺端。

■ 影像学表现

● X线

在X线片和CT上，骨岛的典型表现为骨髓腔内致密的硬化性病灶（图2.2）。骨岛呈圆形或椭圆形，椭圆形病变的长轴与所在骨的长轴平行。骨岛周围的松质骨与骨岛的表面相互融合，形成毛刷状、刺状或棘状的边缘。

● MRI

骨岛在所有序列的MRI上均表现为低信号灶，周围骨髓正常（图2.2）。骨岛在核素骨显像上通常无放射性摄取。一般而言，骨岛不必进一步检查，也不适宜活检。

■ 鉴别诊断

1. 成骨性转移瘤

转移瘤在核素骨显像上表现为放射性摄取增加（图2.3），在液体敏感序列图像上表现为晕环状高信号，这是由于肿瘤周围骨小梁被破坏后间隙内充满液体所致。

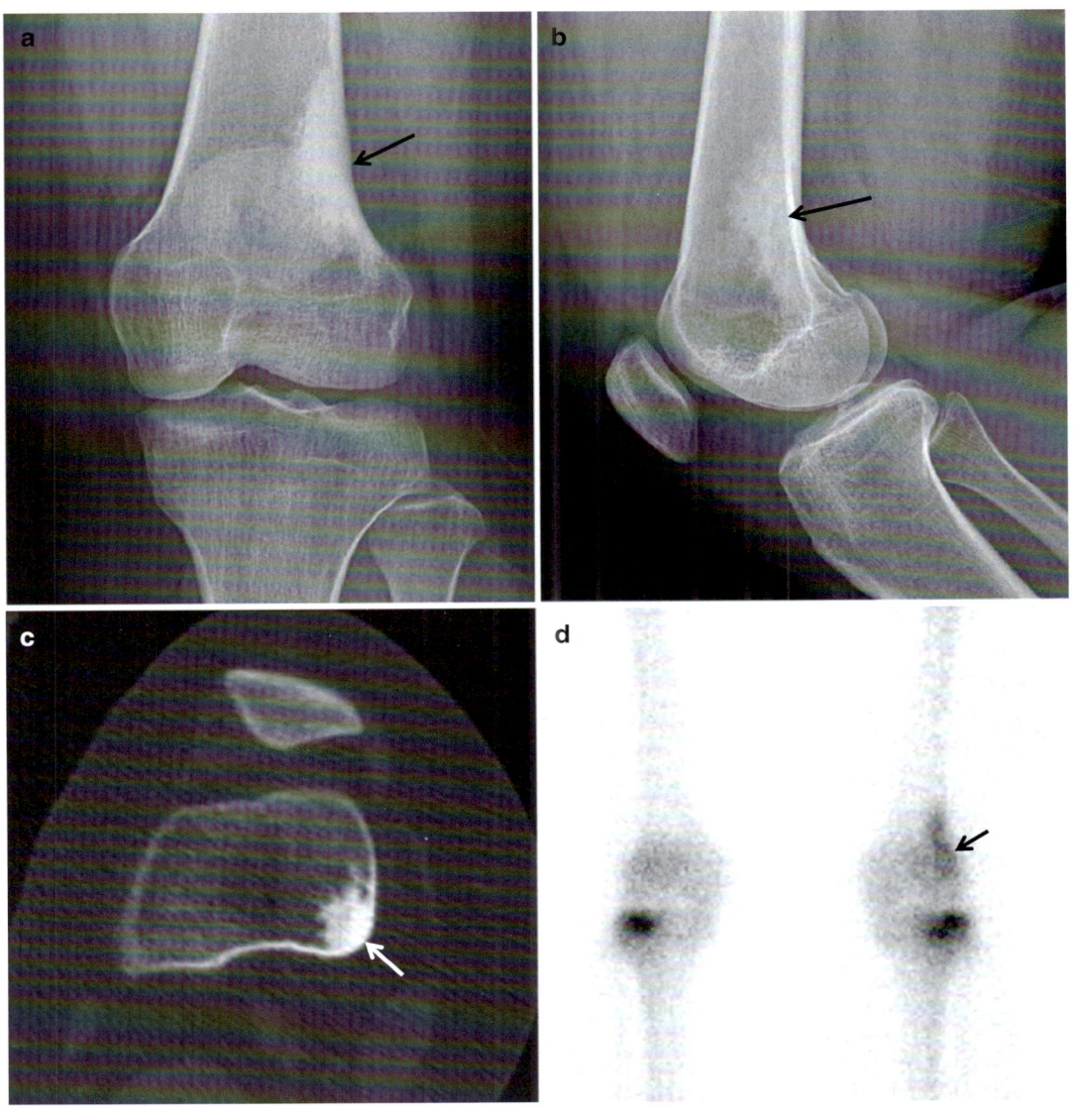

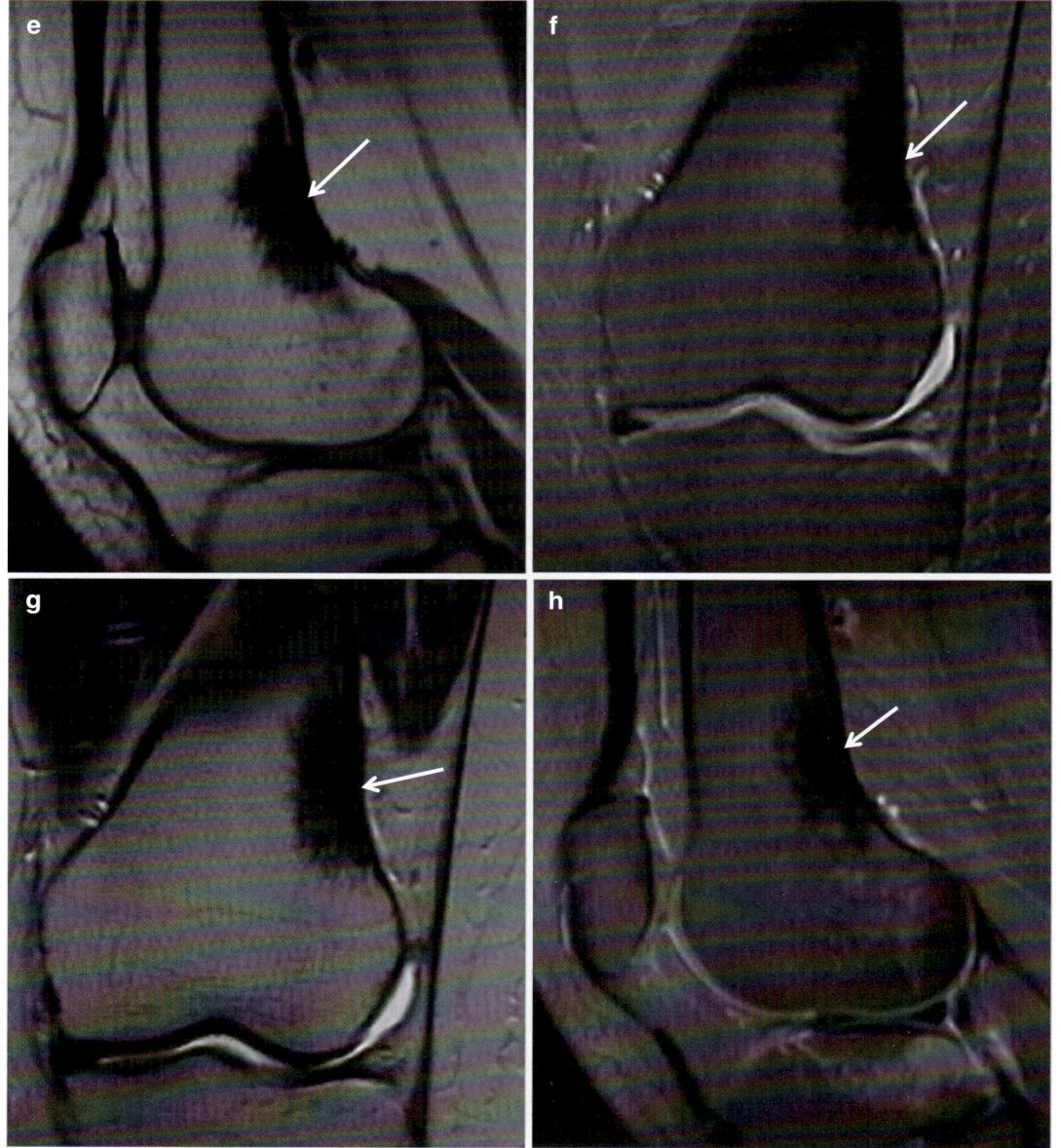

图2.2 骨岛

前后位X线片（a）显示左侧股骨骨髓腔内致密硬化性病灶，伴棘刺状边缘（箭头）。病变的长轴与所在骨的长轴平行。侧位X线片（b）也显示硬化性病灶和棘刺状边缘（箭头）。病变的长轴与所在骨的长轴平行。横轴位CT（c）显示骨髓腔内圆形硬化灶（箭头）。核素骨显像（d）显示左侧股骨远端的放射性摄取稍增加（箭头）。矢状位T1WI（e）显示病变呈低信号（箭头）。冠状位质子加权图像（f）显示病灶呈低信号（箭头）。冠状位T2WI（g）也显示病变呈低信号（箭头）。矢状位CE-T1WI-FS（h）显示病变呈低信号且无强化。

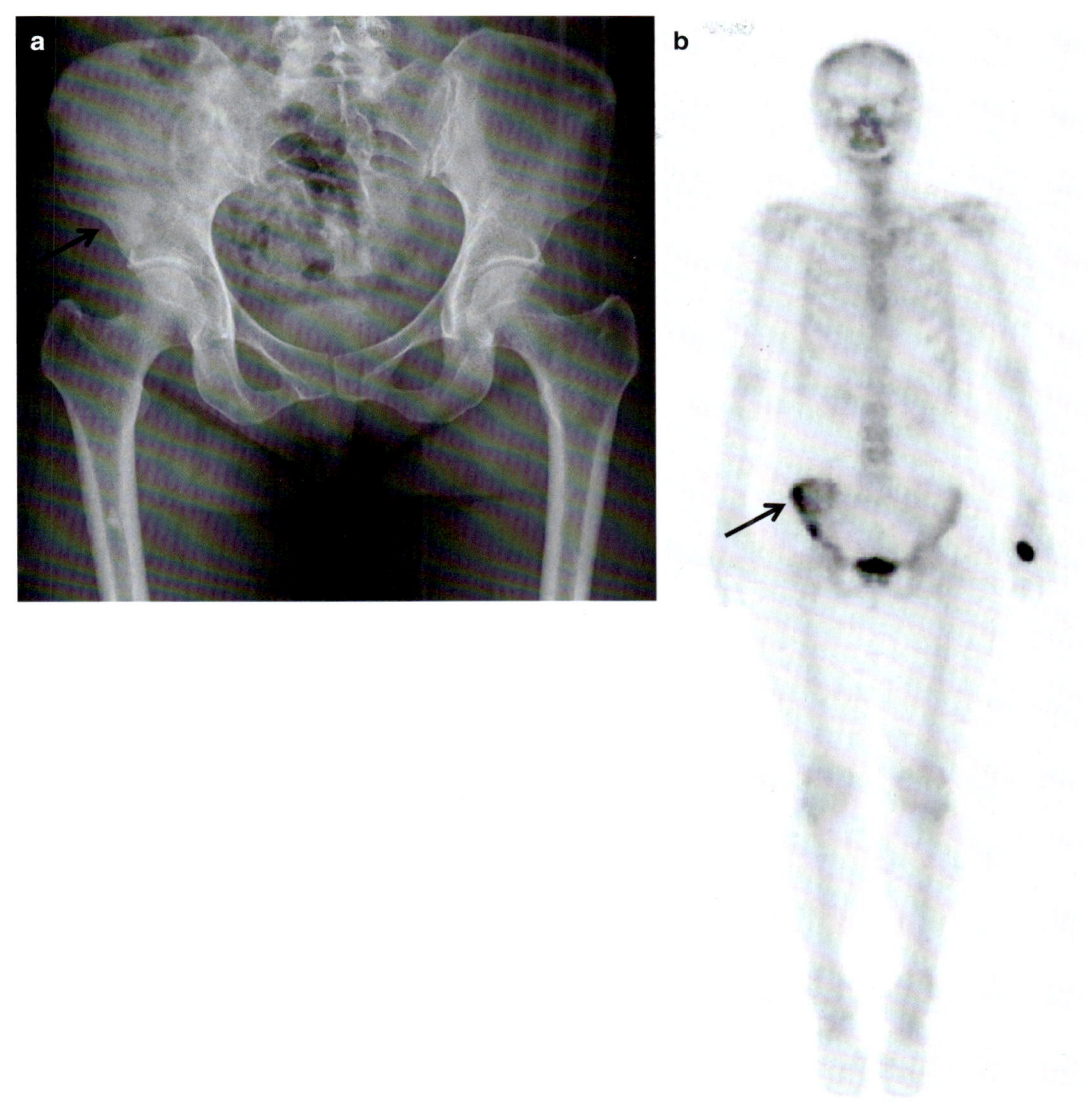

图2.3 转移瘤

前后位X线片（a）显示右侧髂骨内硬化性病变（箭头）。核素骨显像（b）显示右侧髂骨局部放射性摄取明显增加（箭头）。

2. 骨硬化性异常增生

多发骨岛可能与骨硬化性异常增生有关，例如骨斑点症（图2.4）、条纹状骨病（图2.5）和蜡泪样骨病。骨斑点症表现为许多圆形或卵圆形的骨岛。蜡泪样骨病的特征是长段的骨皮质肥厚（图2.6）。

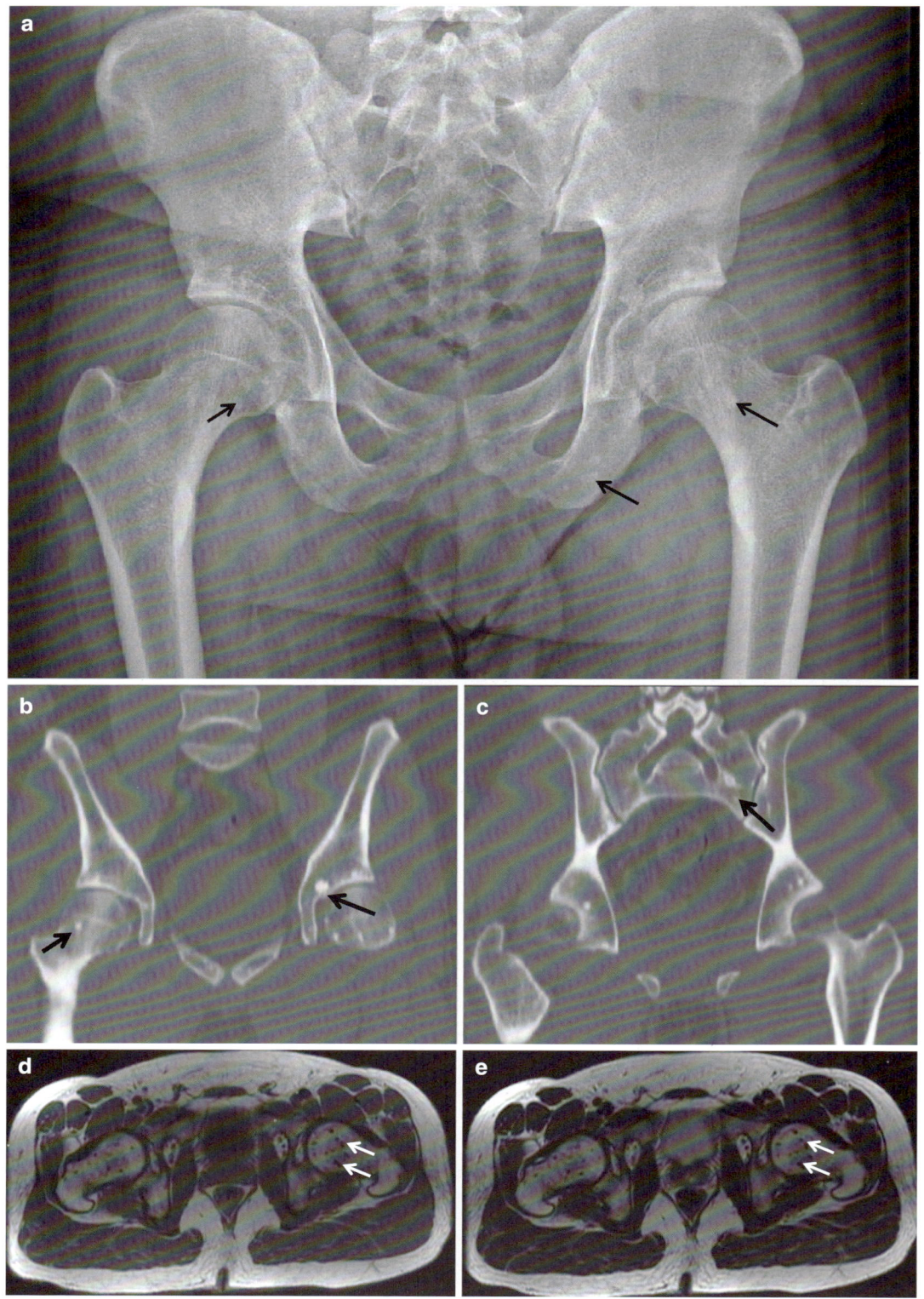

图2.4 骨斑点症

前后位X线片（a）显示骨盆和双侧股骨近端散在多发的硬化性病灶（黑箭头）。冠状位重组CT（b）显示骨盆和双侧股骨近端散在的高密度硬化灶（黑箭头）。冠状位重组CT（c）显示在骨盆、骶骨（黑箭头）和双侧股骨近端散在多发的硬化性病灶。横轴位T1WI（d）显示股骨近端散在多发的低信号灶（白箭头）。横轴位T2WI（e）显示股骨近端散在多发的低信号病灶（白箭头）。

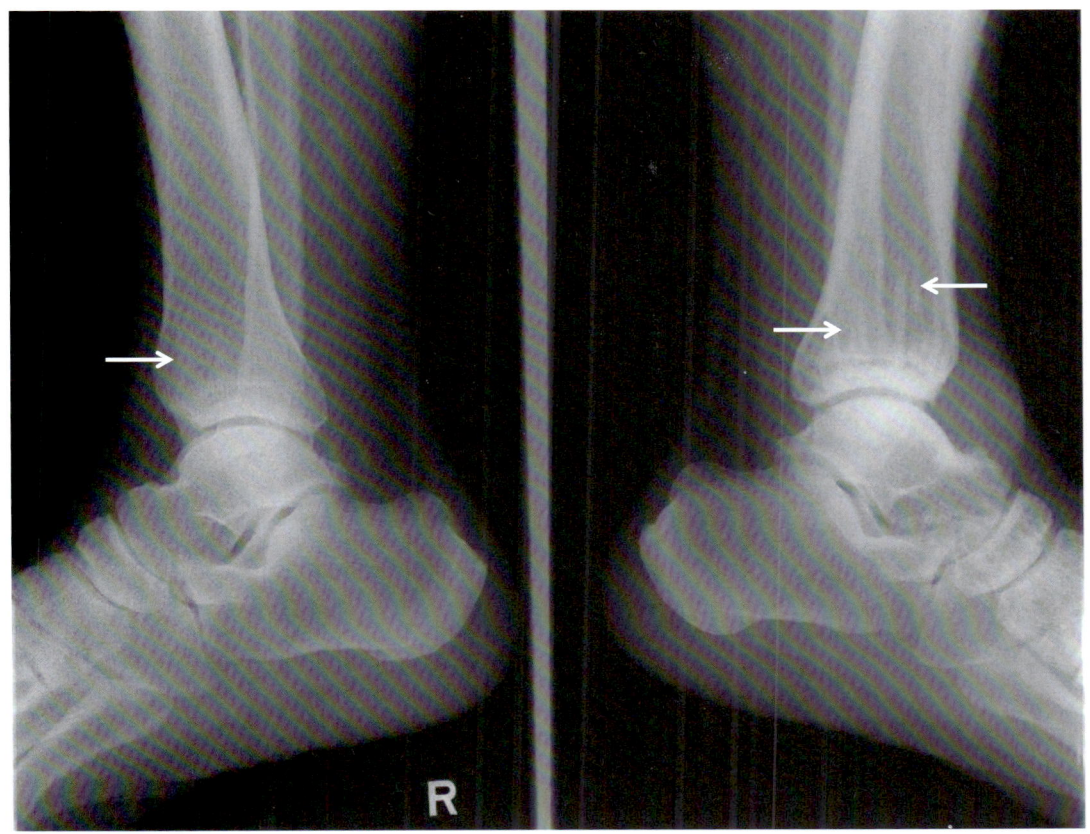

图2.5　条纹状骨病

侧位X线片显示双侧胫骨远侧干骺端和骨干条纹状致密影（箭头）。

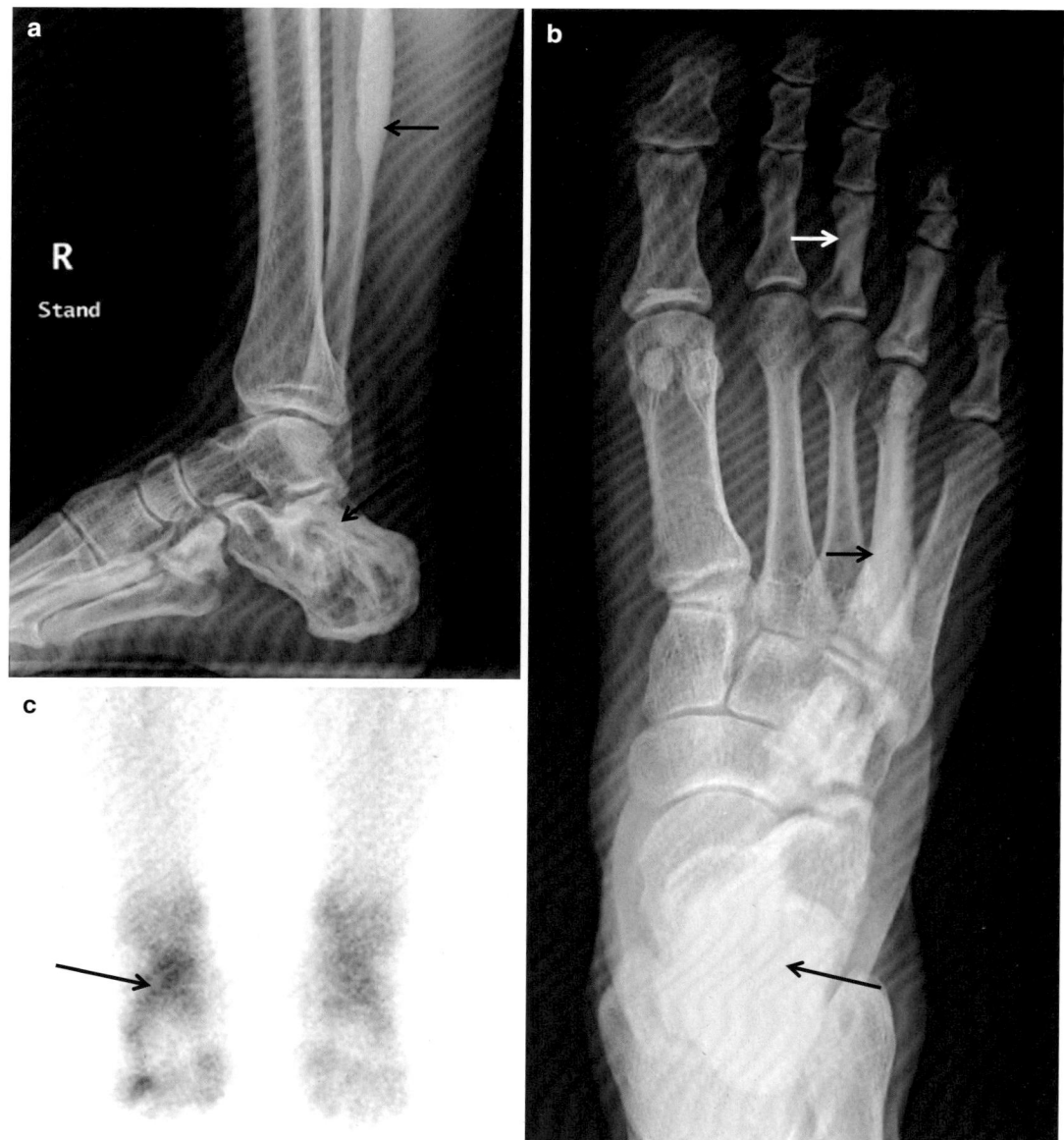

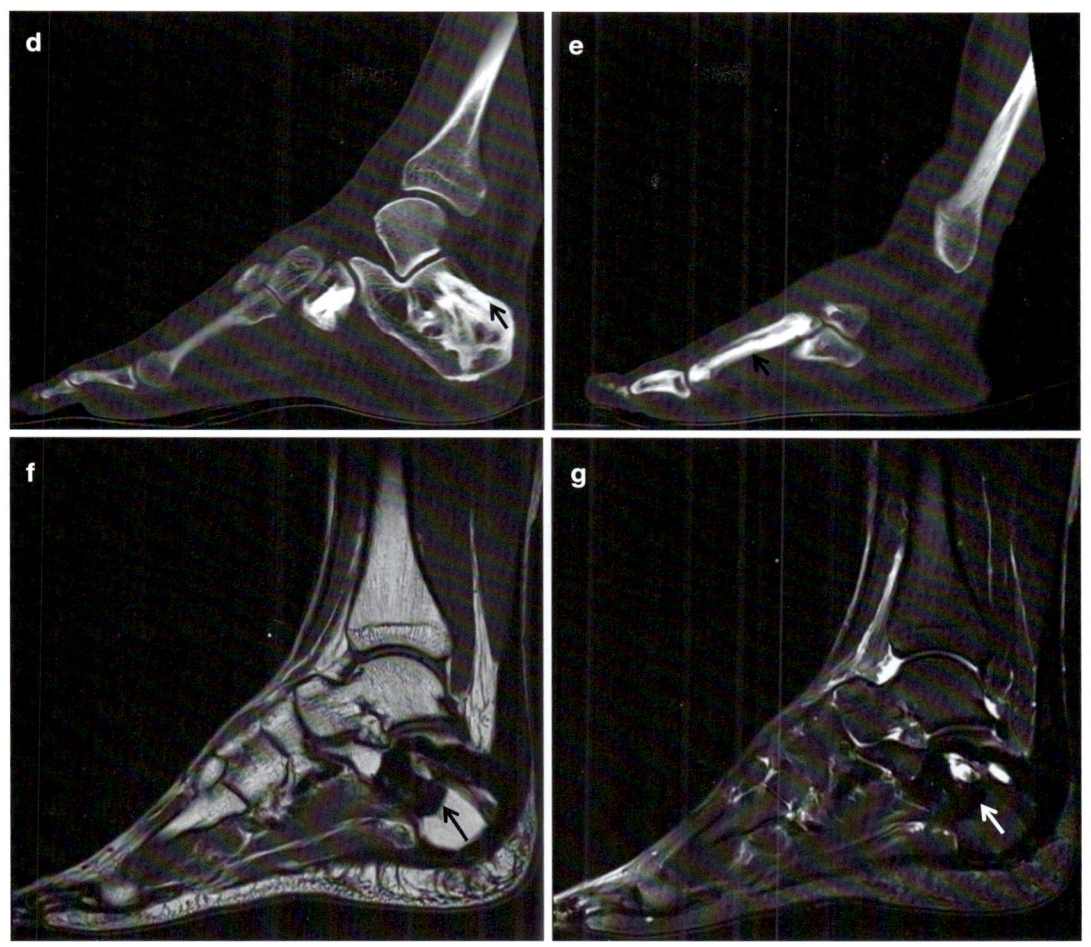

图2.6 蜡泪样骨病

侧位X线片（a）显示右侧腓骨和跟骨的骨皮质和骨髓腔内骨质增生（箭头）。站立前后位X线片（b）显示右侧跟骨、跖骨和趾骨呈蜡烛流滴的蜡油状骨质增生（箭头）。核素骨显像（c）显示右侧足病变区的放射性摄取增加（箭头）。矢状位重组CT（d）显示跗骨和跟骨的骨质增生（箭头）。矢状位重组CT（e）显示距骨的骨质增生（箭头）。矢状位T1WI（f）显示跟骨低信号的骨质增生（箭头），足底筋膜增厚。矢状位T2WI-FS（g）显示跟骨病变仍呈低信号（箭头），足底筋膜增厚。

2.3 骨样骨瘤

■ 概述

　　骨样骨瘤是一种原因不明的具有疼痛症状的骨病变，夜间疼痛明显，应用非甾体类消炎药可缓解疼痛。骨样骨瘤真正的病变部分称为"瘤巢"，呈圆形或椭圆形，直径为0.1~2cm，通常小于1cm。瘤巢由类骨质和编织骨组成，夹杂血管化的纤维结缔组织。瘤巢所在骨破坏区常呈低密度影，内可有不同程度的钙化。根据瘤巢在骨内位置的不同，瘤巢周围可绕以不同程度的骨质增生硬化。多中心或多灶性骨样骨瘤极少见。

■ 流行病学

骨样骨瘤在男性较为常见，男女比例为（2~3）∶1，主要发病年龄为5~25岁。

■ 好发部位

皮质内骨样骨瘤最常见，通常位于长骨的骨干。有些骨样骨瘤可能最初起源于管状骨的骨膜下而后来成为皮质内病变，这可能与骨膜下成骨和骨内膜侵蚀共同造成的骨重塑有关。

■ 影像学表现

● X线

骨样骨瘤的影像学特征取决于病变位置。瘤巢X线表现为透亮的低密度灶（图2.7），伴有或不伴有瘤内中央性的高密度矿化（图2.8）。在长骨的骨样骨瘤中，瘤巢周围可见广泛的梭形骨硬化，具有特征性表现（图2.7），是骨皮质增厚和骨膜反应所形成。关节内的骨样骨瘤因关节囊内骨膜不能增殖成骨，在瘤巢周围无或仅有少许骨硬化。影像学检查一旦发现瘤巢，即可诊断骨样骨瘤。薄层CT最适合用来显示瘤巢（图2.9）。

● MRI

骨样骨瘤的MRI典型表现为瘤巢周围明显的骨髓水肿（图2.8）。瘤巢由于体积较小以及内部矿化，极易在MRI上漏诊。关节内的骨样骨瘤可被周围组织的炎性反应所掩盖（图2.10）。

■ 鉴别诊断

1. 应力性骨折

骨样骨瘤在影像学上看不到瘤巢，只见明显的良性新生骨形成时，鉴别诊断要包括应力性骨折在内的其他病变。应力性骨折的骨质透亮影常呈线状且与骨皮质垂直或成一定角度，而非与骨皮质平行。

2. Brodie脓肿

骨脓肿的影像学表现与骨样骨瘤相似。骨脓肿在影像学上可见从脓肿腔向邻近生长板蛇形走行的线条状影，据此可与骨样骨瘤鉴别。

3. 中毒性和炎症性滑膜炎

关节内骨样骨瘤需要与中毒性和炎症性滑膜炎相鉴别。

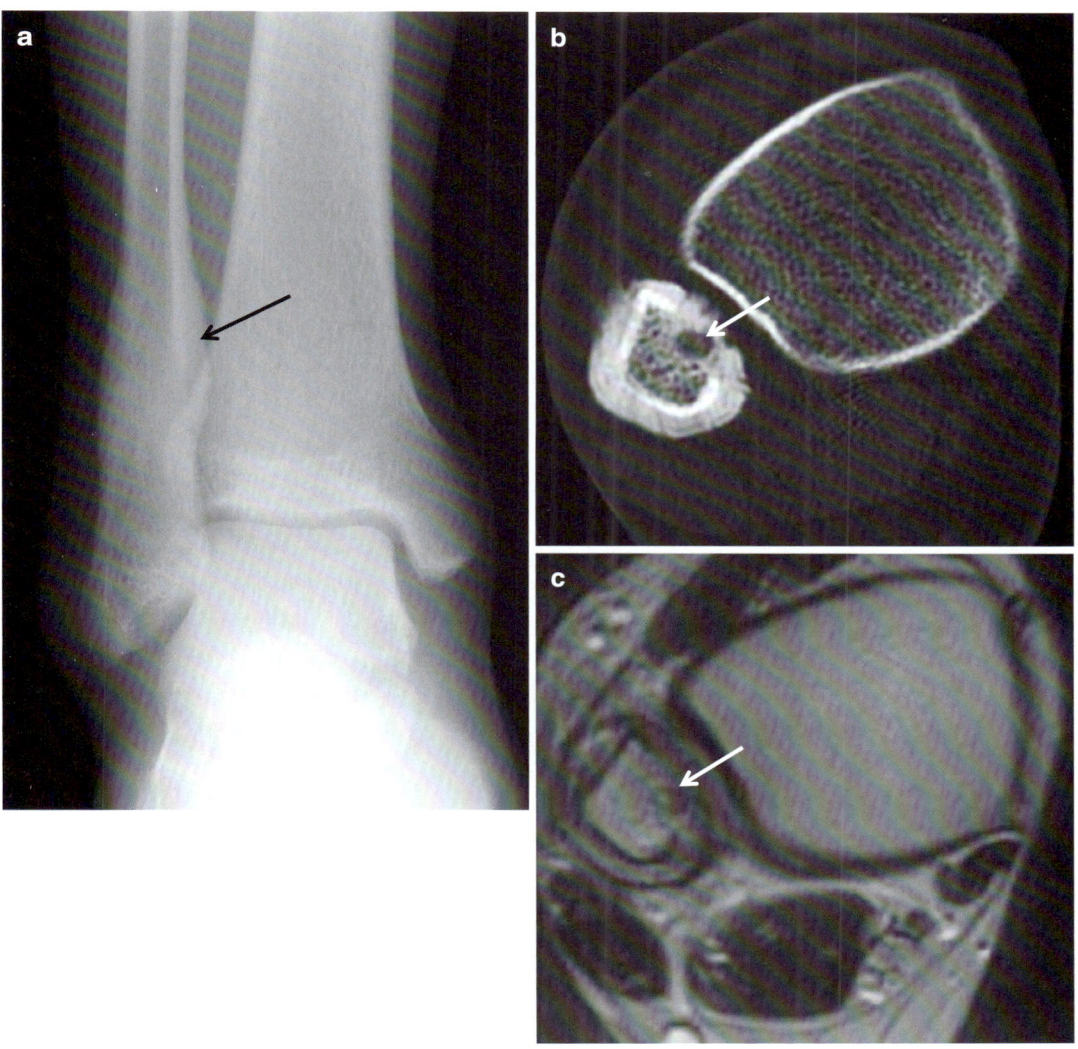

图2.7　骨样骨瘤（1）

前后位X线片（a）显示右侧腓骨远端较厚的实性骨膜反应（箭头）。横轴位CT（b）显示右侧腓骨远端皮质内圆形低密度灶（箭头）和周围骨膜反应。横轴位T2WI（c）显示瘤巢呈稍高信号（箭头）。

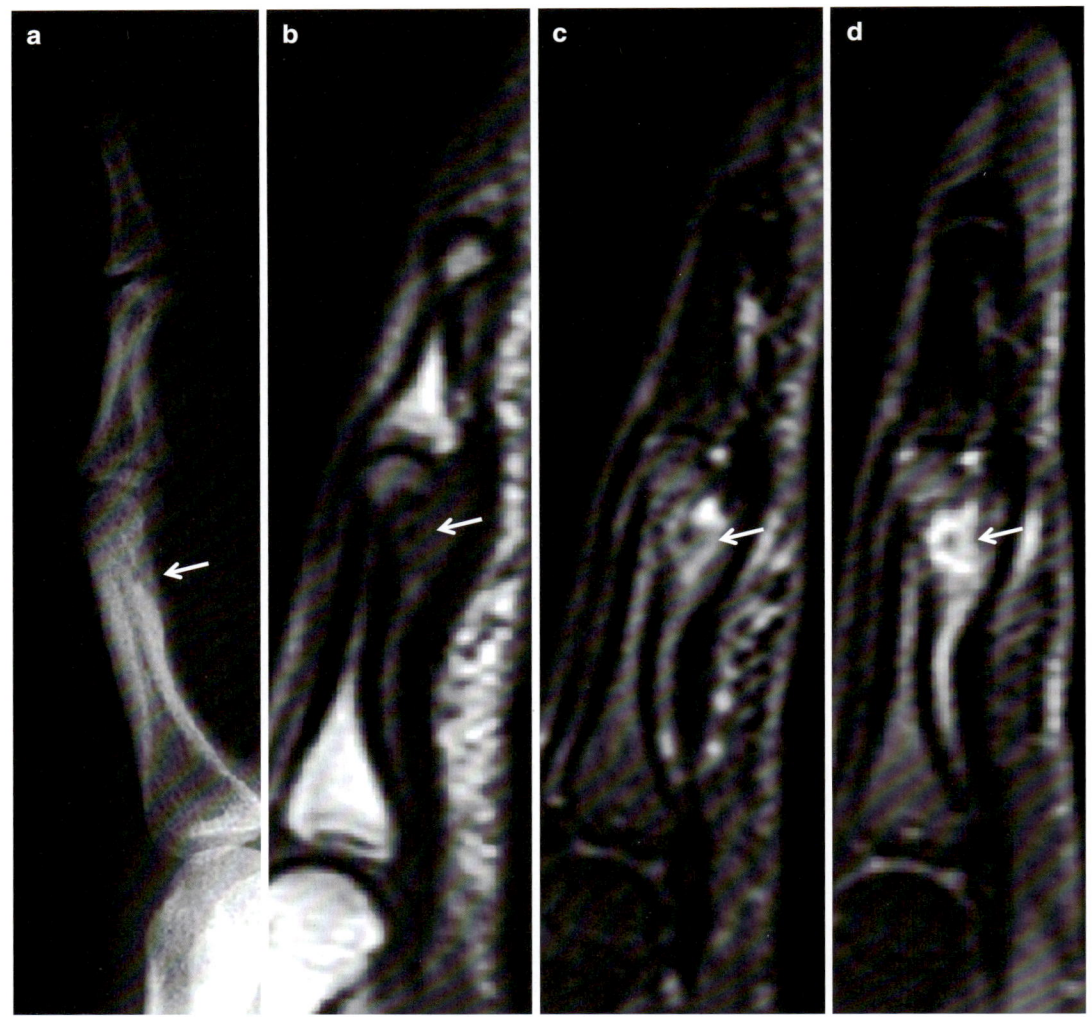

图2.8 骨样骨瘤（2）

侧位X线片（a）显示右手示指近节指骨掌侧皮质旁的骨破坏，内见矿化灶（箭头）。矢状位T1WI（b）显示中节指骨掌侧的瘤巢呈中等信号，中央区呈低信号（箭头）。矢状位T2WI（c）显示瘤巢周围呈高信号，中央区呈低信号。中央低信号灶与瘤巢内的矿化有关（箭头）。瘤巢周围的软组织和骨髓水肿。矢状位CE-T1WI-FS（d）显示瘤巢明显强化，中央低信号矿化灶无强化（箭头）。

译者注：图2.8b应为近节指骨，不是中节指骨；图2.8c应为脂肪抑制T2WI。

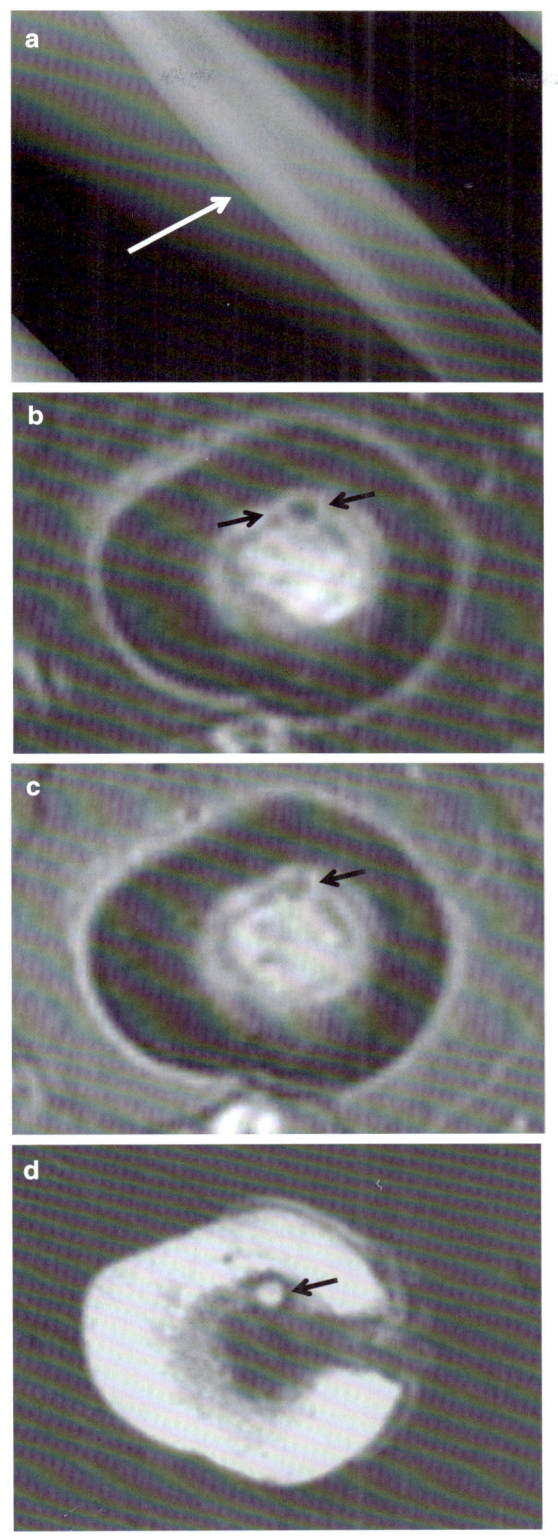

图2.9　骨样骨瘤（3）

前后位X线片（a）显示左侧股骨骨皮质增厚（箭头）。横轴位T2WI（b）显示高信号瘤巢（箭头），中央矿化灶呈低信号。横轴位CE-T1WI-FS（c）显示瘤巢轻度强化（箭头）。横轴位CT（d）显示瘤巢内的矿化（箭头）。

译者注：图2.9d的骨皮质缺损可能为术后所致。

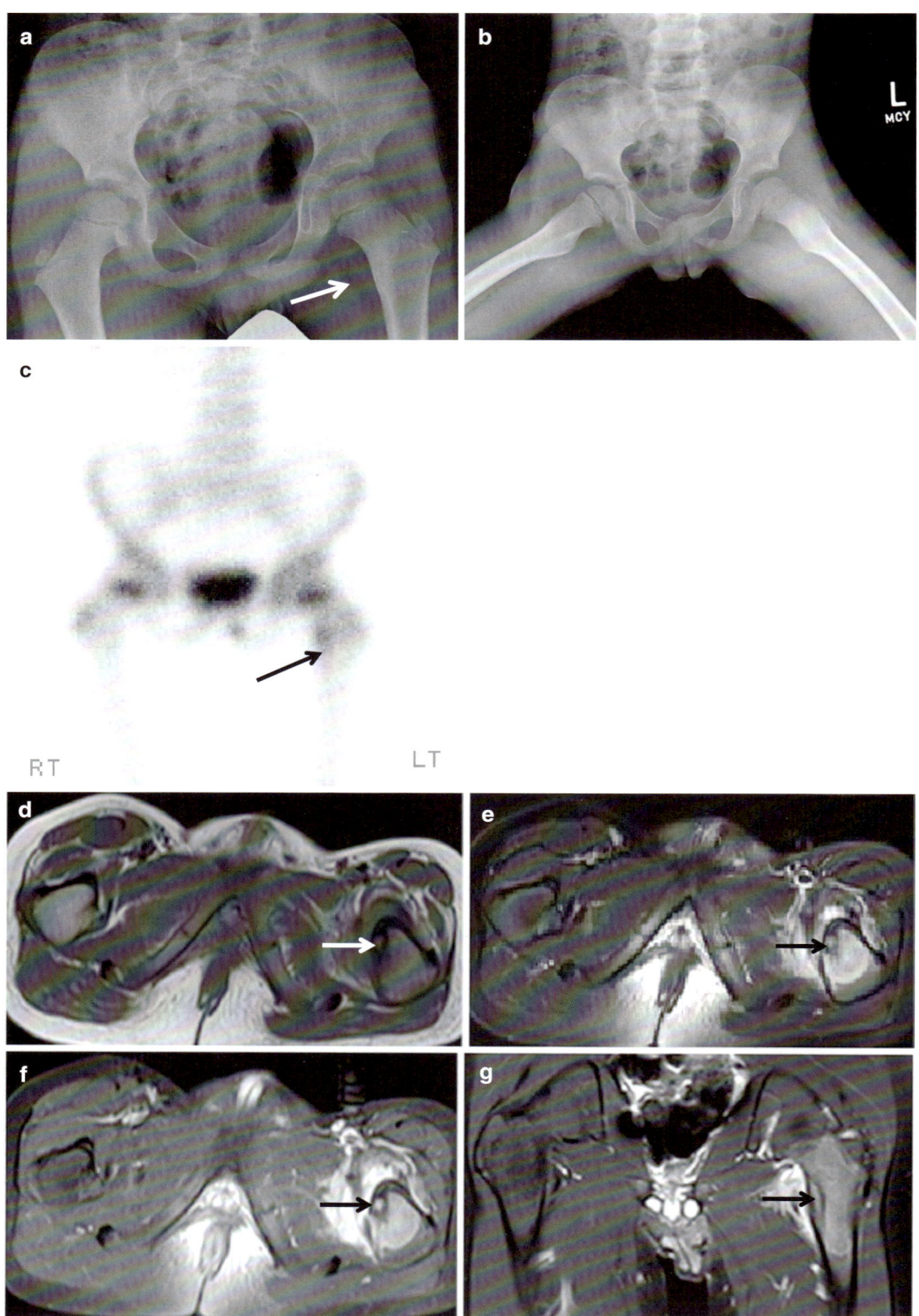

图2.10　骨样骨瘤（4）

前后位X线片（a）显示左侧股骨小转子区轻微的骨质硬化（箭头）。蛙式位X线片（b）的表现，与前后位X线片所见相似。核素骨显像（c）显示左侧股骨近端内侧局部放射性摄取增加（箭头）。横轴位T1WI（d）显示瘤巢呈中等信号（箭头）。横轴位T2WI-FS（e）显示瘤巢呈高信号（箭头），周围的骨髓和软组织水肿。横轴位CE-T1WI-FS（f）显示瘤巢强化（箭头），周围的骨髓和软组织水肿亦强化。冠状位CE-T1WI-FS（g）同样显示瘤巢（箭头）及周围水肿区均有强化。

2.4 骨母细胞瘤

■ 概述

骨母细胞瘤是一种少见的具有骨样组织形成的肿瘤，在常规组织学上与骨样骨瘤的成分相同。骨母细胞瘤与骨样骨瘤的区别是骨母细胞瘤较大（2cm或更大），且对非甾体类抗炎药物无反应。骨母细胞瘤临床表现为隐痛，可伴有肿胀，但无夜间加重。

约16%的骨母细胞瘤会伴有动脉瘤样骨囊肿。有报道称骨母细胞瘤会出现炎症样侵袭性表现，但它极少恶变为骨肉瘤。

■ 流行病学

骨母细胞瘤患者年龄通常小于30岁，男性发病率是女性的2倍。

■ 好发部位

骨母细胞瘤常见的发病部位为脊柱和长骨。脊柱的骨母细胞瘤常累及后柱。长骨的骨母细胞瘤多见于骨干或干骺端的骨髓腔内偏心侧。骨母细胞瘤通常是骨髓腔内病变，但也可发生于骨皮质内。

■ 影像学表现

● X线

骨母细胞瘤在X线片上可分为三种不同的表现类型。

第一类：骨母细胞瘤与骨样骨瘤的X线表现相似，但肿瘤体积较大，直径为1.5~2cm，称为巨型骨样骨瘤。这种类型的骨母细胞瘤的骨质硬化有时比骨样骨瘤少，但骨膜反应可能更明显。

第二类：骨母细胞瘤呈吹气球样膨胀性改变，出现中央小钙化及周围骨质硬化边，类似动脉瘤样骨囊肿。脊柱的骨母细胞瘤常表现为此种类型。

第三类：骨母细胞瘤表现为侵袭性病变，伴有骨膨胀性改变、局部骨皮质破坏和软组织浸润，类似恶性肿瘤。这种类型的骨母细胞瘤属于侵袭性骨母细胞瘤，在长骨中较常见。

● MRI

MRI可显示病变周围的反应性骨髓水肿，骨母细胞瘤的骨髓水肿程度较骨样骨瘤轻。骨母细胞瘤T2WI的信号强度取决于病变的基质矿化和细胞成分。MRI可以清楚显示肿瘤对相邻结构和周围软组织的影响。对于诊断不清的病例，若出现广泛性的瘤周水肿，则可提示骨母细胞瘤的诊断。

■ 鉴别诊断

1. 骨样骨瘤

骨样骨瘤与骨母细胞瘤难以鉴别。

2. 骨脓肿

骨脓肿的影像征在于从脓肿腔向邻近生长板延伸的蛇形管状影，据此可以鉴别。

3. 骨肉瘤

侵袭性骨母细胞瘤需要与骨肉瘤鉴别，可借助CT和MRI对骨肉瘤的软组织成分进行分析来协助鉴别诊断。

2.5　骨肉瘤

在组织学上，骨肉瘤由间充质干细胞组成，其特征是产生骨样基质。骨肉瘤是最常见的骨的原发性非血液系统恶性肿瘤，也是儿童和青少年最常见的原发恶性骨肿瘤。骨肉瘤有多种亚型，包括髓内骨肉瘤（低度恶性中央型骨肉瘤、普通型骨肉瘤、毛细血管扩张型骨肉瘤和小细胞性骨肉瘤）、表面骨肉瘤（骨旁骨肉瘤、骨膜骨肉瘤和高度恶性表面骨肉瘤）和继发性骨肉瘤。表面骨肉瘤是指起源于骨表面的骨肉瘤，占所有骨肉瘤的4%~10%，主要包括三种亚型：骨旁骨肉瘤、骨膜骨肉瘤和高度恶性表面骨肉瘤。普通型骨肉瘤和继发性骨肉瘤在组织学上无法区分。

2.5.1　低度恶性中央型骨肉瘤

■ 概述

低度恶性中央型骨肉瘤由微骨小梁样的骨样基质及纤维基质构成，并含有数量不等的骨质成分。低度恶性中央型骨肉瘤患者的预后明显好于普通型骨肉瘤患者。

■ 流行病学

低度恶性中央型骨肉瘤（高分化，骨硬化性）占所有骨肉瘤的1%~2%。好发年龄为20~40岁，男女发病率相仿。

■ 好发部位

低度恶性中央型骨肉瘤好发于股骨远端和胫骨近端的骨髓腔。

■ 影像学表现

● X线

低度恶性中央型骨肉瘤边界清晰，伴有硬化边缘（图2.11），内部可见明显的骨小梁成分和弥漫性骨硬化（图2.12），并可出现骨的膨胀性改变。同时，影像学上仍存在肿瘤侵袭性表现，比如溶骨性的骨破坏、局部边界模糊不清、骨皮质破坏和软组织肿块。

低度恶性中央型骨肉瘤的影像学表现与纤维结构不良相似，常会导致影像学上的误诊。任何具有纤维结构不良影像学表现的骨肿瘤，当它出现骨皮质破坏、中断或形成软组织肿块时，应当考虑低度恶性中央型骨肉瘤。

● MRI

骨皮质破坏和软组织肿块在MRI上较为常见。

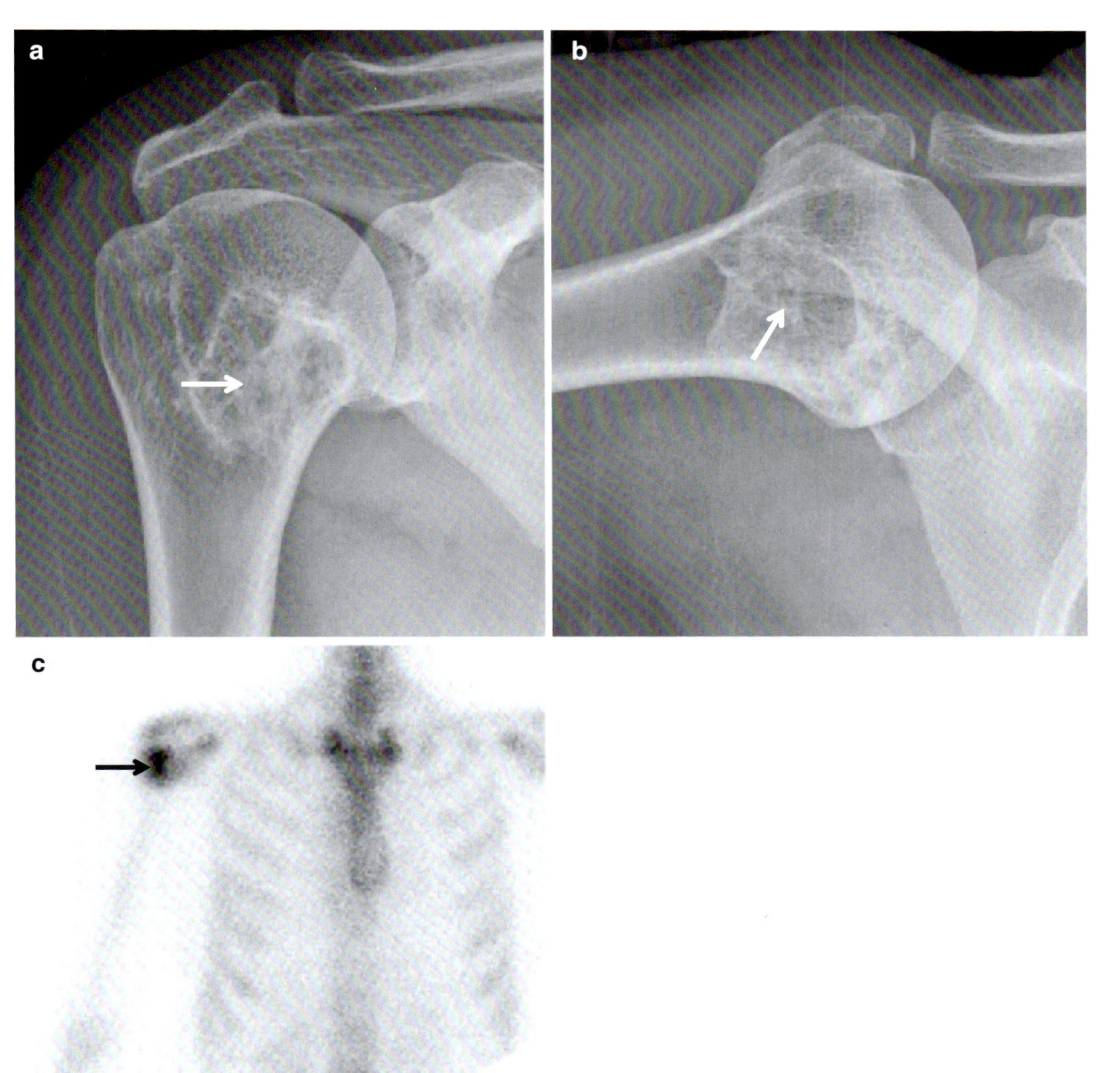

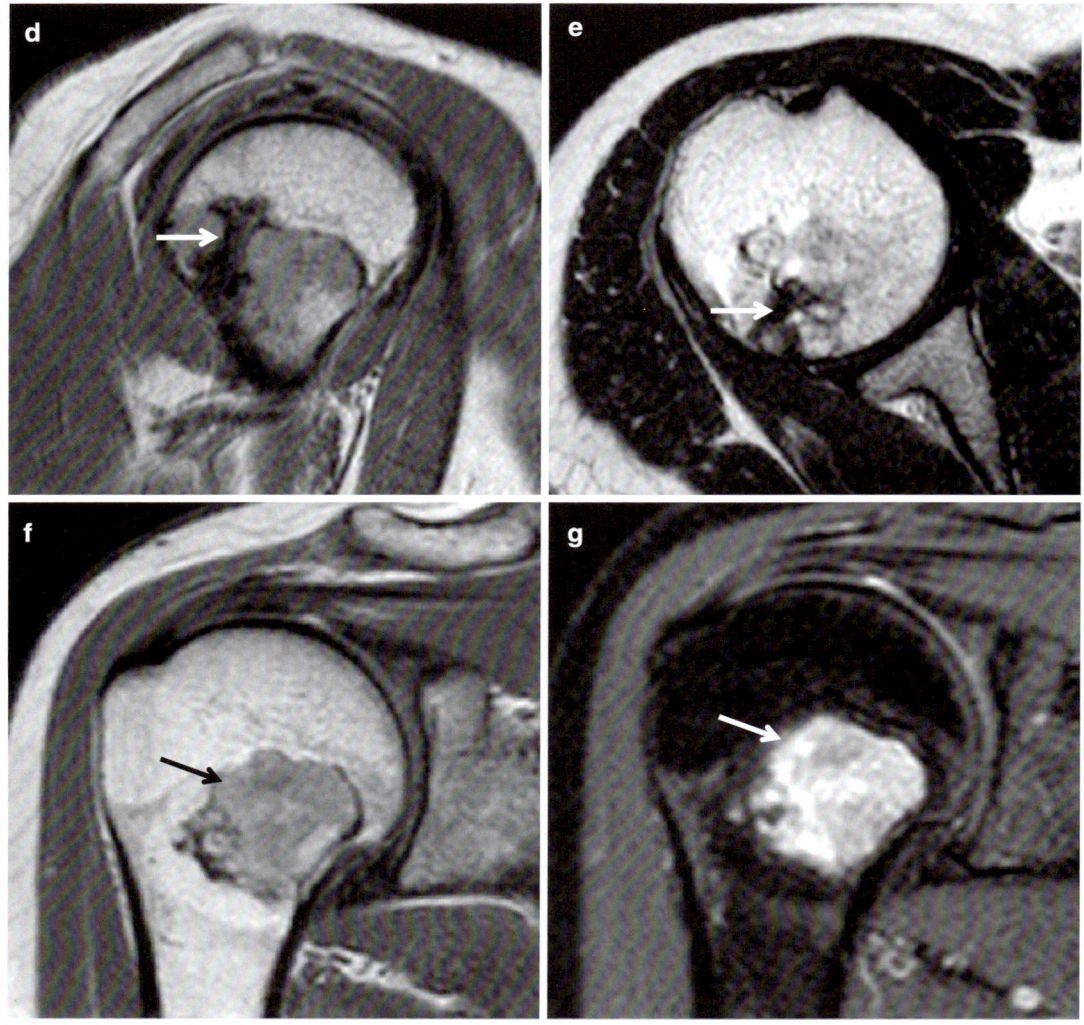

图2.11 低度恶性中央型骨肉瘤（1）

前后位片（a）显示右侧肱骨近端溶骨性病变，伴有硬化边缘，病变内部可见骨小梁和成骨基质（箭头）。侧位片（b）显示右侧肱骨近端溶骨性病变，伴有硬化边缘，病变内部可见骨小梁和成骨基质（箭头）。核素骨显像（c）显示右侧肱骨近端放射性摄取增加（箭头）。矢状位T1WI（d）显示病灶局部呈低信号（箭头），邻近区域呈中等信号。横轴位T2WI（e）显示病灶局部呈低信号（箭头），代表肿瘤的骨样基质；邻近区域呈稍高信号。冠状位质子加权图像（f）显示病变的低信号和稍高信号区域（箭头）。冠状位质子加权脂肪抑制图像（g）显示病灶内高信号区域（箭头）。

■ 鉴别诊断

1. 纤维结构不良

纤维结构不良在影像学上表现为非侵袭性特点。出现骨皮质破坏、软组织肿块和骨膜反应时，应当考虑低度恶性中央型骨肉瘤。

2. 韧带样纤维瘤

韧带样纤维瘤周围可出现反应性骨质增生，但病变内无肿瘤骨成分。

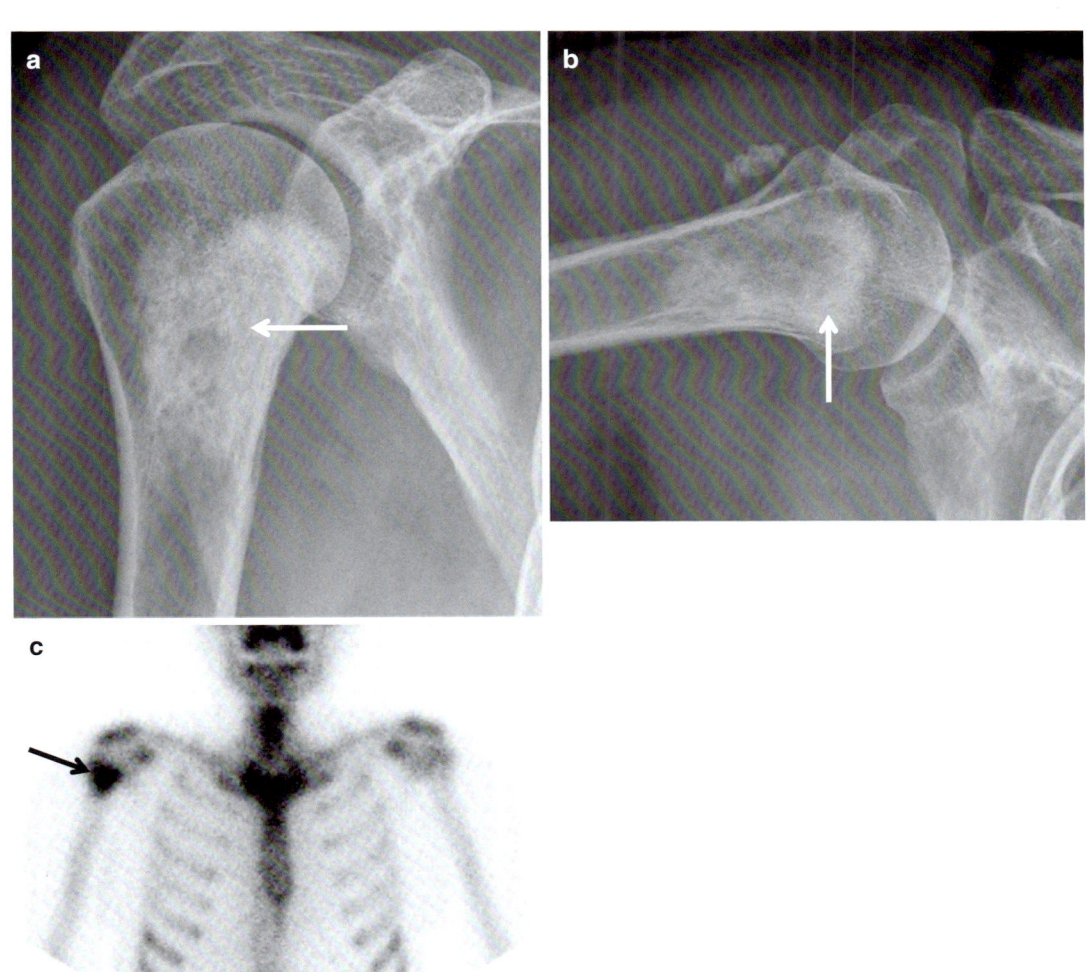

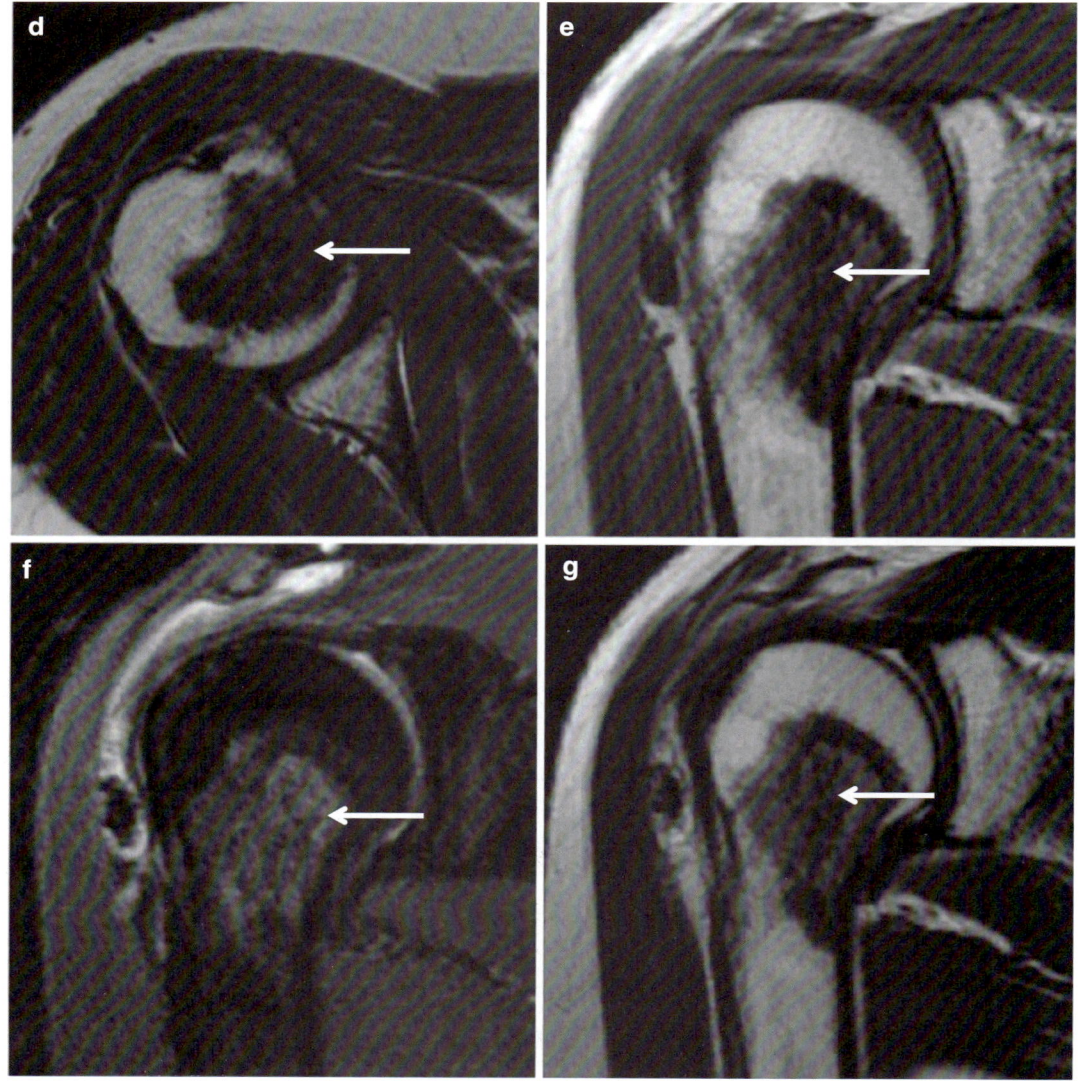

图2.12 低度恶性中央型骨肉瘤（2）

前后位X线片（a）显示右侧肱骨骨髓腔内病变，伴有弥漫性骨硬化（箭头）。侧位X线片（b）显示右侧肱骨骨髓腔内病变，伴有弥漫性骨硬化（箭头）。核素骨显像（c）显示右侧肱骨近端放射性摄取增加（箭头）。横轴位T1WI（d）显示病变呈弥漫性低信号（箭头），代表肿瘤的骨样基质成分。冠状位T1WI（e）同样显示病变呈弥漫性低信号（箭头）。冠状位脂肪抑制质子加权图像（f）显示病变的信号强度稍有增高（箭头）。冠状位T2WI（g）同样显示病变内的信号强度稍有增高（箭头）。

2.5.2 普通型骨肉瘤

■ 概述

普通型骨肉瘤是骨肉瘤最常见的亚型，占所有骨肉瘤的75%。普通型骨肉瘤是高度恶性髓内骨肉瘤，其病理学特征是骨内起源的肿瘤骨形成，并最终累及全骨。普通型骨肉瘤成分具有多形性表现，可产生不同数量的软骨组织、纤维组织或其他成分。根据构成肿瘤主要的细胞类型，普通型骨肉瘤可分为骨母细胞型（50%~80%）、成纤维细胞-纤维组织细胞型（7%~25%）、软骨母细胞型（5%~25%）、毛细血管扩张型（2.5%~12%）及小细胞型（1%），尚可见巨细胞型骨肉瘤和骨母细胞瘤样骨肉瘤。肺是骨肉瘤转移最常见的部位，且肺转移瘤常出现骨化，可引起自发性气胸。骨肉瘤邻近关节受累占19%~24%，当肿瘤穿透关节透明软骨时即可诊断。骨肉瘤的滑膜受累很少见。

■ 流行病学

普通型骨肉瘤多见于10~30岁，其中10~15岁为发病高峰，6岁以下及60岁以上的普通型骨肉瘤患者较为少见。普通型骨肉瘤较常见于白种人和男性。

■ 好发部位

普通型骨肉瘤多发生于长骨（70%~80%），如股骨、胫骨和肱骨，最常见于膝关节附近。肿瘤起源于干骺端，并可延伸至骨骺。起源于骨干或骨骺的骨肉瘤少见。腕部和踝部以远部位的骨肉瘤非常罕见。

跳跃性转移灶指的是同一块骨内不连续的肿瘤病灶，病灶与原发肿瘤灶虽位于同一块骨骼，但二者之间存在正常骨髓。跳跃性转移见于约5%的患者。识别跳跃性转移灶对明确肿瘤的范围和指导治疗有重要意义。一般认为，具有跳跃性转移的骨肉瘤患者预后极差，但是最近的研究表明积极的多学科治疗可延长此类患者的生存期。

■ 影像学表现

● X线

普通型骨肉瘤常表现为长骨干骺端的骨髓腔内病变，内见不成熟的云絮状骨样基质，其特征性表现是侵袭性骨膜反应（图2.13）和软组织肿块。普通型骨肉瘤最常见的X线类型是骨硬化和溶骨并存的混合型，但也可出现单一的溶骨型（成纤维细胞型）（图2.14）或单一的硬化型（骨母细胞型）。

● MRI

MRI是确定肿瘤分期和制订活检或手术方案的重要辅助检查手段。溶骨性区域在T1WI上呈低信号，在T2WI上呈高信号，而矿化的基质区域在T1WI和T2WI上均呈低信号（图2.15和图2.16）。肿瘤内出血灶在所有MRI序列上均呈高信号。坏死区域在T1WI上呈低信号，在T2WI上呈高信号。出血和坏死区在骨肿瘤区和软组织肿块内均较为多见。

在MRI上很难评判肿瘤是否侵犯关节，但当肿瘤穿透关节透明软骨时则可提示肿瘤已累及关节。更常见的关节受累的表现是肿瘤穿透关节囊，比如前方的髌上囊或后方的关节囊，并包绕交叉韧带。增强后的脂肪抑制T1WI有助于显示肿瘤侵及关节的情况，但要注意关节滑膜强化酷似肿瘤扩散。尽管在没有关节腔积液的情况下肿瘤累及关节的可能性较小，但关节腔积液的存在并不能准确预测肿瘤侵犯关节。

跳跃性转移最好是借助MRI显示，在病情初步评估时应对整个患骨进行扫描。

MRI在监测治疗效果中起着重要作用。肿瘤大小改变的临床意义取决于原发肿瘤类型。骨肉瘤因其所含致密的骨样基质，在治疗过程中体积缩小可明显。软组织肿块的分界较前变清晰，表明治疗反应效果良好。

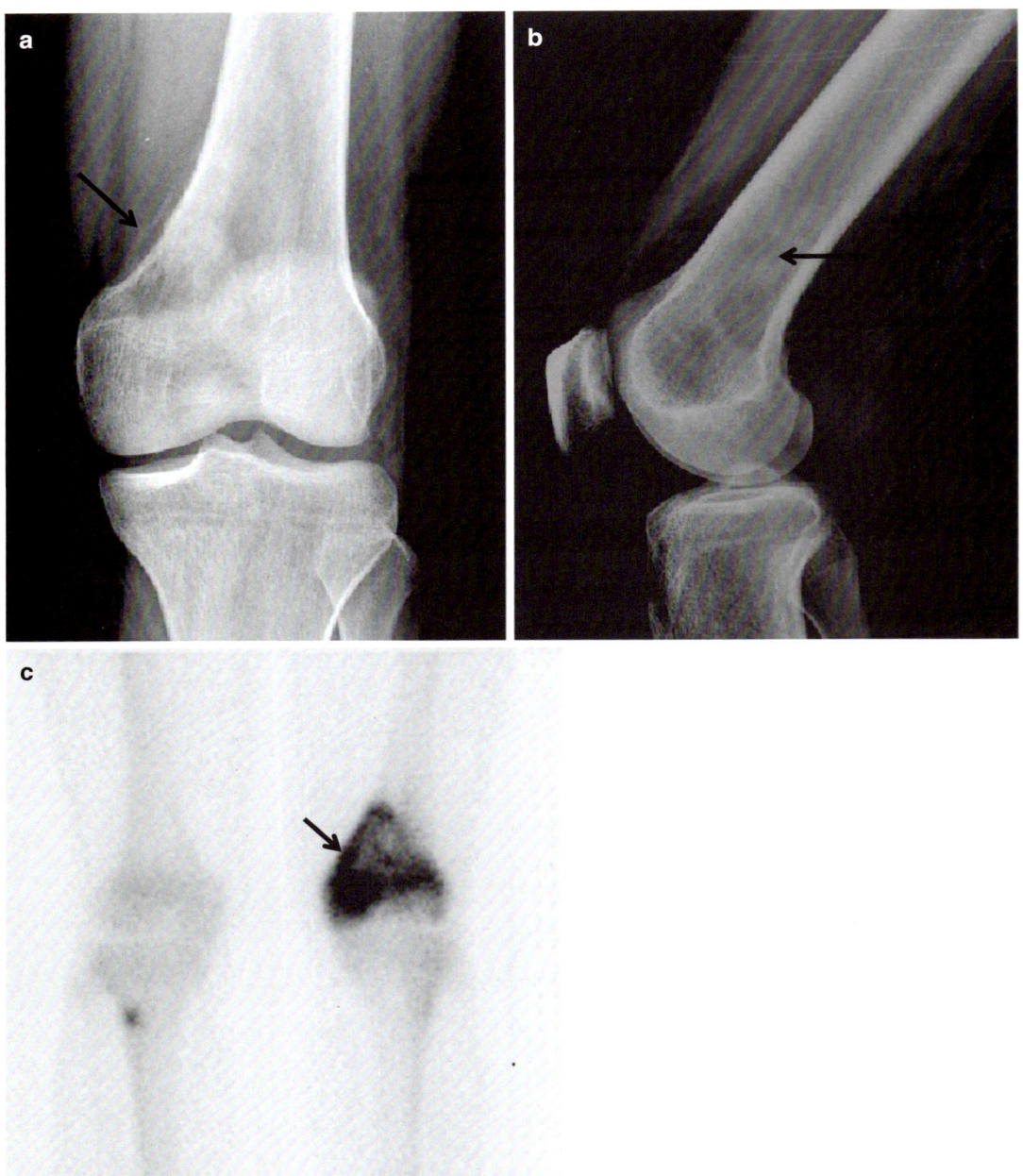

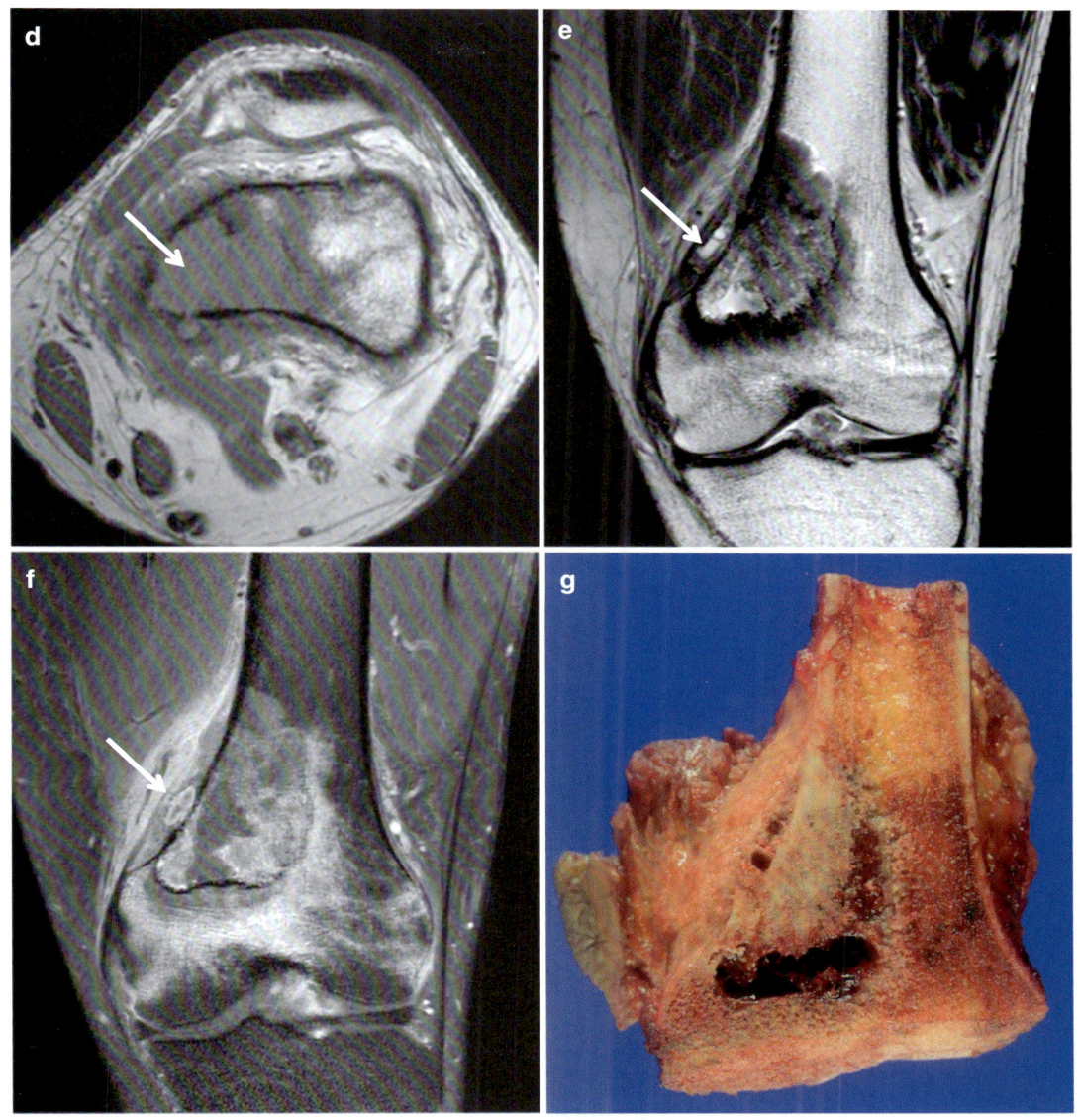

图2.13　普通型骨肉瘤（1）

前后位X线片（a）显示左侧股骨边界模糊的溶骨性病灶，内见骨样基质、周围骨膜反应骨和骨皮质破坏中断（箭头）。侧位X线片（b）显示左侧股骨内骨样基质（箭头）。核素骨显像（c）显示左侧股骨远端的放射性摄取增加（箭头）。横轴位T1WI（d）显示左侧股骨骨髓腔内低信号病变（箭头），伴有骨皮质破坏和软组织侵犯。冠状位T2WI（e）显示左侧股骨骨髓腔内不均匀信号病变，伴有骨皮质破坏和软组织侵犯（箭头）。冠状位CE-T1WI-FS（f）显示左侧股骨骨髓腔内病变强化并软组织侵犯（箭头）。大体标本（g）显示左侧股骨骨髓腔内肿瘤伴软组织侵犯。

■ 鉴别诊断

1. 尤文肉瘤

尤文肉瘤表现为高度侵袭性的骨干病变，也可发生于干骺端。尤文肉瘤有明显的反应性骨硬化，类似骨肉瘤。骨皮质增厚和骨皮质碟形改变有助于尤文肉瘤和骨肉瘤的区别。尤文肉瘤很少发生钙化。

2. 转移瘤

骨转移瘤可表现为溶骨性或骨硬化性病变，类似骨肉瘤。

3. 骨母细胞瘤

骨母细胞瘤偶尔会出现高度侵袭性表现，与骨肉瘤表现类似。

4. 未分化高度恶性多形性肉瘤

未分化高度恶性多形性肉瘤表现为渗透性骨破坏的干骺端病变，类似溶骨性骨肉瘤。

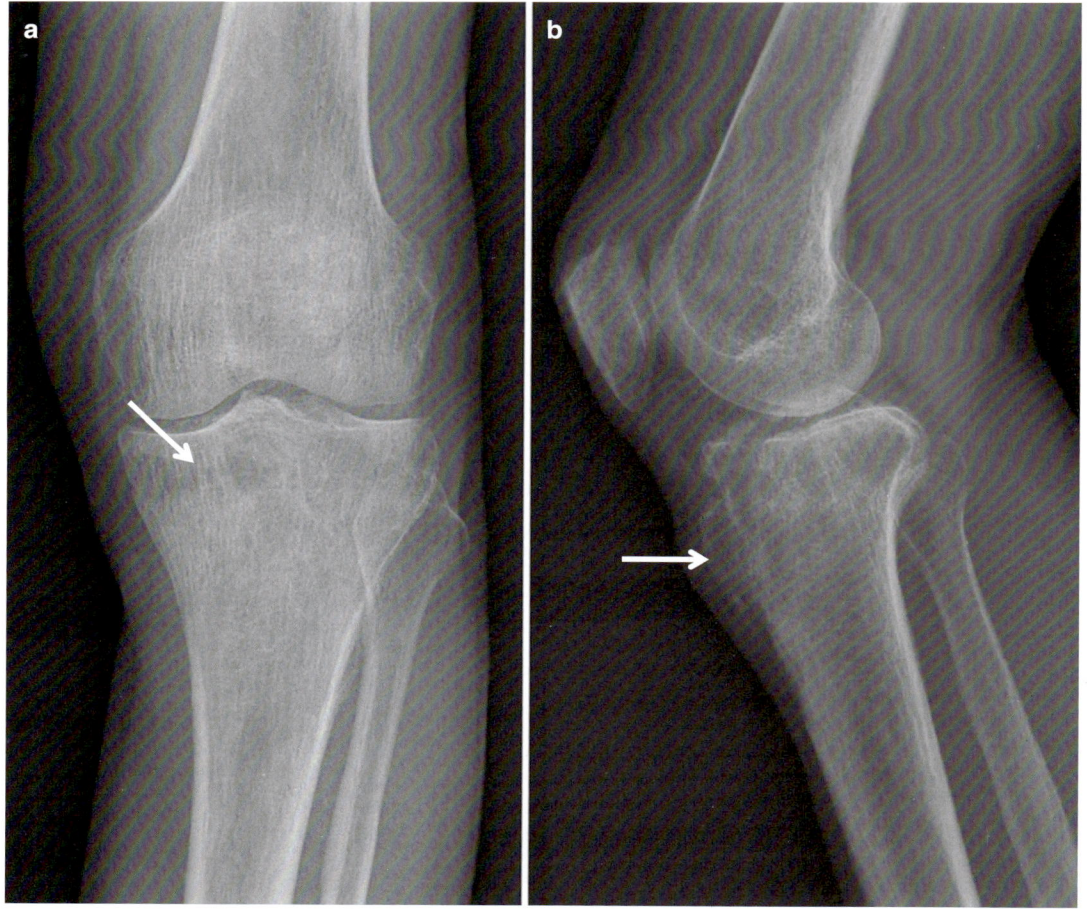

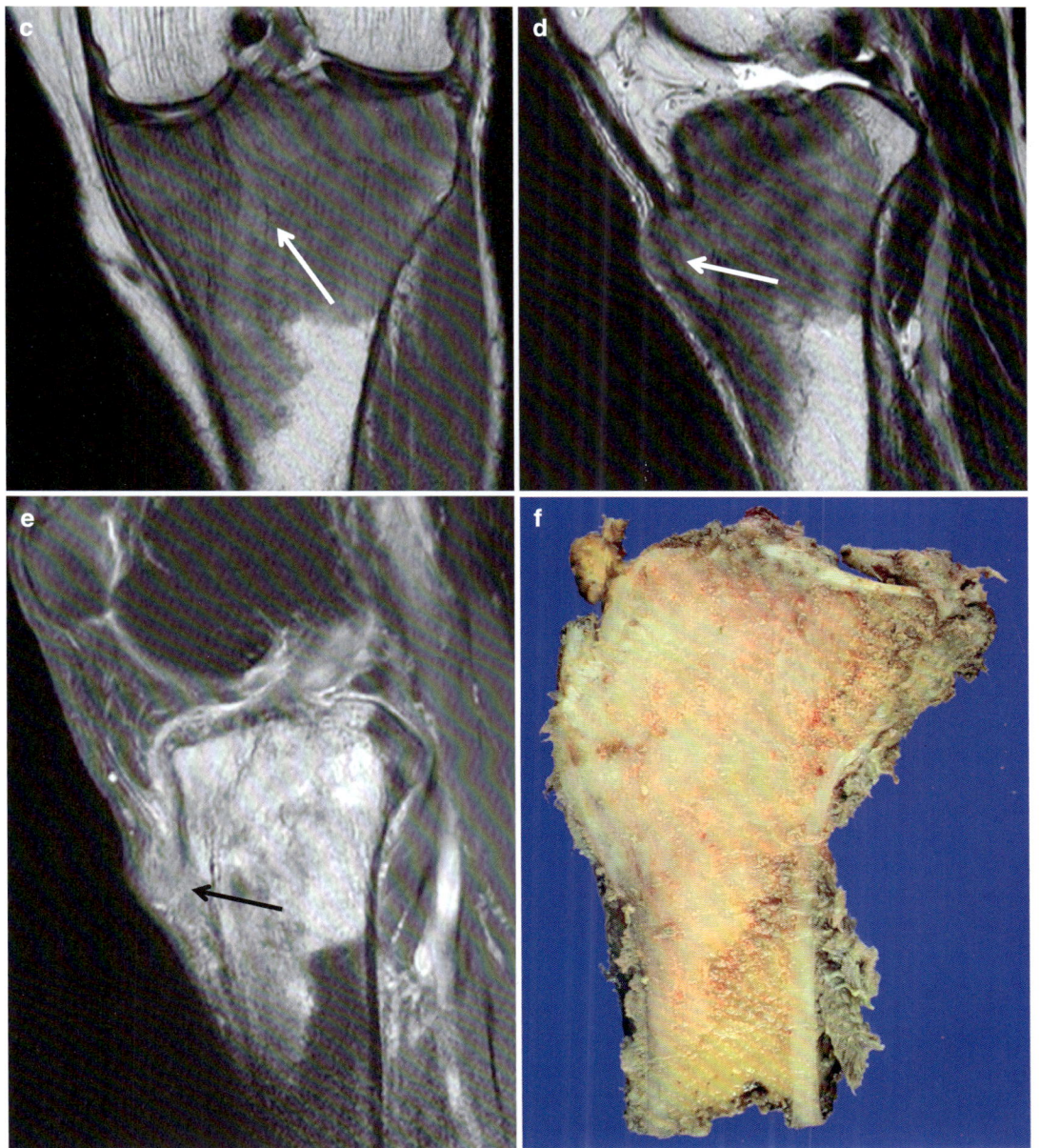

图2.14 普通型骨肉瘤（2）

前后位X线片（a）显示左侧胫骨近端边界模糊的溶骨性病变（箭头）。侧位X线片（b）同样显示左侧胫骨近端溶骨性病变，前侧骨皮质模糊中断（箭头）。冠状位质子加权图像（c）显示左侧胫骨骨髓腔内低信号病变（箭头）。矢状位T2WI（d）显示左侧胫骨骨髓腔内低信号病变和骨外软组织肿块（箭头）。矢状位CE-T1WI-FS（e）显示左侧胫骨骨髓腔内病变和软组织肿块均有强化（箭头）。大体标本（f）显示左侧胫骨骨髓腔内肿瘤伴软组织侵犯。

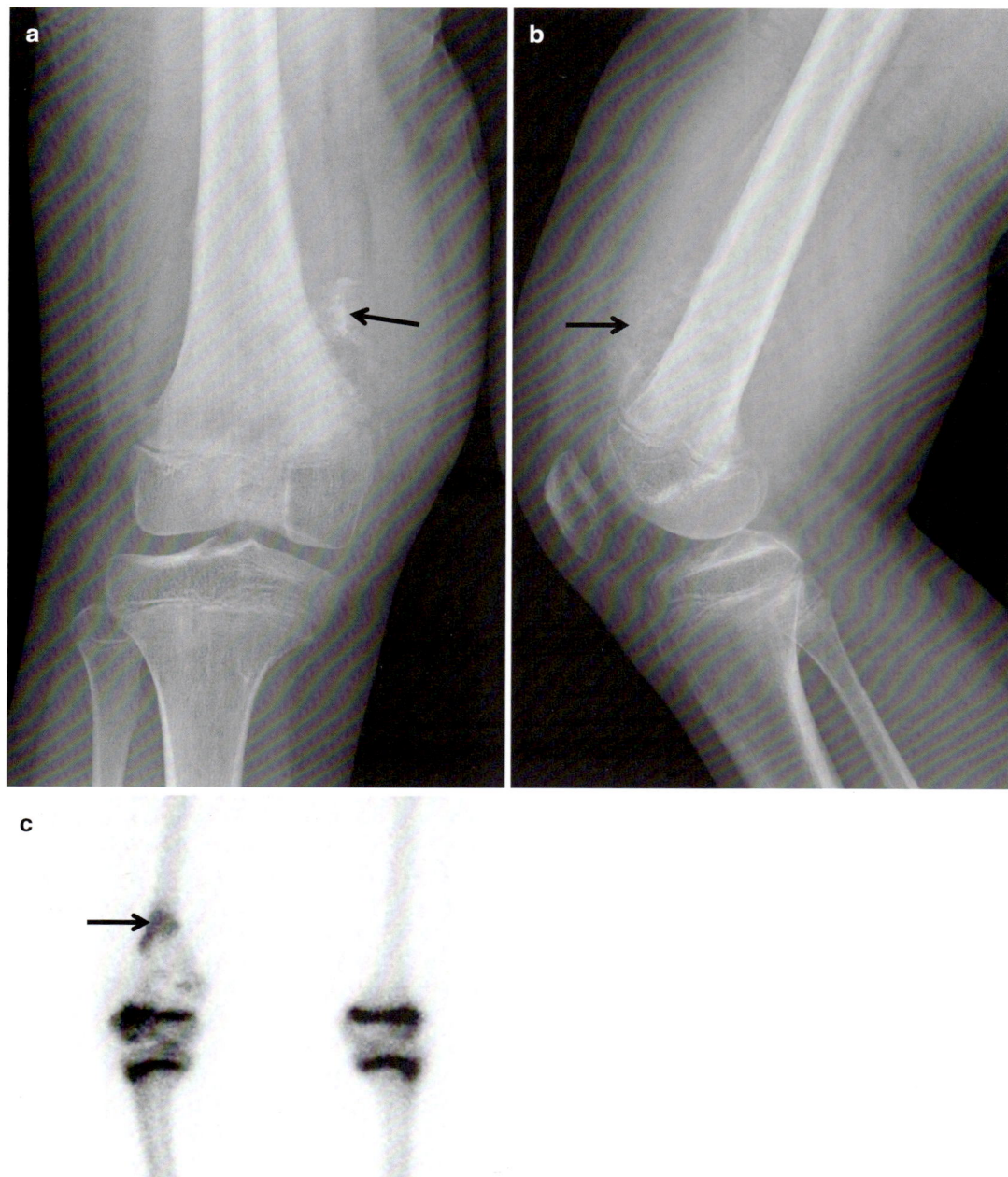

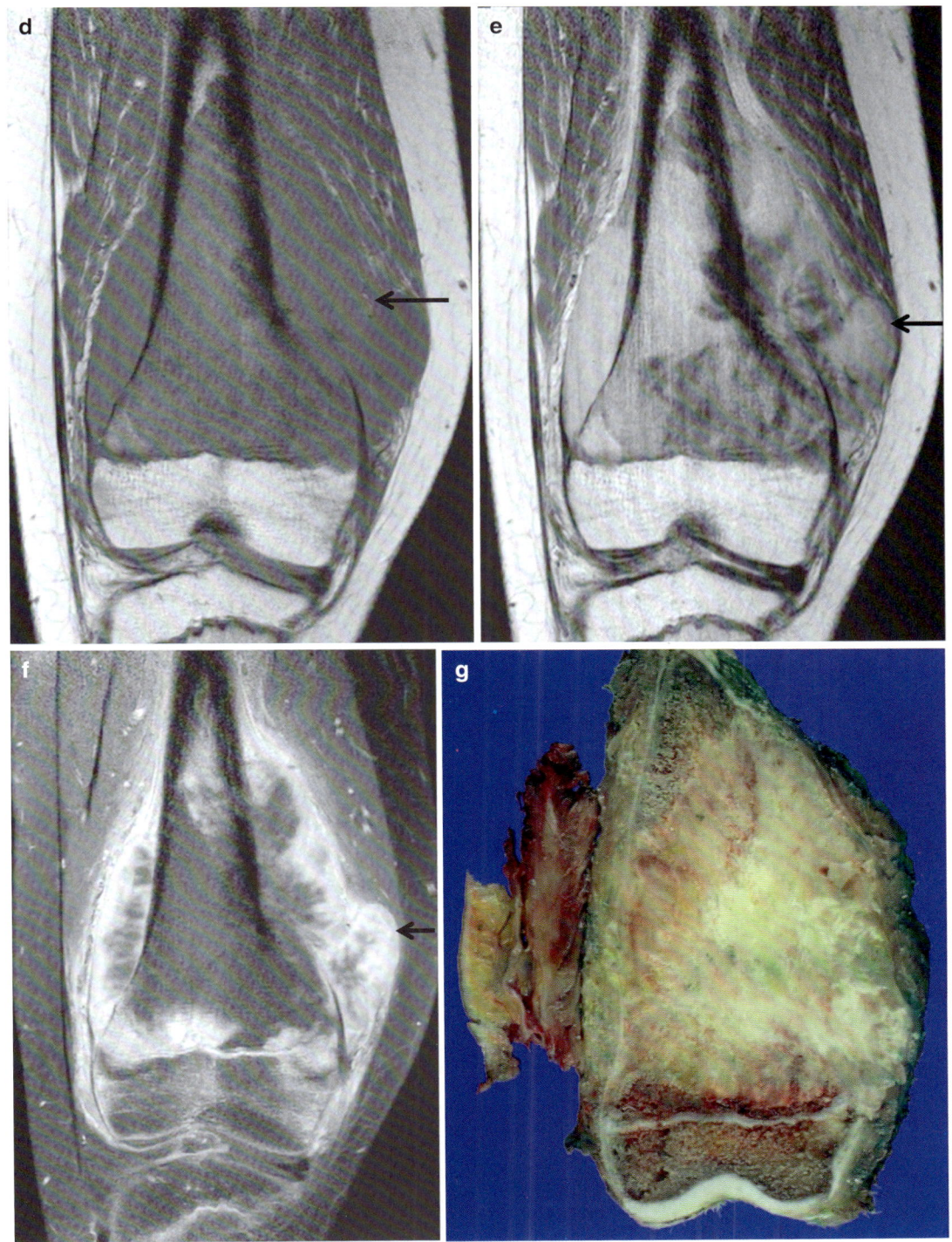

图2.15　普通型骨肉瘤（3）

前后位X线片（a）显示右侧股骨远端骨膜反应中断和骨外软组织肿块内的矿化（箭头）。侧位X线片（b）同样显示右侧股骨远端骨膜反应中断和骨外软组织肿块内的矿化（箭头）。核素骨显像（c）显示右侧股骨远端放射性摄取增加（箭头）。冠状位T1WI（d）显示右侧股骨低信号的髓内肿块伴软组织侵犯（箭头）。冠状位T2WI（e）显示右侧股骨骨髓腔内信号不均匀的病变和骨外软组织肿块（箭头）。冠状位CE-T1WI-FS（f）显示病灶周围强化并软组织侵犯（箭头）。大体标本（g）显示右侧股骨骨髓腔内肿瘤并软组织侵犯。

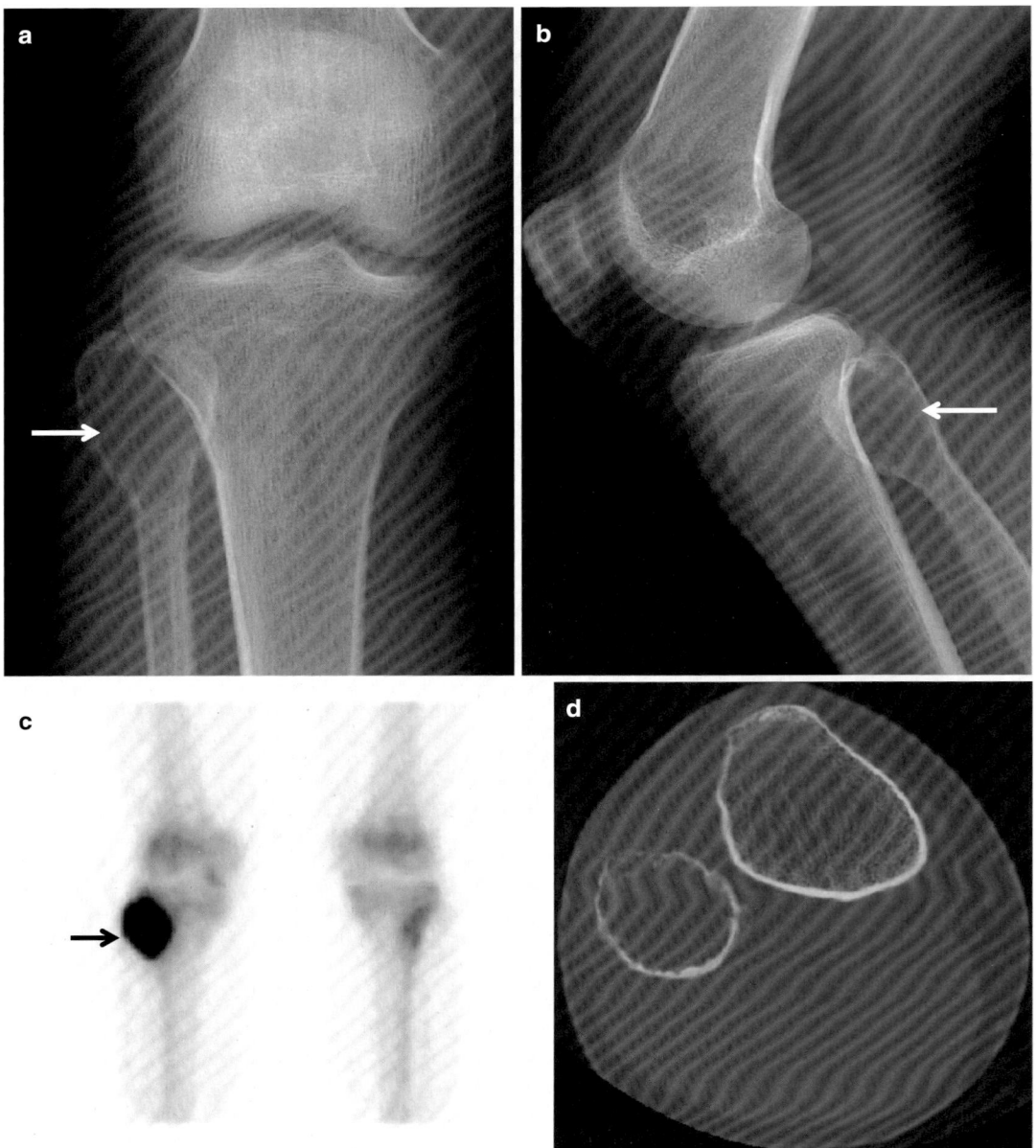

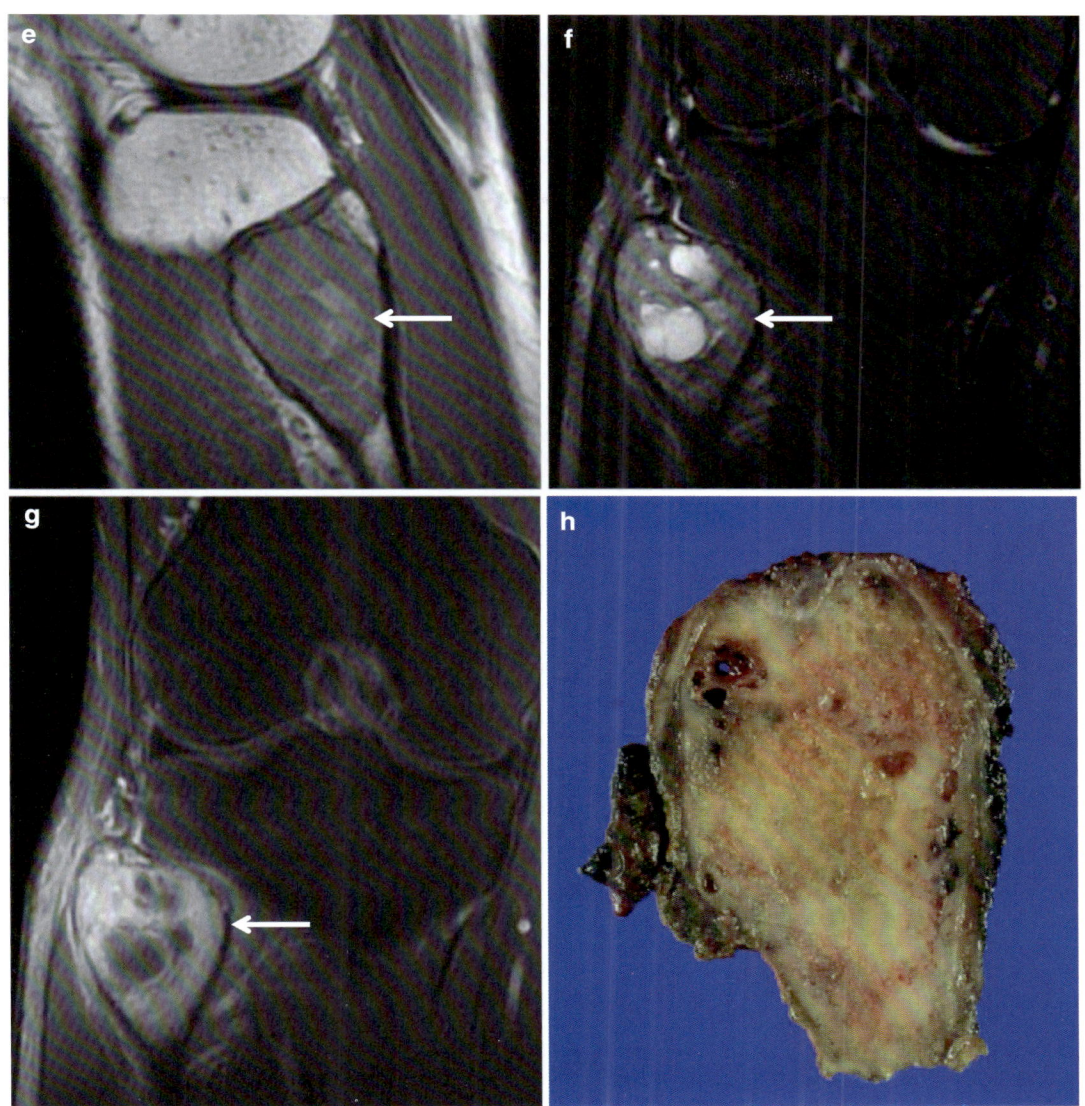

图2.16 普通型骨肉瘤（4）

前后位X线片（a）显示右侧腓骨近端的膨胀性溶骨性病变（箭头）。侧位X线片（b）同样显示右侧腓骨近端膨胀性溶骨性病变（箭头）。核素骨显像（c）显示右侧腓骨近端的放射性摄取增加（箭头）。横轴位CT（d）显示膨胀性溶骨性病变伴骨皮质破坏。矢状位T1WI（e）显示信号不均匀的膨胀性骨破坏（箭头）。冠状位T2WI-FS（f）显示病变内的囊性成分（箭头）。冠状位CE-T1WI-FS（g）显示病变实性区强化而囊性区不强化（箭头）。大体标本（h）显示右侧腓骨骨髓腔内肿瘤伴内部囊变。

2.5.3 毛细血管扩张型骨肉瘤

■ 概述

毛细血管扩张型骨肉瘤的病理学特征是肿瘤由多发扩张的血腔结构组成，血腔内分隔和边缘区域存在高度恶性骨肉瘤细胞。与普通型骨肉瘤相比，毛细血管扩张型骨肉瘤对化疗敏感，这可能与毛细血管扩张型骨肉瘤的肿瘤细胞生长分数较高有关。在病理学上，出血、囊变和坏死区域占肿瘤的90%以上，实性成分区域仅占肿瘤的一小部分。

■ 流行病学

毛细血管扩张型骨肉瘤占骨肉瘤的1.2%~12%，最常见于10~20岁。

■ 好发部位

毛细血管扩张型骨肉瘤好发于长骨干骺端，股骨是最常见的受累部位。

■ 影像学表现

● X线

毛细血管扩张型骨肉瘤的影像学表现为地图状溶骨性骨破坏，边缘模糊，不对称性膨胀性改变，骨皮质破坏，骨膜反应和软组织肿块（图2.17）。基质矿化极少。

● MRI

毛细血管扩张型骨肉瘤常见出血和液–液平面。增强后MRI可清楚显示在囊腔病变周围或内部呈强化的厚壁或结节状实性成分（图2.18），这与出血或坏死区内的高度恶性骨肉瘤活性组织区相对应。

■ 鉴别诊断

1. 动脉瘤样骨囊肿

与毛细血管扩张型骨肉瘤相似，动脉瘤样骨囊肿也表现为富血供的侵袭性溶骨性膨胀性改变，伴有出血和液–液平面。动脉瘤样骨囊肿一般仅表现为较薄的边缘和内部分隔强化，而无结节状强化或骨样基质矿化。动脉瘤样骨囊肿的侵袭性通常较弱，呈吹气球一样的膨胀性改变，有明确完整的边界；而毛细血管扩张型骨肉瘤则会引起骨皮质破坏，周围呈浸润性边界。

2. 骨巨细胞瘤

骨巨细胞瘤是易出血性肿瘤，在影像学上表现为膨胀性溶骨性骨破坏，有时与毛细血管扩张型骨肉瘤相混淆。骨巨细胞瘤一般位于骨端，紧贴软骨下骨质生长，在T2WI上呈中等信号的实性成分。

3. 转移瘤

溶骨性转移瘤在X线片上的表现可与毛细血管扩张型骨肉瘤相似，但在CT和MRI上较易区分，转移瘤的实性软组织成分中无液–液平面。

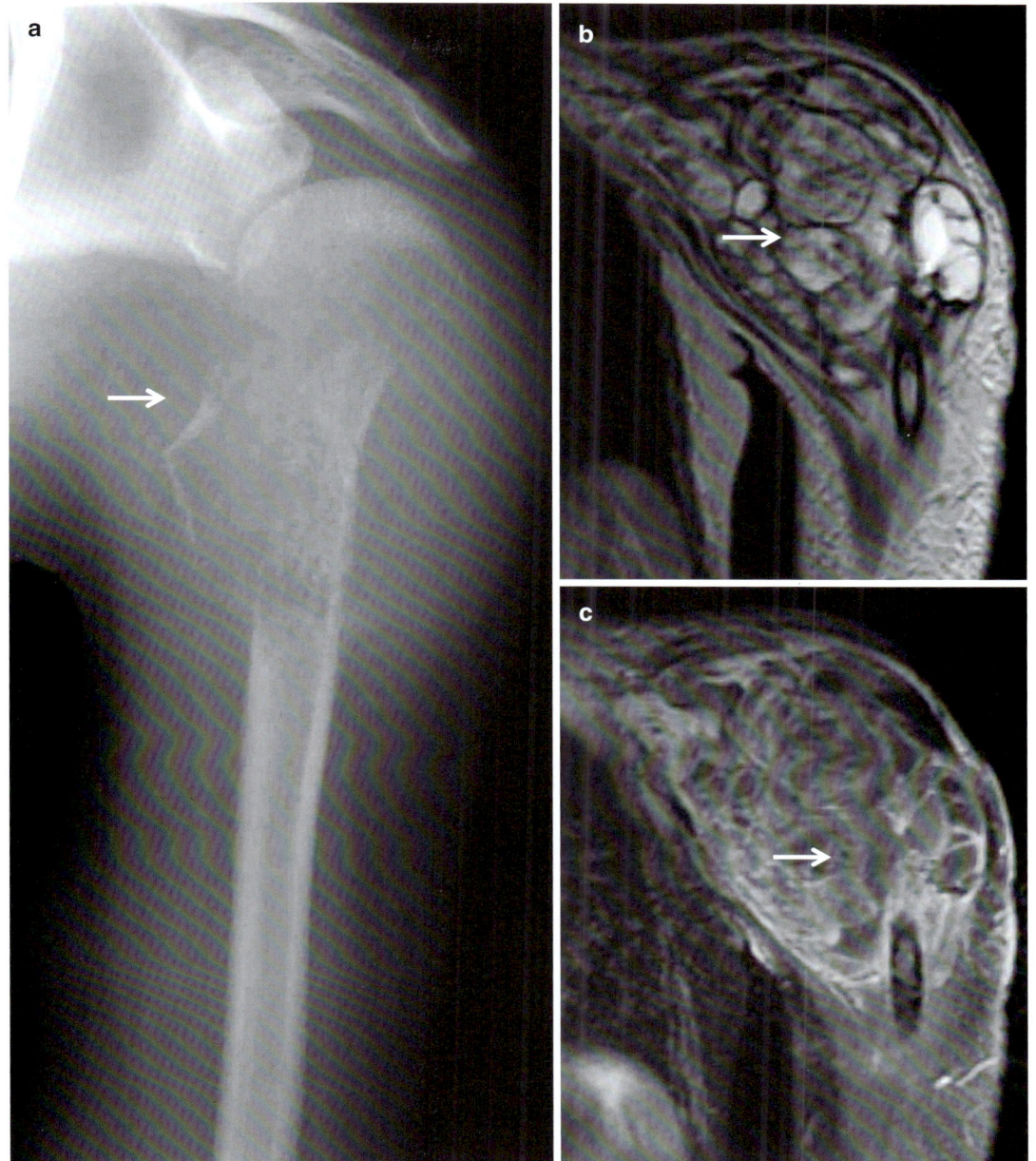

图2.17 毛细血管扩张型骨肉瘤（1）

前后位X线片（a）显示左侧肱骨溶骨性骨破坏，边缘模糊，骨皮质破坏（箭头）。冠状位T2WI（b）显示左侧肱骨膨胀性骨破坏区内多发囊腔（箭头）。冠状位CE-T1WI-FS（c）显示左侧肱骨膨胀性骨质破坏区内多发囊腔，囊腔边缘和结节样强化（箭头）。

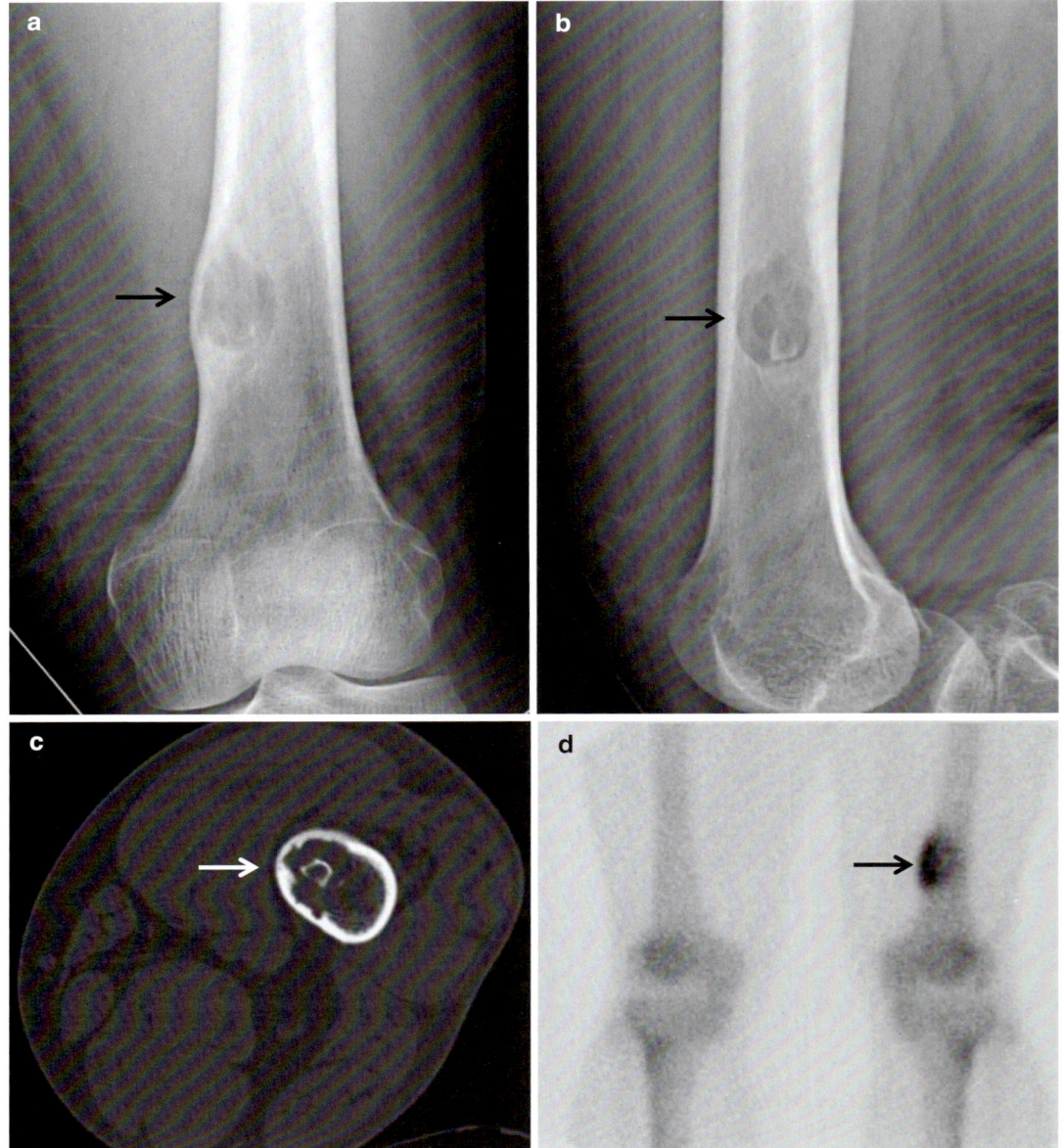

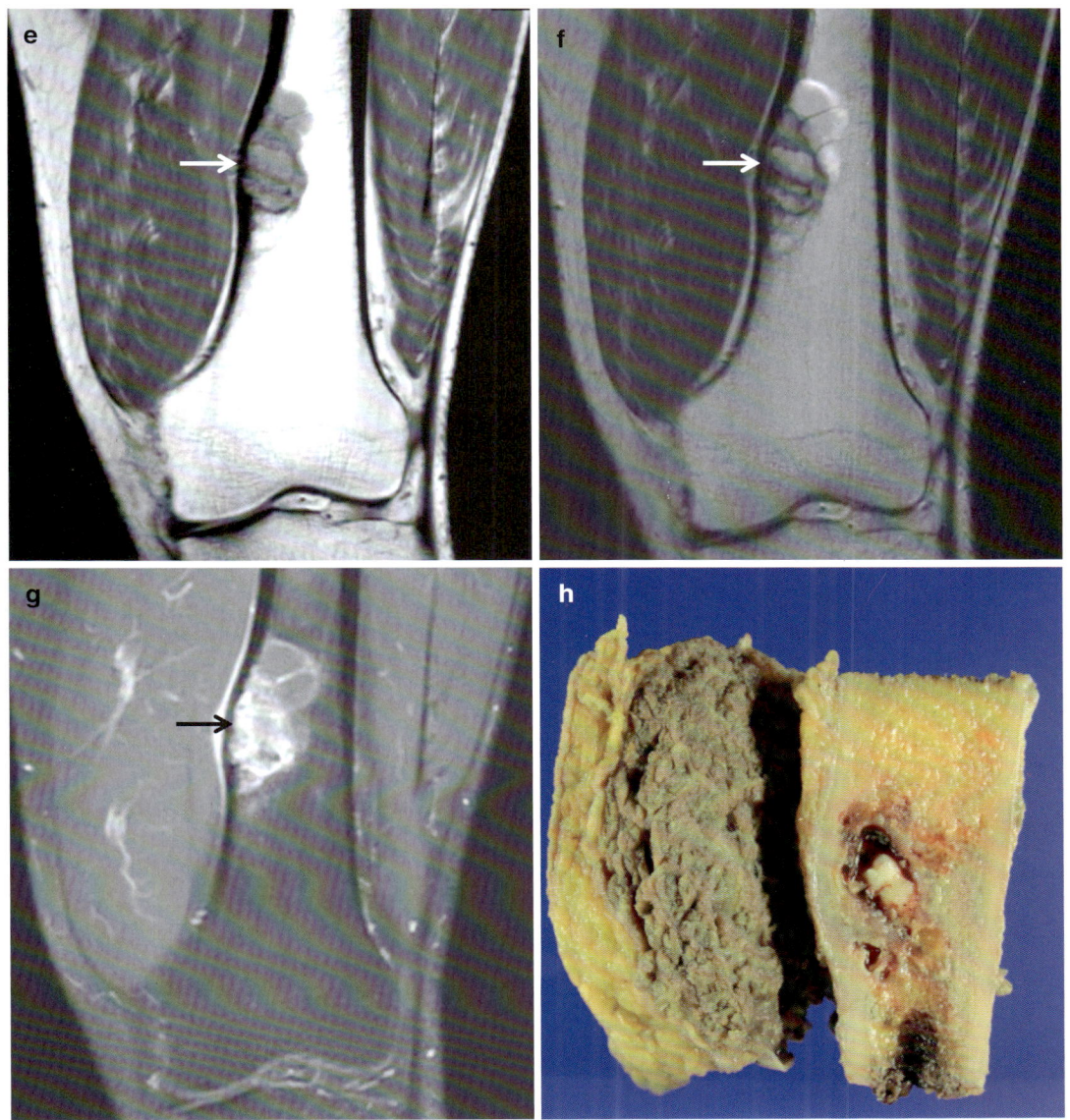

图2.18 毛细血管扩张型骨肉瘤（2）

前后位X线片（a）显示左侧股骨远端偏心性膨胀性溶骨性病变（箭头）。侧位X线片（b）显示左侧股骨远端偏心性膨胀性溶骨性病变（箭头），内见矿化。横轴位CT（c）显示膨胀性溶骨性病变及其内部的矿化（箭头）。核素骨显像（d）显示左侧股骨远端的放射性摄取增加（箭头）。冠状位T1WI（e）显示左侧股骨内偏心性的不均匀信号影（箭头）。冠状位T2WI（f）显示骨破坏区内的囊性成分区（箭头）。冠状位CE-T1WI-FS（g）显示病变边缘和实性成分强化（箭头）。大体标本（h）显示股骨骨髓腔内肿瘤，囊性成分和结节样成分混存。

2.5.4　小细胞性骨肉瘤

■ 概述

小细胞性骨肉瘤是普通型骨肉瘤的特殊亚型，由小圆形蓝色细胞组成。因为小细胞性骨肉瘤的组成细胞小且具有圆形深染的细胞核，所以病理学检查会将其误诊为尤文肉瘤或原始神经外胚层肿瘤。

■ 流行病学

小细胞性骨肉瘤仅占所有骨肉瘤的1%~4%，好发于20~30岁。发病无性别差异。

■ 好发部位

小细胞性骨肉瘤最常见于长骨干骺端，最常累及股骨，偶见骨骺受累，15%的肿瘤为骨干孤立性病变。

■ 影像学表现

● X线

小细胞性骨肉瘤是一种骨髓腔内渗透性溶骨性病变，边界不清，出现骨皮质破坏，侵袭性骨膜反应和软组织肿块形成（图2.19）。约40%的肿瘤表现为单纯性溶骨性病变。骨髓腔内骨破坏区或邻近骨外软组织肿块内常见钙化。

● MRI

小细胞性骨肉瘤在MRI上表现为骨髓腔内肿瘤，伴有周围骨外软组织肿块。

■ 鉴别诊断

1. 尤文肉瘤

骨皮质增厚和骨皮质碟形改变的特点有助于区别尤文肉瘤和小细胞性骨肉瘤。尤文肉瘤引起的局部骨膜破坏和周围骨膜反应共同导致骨皮质呈碟形改变。尤文肉瘤很少钙化。

2. 淋巴瘤

骨淋巴瘤是一种渗透性溶骨性病变，通常伴有骨外软组织肿块。淋巴瘤可扩散至骨外而无明显的骨破坏。

3. 普通型骨肉瘤

普通型骨肉瘤是具有侵袭性骨膜反应和软组织肿块的骨髓腔内病变。

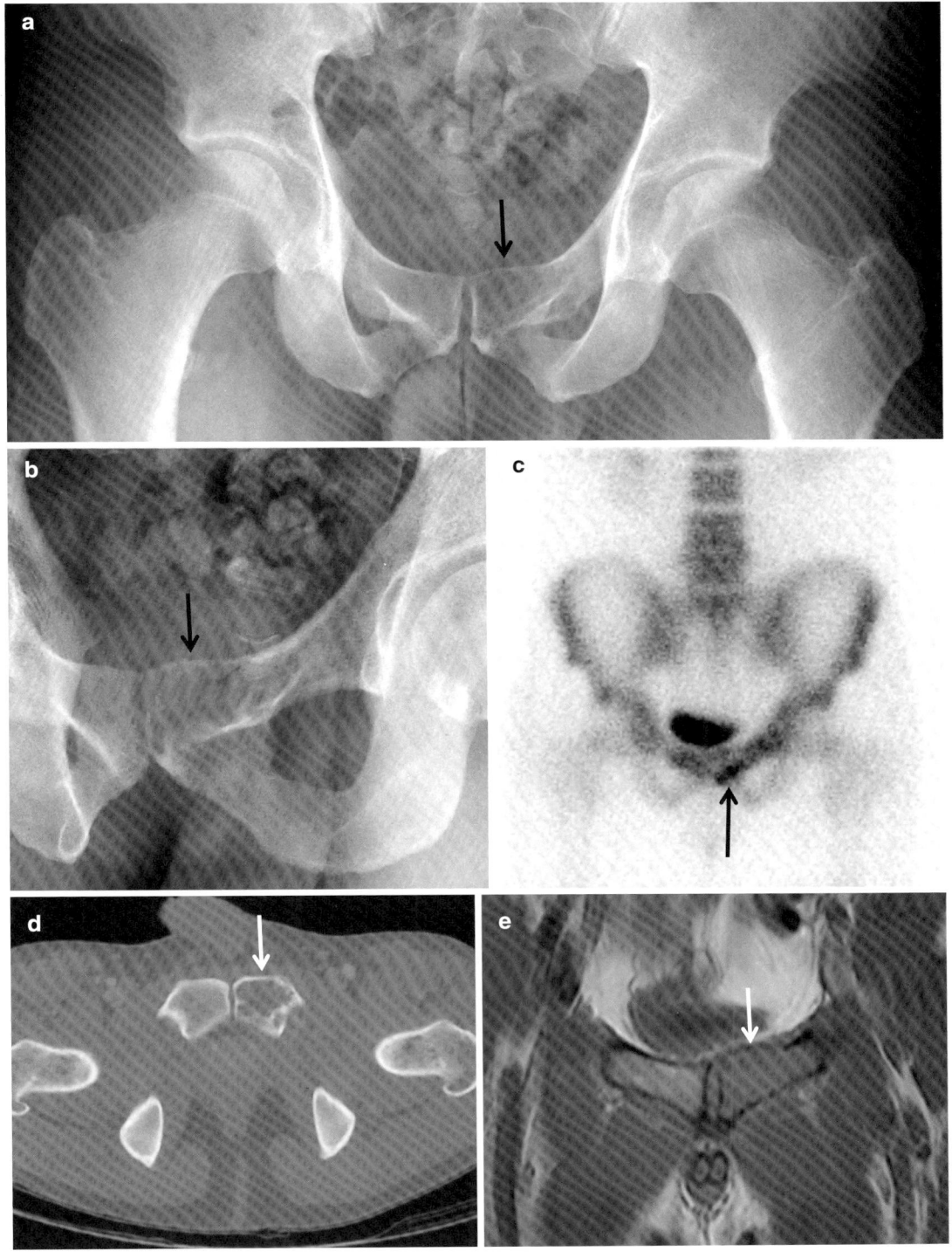

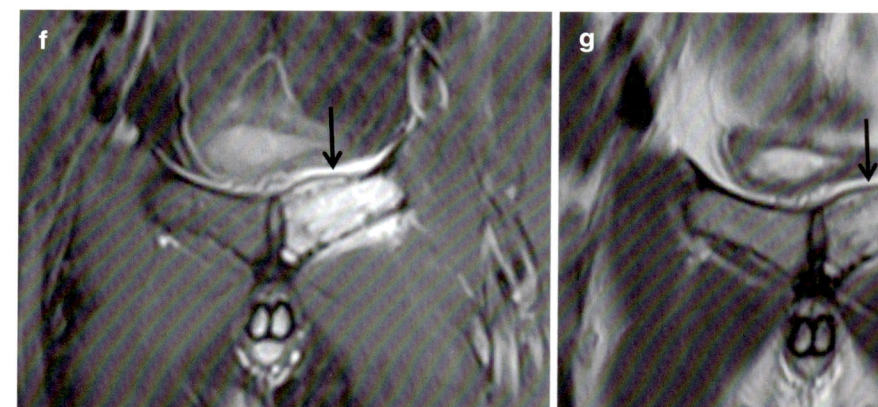

图2.19 小细胞性骨肉瘤

前后位X线片（a）显示左侧耻骨体的溶骨性病变（箭头），病变内无明显钙化。斜位X线片（b）同样显示溶骨性病变（箭头），内无明显钙化。核素骨显像（c）显示左侧耻骨的放射性摄取增加（箭头）。横轴位CT（d）显示左侧耻骨的溶骨性病变（箭头），内部未见钙化。冠状位T1WI（e）显示左侧耻骨骨髓腔内病变呈中等信号（箭头）。冠状位脂肪抑制的质子加权图像（f）显示骨内病变呈高信号，骨外软组织受累（箭头）。冠状位T2WI（g）同样显示骨内高信号病变并侵犯周围软组织（箭头）。

译者注：图2.19病变主要在左侧耻骨上支，而非耻骨体。

2.5.5 骨旁骨肉瘤

■ 概述

在解剖学上，骨旁骨肉瘤起源于骨膜的外层。大多数骨旁骨肉瘤为低度恶性肿瘤，但22%~64%的骨旁骨肉瘤为高度恶性肿瘤。骨旁骨肉瘤的预后比普通型骨肉瘤好，其生长特点具有包绕骨的趋势。

尽管"去分化"这一术语一般用于包含第二细胞系的病变，但恶性程度较高的骨旁骨肉瘤也称为去分化骨旁骨肉瘤。据文献报道，16%~43%的低度恶性骨旁骨肉瘤会发生去分化，向高级别病变转变。

■ 流行病学

骨旁骨肉瘤是骨表面骨肉瘤最常见的一种亚型，占所有骨表面骨肉瘤的65%~75%。骨旁骨肉瘤常见于20~40岁的女性。

■ 好发部位

骨旁骨肉瘤好发于长骨的干骺端，最常见于股骨远端的后方，其次是胫骨、腓骨和肱骨近端。

■ 影像学表现

● X线

骨旁骨肉瘤典型的影像学表现是皮质旁向外生长的分叶状骨性肿块（图2.20和图2.21）。在肿瘤的早期阶段，肿块与邻近骨皮质间存在一裂隙样透亮影（线样征）。在肿瘤的后期阶段，裂隙样透亮影可逐渐消失。在组织学上，该裂隙样透亮影对应于骨皮质和肿瘤之间的骨膜。肿瘤中心呈致密性骨化区而周围密度相对稍低，可见骨皮质增厚且无侵袭性骨膜反应。在低度恶性和高度恶性的骨旁骨肉瘤中均可见肿瘤向髓腔延伸，这对于患者预后的影响尚存争议。在手术完整切除之前，应重视肿瘤侵犯情况。

肿瘤的去分化现象与明显的溶骨性骨质破坏和无骨化的软组织肿块具有相关性。

● MRI

肿瘤内缺乏产生磁共振信号的可移动质子，骨化的肿瘤在T1WI和T2WI上主要呈低信号（图2.20）。当未矿化的软组织肿块体积大于1cm^{3}或肿瘤在T2WI上主要呈高信号时，肿瘤的恶性程度可能较高。

■ 鉴别诊断

1. 骨化性肌炎

骨化性肌炎是肌肉内良性骨化的软组织肿块，病变未附着于骨皮质。病变起源于骨骼肌内的骨旁筋膜间室，对应于软组织内的骨化性骨膜炎。骨化性肌炎的影像学特征表现是从病变周围向中心的逐渐骨化。在组织学上，这种从中央区骨样基质到周围区板状成熟骨的渐进性骨化过程称为分区骨化。

2. 骨软骨瘤

骨软骨瘤的特征性表现是肿瘤的骨皮质和骨髓腔分别与所在骨的骨皮质和骨髓腔相延续，伴有或无透明软骨帽。骨软骨瘤的软骨帽因其含水量高而在液体敏感序列图像上呈高信号。骨旁骨肉瘤不具有肿瘤与所在骨的骨皮质和骨髓腔相延续的特点。在MRI上偶见骨旁骨肉瘤显示帽状外观的软骨组织，但与骨软骨瘤的光滑连续且相对较薄的软骨帽相比，骨旁骨肉瘤的软骨帽状结构通常不规则、不完整且较厚。

3. 骨化性骨膜炎

骨化性骨膜炎在影像学上表现为不同程度的骨膜反应，骨皮质一般是完整的。骨化性骨膜炎不会像骨旁骨肉瘤一样包裹或环绕整个骨骼。骨化性骨膜炎表现为分区形式的骨化，即在病变周围呈高密度而在病变中心呈低密度。

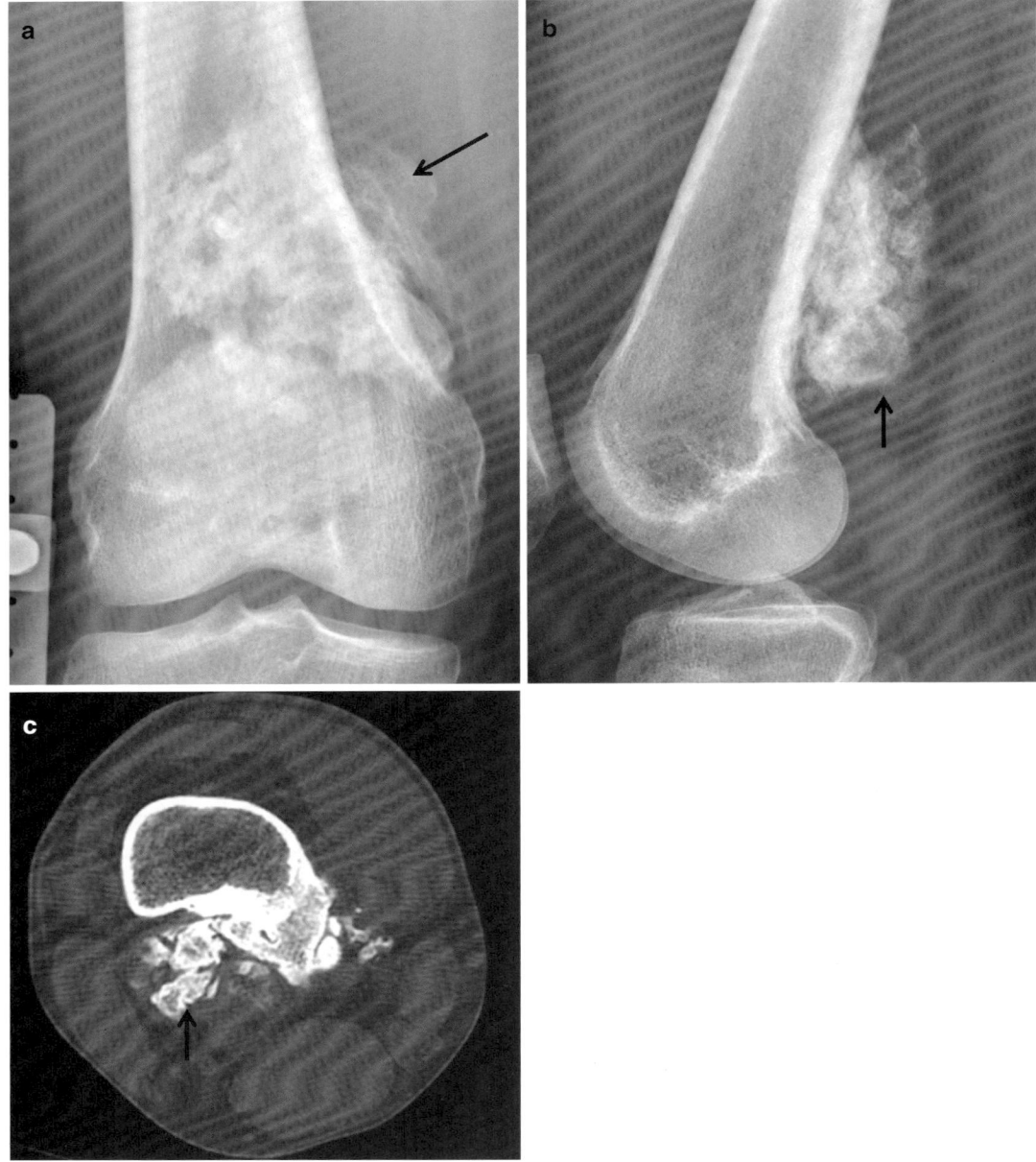

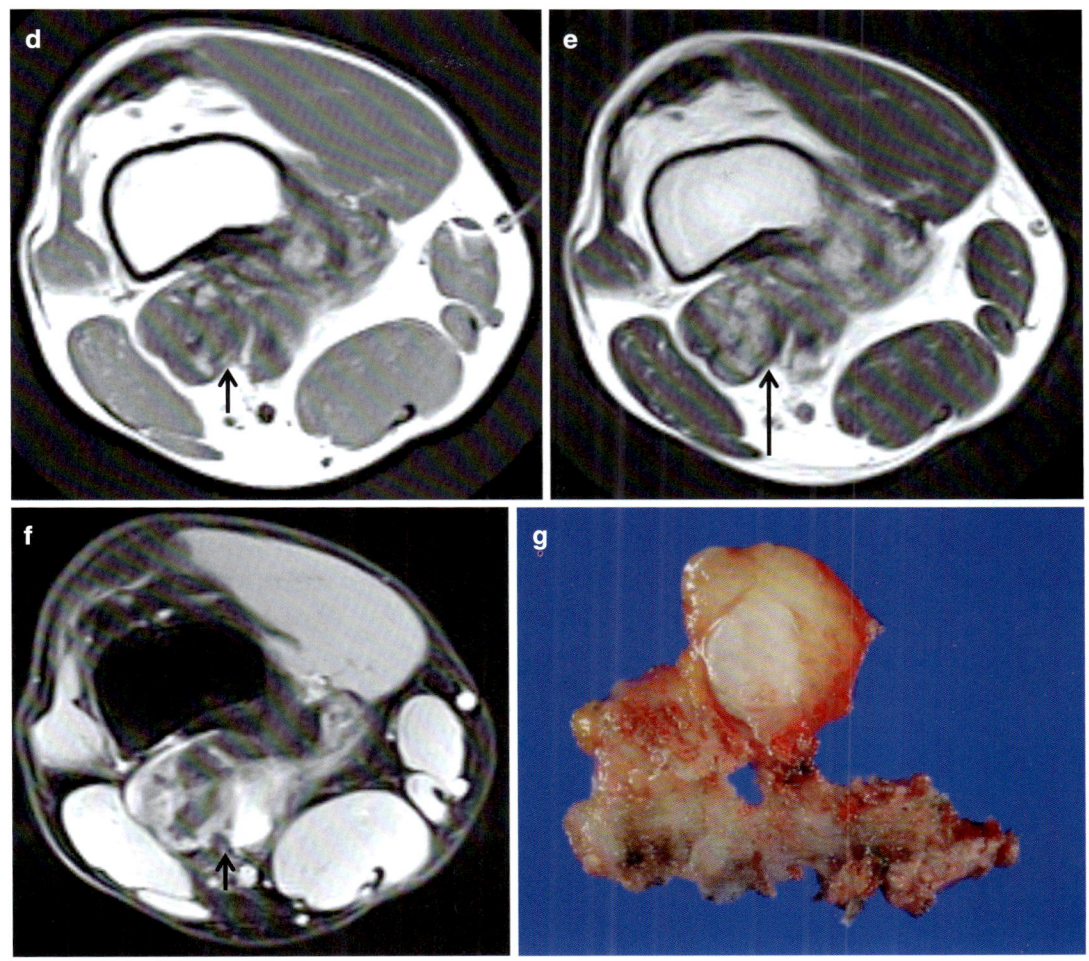

图2.20　骨旁骨肉瘤（1）

前后位X线片（a）显示右侧股骨皮质旁向外生长的分叶状骨化性肿块（箭头）。侧位X线片（b）显示股骨后方皮质旁的骨化性肿块（箭头），与邻近骨皮质间存在一裂隙样透亮影。横轴位CT（c）显示股骨后方皮质旁的分叶状、外生性生长的骨化性肿块（箭头）。横轴位T1WI（d）显示分叶状外生性生长的骨化性肿块呈不均匀信号（箭头）。横轴位T2WI（e）显示肿块内未矿化区域呈高信号（箭头）。横轴位CE-T1WI-FS（f）显示肿块内未矿化部分有强化（箭头）。大体标本（g）显示骨皮质旁的肿瘤。

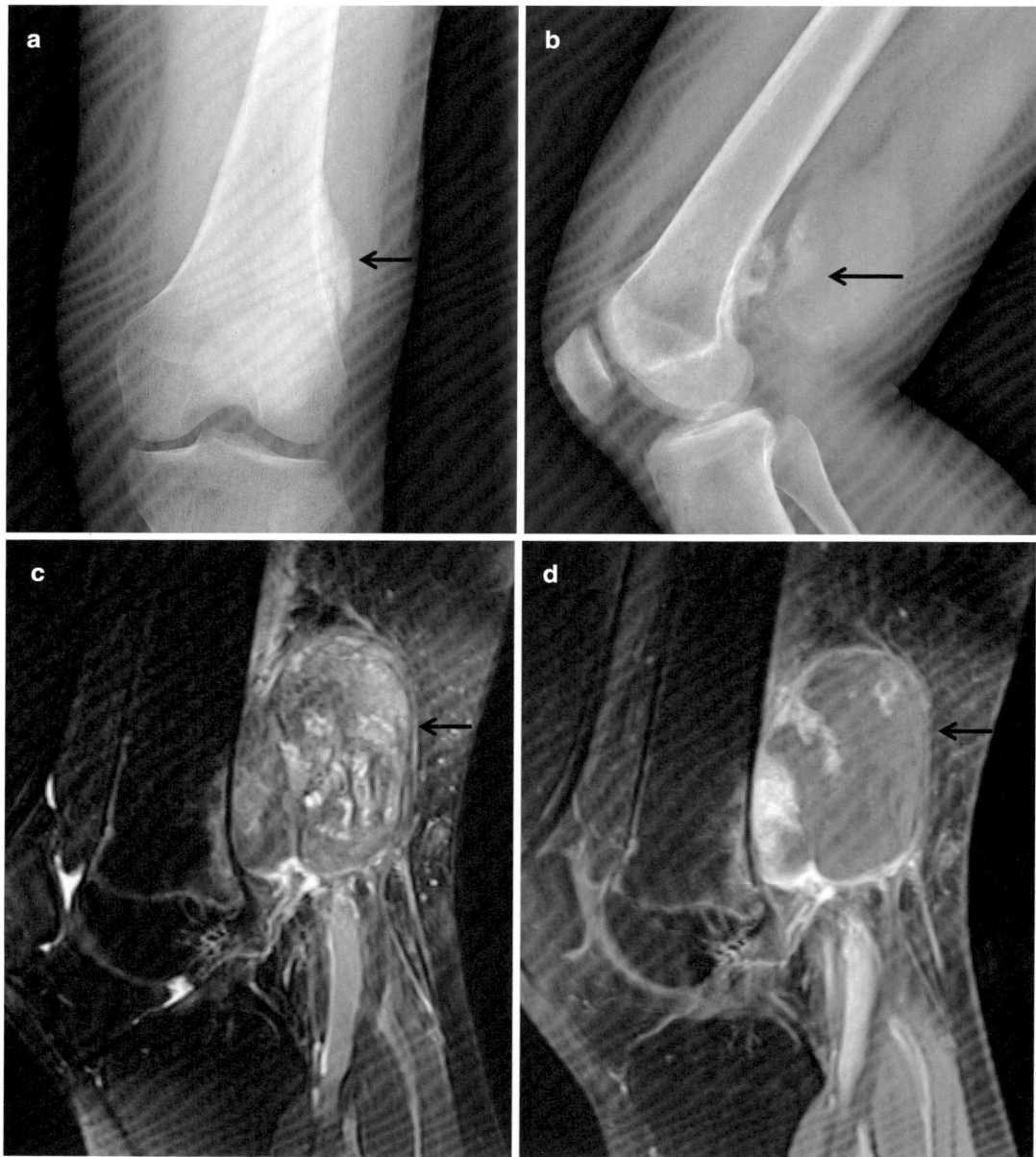

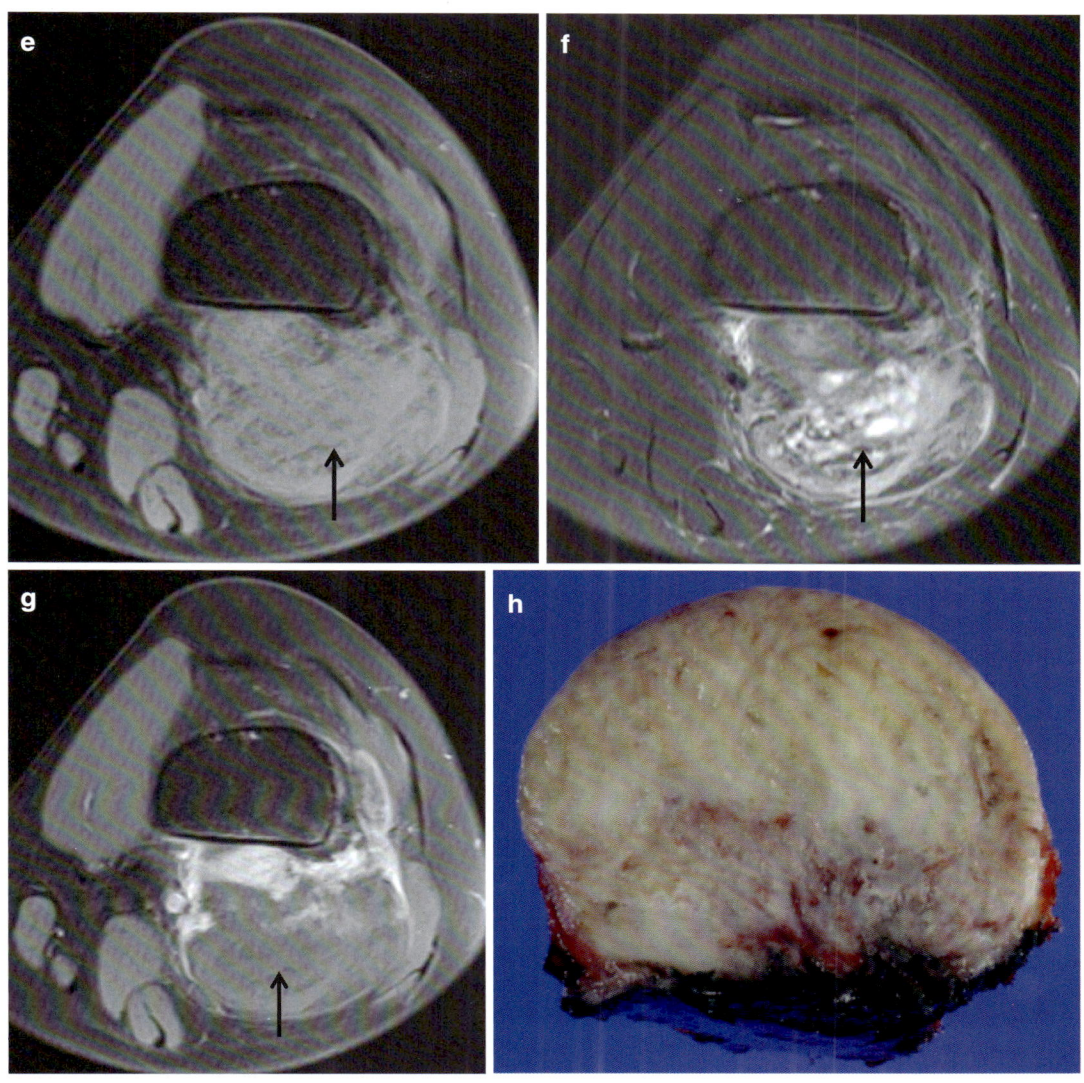

图2.21　骨旁骨肉瘤（2）

前后位X线片（a）显示左侧股骨皮质旁的骨化性肿块（箭头）。侧位X线片（b）显示左侧股骨皮质旁的分叶状、外生性的骨化性肿块（箭头）。矢状位T2WI-FS（c）显示股骨皮质旁肿块呈不均匀信号（箭头）。矢状位CE-T1WI-FS（d）显示肿块周围强化（箭头）。横轴位T1WI-FS（e）显示股骨皮质旁肿块呈不均匀中等信号（箭头）。横轴位T2WI-FS（f）显示肿块呈不均匀高信号，其内散在局灶状低信号影代表矿化灶（箭头）。横轴位CE-T1WI-FS（g）显示股骨皮质旁肿块周围强化（箭头）。大体标本（h）显示具有纤维膜和漩涡样切面的外生性肿瘤。

2.5.6 骨膜骨肉瘤

■ 概述

骨膜骨肉瘤是一种起源于骨膜深层的中度恶性肿瘤。骨膜骨肉瘤主要由软骨母细胞组成，伴有散在小骨化灶。骨膜骨肉瘤的预后好于普通型骨肉瘤但差于骨旁骨肉瘤。

■ 流行病学

骨膜骨肉瘤占骨表面骨肉瘤的25%，常见于20~30岁，男性发病率略高于女性。

■ 好发部位

骨膜骨肉瘤最常见于骨干或干骺端，并累及骨周长的50%，最常见于胫骨和股骨，其次是尺骨和肱骨。股骨的骨膜骨肉瘤通常位于骨的前侧、外侧或内侧部。

■ 影像学表现

● X线

骨膜骨肉瘤在X线平片上表现为在骨表面宽基底的软组织肿块伴垂直状的骨膜反应（图2.22），可见骨皮质扇贝样改变、骨皮质增厚和Codman三角。骨膜骨肉瘤在病理上是由肿瘤性软骨组织构成，因此一般无基质矿化。骨膜骨肉瘤侵犯骨周长的50%。

● MRI

骨膜骨肉瘤中的软骨样基质在T1WI上呈低信号，在T2WI上呈高信号，内部散在小灶状低信号影代表基质的钙化。垂直于骨皮质的骨膜反应在所有MRI序列上均呈低信号射线状。骨膜骨肉瘤很少累及骨髓腔，当出现骨髓受侵犯时，骨髓腔内肿瘤与骨表面肿瘤相连续。但在超过50%的病例中，邻近骨髓会有反应性改变，在T1WI上呈低信号，在T2WI上呈高信号。

■ 鉴别诊断

1. 骨旁骨肉瘤

骨旁骨肉瘤是发生于骨皮质旁的致密性骨化性肿瘤，好发于干骺端。而骨膜骨肉瘤通常表现为更明显的溶骨性肿瘤，引起骨皮质侵蚀和骨膜反应，好发于骨干。

2. 高度恶性表面骨肉瘤

高度恶性表面骨肉瘤通常累及整个骨周长，更易侵犯骨髓腔。

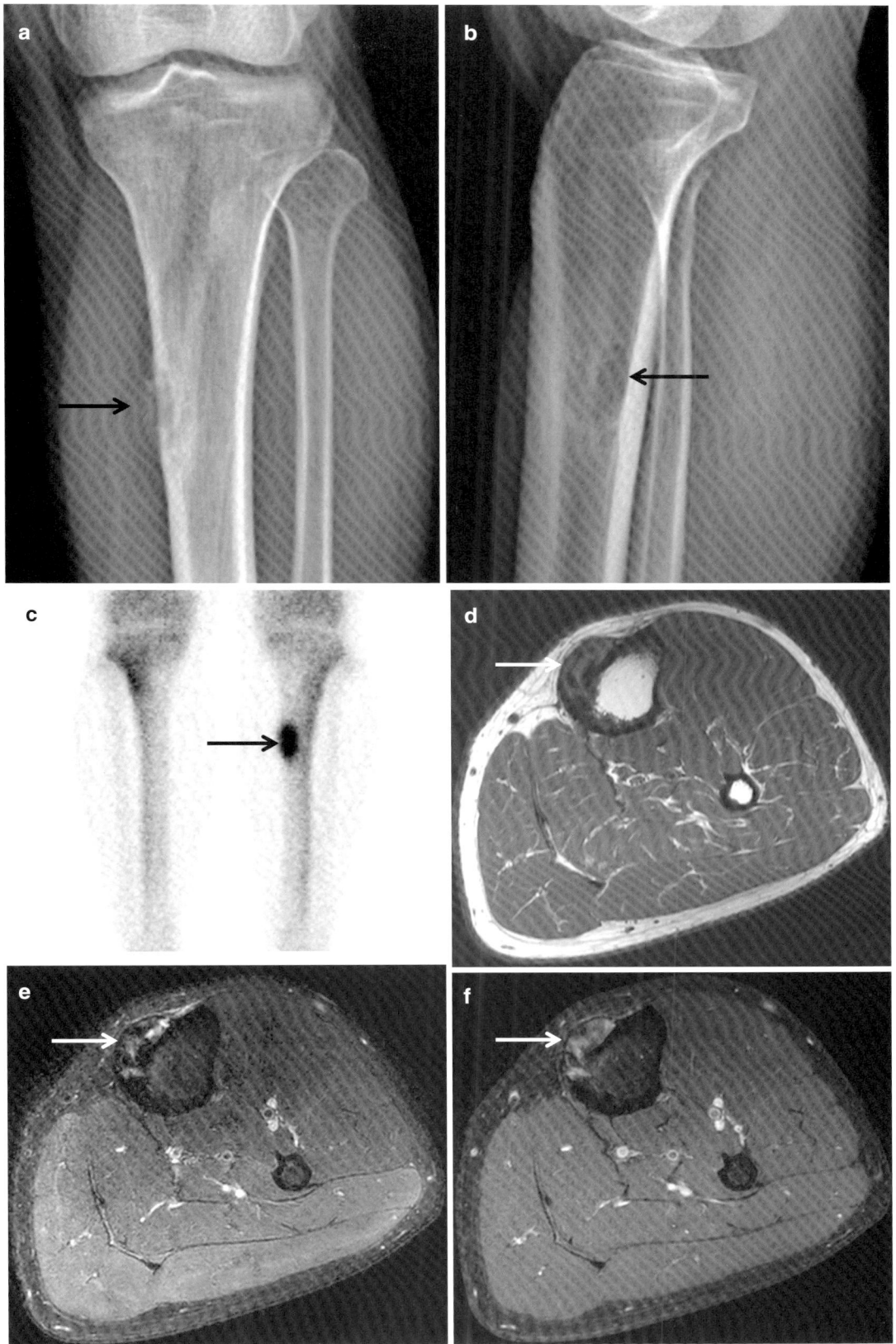

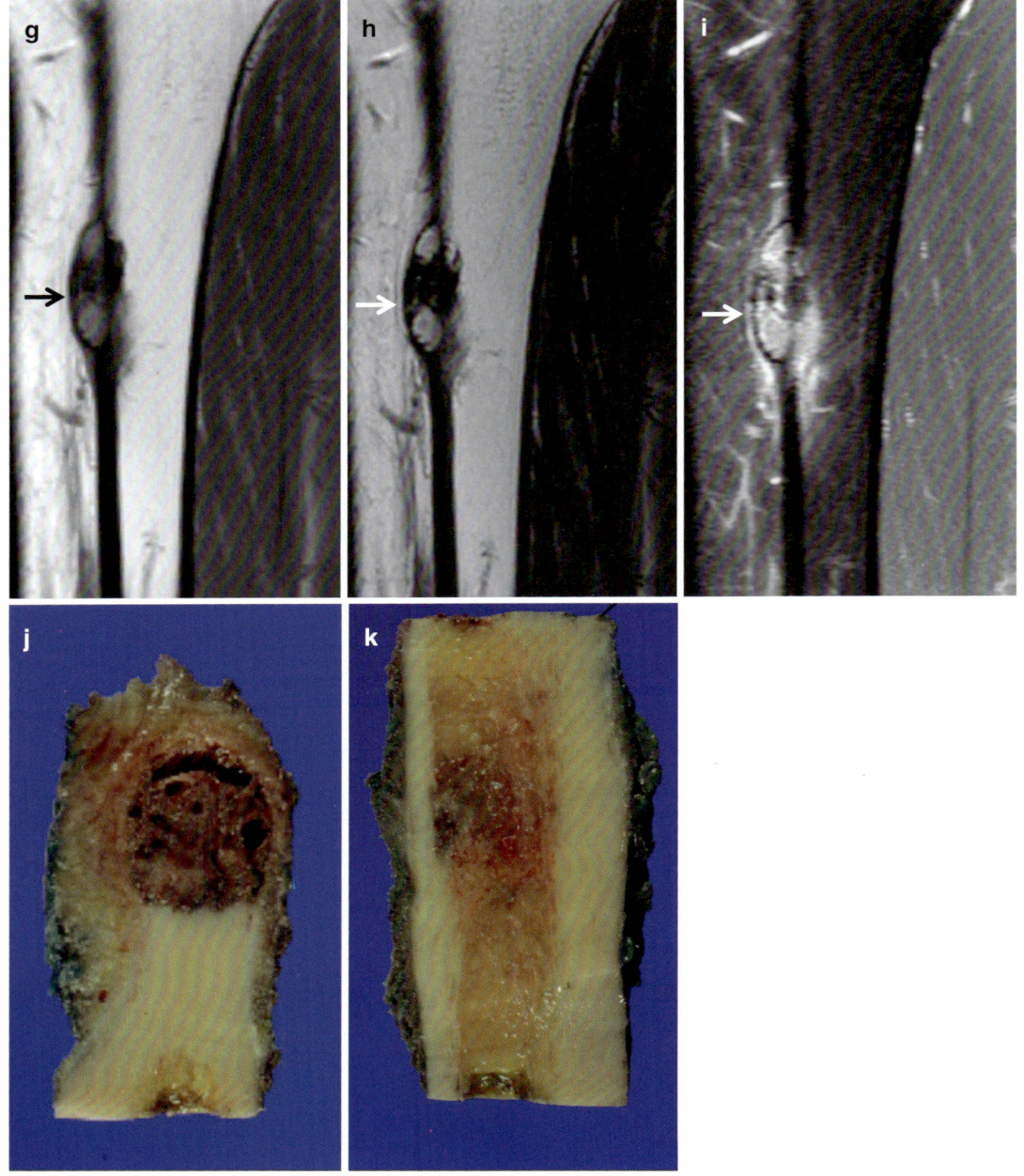

图2.22 骨膜骨肉瘤

前后位X线片（a）显示左侧胫骨溶骨性病变，伴有骨皮质扇贝样改变和骨膜反应（箭头）。侧位X线片（b）同样显示左侧胫骨溶骨性病变（箭头）。核素骨显像（c）显示左侧胫骨局灶性放射性摄取增加（箭头）。横轴位T1WI（d）显示骨皮质旁肿块向骨髓腔内延伸（箭头）。横轴位T2WI-FS（e）显示病灶呈不均匀高信号（箭头）。横轴位CE-T1WI-FS（f）显示骨皮质旁肿块强化，并向骨髓腔内延伸（箭头）。冠状位T1WI（g）显示骨皮质旁肿块并向骨髓腔内延伸（箭头）。冠状位T2WI（h）显示病变呈不均匀信号（箭头）。冠状位CE-T1WI-FS（i）显示骨皮质旁肿块强化，并向骨髓腔内延伸（箭头）。大体标本（j，k）显示骨皮质旁肿瘤，伴有出血、坏死和骨髓腔侵犯。

2.5.7　高度恶性表面骨肉瘤

■ 概述

高度恶性表面骨肉瘤在病理学上类似于普通型髓内骨肉瘤。肿瘤通常较大，直径为4.5~22cm。最初认为高度恶性表面骨肉瘤的预后要比其他亚型的表面骨肉瘤的预后差，与普通型骨肉瘤的预后相似。然而最近的研究表明，可能得益于积极有效的化疗和手术切除，高度恶性表面骨肉瘤的预后要好于普通型骨肉瘤。

■ 流行病学

与骨旁骨肉瘤和骨膜骨肉瘤相比，高度恶性表面骨肉瘤较少见，约占表面骨肉瘤的10%。高度恶性表面骨肉瘤在20~30岁常见，以男性发病多见。

■ 好发部位

高度恶性表面骨肉瘤好发于长骨（例如股骨、肱骨和腓骨）的骨干和干骺端，以股骨最为常见。

■ 影像学表现

● X线

高度恶性表面骨肉瘤的X线表现与骨膜骨肉瘤相似，但肿瘤范围更广，累及骨的全周长并可侵入骨髓腔。大多数情况下可见瘤内致密性骨化和骨膜反应，也常出现骨皮质侵蚀和增厚。

● MRI

高度恶性表面骨肉瘤中的软骨样基质在T1WI上呈低信号，在T2WI上呈高信号，内部散在小灶状低信号影代表基质的钙化。垂直于骨皮质的骨膜反应在所有MRI序列上均呈低信号射线状。高度恶性表面骨肉瘤较少累及骨髓腔，当出现骨髓受侵犯时，骨髓腔内肿瘤与骨表面肿瘤相连续。但在超过50%的病例中，邻近骨髓会有反应性改变，在T1WI上呈低信号，在T2WI上呈高信号。

■ 鉴别诊断

1. 表面骨肉瘤（包括骨旁骨肉瘤和骨膜骨肉瘤）

与其他亚型的表面骨肉瘤相比，高度恶性表面骨肉瘤包绕骨的周长范围更大。

2. 普通型骨肉瘤

高度恶性表面骨肉瘤侵犯骨髓腔明显时，很难与伴有较大骨外软组织肿块的普通型骨肉瘤相鉴别。

❖ 推荐文献

◆ 骨瘤

[1] GARDNER E J, RICHARDS R C. Multiple cutaneous and subcutaneous lesions occurring simultaneously with hereditary polyposis and osteomatosis [J]. Am J Hum Genet, 1953, 5: 139-147.

[2] GREENSPAN A. Benign bone-forming lesions: osteoma, osteoid osteoma, and osteoblastoma. Clinical, imaging, pathologic, and differential considerations [J]. Skelet Radiol, 1993, 22: 485-500.

[3] KRANSDORF M J, MURPHEY M D. Osseous tumors [M] //DAVIES A M, SUNDARAM M, JAMES S L J. Imaging of bone tumors and tumor-like lesions: techniques and applications. Berlin: Springer, 2009: 251-306.

[4] MOTAMEDI K, SEEGER L L. Benign bone tumors [J]. Radiol Clin N Am, 2011, 49: 1115-1134.

[5] RESNICK D, KYRIAKOS M, GREENWAY G D. Enostosis, hyperostosis, and periostitis [M] //RESNICK D. Diagnosis of bone and joint disorders. 4th ed. Philadelphia: Saunders, 2002: 4844-4919.

[6] SEEGER L L, YAO L, ECKARDT J J. Surface lesions of bone [J]. Radiology, 1998, 206: 17-33.

[7] SUNDARAM M, FALBO S, MCDONALD D, et al. Surface osteomas of the appendicular skeleton [J]. Am J Roentgenol, 1996, 167: 1529-1533.

◆ 骨岛

[1] CERASE A, PRIOLO F. Skeletal benign bone-forming lesions [J]. Eur J Radiol, 1998, 27 (Suppl 1): 91-97.

[2] GREENSPAN A. Bone island (enostosis): current concept: a review [J]. Skelet Radiol, 1995, 24: 111-115.

[3] IHDE L L, FORRESTER D M, GOTTSEGEN C J, et al. Sclerosing bone dysplasias: review and differentiation from other causes of osteosclerosis [J]. Radiographics, 2011, 31: 1865-1882.

[4] KRANSDORF M J, MURPHEY M D. Osseous tumors [M] //DAVIES A M, SUNDARAM M, JAMES S L J. Imaging of bone tumors and tumor-like lesions: techniques and applications. Berlin: Springer, 2009: 251-306.

[5] MOTAMEDI K, SEEGER L L. Benign bone tumors [J]. Radiol Clin N Am, 2011, 49: 1115-1134.

[6] SCHWEITZER M E, LEVINE C, MITCHELL D G, et al. Bull's-eyes and halos: useful MR discriminators of osseous metastases [J]. Radiology, 1993, 188: 249-252.

◆ 骨样骨瘤

[1] CERASE A, PRIOLO F. Skeletal benign bone-forming lesions [J]. Eur J Radiol, 1998, 27 (Suppl 1): 91-97.

[2] KAYSER F, RESNICK D, HAGHIGHI P, et al. Evidence of the subperiosteal origin of osteoid osteomas in tubular bones: analysis by CT and MR imaging [J]. Am J Roentgenol, 1998, 170: 609-614.

[3] KENAN S, ABDELWAHAB I F, KLEIN M J, et al. Lesions of juxtacortical origin (surface

lesions of bone）［J］. Skelet Radiol，1993，22：337–357.

［4］KRANSDORF M J，MURPHEY M D. Osseous tumors［M］//DAVIES A M，SUNDARAM M，JAMES S L J. Imaging of bone tumors and tumor–like lesions：techniques and applications. Berlin：Springer，2009：251–306.

［5］MOTAMEDI K，SEEGER L L. Benign bone tumors［J］. Radiol Clin N Am，2011，49：1115–1134.

［6］NICHOLS R E，DIXON L B. Radiographic analysis of solitary bone lesions［J］. Radiol Clin N Am，2011，49：1095–1114.

［7］SEEGER L L，YAO L，ECKARDT J J. Surface lesions of bone［J］. Radiology，1998，206：17–33.

◆ 骨母细胞瘤

［1］CRIM J R，MIRRA J M，ECKARDT J J，et al. Widespread inflammatory response to osteoblastoma：the flare phenomenon［J］. Radiology，1990，177：835–836.

［2］GREENSPAN A. Benign bone–forming lesions：osteoma，osteoid osteoma，and osteoblastoma. Clinical，imaging，pathologic，and differential considerations［J］. Skelet Radiol，1993，22：485–500.

［3］KRANSDORF M J，MURPHEY M D. Osseous tumors［M］//DAVIES A M，SUNDARAM M，JAMES S L J. Imaging of bone tumors and tumor–like lesions：techniques and applications. Berlin：Springer，2009：251–306.

［4］MOTAMEDI K，SEEGER L L. Benign bone tumors［J］. Radiol Clin N Am，2011，49：1115–1134.

［5］NICHOLS R E，DIXON L B. Radiographic analysis of solitary bone lesions［J］. Radiol Clin N Am，2011，49：1095–1114.

◆ 恶性肿瘤

［1］CZERNIAK B. Dorfman and Czerniak's bone tumors［M］. 2nd ed. Philadelphia：Elsevier Saunders，2016：200–355.

［2］KRANSDORF M J，MURPHEY M D. Osseous tumors［M］//DAVIES A M，SUNDARAM M，JAMES S L J. Imaging of bone tumors and tumor–like lesions：techniques and applications. Berlin：Springer，2009：251–306.

［3］NICHOLS R E，DIXON L B. Radiographic analysis of solitary bone lesions［J］. Radiol Clin N Am，2011，49：1095–1114.

［4］RAJIAH P，ILASLAN H，SUNDARAM M. Imaging of primary malignant bone tumors（nonhematological）［J］. Radiol Clin N Am，2011，49：1135–1161.

［5］YARMISH G，KLEIN M J，LANDA J，et al. Imaging characteristics of primary osteosarcoma：nonconventional subtypes［J］. Radiographics，2010，30：1653–1672.

◆ 普通型骨肉瘤

［1］CZERNIA K B. Dorfman and Czerniak's bone tumors［M］. 2nd ed. Philadelphia：Elsevier Saunders，2016：200–355.

［2］GREENE F L，PAGE D L，FLEMING I D，et al. AJCC cancer staging manual［M］. Berlin：Springer，2002.

［3］KAGER L，ZOUBEK A，KASTNER U，et al. Skip metastases in osteosarcoma：experience of the Cooperative Osteosarcoma Study Group［J］. J Clin Oncol，2006，24：1535–1541.

［4］KASTE S C. Imaging pediatric bone sarcomas［J］. Radiol Clin N Am，2011，49：749-765.

［5］KRANSDORF M J，MURPHEY M D. Osseous tumors［M］//DAVIES A M，SUNDARAM M，JAMES S L J. Imaging of bone tumors and tumor-like lesions：techniques and applications. Berlin：Springer，2009：251-306.

［6］NICHOLS R E，DIXON L B. Radiographic analysis of solitary bone lesions［J］. Radiol Clin N Am，2011，49：1095-1114.

［7］RAJIAH P，ILASLAN H，SUNDARAM M. Imaging of primary malignant bone tumors（nonhematological）［J］. Radiol Clin N Am，2011，49：1135-1161.

［8］SCHIMA W，AMANN G，STIGLBAUER R，et al. Preoperative staging of osteosarcoma：efficacy of MR imaging in detecting joint involvement［J］. Am J Roentgenol，1994，163：1171-1175.

［9］YARMISH G，KLEIN M J，LANDA J，et al. Imaging characteristics of primary osteosarcoma：nonconventional subtypes［J］. Radiographics，2010，30：1653-1672.

◆ 毛细血管扩张型骨肉瘤

［1］CZERNIAK B. Dorfman and Czerniak's bone tumors［M］. 2nd ed. Philadelphia：Elsevier Saunders，2016：200-355.

［2］KRANSDORF M J，MURPHEY M D. Osseous tumors［M］//DAVIES A M，SUNDARAM M，JAMES S L J. Imaging of bone tumors and tumor-like lesions：techniques and applications. Berlin：Springer，2009：251-306.

［3］RAJIAH P，ILASLAN H，SUNDARAM M. Imaging of primary malignant bone tumors（nonhematological）［J］. Radiol Clin N Am，2011，49：1135-1161.

［4］YARMISH G，KLEIN M J，LANDA J，et al. Imaging characteristics of primary osteosarcoma：nonconventional subtypes［J］. Radiographics，2010，30：1653-1672.

◆ 小细胞性骨肉瘤

［1］CZERNIAK B. Dorfman and Czerniak's bone tumors［M］. 2nd ed. Philadelphia：Elsevier Saunders，2016：200-355.

［2］KRANSDORF M J，MURPHEY M D. Osseous tumors［M］//DAVIES，A M，SUNDARAM M，JAMES，S L J. Imaging of bone tumors and tumor-like lesions：techniques and applications. Berlin：Springer，2009：251-306.

［3］RAJIAH P，ILASLAN H，SUNDARAM M. Imaging of primary malignant bone tumors（nonhematological）［J］. Radiol Clin N Am，2011，49：1135-1161.

［4］YARMISH G，KLEIN M J，LANDA J，et al. Imaging characteristics of primary osteosarcoma：nonconventional subtypes［J］. Radiographics，2010，30：1653-1672.

◆ 骨旁骨肉瘤

［1］BERTONI F，BACCHINI P，STAALS E L，et al. Dedifferentiated parosteal osteosarcoma：the experience of the Rizzoli Institute［J］. Cancer，2005，103：2373-2382.

［2］CZERNIAK B. Dorfman and Czerniak's bone tumors［M］. 2nd ed. Philadelphia：Elsevier Saunders，2016：200-355.

［3］KENAN S，ABDELWAHAB I F，KLEIN M J，et al. Lesions of juxtacortical origin（surface lesions of bone）［J］. Skelet Radiol，1993，22：337-357.

［4］KRANSDORF M J，MURPHEY M D. Osseous tumors［M］//DAVIES A M，SUNDARAM M，JAMES S L J. Imaging of bone tumors and tumor-like lesions：techniques and applications. Berlin：

Springer，2009：251-306.

［5］RAJIAH P，ILASLAN H，SUNDARAM M．Imaging of primary malignant bone tumors（nonhematological）［J］．Radiol Clin N Am，2011，49：1135-1161.

［6］SEEGER L L，YAO L，ECKARDT J J．Surface lesions of bone［J］．Radiology，1998，206：17-33.

［7］YARMISH G，KLEIN M J，LANDA J，et al．Imaging characteristics of primary osteosarcoma：nonconventional subtypes［J］．Radiographics，2010，30：1653-1672.

◆ 骨膜骨肉瘤

［1］CZERNIAK B．Dorfman and Czerniak's bone tumors［M］．2nd ed．Philadelphia：Elsevier Saunders，2016：200-355.

［2］KENAN S，ABDELWAHAB I F，KLEIN M J，et al．Lesions of juxtacortical origin（surface lesions of bone）［J］．Skelet Radiol，1993，22：337-357.

［3］KRANSDORF M J，MURPHEY M D．Osseous tumors［M］//DAVIES A M，SUNDARAM M，JAMES S L J．Imaging of bone tumors and tumor-like lesions：techniques and applications．Berlin：Springer，2009：251-306.

［4］RAJIAH P，ILASLAN H，SUNDARAM M．Imaging of primary malignant bone tumors（nonhematological）［J］．Radiol Clin N Am，2011，49：1135-1161.

［5］SEEGER L L，YAO L，ECKARDT J J．Surface lesions of bone［J］．Radiology，1998，206：17-33.

［6］YARMISH G，KLEIN M J，LANDA J，et al．Imaging characteristics of primary osteosarcoma：nonconventional subtypes［J］．Radiographics，2010，30：1653-1672.

◆ 高度恶性表面骨肉瘤

［1］CZERNIAK B．Dorfman and Czerniak's bone tumors［M］．2nd ed．Philadelphia：Elsevier Saunders，2016：200-355.

［2］KENAN S，ABDELWAHAB I F，KLEIN M J，et al．Lesions of juxtacortical origin（surface lesions of bone）［J］．Skelet Radiol，1993，22：337-357.

［3］KRANSDORF M J，MURPHEY M D．Osseous tumors［M］//DAVIES A M，SUNDARAM M，JAMES S L J．Imaging of bone tumors and tumor-like lesions：techniques and applications．Berlin：Springer，2009：251-306.

［4］RAJIAH P，ILASLAN H，SUNDARAM M．Imaging of primary malignant bone tumors（nonhematological）［J］．Radiol Clin N Am，2011，49：1135-1161.

［5］SEEGER L L，YAO L，ECKARDT J J．Surface lesions of bone［J］．Radiology，1998，206：17-33.

［6］YARMISH G，KLEIN M J，LANDA J，et al．Imaging characteristics of primary osteosarcoma：nonconventional subtypes［J］．Radiographics，2010，30：1653-1672.

（徐丹阳 高振华 译）

第3章 ❯

软骨类肿瘤

3.1 骨软骨瘤

■ 概述

骨软骨瘤是由覆盖有软骨帽的板状骨所构成的表面性病变（图3.1）。在临床上，骨软骨瘤大多表现为无痛性肿块和局部畸形，当然也可引起神经血管受压、骨折、滑膜囊受压、假性动脉瘤或恶变（图3.2）。患者越年轻，病变越靠近生长板。骨骺闭合后骨软骨瘤停止生长，软骨帽在骨骼成熟后逐渐变薄。骨软骨瘤被归类为肿瘤，但通常认为病变的发生是由生长期的骺软骨向骨表面移位所致。如果病变无临床症状，则可通过影像学和临床表现对其进行随访，直至肿瘤停止生长。

良性骨软骨瘤可能会因多种原因引起疼痛，包括骨软骨瘤基底部的骨折、滑膜囊炎或相邻神经血管束的受压。

■ 流行病学

骨软骨瘤是最常见的良性骨肿瘤，以男性发病为主，75%的患者年龄小于20岁。

■ 好发部位

骨软骨瘤可发生于任何软骨成骨的骨骼，最常见于管状骨，尤其好发于膝关节周围骨。扁骨中的骨软骨瘤最常见于髂骨和肩胛骨。长骨的骨软骨瘤位于干骺端且背离邻近关节生长。

■ 影像学表现

● X线

骨软骨瘤在X线片上表现为与母体骨皮髓质相延续的表面病变（图3.3）。肿瘤可表现为带蒂突起（有柄状）（图3.4）或宽基底（无柄状）（图3.5）。一般可以仅依靠X线平片来诊断骨软骨瘤。

● MRI

　　MRI可清楚地显示骨软骨瘤的软骨帽。骨骼发育成熟后软骨帽的厚度一般小于2cm。若软骨帽的厚度大于2cm，则要考虑可能恶变为软骨肉瘤。MRI有助于区分软骨帽上的滑囊炎与真实的软骨帽。骨发育成熟后出现软骨帽生长及患区疼痛是骨软骨瘤恶变的信号。

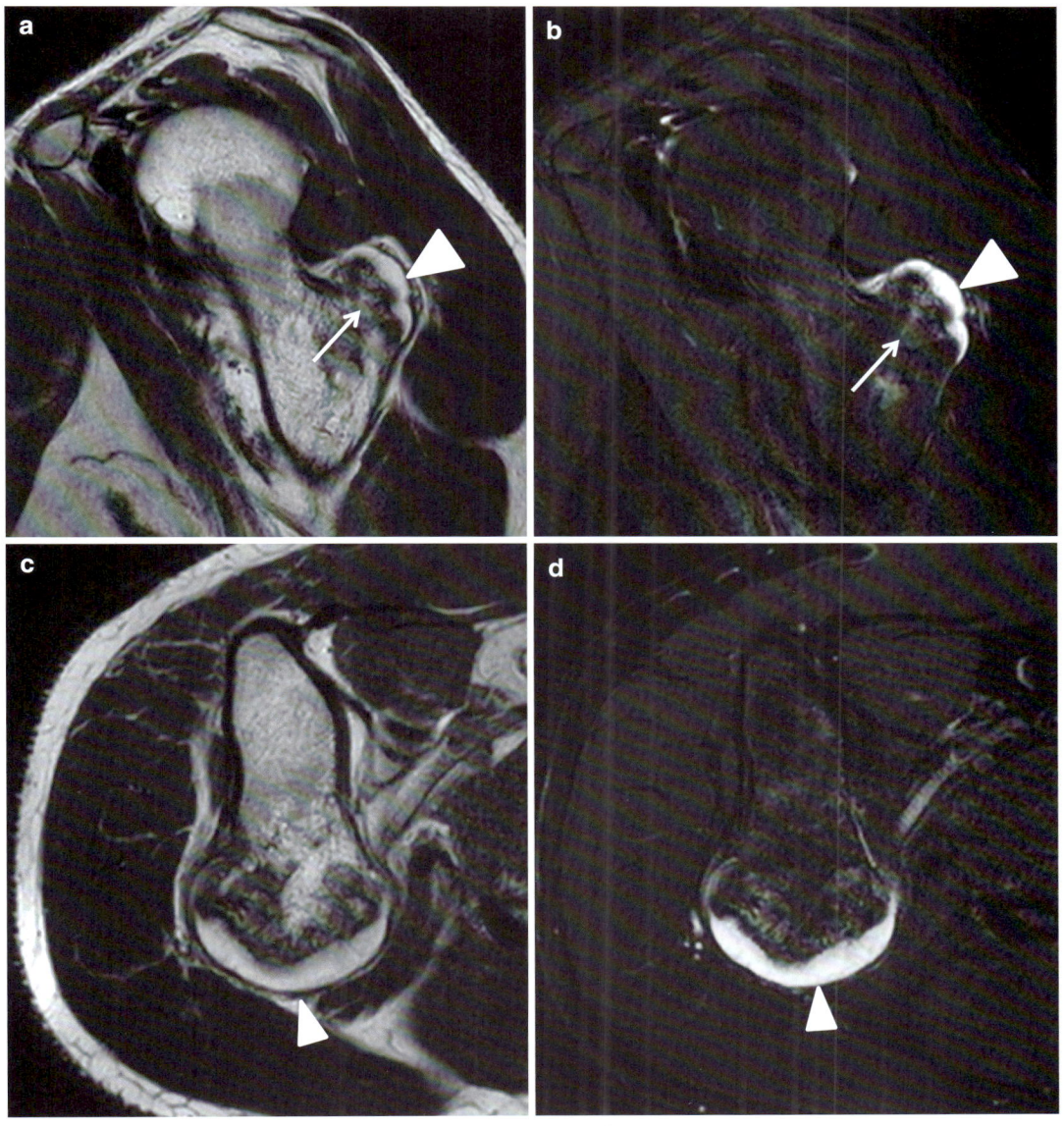

图3.1　骨软骨瘤（1）

矢状位T2WI（a）显示骨表面病变由板状骨（箭头）构成，外面覆盖软骨帽（三角形）。矢状位T2WI–FS（b）显示由软骨帽（三角形）覆盖的板状骨（箭头）构成的表面病变。横轴位T2WI（c）显示具有高信号软骨帽（三角形）的骨软骨瘤。横轴位T2WI–FS（d）显示骨软骨瘤具有高信号软骨帽（三角形）。

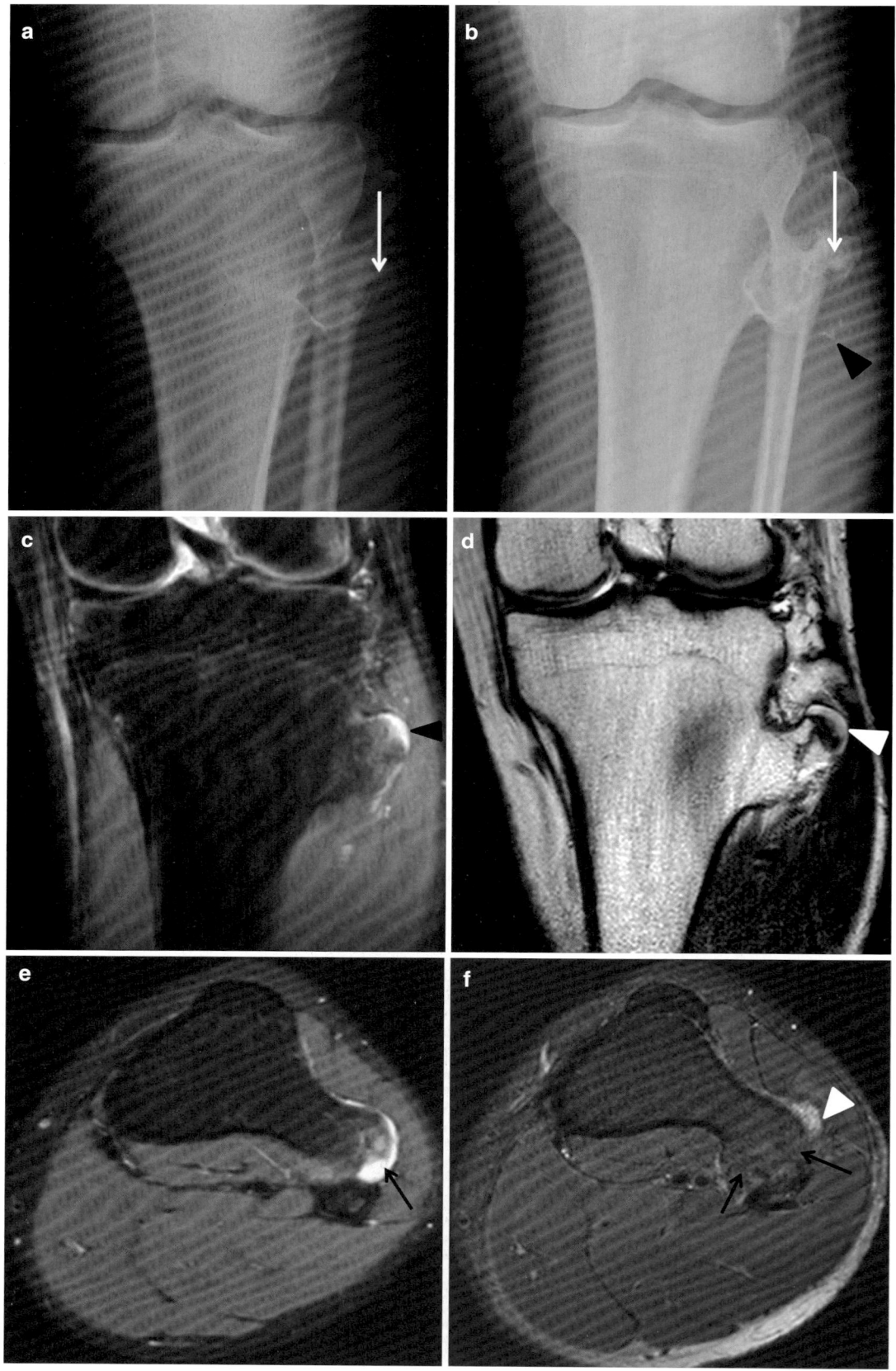

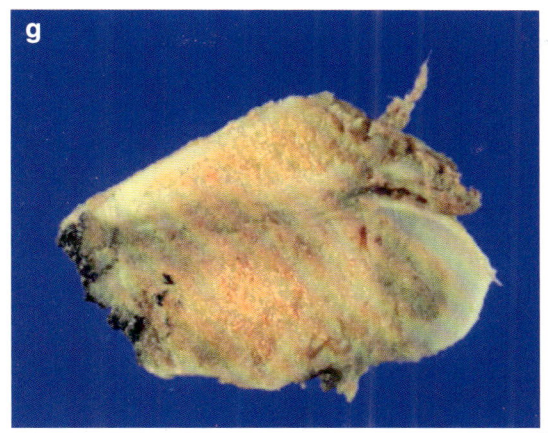

图3.2　骨软骨瘤的恶变

前后位X线片（a）显示左侧胫骨近端骨软骨瘤表现为带蒂的骨性突起（箭头）。4年后前后位X线片（b）显示骨性突起稍有增大（箭头），邻近软组织内出现矿化（三角形）。冠状位质子加权脂肪抑制图像（c）显示具有高信号软骨帽（三角形）的骨性突起。冠状位T2WI（d）同样显示具有高信号软骨帽（三角形）的骨性突起。横轴位质子加权脂肪抑制图像（e）显示具有高信号软骨帽（箭头）的骨性突起。横轴位T2WI-FS（f）显示具有高信号软骨帽（三角形）的骨性突起（箭头）。大体标本（g）显示具有较厚软骨帽的骨性肿块，组织病理学证实为1级软骨肉瘤。

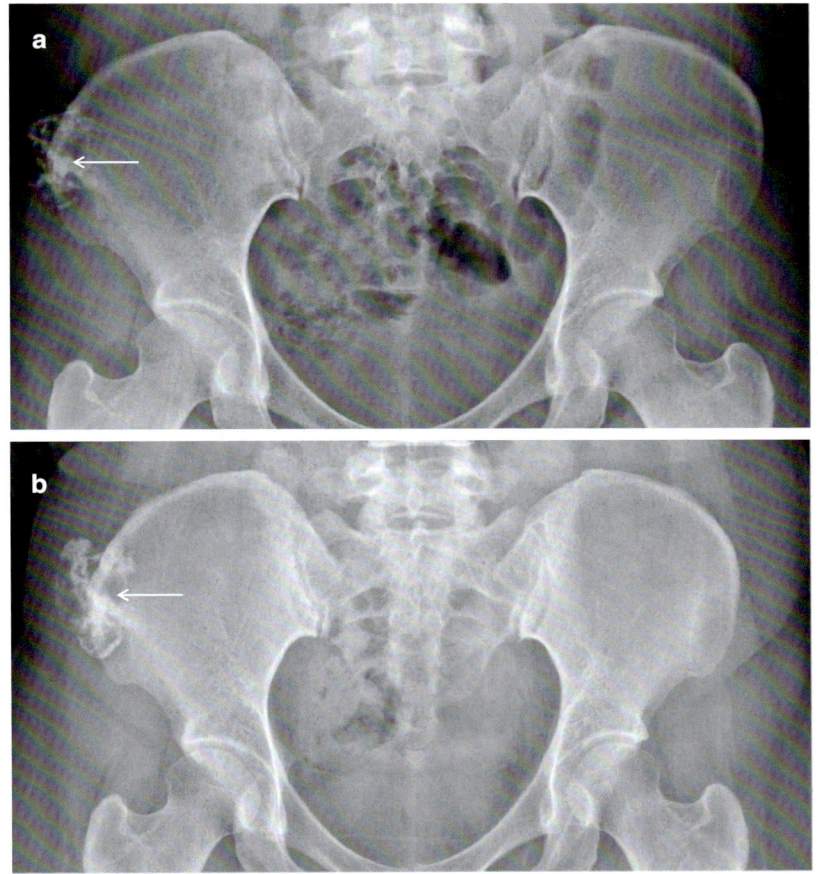

图3.3　骨软骨瘤（2）

前后位X线片（a）显示右侧髂骨带蒂的骨性肿块（箭头），其骨皮质和骨髓腔分别与髂骨相延续。4年后前后位X线片（b）显示右侧髂骨骨软骨瘤稍有增大（箭头）。手术切除后组织病理学上无骨软骨瘤恶变。

■ 鉴别诊断

1. 骨旁骨肉瘤

腘窝区骨软骨瘤应与骨旁骨肉瘤相鉴别。骨旁骨肉瘤有时会与致密性钙化的骨软骨瘤表现相仿。

2. 骨瘤

骨瘤是起源于骨皮质的小的、圆形的、边界清楚的均质性骨表面病变，无骨软骨瘤的骨皮质和骨髓腔相延续的表现。

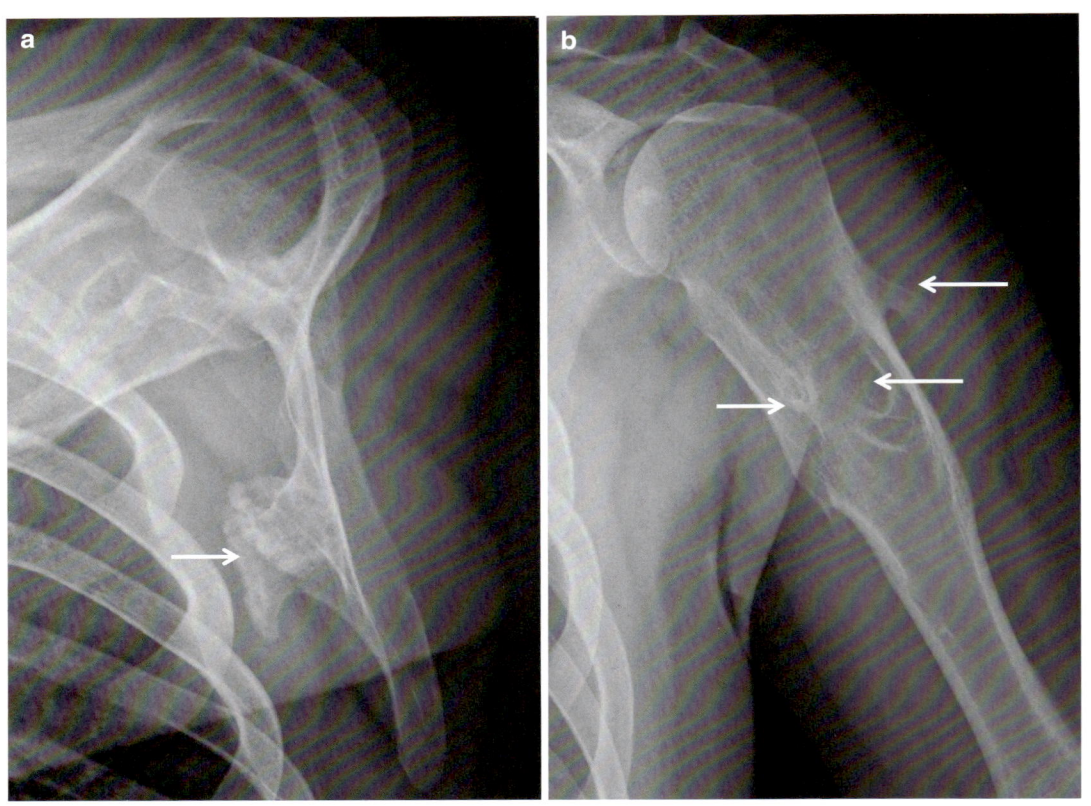

图3.4 骨软骨瘤（3）

侧位X线片（a）显示左侧肩胛骨带蒂的骨性肿块（箭头），其骨皮质和骨髓腔分别与肩胛骨相延续。侧位X线片（b）显示左侧肱骨多发背离肩关节生长的骨软骨瘤（箭头）。

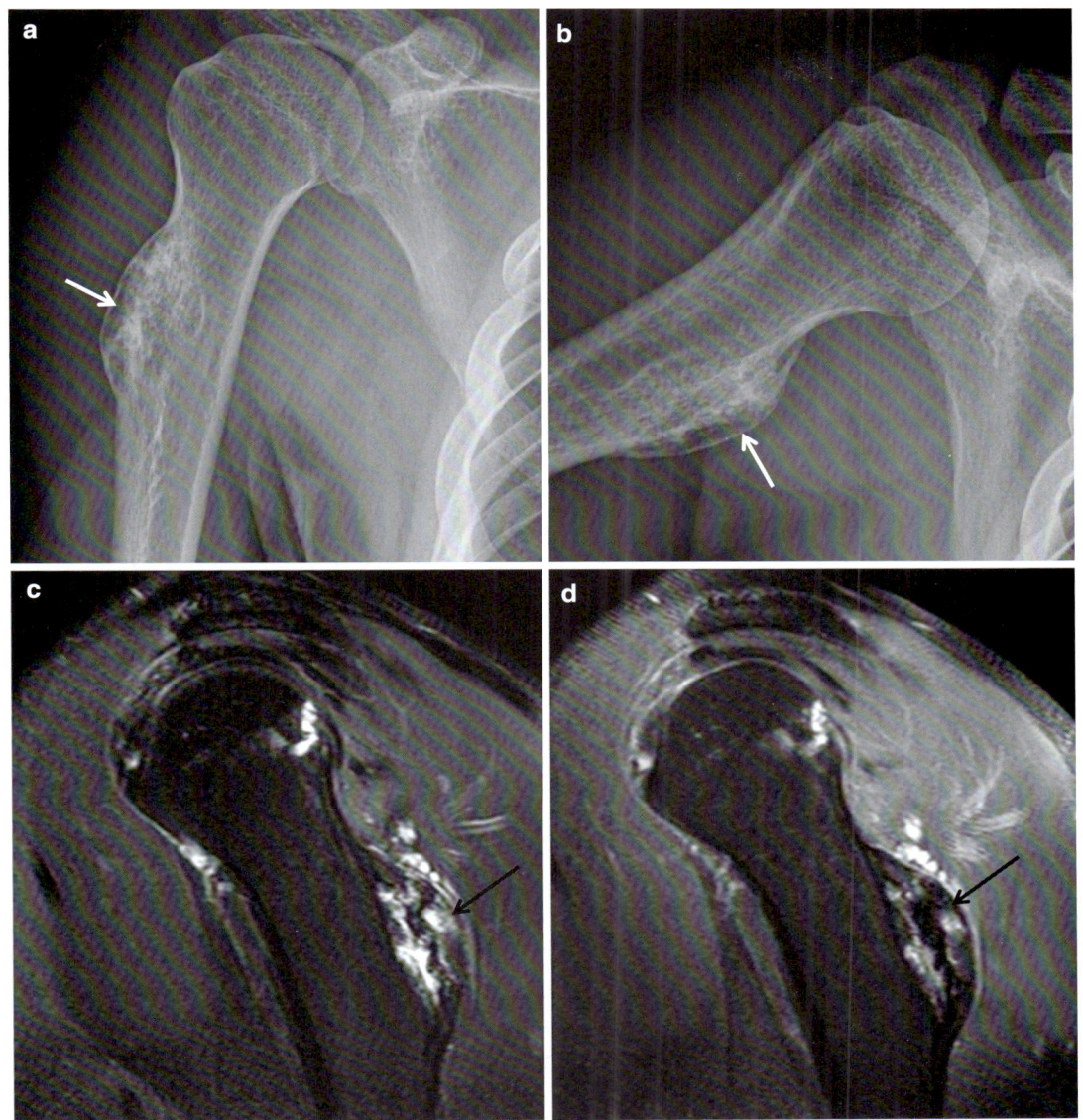

图3.5 骨软骨瘤（4）

前后位X线片（a）显示右侧肱骨宽基底的骨软骨瘤（箭头）。侧位X线片（b）同样显示右侧肱骨宽基底的骨软骨瘤（箭头）。矢状位T2WI-FS（c）显示呈不均匀高信号的宽基底骨性突起（箭头）。矢状位CE-T1WI-FS（d）显示宽基底的骨性突起（箭头）内见结节样强化。

3.2 内生软骨瘤

■ 概述

内生软骨瘤是一种良性软骨类肿瘤，通常偶然在长骨中被发现或在出现病理性骨折时被发现。在组织学上，内生软骨瘤的特征是骨髓腔内透明软骨残留，有时夹杂黏液样基质。

内生软骨瘤可出现不同程度的无定形基质矿化。内生软骨瘤可向软骨肉瘤恶性转化，表现为更强的侵袭破坏性和软组织肿块形成。多发性内生软骨瘤可见于多种综合征。Ollier病是指发生于四肢骨尤其是手部的多发性内生软骨瘤。Maffucci综合征是指多发性内生软骨瘤合并多发性软组织血管瘤。这两种综合征均可增加内生软骨瘤的恶变率。

■ 流行病学

内生软骨瘤是第二常见的良性骨肿瘤，占原发性骨病变活检的3%~5%。内生软骨瘤男女发病率相仿，发病高峰年龄为20~30岁。

■ 好发部位

内生软骨瘤好发于手足骨和长骨，主要位于干骺端的中央区。

■ 影像学表现

● X线

内生软骨瘤的X线表现为骨髓腔内的边界清晰的膨胀性低密度病变，病变位置多靠近骨骺（图3.6）。肿瘤的软骨样基质矿化（图3.7）可呈斑点状、环状和弧状。内生软骨瘤最常见于手骨，但肿瘤的基质矿化却少见，因此在手骨透光性病变的鉴别诊断中要包括内生软骨瘤。手骨的内生软骨瘤通常位于骨的中央，呈膨胀性生长，出现骨皮质增厚和骨内膜扇贝样改变，轻微的外伤可能会引起病理性骨折。手足骨以外的部位的内生软骨瘤存在钙化的软骨样基质，具有相应的独特的影像学表现。

● MRI

MRI可显示内生软骨瘤典型的分叶状形态，在液体敏感序列图像上肿瘤内的透明软骨呈高信号，其内散在的软骨样基质矿化呈低信号（图3.7）。增强扫描后肿瘤性软骨小叶之间的纤维血管间隔表现为环形或弧形强化。

■ 鉴别诊断

1. 骨梗死

与内生软骨瘤不同，骨梗死具有边界清晰的包壳样外周硬化边，且无骨内膜的扇贝样改变。

2. 软骨肉瘤

内生软骨瘤极少见于中轴骨、距骨和跟骨，而软骨肉瘤在短管状骨中少见。软骨肉瘤体积较大、肿瘤内基质矿化少、骨内膜扇贝样改变更深更大、骨皮质破坏、骨膜反应、骨皮质吸收重塑、软组织肿块以及在核素骨扫描上呈放射性摄取增加的表现均提示软骨肉瘤。

3. 骨内腱鞘囊肿

骨内腱鞘囊肿在影像学上表现为邻近关节面下骨的边界清晰的低密度病变，伴有硬化边缘。骨内腱鞘囊肿最常累及胫骨近端、股骨近端和内踝。

4. 骨结节病

发生在骨哈弗管中的结节病引起血管周围肉芽肿性浸润，破坏骨小梁并形成斑点状或花边状的不规则小梁样结构，在影像学上表现为单个或多个边界清晰的穿凿样透光区，主要累及手和足的小骨，可出现骨皮质变薄、患骨膨胀或破坏性改变。

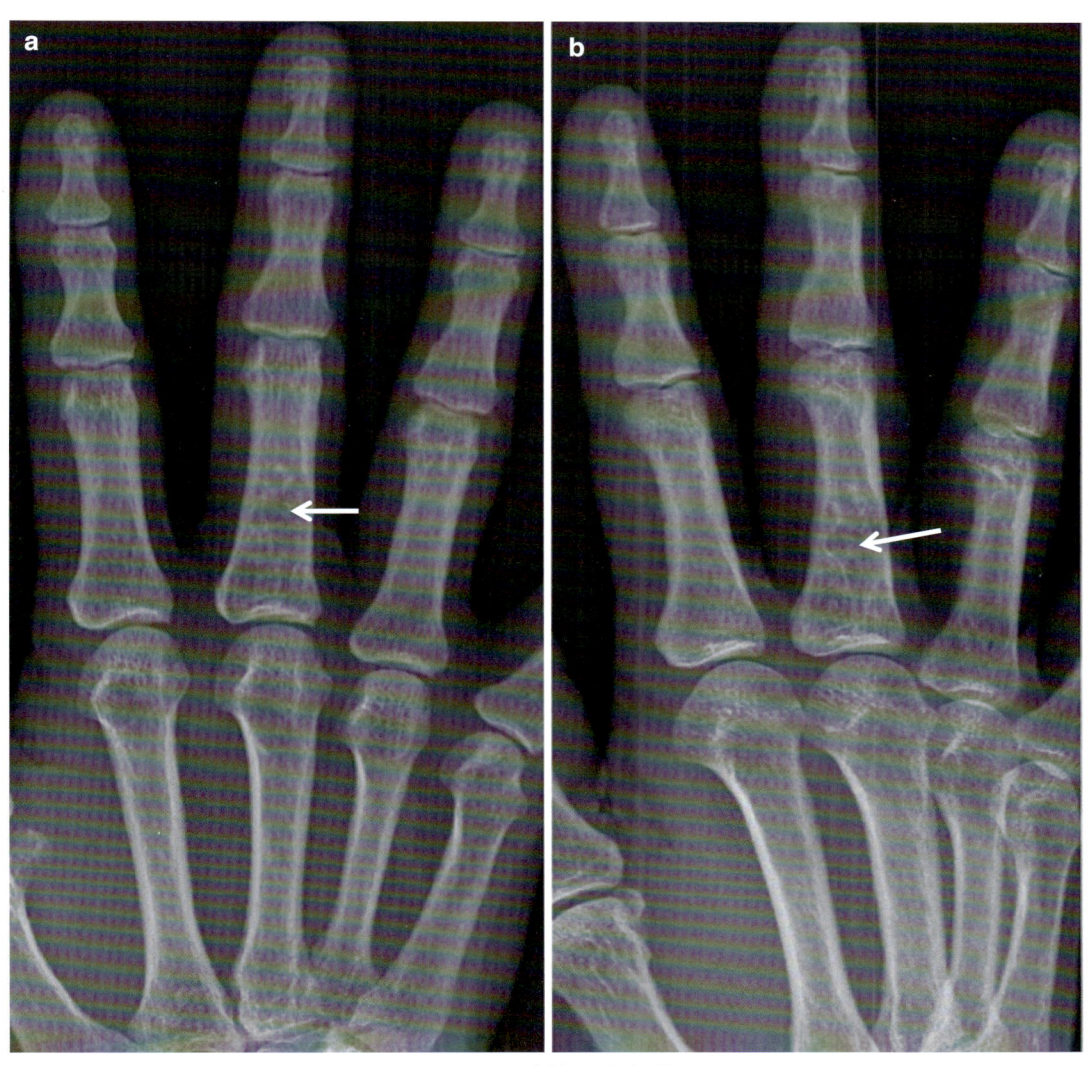

图3.6 内生软骨瘤（1）

前后位X线片（a）显示右手第3指近节指骨伴软骨样基质矿化的透光性病变（箭头）。斜位X线片（b）同样显示骨髓腔内病变和软骨样矿化（箭头）。

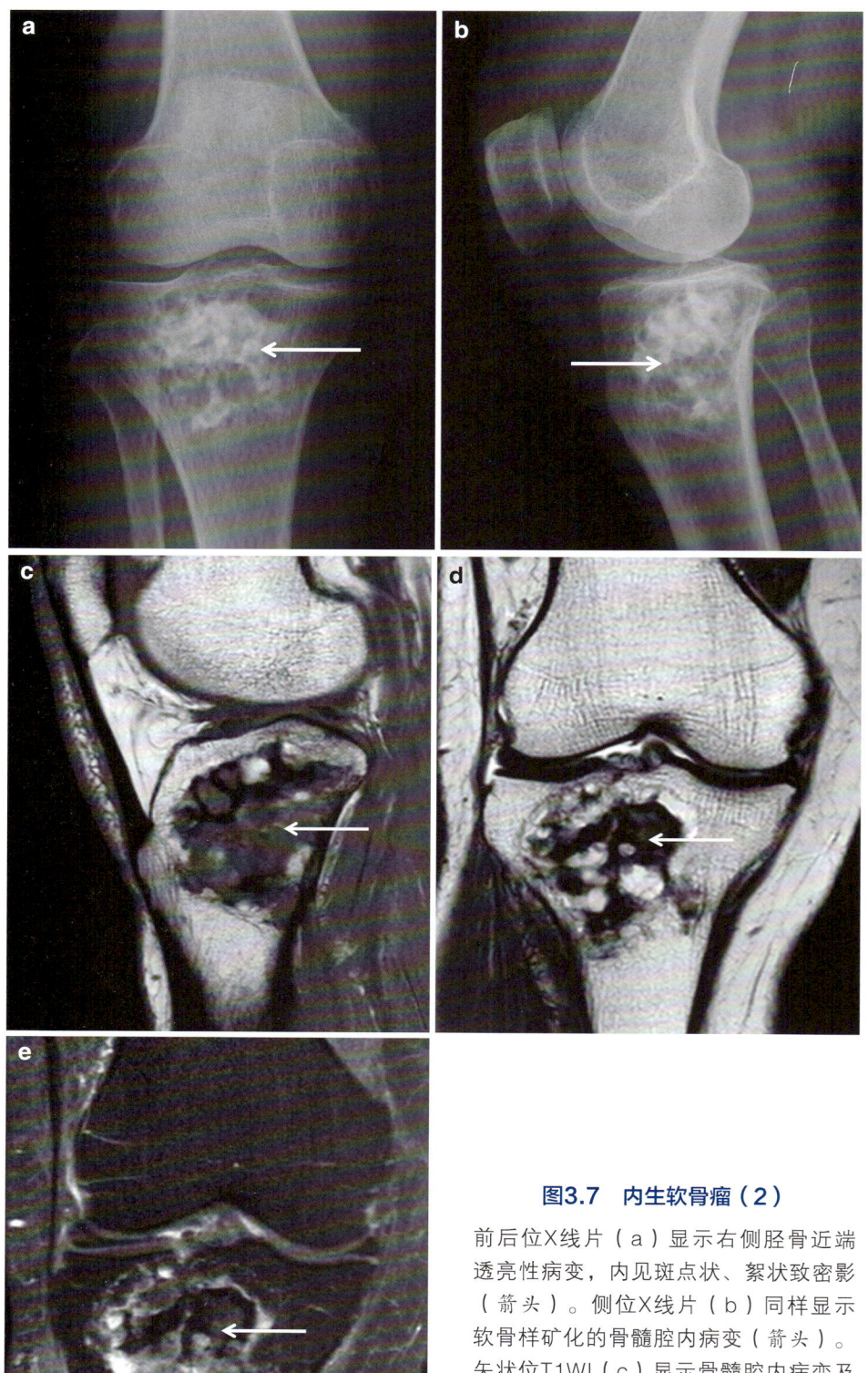

图3.7 内生软骨瘤（2）

前后位X线片（a）显示右侧胫骨近端透亮性病变，内见斑点状、絮状致密影（箭头）。侧位X线片（b）同样显示软骨样矿化的骨髓腔内病变（箭头）。矢状位T1WI（c）显示骨髓腔内病变及其灶状低信号（箭头）。冠状位T2WI（d）同样显示骨髓腔内病变及其灶状低信号（箭头）。冠状位CE-T1WI-FS（e）显示病灶内结节样强化和边缘强化，灶状低信号区无强化（箭头）。

3.3　骨膜软骨瘤（皮质旁软骨瘤）

■ 概述

骨膜软骨瘤或皮质旁软骨瘤被认为是起源于骨膜的内生软骨瘤在骨表面的变异体，临床表现为局部肿胀。在组织学上，骨膜软骨瘤由分叶状透明软骨构成，局限于骨皮质内和骨膜下而不向骨髓腔延伸。肿瘤生长缓慢，大小为1~7cm。骨膜软骨瘤通常是孤立性病变，发生2个或2个以上骨膜软骨瘤者应怀疑患有Ollier病。

■ 流行病学

骨膜软骨瘤好发于儿童和年轻人，多见于10~40岁。男性发病率稍高于女性。

■ 好发部位

骨膜软骨瘤好发于管状骨表面，多位于干骺端。最常见于肱骨近端，其次是股骨、胫骨、手和足的短管状骨，骨盆和肋骨少见。

■ 影像学表现

● X线

骨膜软骨瘤的X线表现为骨皮质从骨膜侧呈扇贝样吸收破坏，肿瘤与母体骨的骨髓腔相隔以硬化边缘（图3.8）。软组织肿块推压形成边界清楚的碟状骨皮质凹陷或压迹。肿瘤被反应性成骨所包绕或被翘起的骨皮质边缘完全覆盖。骨膜软骨瘤可表现为单纯溶骨性的骨病变，也可伴有内部的软骨样基质矿化。

● MRI

骨膜软骨瘤一般呈多分叶状，在MRI上病灶边缘呈低信号。MRI可特征性地显示含水量较高的软骨成分（图3.8），一般无瘤周水肿，增强扫描后显示肿瘤呈边缘强化。MRI也可清楚显示骨膜软骨瘤与母体骨的骨髓腔不相通。

■ 鉴别诊断

1. 骨膜软骨肉瘤

骨膜软骨肉瘤一般见于老年人，表现为骨髓腔受侵犯和瘤周水肿。骨膜软骨肉瘤通常较大（＞3 cm），可含有模糊的云雾状致密影，无硬化的骨内膜边界。

2．皮质旁骨肉瘤

皮质旁骨肉瘤通常更具有侵袭性表现，骨膜反应多呈日光放射状，瘤内可出现成骨基质。

3．软骨黏液纤维瘤

软骨黏液纤维瘤一般表现为干骺端的偏心性膨胀性溶骨性病变，骨皮质膨胀，骨小梁粗乱，出现骨内膜扇贝样改变和扇贝样骨髓腔硬化边缘。

4．动脉瘤样骨囊肿

发生于骨表面的动脉瘤样骨囊肿主要表现为病变向骨外生长，并残留数量不等的内侧骨皮质，典型的影像学表现为病变被骨膜新生骨的骨壳所包绕，邻近内侧骨皮质变薄。

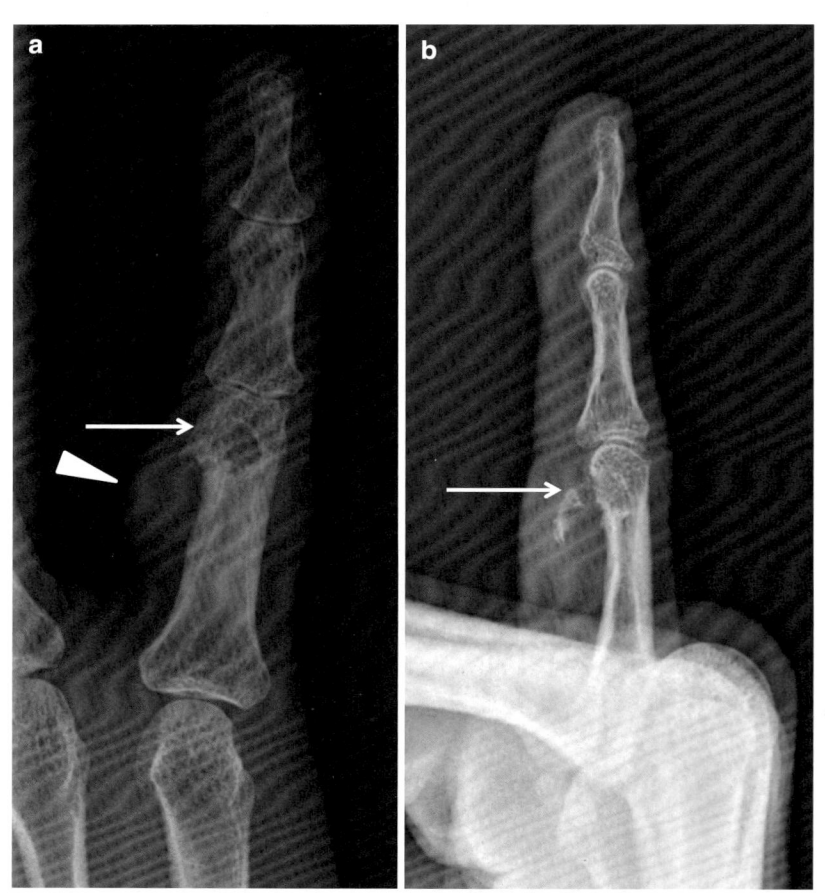

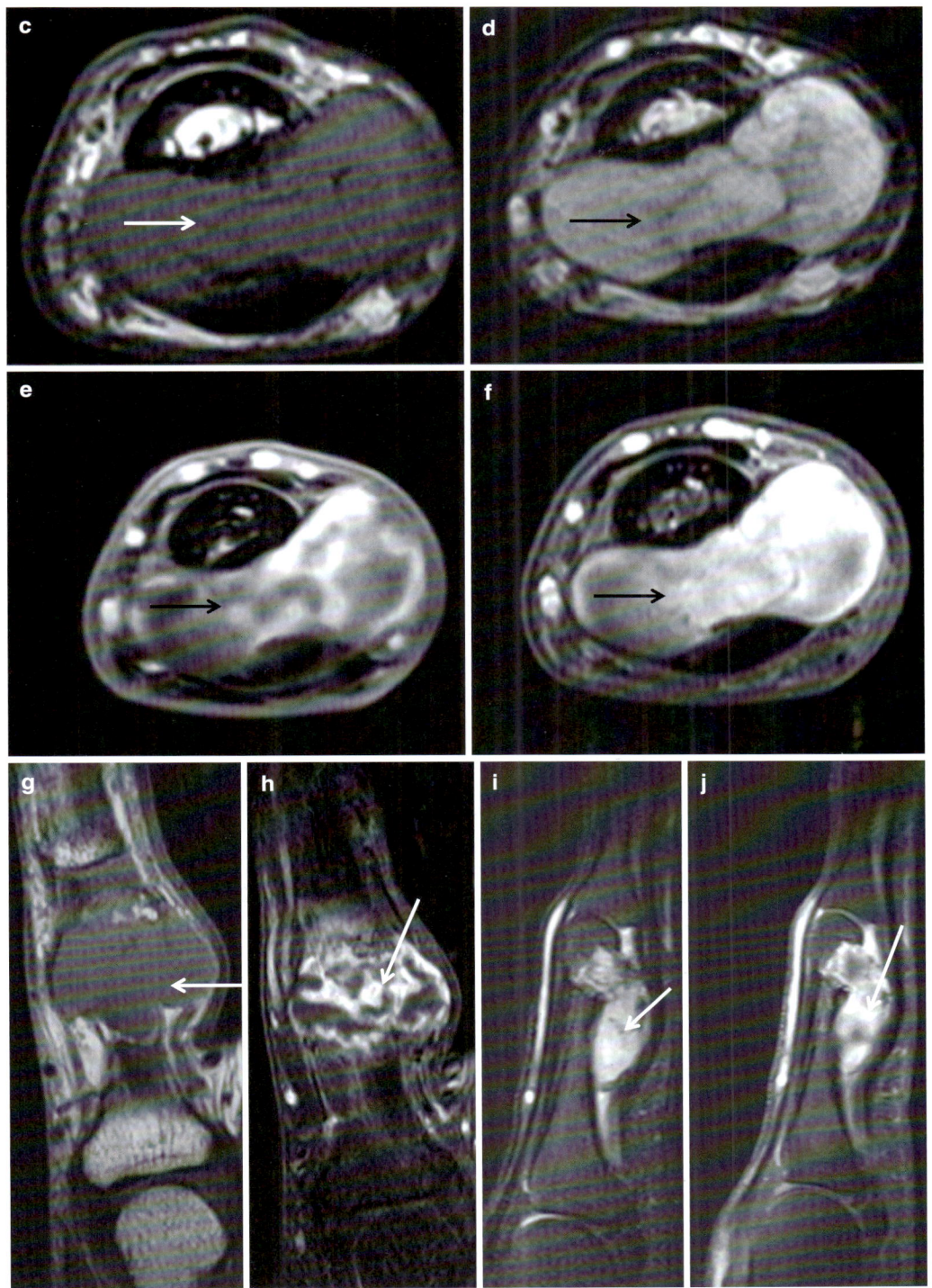

图3.8 骨膜软骨瘤

前后位X线片（a）显示右手第5指近节指骨内边界清晰的溶骨性病变（箭头）和邻近软组织肿块（三角形）。侧位X线片（b）显示指骨掌侧骨皮质碟状改变和软组织矿化（箭头）。横轴位T1WI（c）显示附于骨皮质的骨膜肿块，呈中等信号（箭头）。横轴位T2WI（d）显示附于骨皮质的骨膜肿块，呈稍高信号（箭头）。横轴位CE-T1WI-FS（e）显示附于骨皮质的骨膜肿块呈不均匀强化（箭头）。另一层面横轴位CE-T1WI-FS（f）显示附于骨皮质的骨膜肿块呈不均匀强化（箭头）。冠状位T1WI（g）显示中等信号强度的分叶状肿块（箭头）。冠状位CE-T1WI-FS（h）显示边缘强化的分叶状肿块（箭头）。矢状位CE-T1WI-FS（i）显示不均匀强化的骨皮质旁肿块（箭头）。另一层面矢状位CE-T1WI-FS（j）显示骨皮质旁肿块呈不均匀强化（箭头）。

3.4 软骨黏液纤维瘤

■ 概述

软骨黏液纤维瘤由数量不等的软骨、纤维和黏液成分组成。临床表现为局部肿胀，偶尔伴有疼痛。

■ 流行病学

软骨黏液纤维瘤是最不常见的良性软骨类肿瘤，占原发性骨肿瘤的比例不足1%。男性发病率稍高于女性。患者年龄为3~70岁，大多数小于30岁。

■ 好发部位

软骨黏液纤维瘤最常见于膝关节周围，尤其好发于胫骨近端，足部和骨盆也是常见的发病部位。软骨黏液纤维瘤通常位于长骨的干骺端，呈偏心性生长，常累及骨皮质。

■ 影像学表现

● X线

软骨黏液纤维瘤在X线平片上通常表现为干骺端的偏心性膨胀性溶骨性病变，骨皮质膨胀变薄，骨小梁粗乱，骨内膜扇贝样改变和扇贝样骨髓腔边缘硬化（图3.9）。与软骨母细胞瘤和其他软骨类肿瘤不同，软骨黏液纤维瘤的钙化并不常见。病变内侧与相邻正常骨质的过渡带较窄（译者注：应为"病变内侧与相邻正常骨质的过渡带较宽"），以及病变外缘变薄或缺失会使软骨黏液纤维瘤呈现较强的侵袭性表现。肿瘤较大时可破坏骨皮质，引起鼠咬状骨质缺损，但无骨膜反应。足骨和扁骨的软骨黏液纤维瘤表现为中心性膨胀性病变。

● MRI

MRI可显示肿瘤的分叶状边缘，软骨黏液纤维瘤的MRI信号多样（图3.9）。

■ 鉴别诊断

1. 骨膜软骨瘤

骨膜软骨瘤可表现为单纯溶骨性病变，也可表现为内部软骨样基质矿化、边界清楚的碟状骨皮质凹陷或压迹，以及软组织肿块。

2. 动脉瘤样骨囊肿

动脉瘤样骨囊肿可见于长骨的干骺端或骨干，呈缓慢生长的形态学特征。X线平片或CT上无基质钙化。MRI能够鉴别像软骨黏液纤维瘤一样的实性病变与囊性病变。

3. 骨巨细胞瘤

骨巨细胞瘤的发病部位比软骨黏液纤维瘤更靠近骨端的软骨下骨，且更易穿破骨皮质而无新生骨形成。

4. 短骨的内生软骨瘤

短骨的内生软骨瘤与软骨黏液纤维瘤的影像学表现可能相似，但前者的发病率明显比后者高。

5. 非骨化性纤维瘤

较大的非骨化性纤维瘤与软骨黏液纤维瘤可借助X线片鉴别。

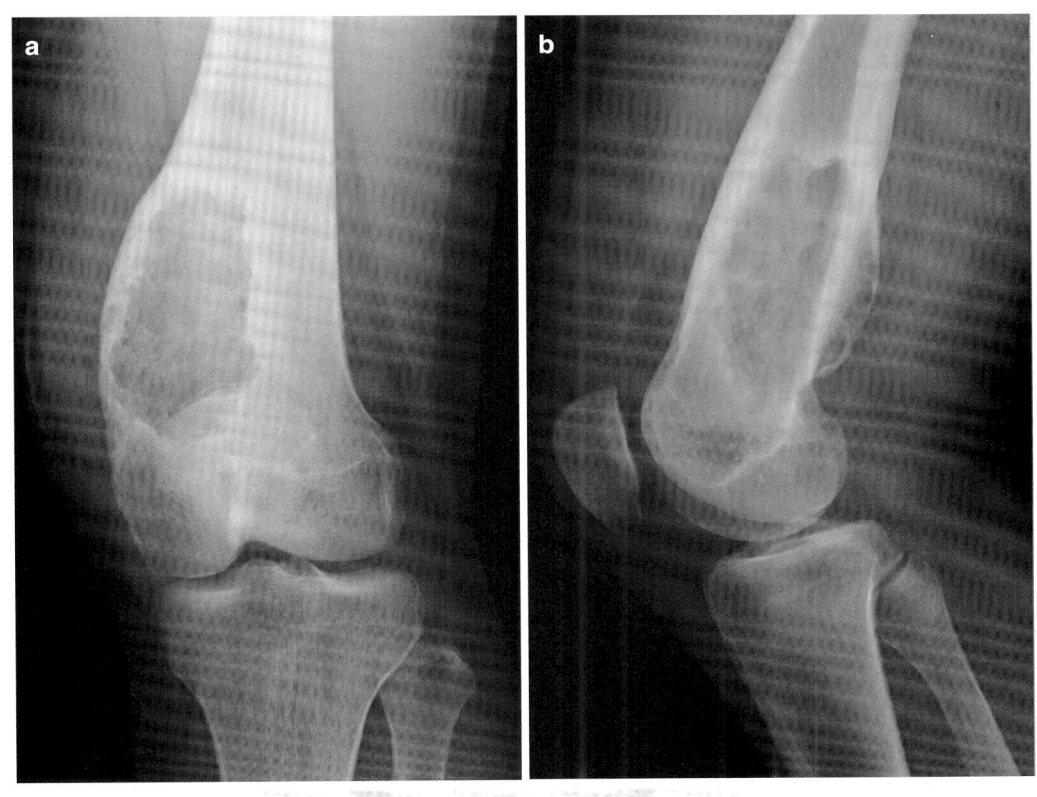

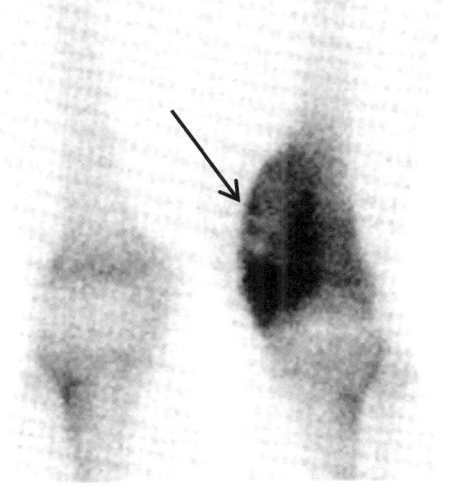

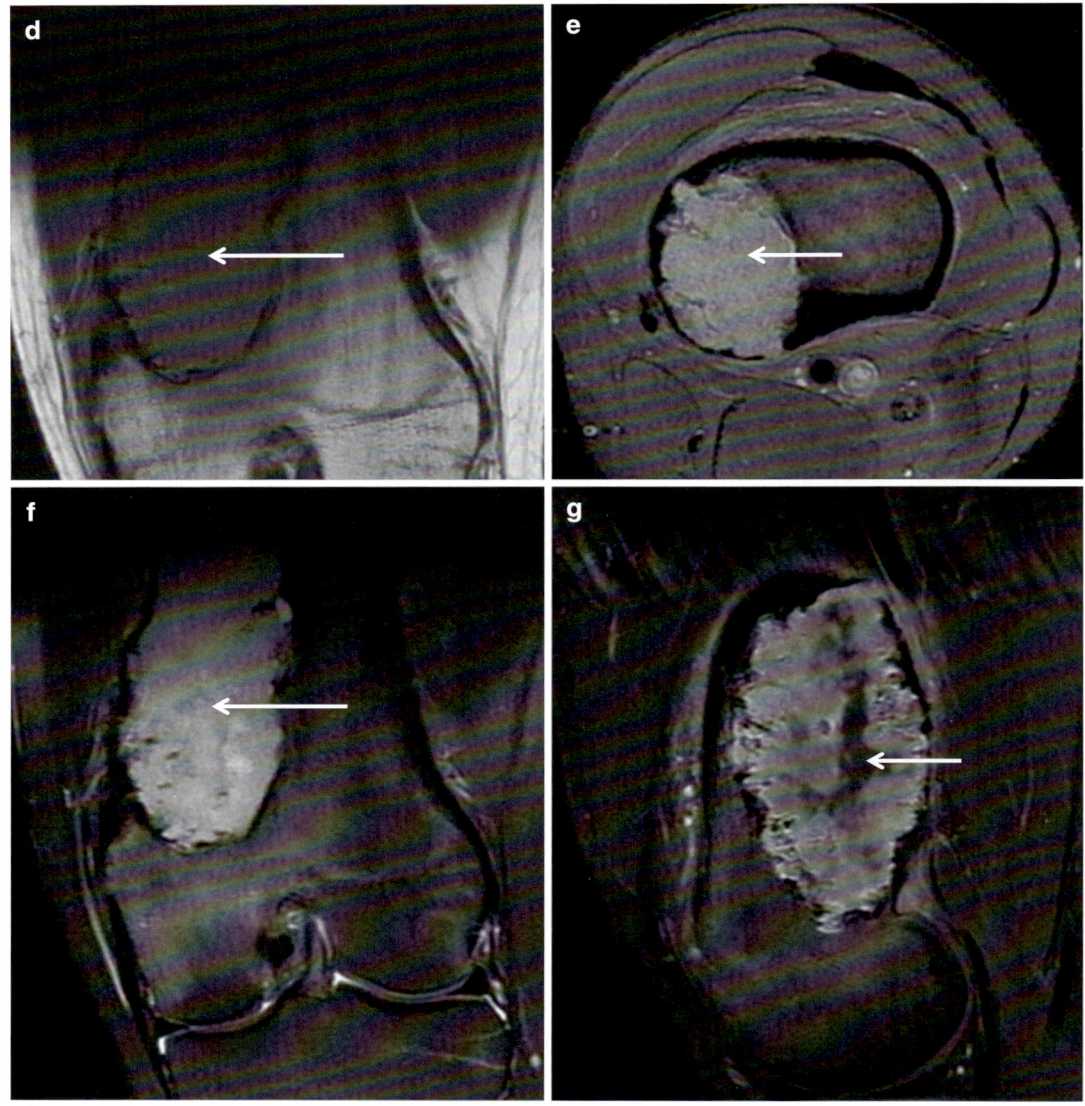

图3.9 软骨黏液纤维瘤

前后位X线片（a）显示左侧股骨远侧干骺端偏心性扩张性溶骨性病变，伴骨皮质膨胀，骨小梁粗乱，骨内膜扇贝样改变和扇贝样骨髓腔边缘硬化。侧位X线片（b）显示左侧股骨内膨胀性溶骨性病变，骨皮质膨胀和骨内膜扇贝样改变。核素骨扫描（c）显示病变周围区放射性摄取增加（箭头），病变中央区放射性稀疏。冠状位T1WI（d）显示中等信号的分叶状肿块（箭头）。横轴位质子加权脂肪抑制图像（e）显示高信号的分叶状肿块（箭头）。冠状位T2WI-FS（f）显示高信号的分叶状肿块（箭头）。矢状位CE-T1WI-FS（g）显示肿块分叶状强化，中央区无强化（箭头）。

3.5 甲下外生骨疣

■ 概述

甲下外生骨疣是一种反应性非肿瘤性病变，其特征在于成纤维细胞增生和软骨化生并最终演变为成熟骨化。甲下外生骨疣的软骨帽一般宽于基底部，边界清晰或模糊。

甲下外生骨疣与骨软骨瘤有一些共同的影像学特征，但在病理学上不同。甲下外生骨疣病因不明，有文献报道指出其病因可为创伤、刺激、炎症和感染。"甲下"一词可能并不准确，因为某些病变发生于甲旁而非甲下区域。

■ 流行病学

甲下外生骨疣好发于10~30岁，男女发病率相仿。

■ 好发部位

甲下外生骨疣最常见于姆趾远节趾骨的背侧或背内侧，与甲床的关系可变。此好发部位可能与该区域的骨膜松弛有关，相对而言，足趾和手指垫掌侧的骨膜附着较为紧密。10%的病例发生于拇指和示指，多累及优势手。

■ 影像学表现

● X线

甲下外生骨疣在X线片上表现为突出于骨外的骨化性肿块，与母体骨的骨皮质和骨髓腔均无延续性特征（图3.10）。

● MRI

甲下外生骨疣在MRI上表现为突出于骨外的骨小梁结构，表面覆盖纤维软骨帽（图3.11）。MRI还可显示包括指甲基质在内的邻近结缔组织。

■ 鉴别诊断

与该区域发生的大多数骨软骨瘤不同，甲下外生骨疣的病变位置距离骺痕较远，以老年患者常见，与生长畸形无关。

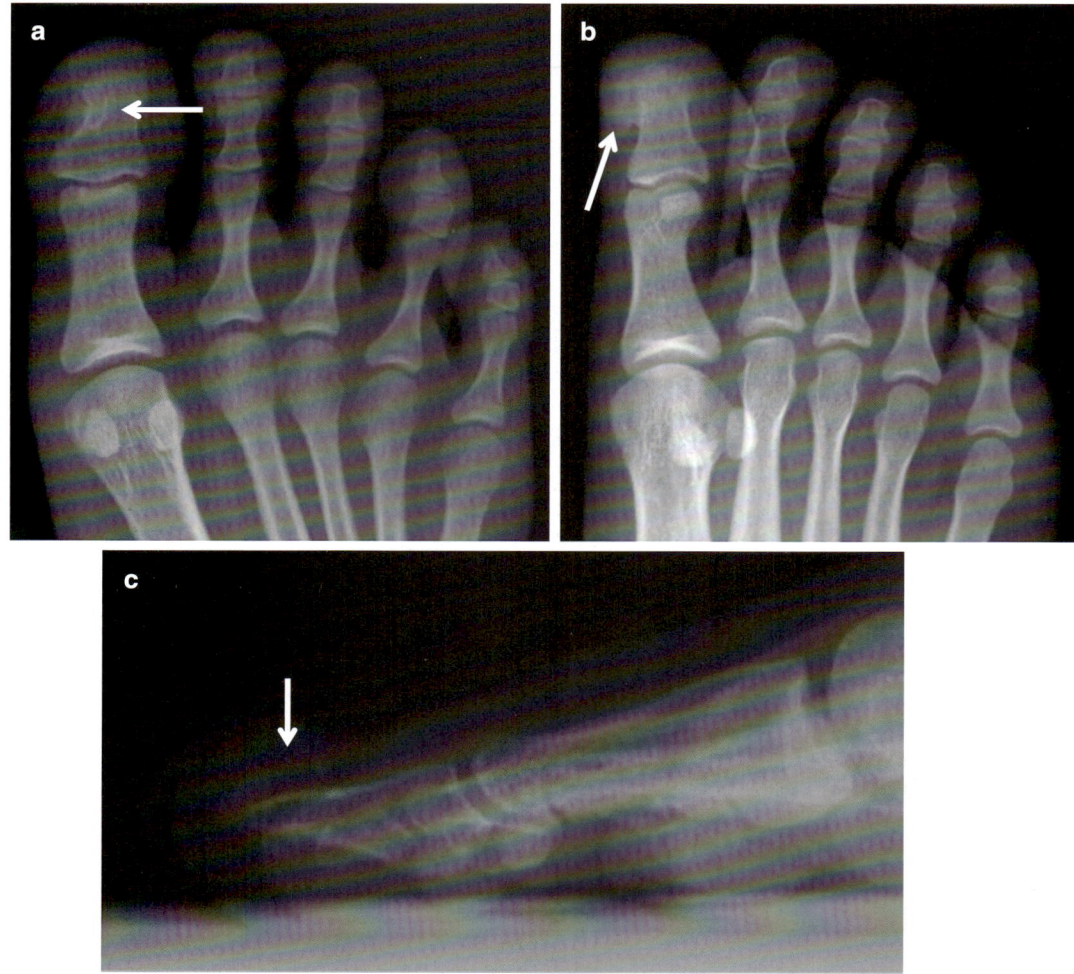

图3.10　甲下外生骨疣（1）

前后位X线片（a）显示右足跚趾远节趾骨的骨性肿块（箭头）。斜位X线片（b）显示右足跚趾远节趾骨向背内侧突出的肿块（箭头）。侧位X线片（c）同样显示右足跚趾远节趾骨向背内侧突出的骨性肿块（箭头）。

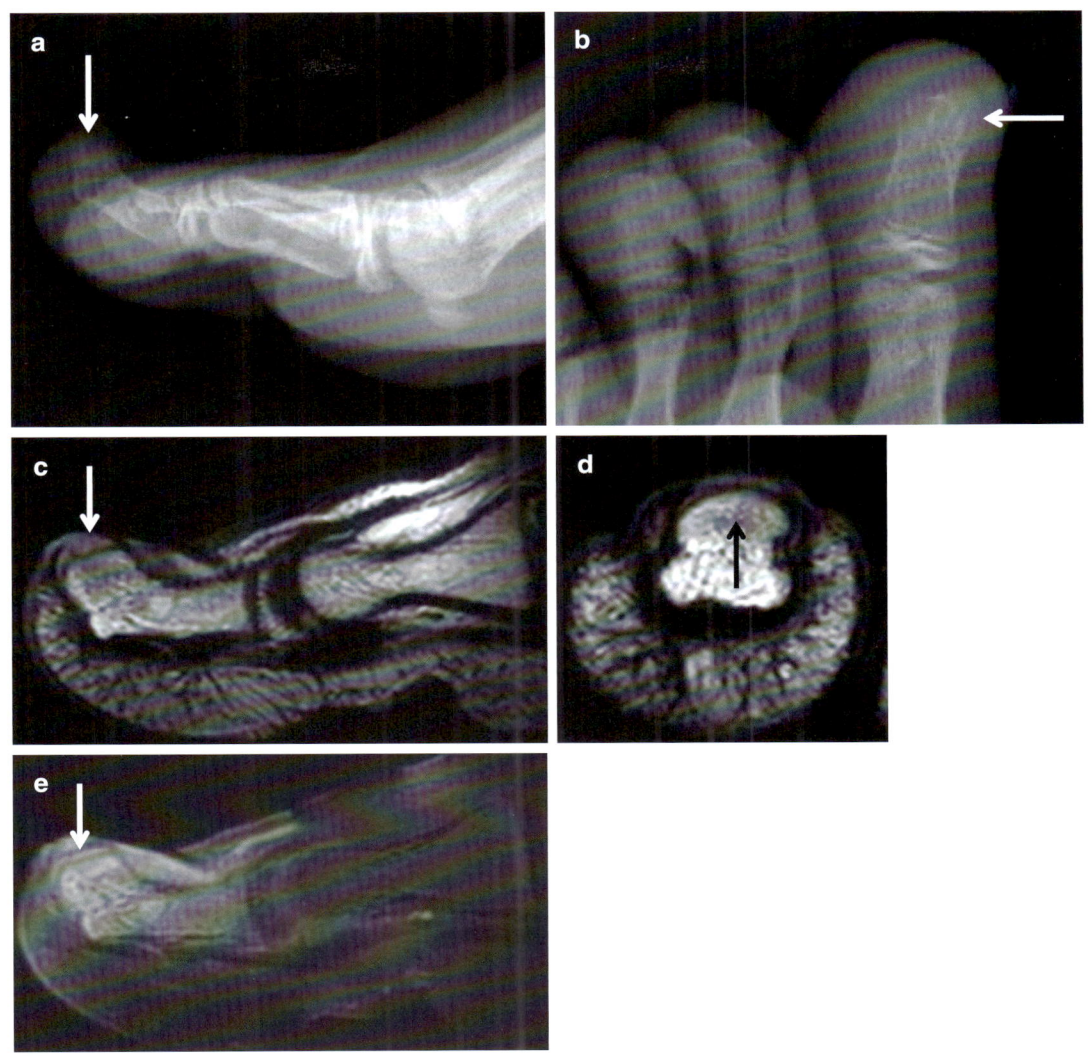

图3.11　甲下外生骨疣（2）

侧位X线片（a）显示左足跗趾远节趾骨背侧的骨性肿块（箭头）。斜位X线片（b）显示左足跗趾远节趾骨背侧的骨性肿块（箭头）。矢状位T2WI（c）显示纤维软骨帽覆盖的骨小梁结构（箭头）。冠状位T2WI（d）显示突出的骨小梁结构（箭头）。矢状位CE-T1WI-FS（e）显示远节趾骨背侧突出的骨性肿块，表面覆盖纤维软骨帽（箭头）。

3.6　奇异性骨旁骨软骨瘤样增生

■ 概述

奇异性骨旁骨软骨瘤样增生是一种罕见的实性病变，也被称为Nora病。目前发病机制尚不清楚，可能为伴有血肿机化和骨化的骨化性骨膜炎，也可能为肿瘤。

■ 流行病学

奇异性骨旁骨软骨瘤样增生的发病率无性别差异。

■ 好发部位

奇异性骨旁骨软骨瘤样增生最常见于手和足的小骨。

■ 影像学表现

● X线

奇异性骨旁骨软骨瘤样增生在X线片上表现为软组织内矿化性肿块。病变早期，病变无明显的骨质附着；当病变成熟时，X线片上显示蒂状骨质附着于骨皮质外表面，但不与母体骨的骨髓腔相通（图3.12）。病变基底部的骨皮质完整。

● MRI

奇异性骨旁骨软骨瘤样增生在MRI上表现为骨皮质表面的肿块（图3.12），在T1WI上呈低信号，在液体敏感序列图像上呈高信号（图3.13）。病变在MRI上可显示有蘑菇状的软骨帽，无骨皮质和骨髓腔异常的特点有助于诊断此病。

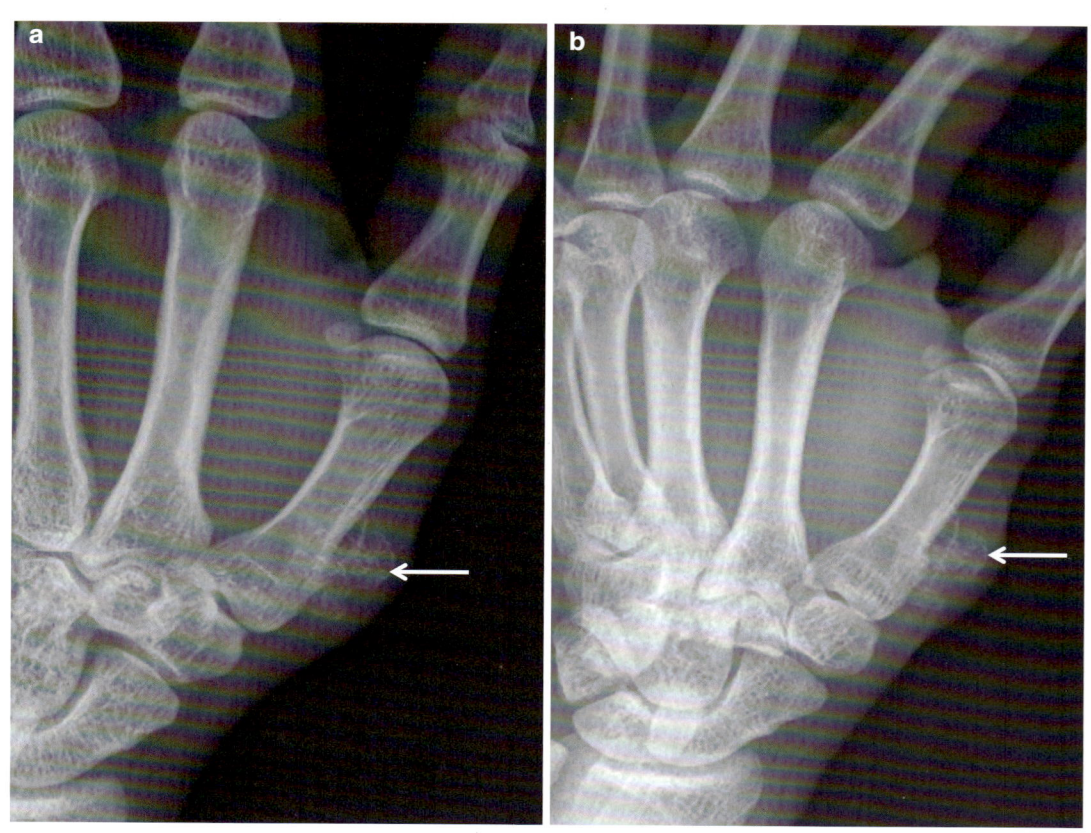

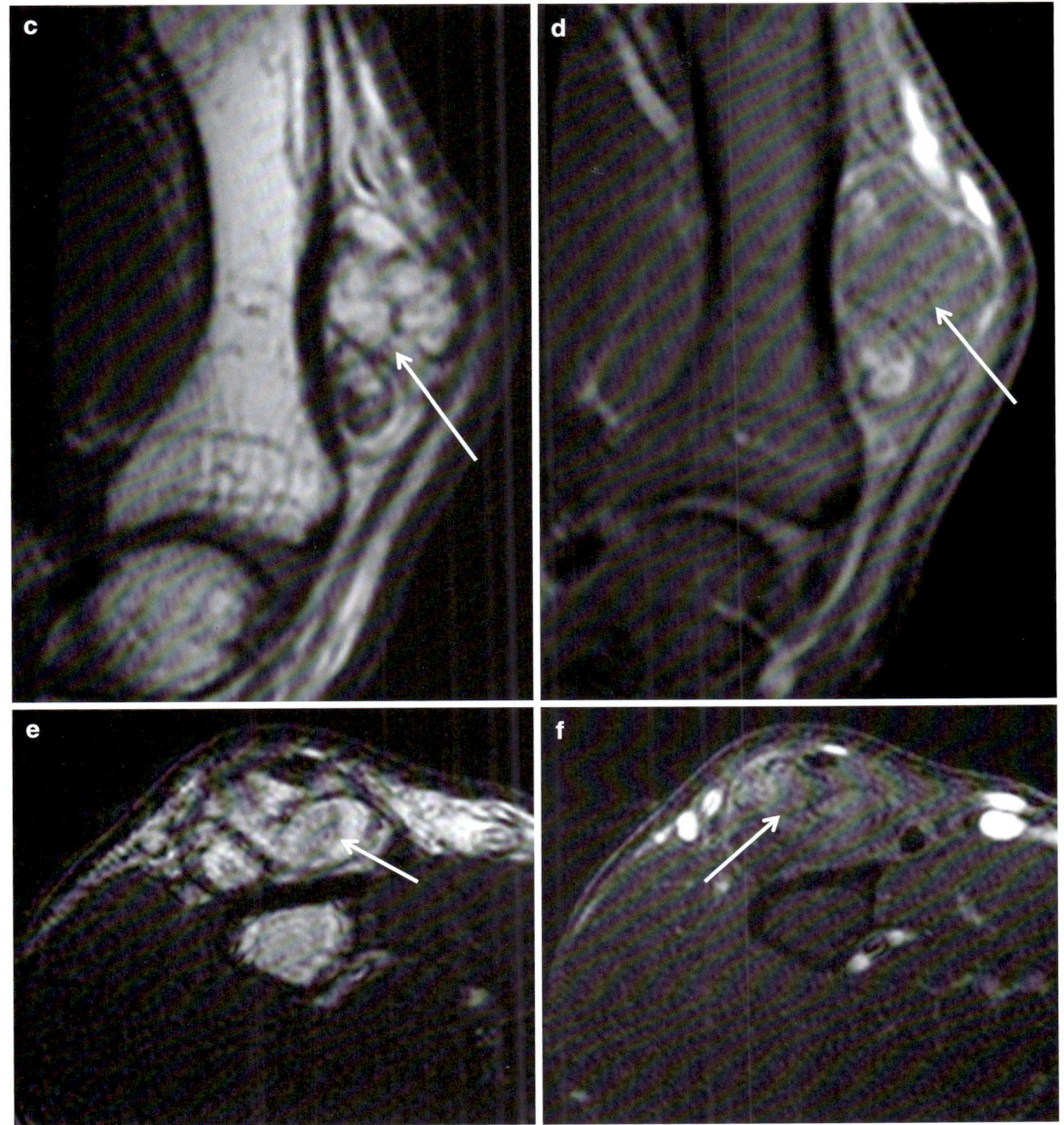

图3.12　奇异性骨旁骨软骨瘤样增生（1）

前后位X线片（a）显示左手第1掌骨骨皮质表面的矿化灶（箭头），未与掌骨的骨髓腔相通。斜位X线片（b）同样显示骨性病变（箭头），未与骨髓腔相通。斜冠状位T1WI（c）显示左手第1掌骨骨皮质表面的骨化性肿块（箭头）。斜冠状位CE-T1WI-FS（d）同样显示骨化性肿块（箭头）内部小结节样轻度强化。横轴位T1WI（e）显示皮质旁分叶状肿块内含有脂肪信号（箭头）。横轴位CE-T1WI-FS（f）显示皮质旁分叶状肿块轻度强化（箭头）。

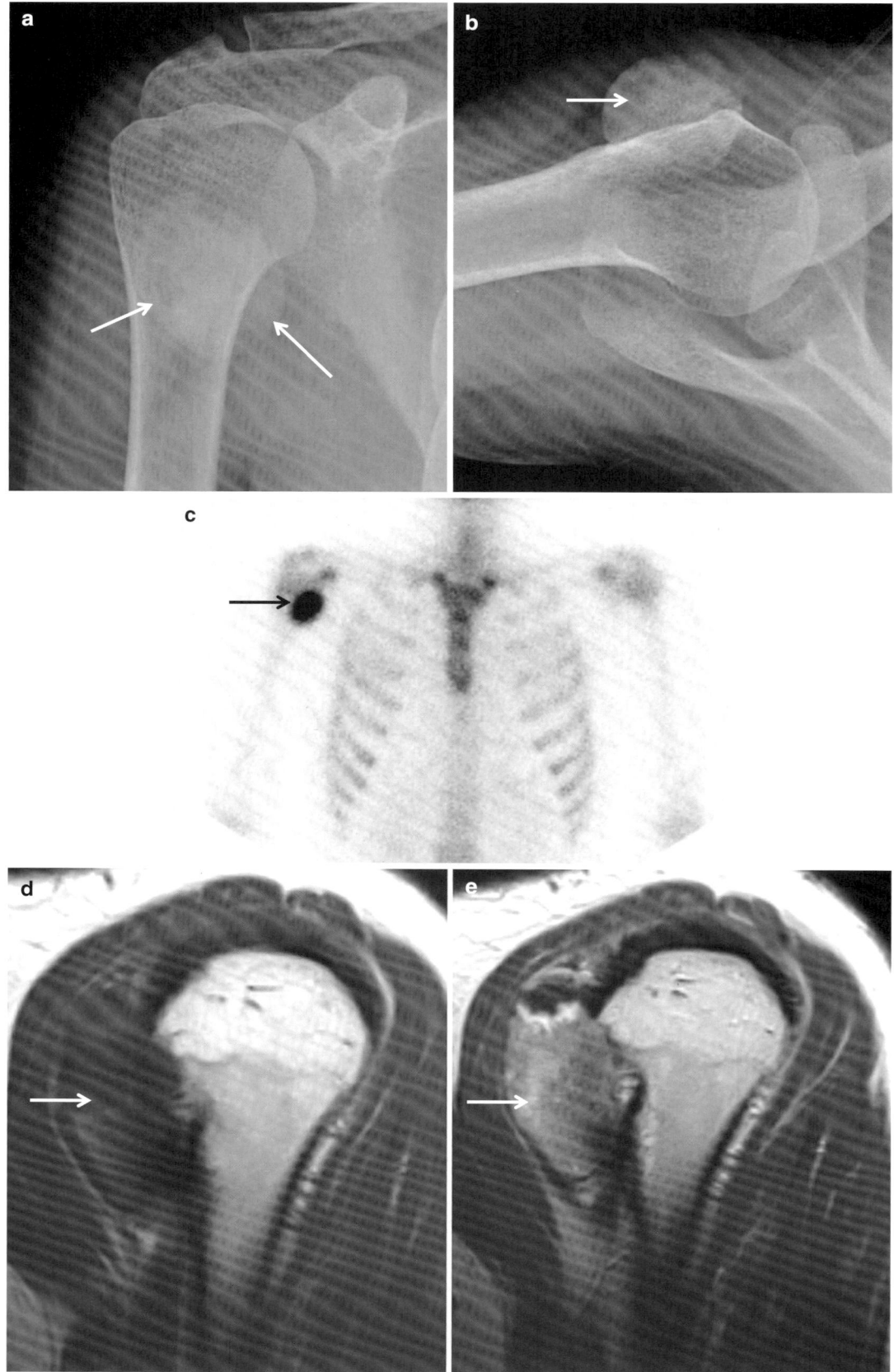

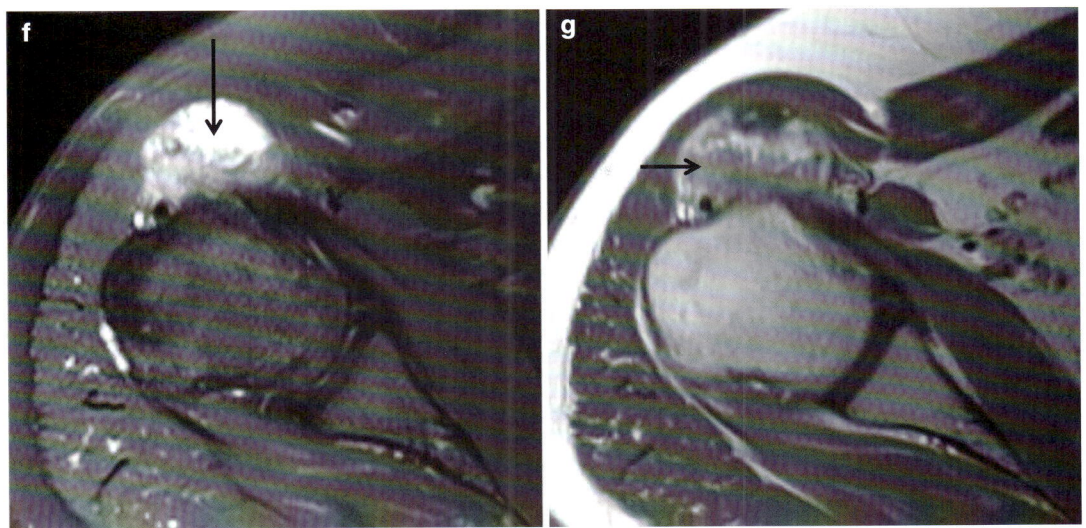

图3.13 奇异性骨旁骨软骨瘤样增生（2）

前后位X线片（a）显示右肩矿化性肿块（箭头）。侧位X线片（b）显示右肩矿化性肿块（箭头）不与肱骨的骨髓腔相通。核素骨扫描（c）显示右侧肱骨近端旁放射性摄取增加（箭头）。矢状位T1WI（d）显示皮质旁分叶状肿块呈低信号（箭头）。矢状位CE-T1WI（e）显示皮质旁肿块不均匀强化（箭头）。横轴位T2WI-FS（f）显示皮质旁分叶状肿块呈不均匀高信号（箭头）。横轴位CE-T1WI（g）显示皮质旁肿块不均匀强化（箭头）。

■ 鉴别诊断

1. 骨软骨瘤

奇异性骨旁骨软骨瘤样增生的骨性突起和软骨帽的形状与骨软骨瘤相似，但奇异性骨旁骨软骨瘤样增生与母体骨的骨皮质和骨髓腔不相通。

2. 骨旁骨肉瘤

奇异性骨旁骨软骨瘤样增生无骨皮质破坏或骨髓腔受累，借此可区别于骨旁骨肉瘤。

3.7 软骨母细胞瘤

■ 概述

软骨母细胞瘤是一种良性软骨类肿瘤，尤好发于长管骨的骨骺。在组织学上，肿瘤呈边界清晰的分叶状病变，含软骨母细胞和丰富的软骨样基质，偶有巨细胞。约15%的软骨母细胞瘤中存在动脉瘤样骨囊肿成分，在组织学上网格状软骨样基质矿化形态类似于鸡笼网。

■ 流行病学

软骨母细胞瘤是一种少见的病变，占原发良性骨肿瘤的2％以下。男性发病率是女性的2倍，多见于5~25岁。

■ 好发部位

骨骺是软骨母细胞瘤的典型部位，主要发生于近关节的骨骺或相当于骨骺的部位（如骨突和籽骨），可引起关节功能的部分丧失。肿瘤最常见于胫骨近端、肱骨近端、股骨远端和股骨大转子骨突。有趣的是，软骨母细胞瘤不常发生于股骨近侧骨骺。据报道，约50％的软骨母细胞瘤向干骺端延伸。

■ 影像学表现

● X线

软骨母细胞瘤的典型X线表现为偏心性、圆形或椭圆形的骨骺透亮影，周围伴有薄层硬化边缘（图3.14）。病变内可含有少量软骨样基质（图3.15）或絮状钙化。根据伴发的动脉瘤样骨囊肿的大小，肿瘤可呈不同程度的膨胀性改变。软骨母细胞瘤也会呈较强的侵袭性表现，包括骨皮质的破坏（图3.16）以及周围软组织或关节腔的受累。病变无硬化边缘并不能排除软骨母细胞瘤的诊断。

● MRI

MRI易显示肿瘤周围明显的骨髓水肿（图3.14和3.15）。肿瘤在液体敏感序列图像上的典型表现为中等–低信号，这是软骨母细胞瘤的显著信号特征，该特征归因于肿瘤内含大量铁血黄素或富含细胞基质。软骨母细胞瘤内有时还可见囊变区。

■ 鉴别诊断

1. 骨巨细胞瘤

骨巨细胞瘤位于骨端（相当于干骺–骨骺区），呈现更具侵袭性的骨皮质破坏，发病年龄更大些。

2. 骨内腱鞘囊肿

骨内腱鞘囊肿常位于长骨的骨骺，无基质矿化，更常见于较大年龄的患者。骨内腱鞘囊肿在MRI上表现为液体信号，借此可与软骨母细胞瘤相区别。

3. 感染

骨脓肿发生于干骺–骨骺区，周围伴有较宽的硬化边缘及明显的灶周水肿。MRI有助于区别骨脓肿和软骨母细胞瘤，骨脓肿在MRI上表现为中心呈液体信号而周围环状强化，软骨母细胞瘤则表现为实性信号。

4. 透明细胞软骨肉瘤

透明细胞软骨肉瘤是一种罕见的低度恶性骨肿瘤，在组织学上不同于软骨母细胞瘤。透明细胞软骨肉瘤最常见的部位是股骨近侧骨骺，而此部位不常出现软骨母细胞瘤。

5. 软骨黏液纤维瘤

软骨黏液纤维瘤好发于干骺端，若肿瘤延伸至骨骺，则很难与累及干骺端的软骨母细胞瘤鉴别。

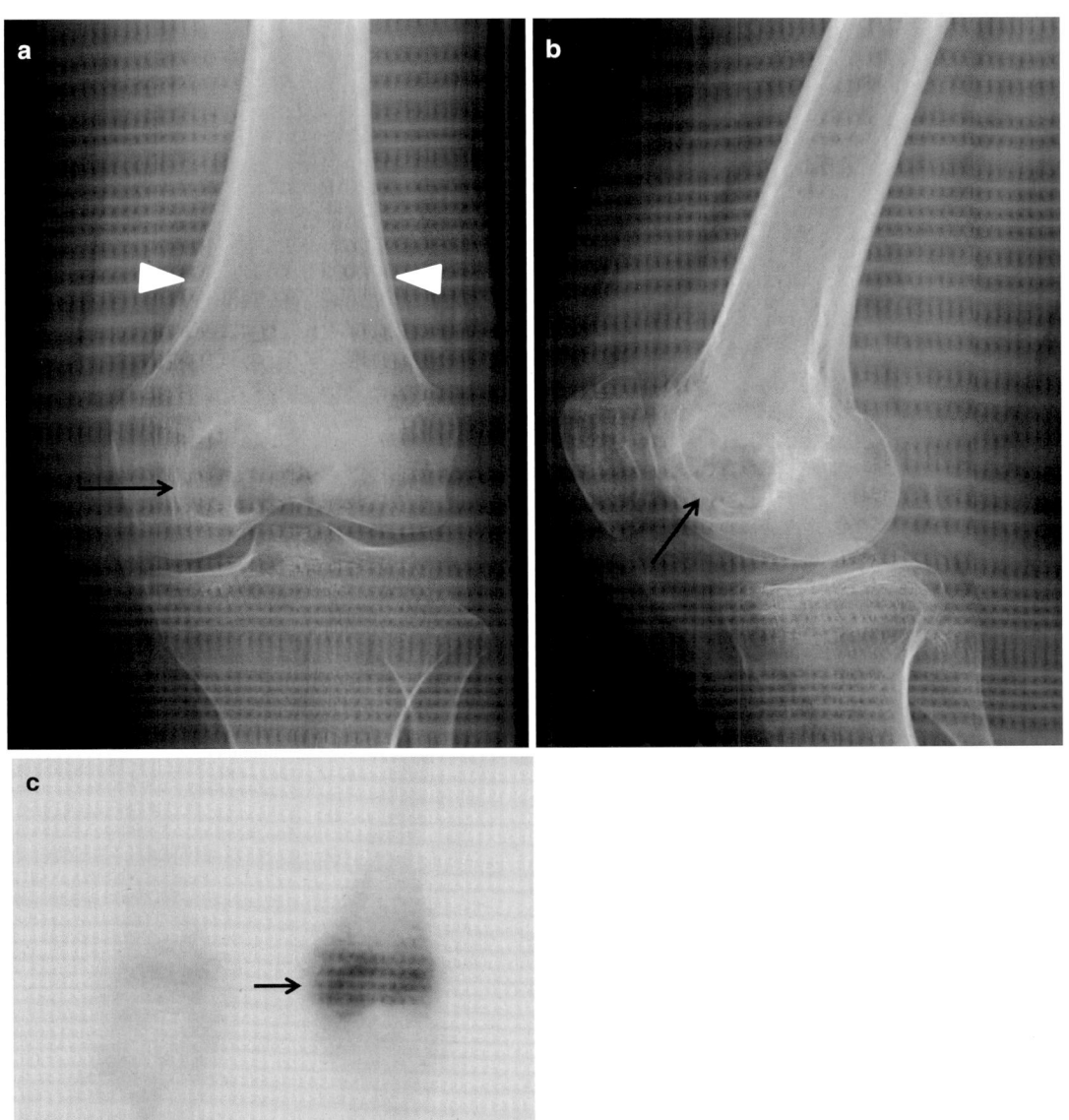

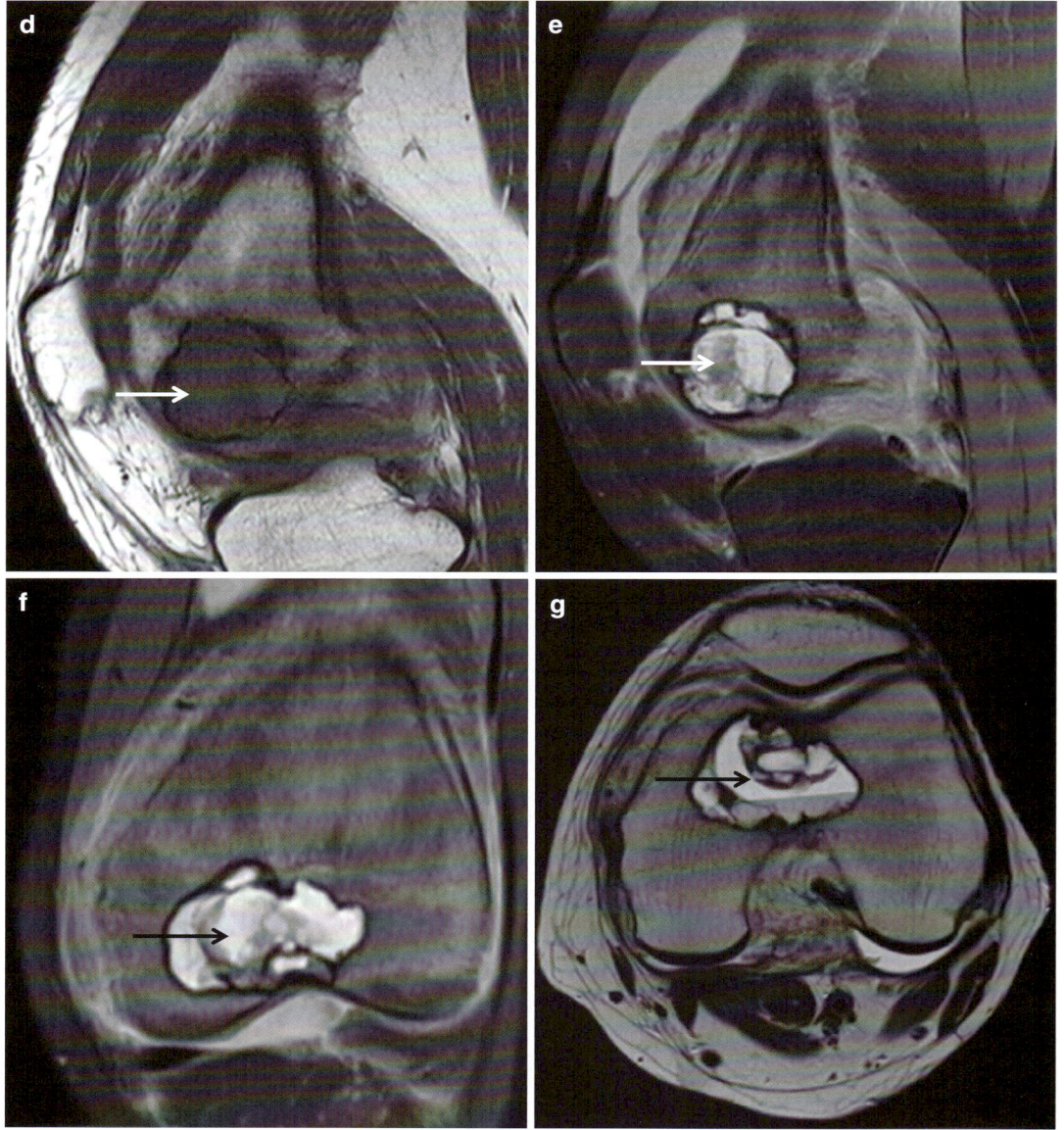

图3.14 软骨母细胞瘤（1）

前后位X线片（a）显示左侧股骨远侧骨骺偏心性圆形透亮区（箭头），周围伴有薄层硬化边缘。在股骨远侧干骺端可见骨膜反应（三角形）。侧位X线片（b）同样显示骨骺内圆形透亮区（箭头）伴边缘薄层硬化。核素骨扫描（c）显示左侧股骨远端的放射性摄取增加（箭头）。矢状位T1WI（d）显示骨骺内圆形的病变（箭头），绕以薄层低信号边缘。矢状位质子加权脂肪抑制图像（e）显示骨骺内圆形病变（箭头）呈不均匀高信号，内见液-液平面。冠状位质子加权脂肪抑制图像（f）显示骨骺圆形病变（箭头）及其周围的反应性骨髓水肿。横轴位T2WI（g）显示骨骺圆形病变（箭头）内的液-液平面。

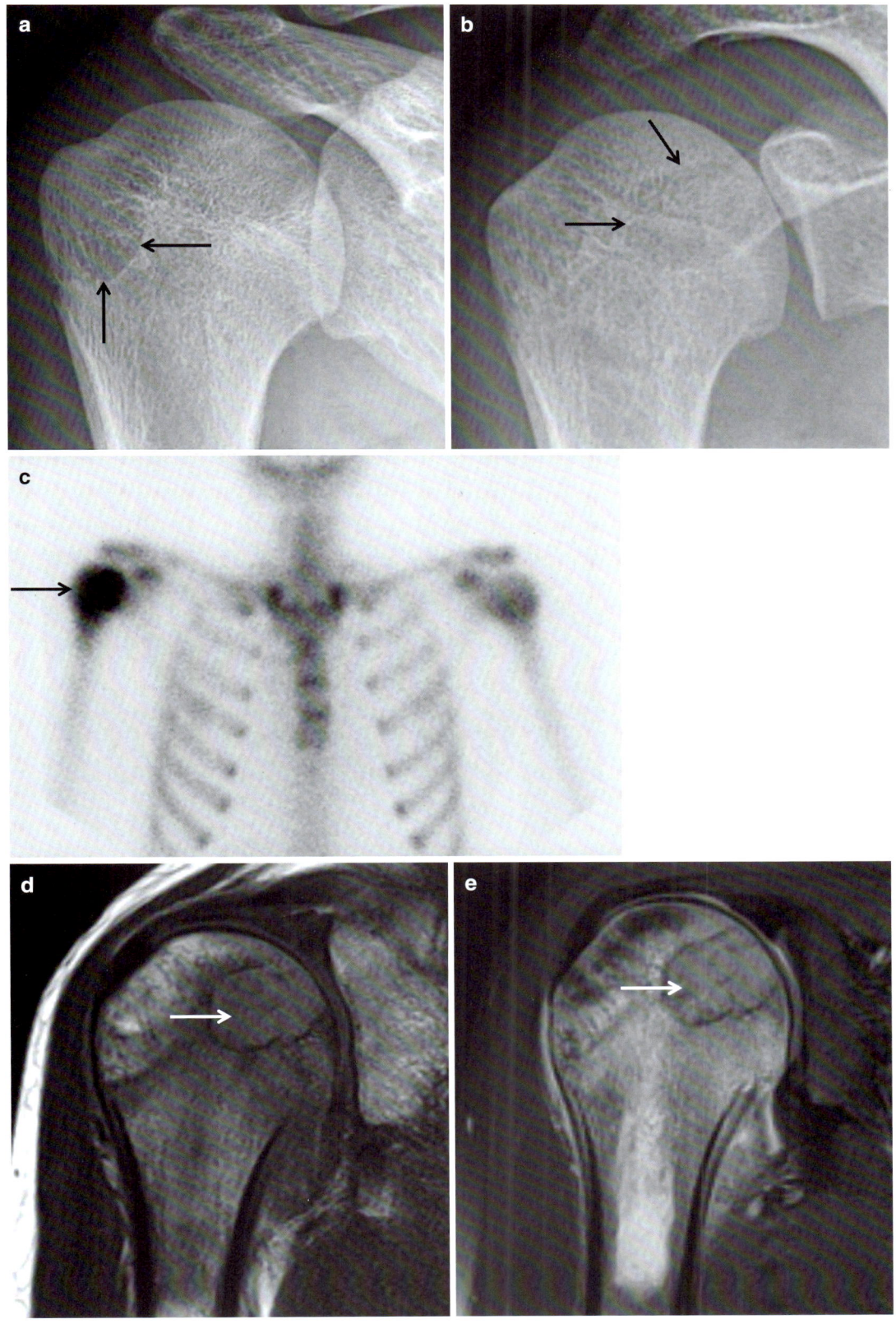

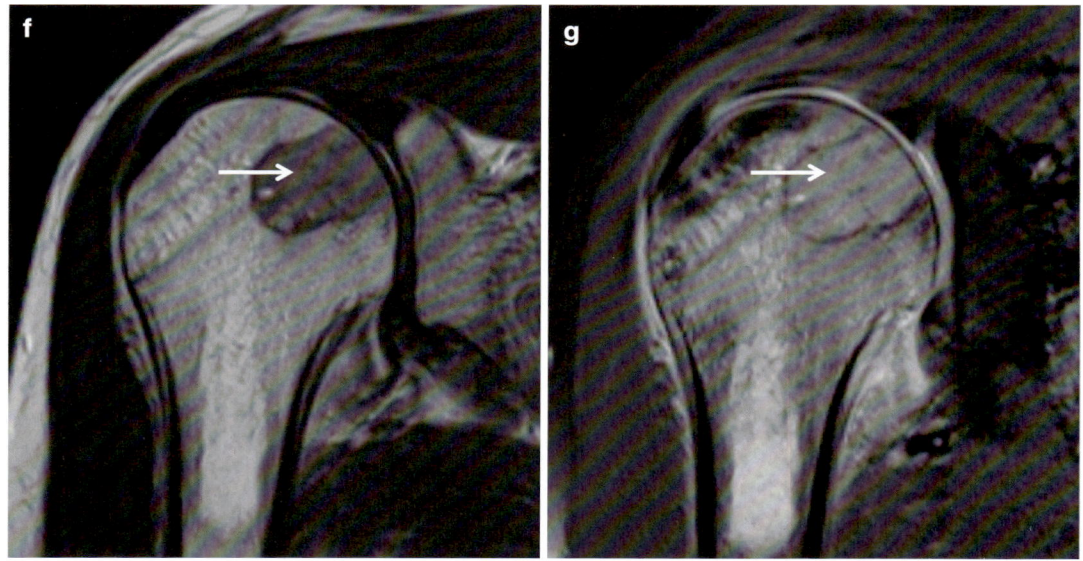

图3.15　软骨母细胞瘤（2）

前后位X线片（a）显示右侧肱骨近侧骨骺偏心性圆形透亮区（箭头），伴有薄层硬化边缘。Grashey位X线片（b）显示右侧肱骨近侧骨骺偏心性圆形透亮区（箭头），伴有薄层硬化边缘。核素骨扫描（c）显示右侧肱骨近端的放射性摄取增加（箭头）。冠状位T1WI（d）显示骨骺圆形病变（箭头）呈中等信号。冠状位质子加权脂肪抑制图像（e）显示骨骺圆形病变呈中等信号（箭头），周围可见反应性骨髓水肿。冠状位T2WI（f）显示骨骺圆形病变呈低–中等信号（箭头）。冠状位CE–T1WI–FS（g）显示骨骺病变（箭头）及周围反应性骨髓水肿均有强化。

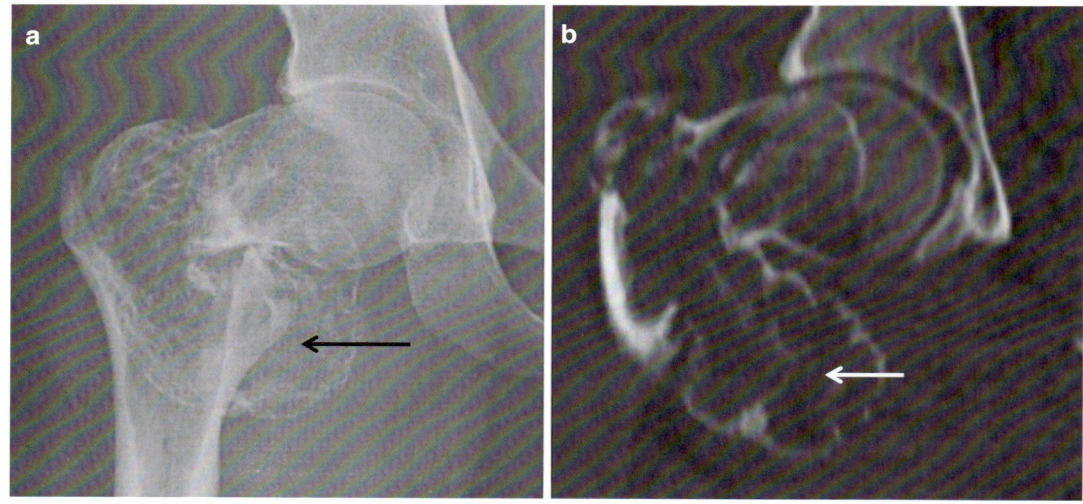

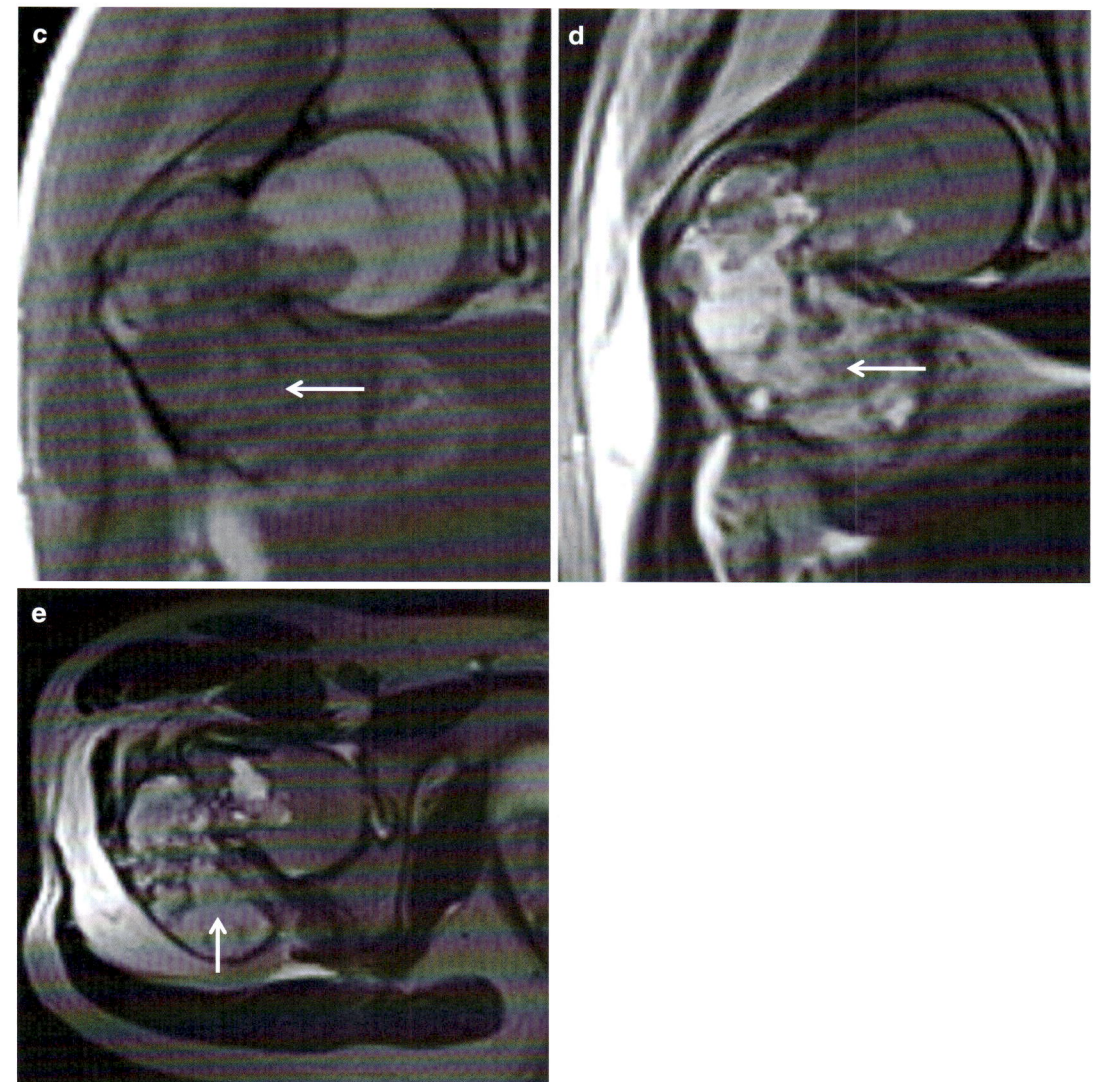

图3.16 软骨母细胞瘤（3）

前后位X线片（a）显示右侧股骨颈膨胀性溶骨性病变（箭头），延伸至大转子和小转子的骨突，合并转子间区病理性骨折。冠状位重组CT（b）显示膨胀性溶骨性病变（箭头），骨内膜呈扇贝样改变。冠状位T1WI（c）显示右侧股骨颈膨胀性病变呈中等信号（箭头），大转子和小转子的骨突受累。冠状位T2WI（d）显示病变呈低、中和高混杂信号（箭头）。横轴位T2WI（e）同样显示病变呈低、中和高混杂信号（箭头）。

3.8 软骨肉瘤

软骨肉瘤是软骨类的恶性肿瘤，占恶性骨肿瘤的25％，是继骨髓瘤和骨肉瘤之后的第三常见的恶性骨肿瘤。根据肿瘤的临床表现和转移情况，软骨肉瘤被分为1~3级。

原发性软骨肉瘤是无癌前病变的软骨肉瘤，继发性软骨肉瘤是由内生软骨瘤或骨软骨瘤恶变而来的软骨肉瘤。

软骨肉瘤最常见的组织学类型是传统髓腔内（中央）软骨肉瘤，少见的组织学类型是透明细胞软骨肉瘤和间叶性软骨肉瘤。去分化软骨肉瘤由两种不同的实性组织成分构成：一种是高分化的软骨性病变成分，包括内生软骨瘤、低度恶性软骨肉瘤或骨软骨瘤；另一种是高度恶性非软骨性病变成分，常包括未分化高级别多形性肉瘤、纤维肉瘤或骨肉瘤。

根据肿瘤位置定义的少见软骨肉瘤亚型是骨膜软骨肉瘤或皮质旁软骨肉瘤。

3.8.1　传统髓腔内软骨肉瘤

■ 概述

大多数传统髓腔内软骨肉瘤在显微镜下可进一步分为1级和2级（低度恶性和中度恶性），肿瘤呈惰性生物学行为，很少发生转移。其余5%~10%的传统髓腔内软骨肉瘤属于3级，极易发生转移。

■ 流行病学

传统髓腔内软骨肉瘤是最常见的一类软骨肉瘤，占软骨肉瘤的90%。传统髓腔内软骨肉瘤好发于50~60岁，在男性中更常见。

■ 好发部位

传统髓腔内软骨肉瘤通常发生于躯干骨或躯干骨附近，特别是骨盆、股骨近端、肱骨近端、股骨远端和肋骨。对于长骨，传统髓腔内软骨肉瘤好发于干骺端或近干骺端的骨干。

■ 影像学表现

● X线

传统髓腔内软骨肉瘤的影像学表现取决于肿瘤的分级：低度恶性传统髓腔内软骨肉瘤表现为含有软骨样基质成分的边界清晰的透亮区，较难与内生软骨瘤鉴别；而高级别传统髓腔内软骨肉瘤表现为侵袭性、虫蚀样的边缘模糊的溶骨性病变，伴有骨皮质破坏、侵袭性骨膜反应和软组织肿块（图3.17）。传统髓腔内软骨肉瘤最常表现为范围较大的地图状膨胀性溶骨性病变，伴有骨皮质扇贝样改变、骨皮质穿透和/或增厚、轻度骨膜反应和软骨性钙化（图3.18）。

● MRI

传统髓腔内软骨肉瘤呈分叶状，由于肿瘤性软骨含水量高，在T1WI上呈低信号，在T2WI上呈高信号。传统髓腔内软骨肉瘤还可呈现纤维血管间隔的环弧形强化（图3.19），具有该强化特点的肿瘤在组织学上的分级一般为2级。

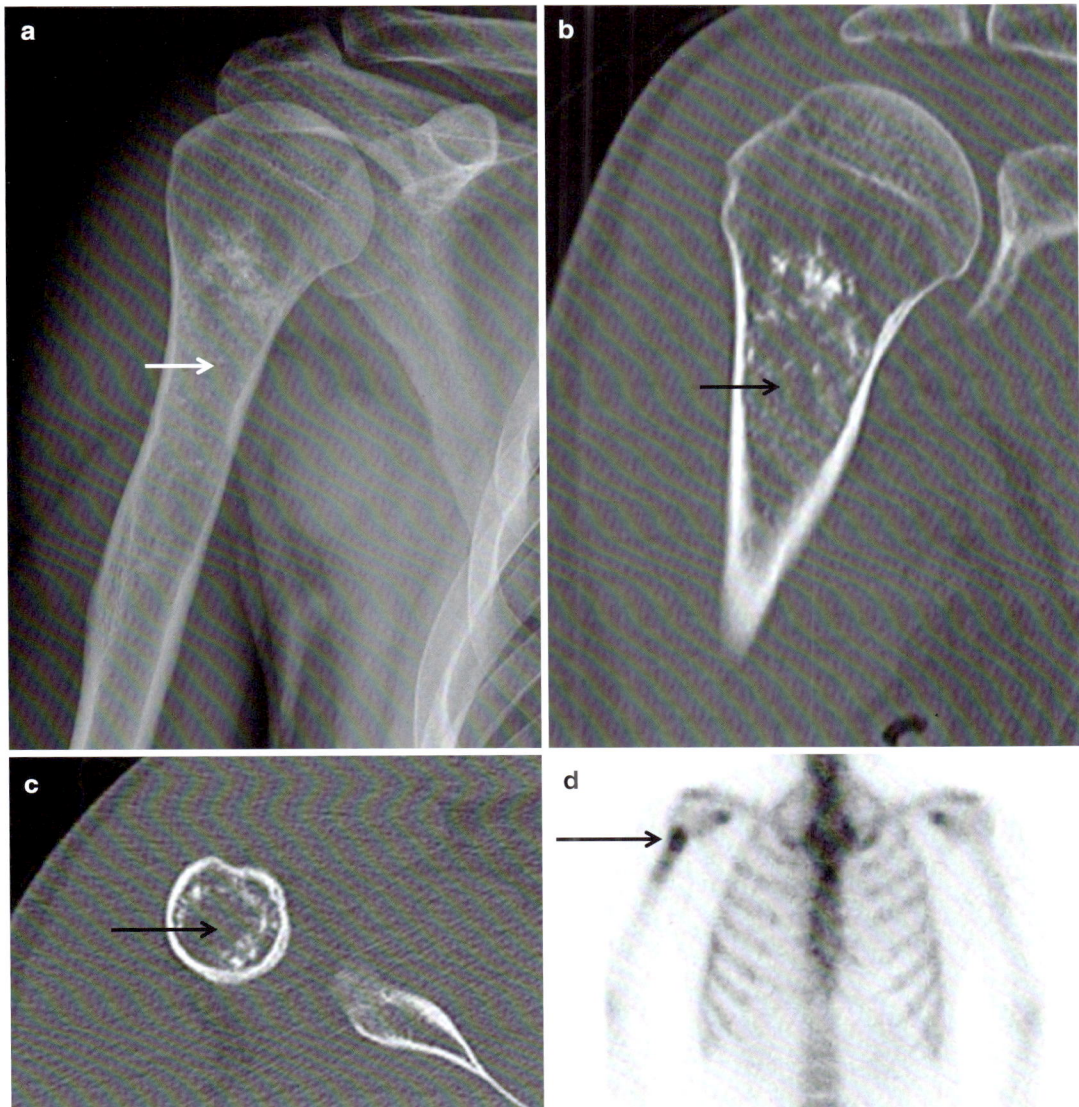

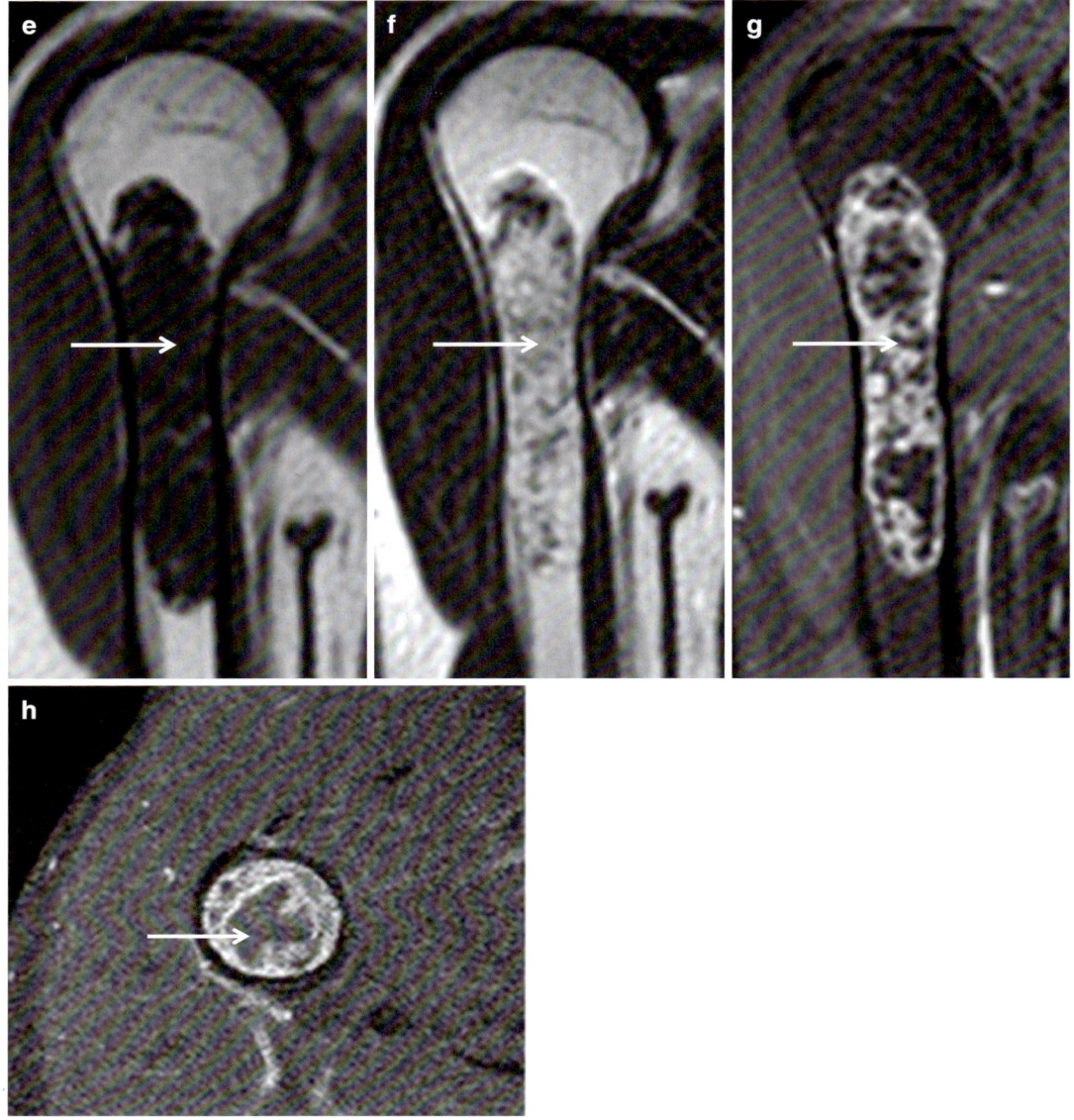

图3.17　传统髓腔内软骨肉瘤（1）

前后位X线片（a）显示右侧肱骨骨髓腔内边界模糊的低密度病变，伴软骨样基质钙化（箭头）。冠状位重组CT（b）同样显示边界模糊的骨髓腔内低密度病变，伴软骨样基质钙化（箭头）。横轴位CT（c）显示软骨样基质钙化（箭头）。核素骨扫描（d）显示右侧肱骨近端的放射性摄取增加（箭头）。冠状位T1WI（e）显示病灶呈分叶状低信号（箭头）。冠状位T2WI（f）显示病灶呈分叶状高信号（箭头）。冠状位CE-T1WI-FS（g）显示病灶呈环弧形强化（箭头）。横轴位CE-T1WI-FS（h）同样显示病灶呈环弧形强化（箭头）。

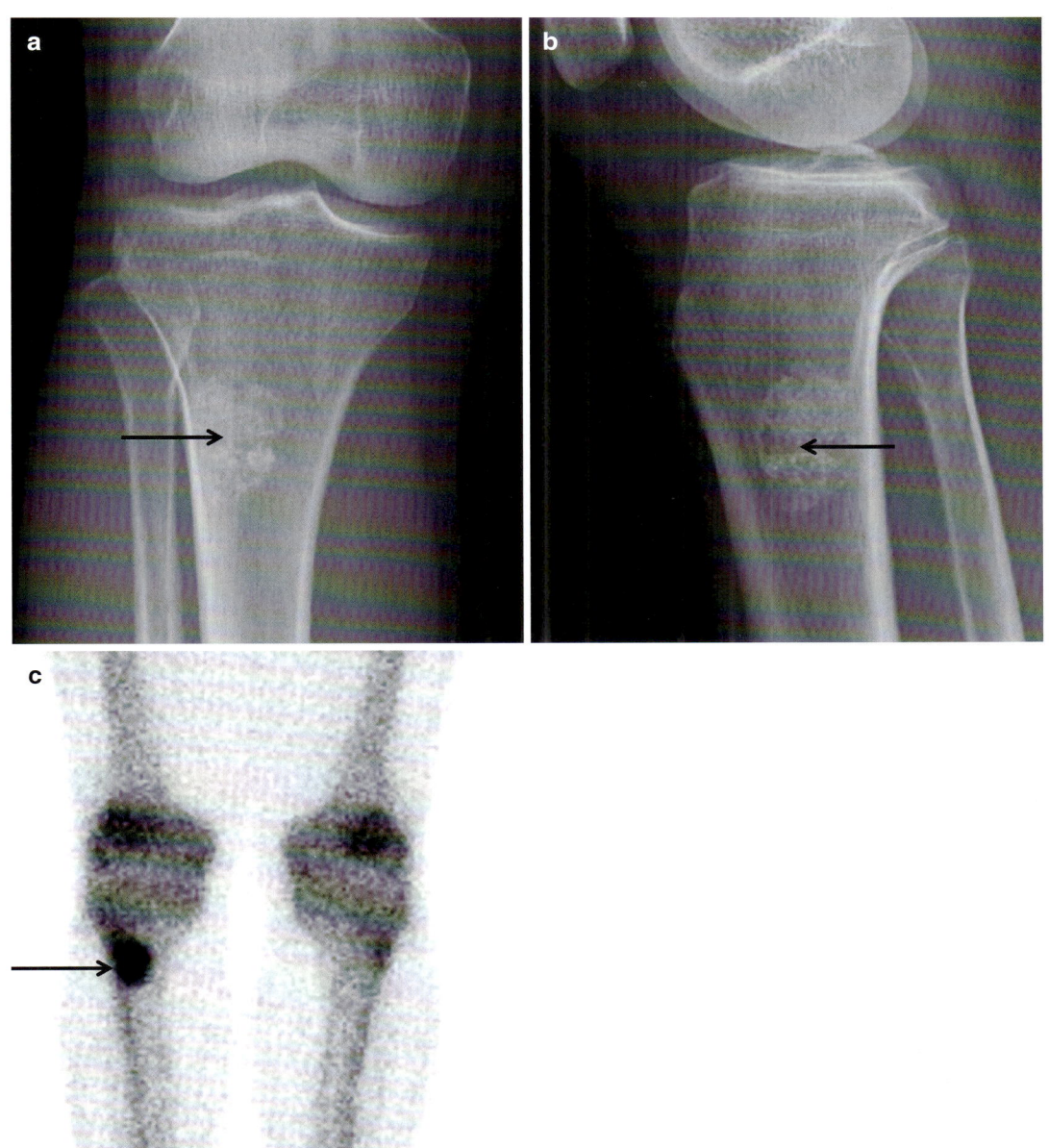

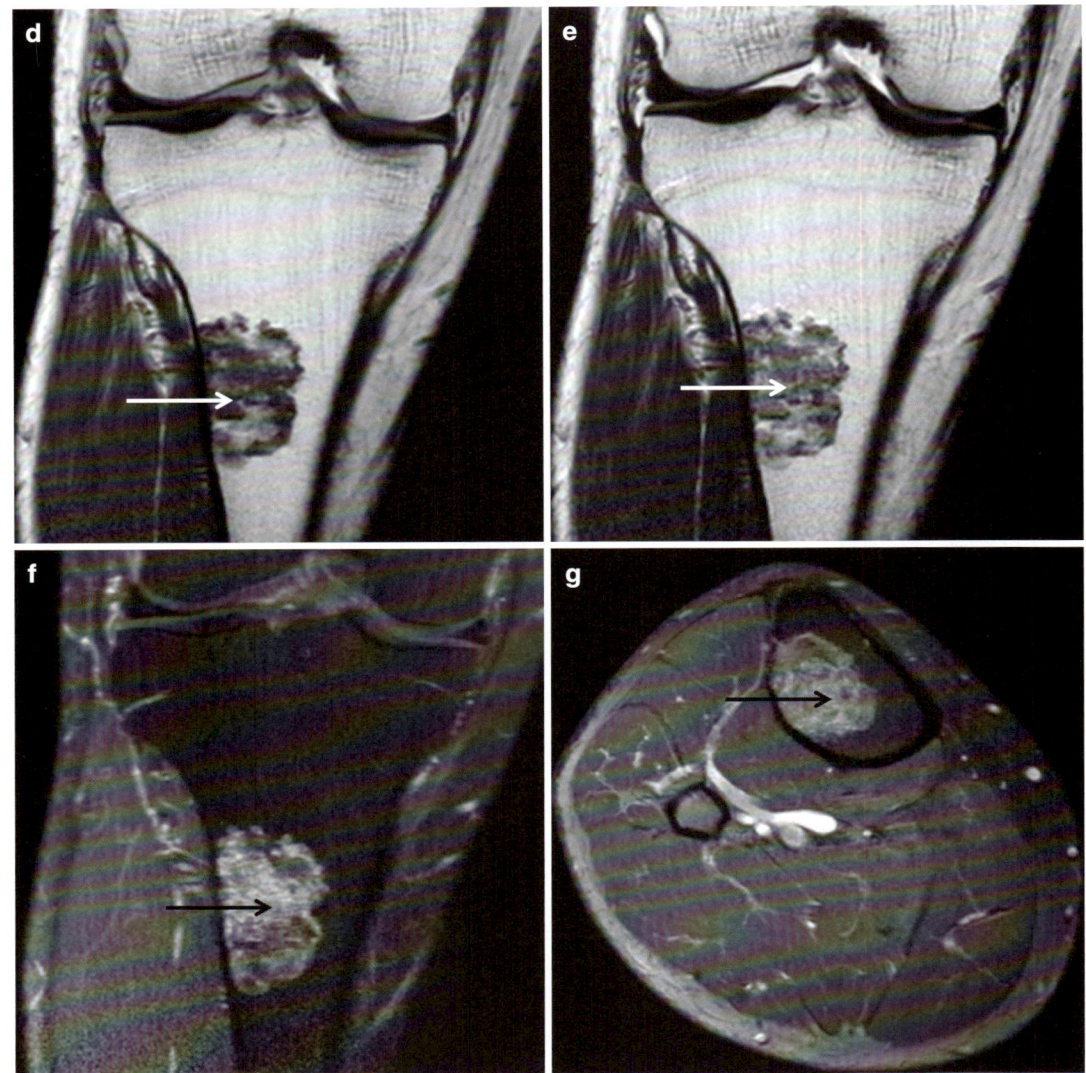

图3.18 传统髓腔内软骨肉瘤（2）

前后位X线片（a）显示右侧胫骨近端骨髓腔内软骨样基质钙化（箭头）。侧位X线片（b）同样显示右侧胫骨近端骨髓腔内软骨样基质钙化（箭头）。核素骨扫描（c）显示右侧胫骨近端局灶性放射性摄取增加（箭头）。冠状位T1WI（d）显示病灶呈低分叶状信号（箭头）。冠状位T2WI（e）显示病灶呈分叶状高信号（箭头）。冠状位CE-T1WI-FS（f）显示病灶呈环弧形强化（箭头）。横轴位CE-T1WI-FS（g）同样显示病灶呈环弧形强化（箭头）。译者注：图3.18d可能为质子加权图像。

■ 鉴别诊断

1. 软骨样钙化类病变（包括内生软骨瘤）

内生软骨瘤与低度恶性软骨肉瘤的鉴别有时较为困难，因为内生软骨瘤具有恶变潜能，内生软骨瘤和低度恶性软骨肉瘤之间的判定界线尚不明确。内生软骨瘤少见于中轴骨、距骨和跟骨，而软骨肉瘤少见于短管状骨。若病变出现以下影像学表现，将提示软骨肉瘤的可能性大：

发生于成熟骨骼中病变有所进展，病变较大（＞ 5 cm），病变内基质矿化较少（在X线片上基质矿化量少于病变的2/3），骨内膜扇贝样改变较深、较宽（超过2/3的骨皮质厚度和超过2/3的病变长度），病变穿透骨皮质，骨膜反应，骨皮质破坏重塑，软组织肿块和核素骨扫描上放射性摄取增加（通常高于髂嵴前棘的放射性摄取）。

2. 非软骨样钙化类病变的鉴别诊断

包括转移瘤、继发性溶骨性骨肉瘤、未分化高级别多形性肉瘤和纤维肉瘤。

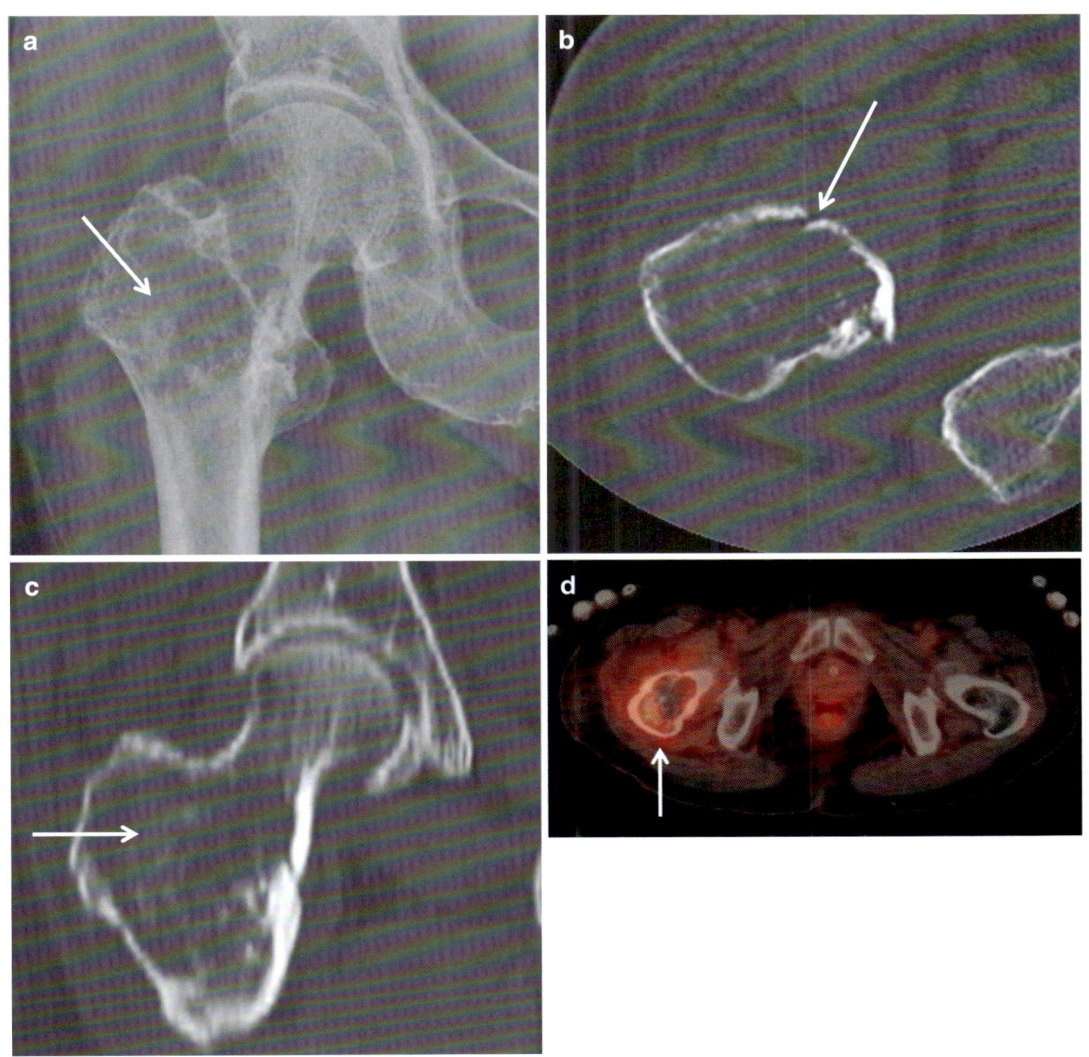

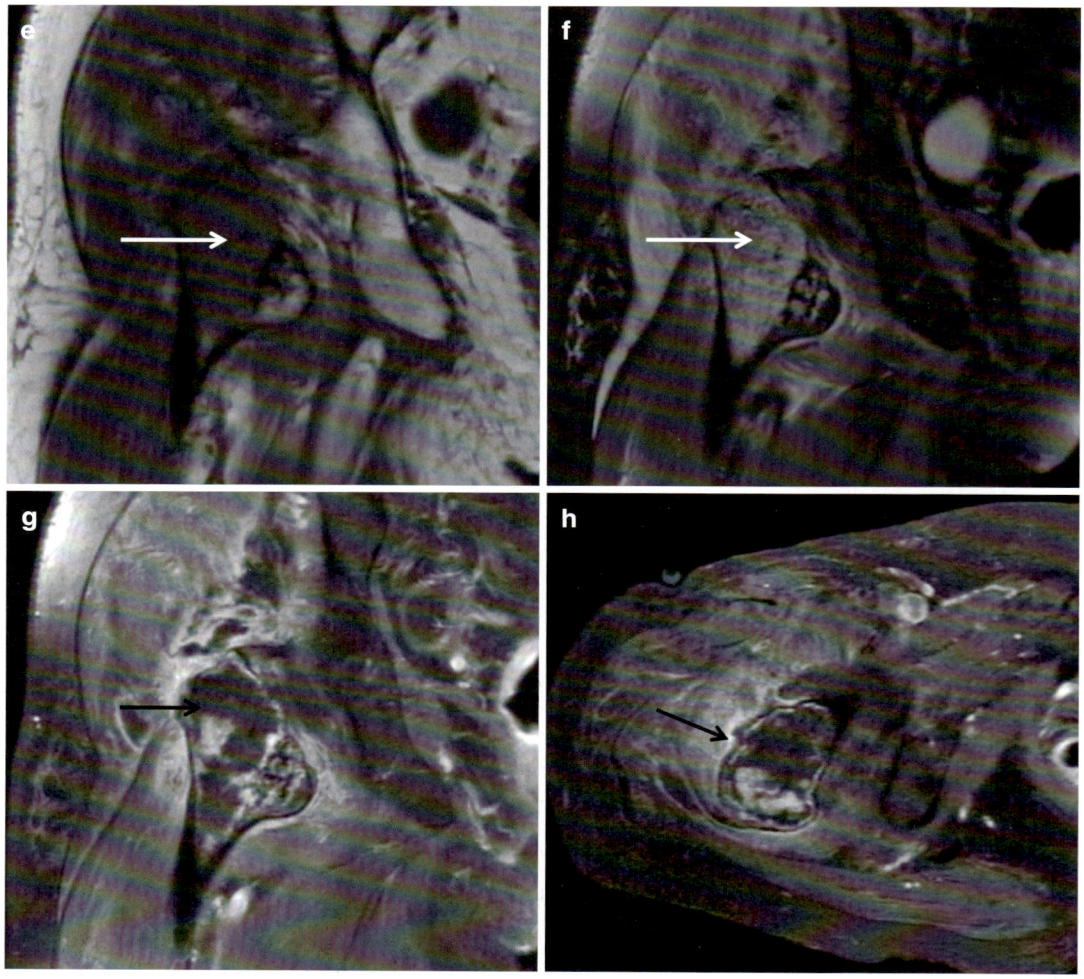

图3.19 传统髓腔内软骨肉瘤（3）

前后位X线片（a）显示右侧股骨转子间区边界模糊的溶骨性病变（箭头），伴有软骨样基质钙化和病理性骨折。横轴位CT（b）显示边界模糊的溶骨性病变（箭头）和病理性骨折。冠状位重组CT（c）显示右侧股骨颈和股骨干近端边界模糊的溶骨性病变，伴有软骨样基质钙化（箭头）。PET-CT（d）显示右侧股骨近端病变区的葡萄糖代谢增高（箭头）。冠状位T1WI（e）显示右侧股骨近端的分叶状低信号病变（箭头）。冠状位质子加权脂肪抑制图像（f）显示病变呈分叶状高信号（箭头）。冠状位CE-T1WI-FS（g）显示病变呈结节样强化（箭头）。横轴位CE-T1WI-FS（h）同样显示病变呈结节样强化（箭头）。

3.8.2 骨膜/皮质旁软骨肉瘤

■ 概述

骨膜软骨肉瘤是一种罕见的低度恶性软骨肉瘤，发生于长骨的表面。

■ 流行病学

骨膜软骨肉瘤可见于17~65岁的患者，女性多见。

■ 好发部位

骨膜软骨肉瘤最常见于长骨的干骺端，好发于股骨远端和肱骨近端。发生于股骨的骨膜软骨肉瘤通常位于股骨远侧干骺端的后方。

■ 影像学表现

● X线

骨膜软骨肉瘤的X线表现为附着于骨表面的梭形肿块，引起骨的碟状改变（图3.20）。在大多数情况下，肿瘤不与骨髓腔相通。骨膜软骨肉瘤可导致骨皮质增厚。

● MRI

骨膜软骨肉瘤在T2WI上表现为附着于骨表面的高信号软组织肿块，在T1WI上呈低信号。在MRI上可见反应性骨髓水肿。

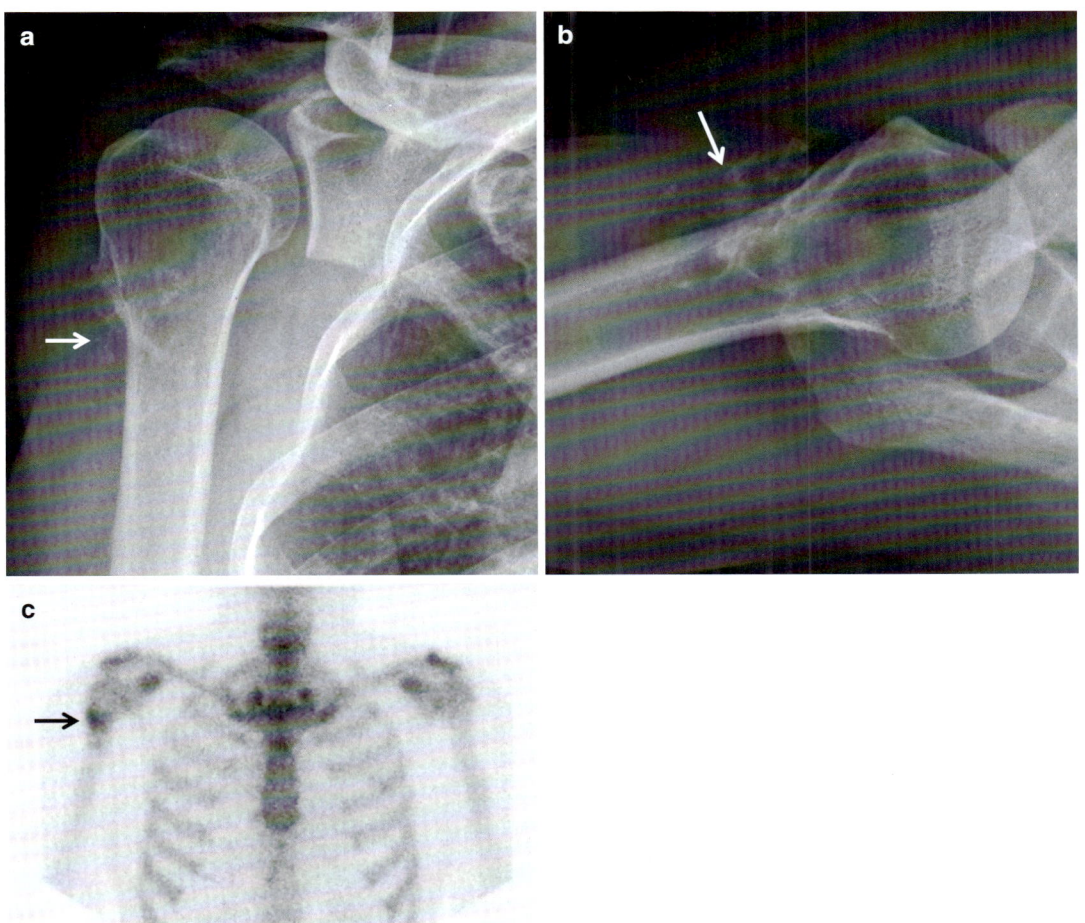

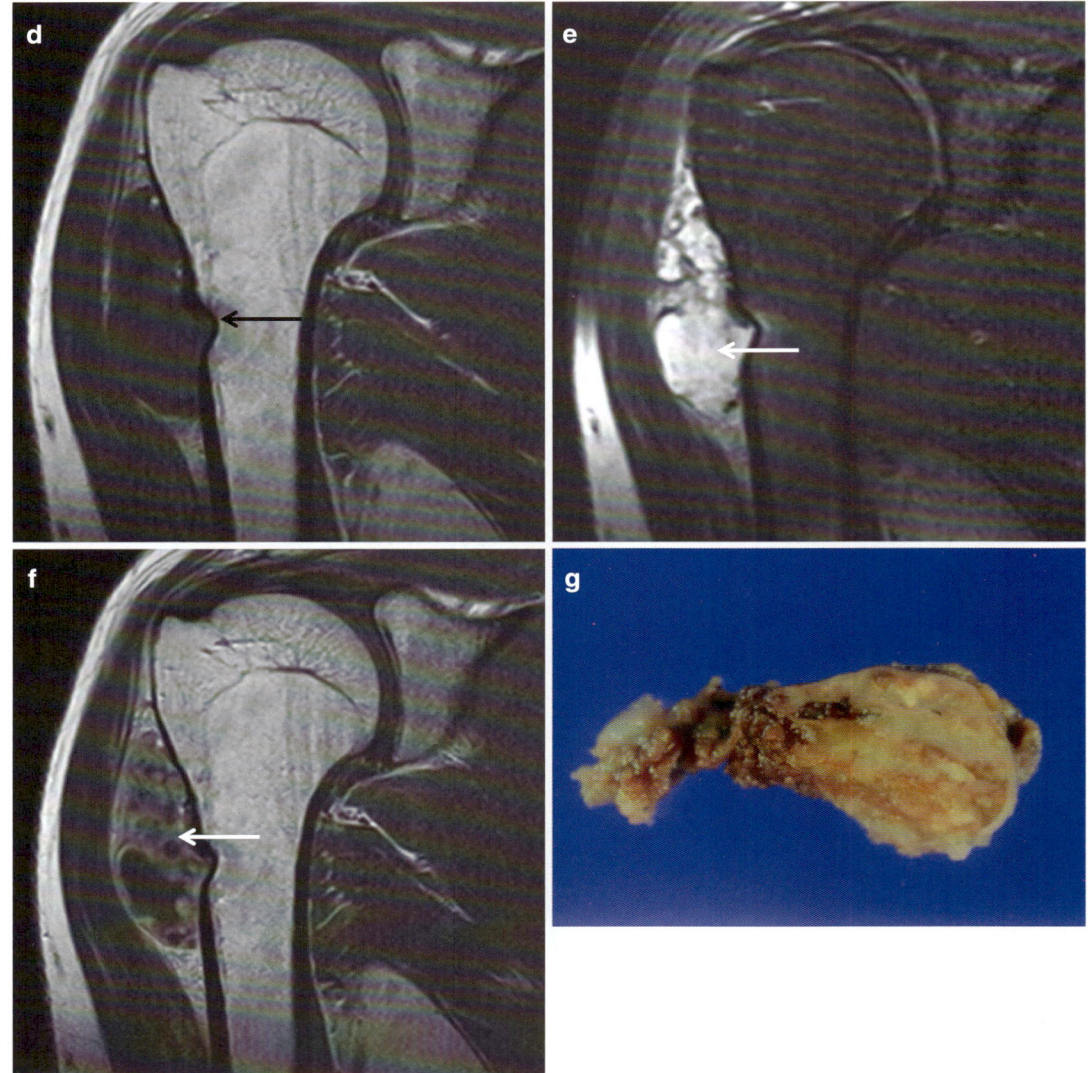

图3.20 骨膜软骨肉瘤

前后位X线片（a）显示右侧肱骨近端皮质旁的软骨矿化（箭头）和外侧骨皮质碟状改变，矿化灶垂直于骨皮质。腋窝侧X线片（b）同样显示右侧肱骨近端皮质旁的软骨矿化（箭头）。核素骨扫描（c）显示右侧肱骨近端的放射性摄取增加（箭头）。冠状位T1WI（d）显示附着于骨表面的软组织肿块呈中等−低信号，伴有骨皮质侵蚀（箭头）。冠状位T2WI−FS（e）显示皮质旁肿块呈不均匀高信号（箭头）。冠状位CE−T1WI（f）显示病变呈斑点状和环弧形强化（箭头）。大体标本（g）显示皮质旁的软骨肿瘤。

■ **鉴别诊断**

1. 骨膜软骨瘤

骨膜软骨肉瘤的X线表现类似于骨膜软骨瘤，二者均为骨表面肿块伴骨皮质扇贝样改变。但骨膜软骨肉瘤的范围更大，伴有条状钙化，无骨内膜硬化边界。

2. 骨膜骨肉瘤

骨膜骨肉瘤是一种侵袭性更强的肿瘤，可呈现日光放射状骨膜反应和骨样基质。

3.8.3　间叶性软骨肉瘤

■ 概述

间叶性软骨肉瘤是一种罕见的软骨肉瘤，由高分化的软骨细胞和未分化的小圆形细胞组成。

■ 流行病学

间叶性软骨肉瘤约占原发性软骨肉瘤的3%~10%。发病高峰年龄为10~30岁，男女发病率无明显差异。

■ 好发部位

间叶性软骨肉瘤常见于面颅骨、肋骨、髂骨和脊柱。约1/3的间叶性软骨肉瘤起源于软组织。

■ 影像学表现

● X线

间叶性软骨肉瘤的X线表现与传统髓腔内软骨肉瘤相似。大多数肿瘤出现软骨样钙化。

● MRI

间叶性软骨肉瘤的MRI表现类似于传统髓腔内软骨肉瘤。

■ 鉴别诊断

1. 去分化软骨肉瘤

去分化软骨肉瘤表现为具有两种不同组织成分的骨髓腔内肿瘤，包括软骨成分和高度侵袭性的非软骨性成分。

2. 尤文肉瘤

尤文肉瘤可见骨皮质增厚和骨皮质碟状改变，但很少钙化。

3. 淋巴瘤

淋巴瘤表现为渗透性溶骨性病变，通常伴有骨外软组织肿块。淋巴瘤可扩散至骨外而无明显的骨皮质破坏。

4. 小细胞性骨肉瘤

小细胞性骨肉瘤表现为骨髓腔内渗透性溶骨性病变，边界不清，伴有骨皮质破坏、侵袭性骨膜反应和软组织肿块。

3.8.4 透明细胞软骨肉瘤

■ 概述

透明细胞软骨肉瘤是软骨肉瘤中的一种低度恶性、生长缓慢的亚型，以肿瘤细胞大且细胞质透明和轻度嗜酸性为其组织学特征。

■ 流行病学

透明细胞软骨肉瘤一般发生于20~40岁，男性发病率是女性的3倍。

■ 好发部位

肿瘤好发于长骨，如股骨和肱骨，主要在相当于骨骺的区域。肋骨、颅骨、脊柱、手和足较少见。

■ 影像学表现

● X线

肿瘤在X线片上主要表现为溶骨性病变，边缘清晰伴有薄层硬化边缘（图3.21），也可表现为膨胀性骨破坏伴骨皮质变薄。约1/3的肿瘤内可见软骨样钙化，有时会出现骨内膜扇贝样改变，骨膜反应少见。

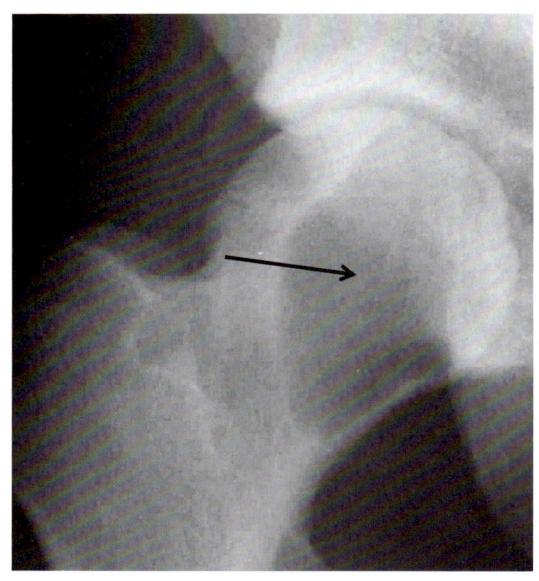

图3.21 透明细胞软骨肉瘤（1）

前后位X线片显示右侧股骨近侧骨骺边界清晰的溶骨性病变（箭头），内无矿化。

● MRI

肿瘤在T1WI上呈均匀的中等信号，在液体敏感序列图像上呈不均匀高信号（图3.22），这与肿瘤内的透明基质有关。在MRI上，还可见瘤周骨髓水肿、骨膜反应和软组织反应（图3.23）。

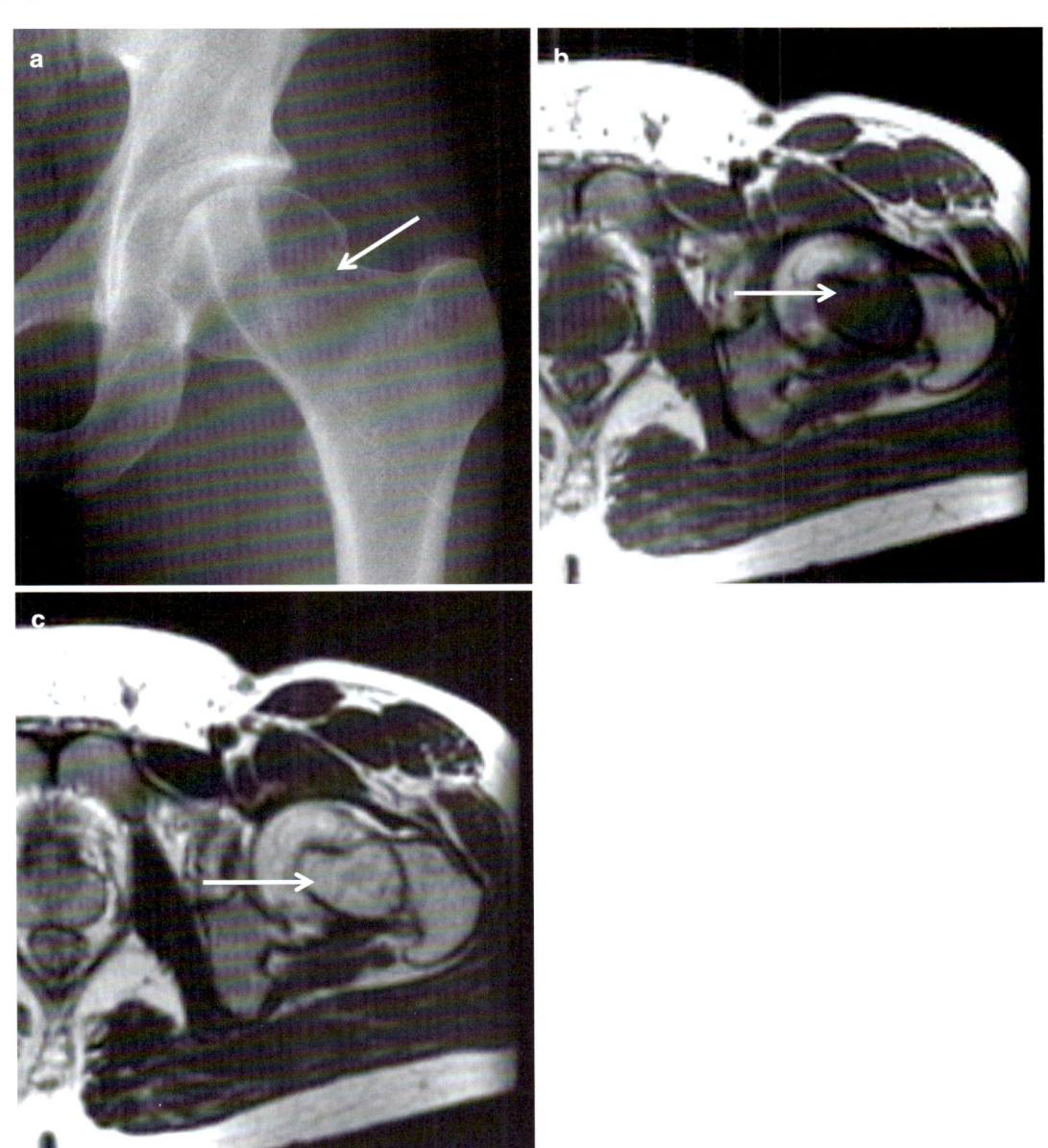

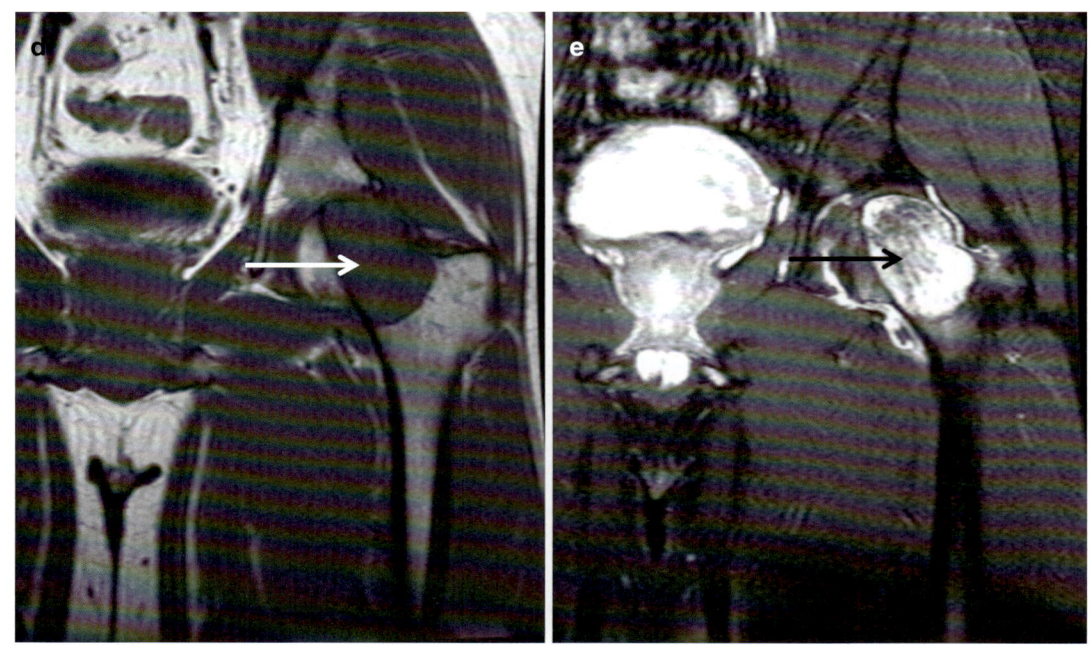

图3.22 透明细胞软骨肉瘤（2）

前后位X线片（a）显示左侧股骨近侧骨骺边界清晰的溶骨性病变（箭头），内无矿化。横轴位T1WI（b）显示病灶边界清晰，呈较均匀的中等信号（箭头）。横轴位T2WI（c）显示病灶边界清晰，呈不均匀高信号（箭头）。冠状位T1WI（d）显示病灶边界清晰，呈较均匀的中等信号（箭头）。冠状位T2WI（e）显示病灶边界清晰，呈不均匀高信号（箭头）。

译者注：图3.22e应为脂肪抑制T2WI。

■ 鉴别诊断

1. 软骨母细胞瘤

软骨母细胞瘤发生于生长板未闭合的年轻患者，体积比透明细胞软骨肉瘤小，多局限于骨骺。软骨母细胞瘤和透明细胞软骨肉瘤在MRI上的信号表现存在重叠，借助MRI信号很难鉴别二者。软骨母细胞瘤通常伴有骨髓水肿、骨膜反应和软组织反应。

2. 骨内腱鞘囊肿

骨内腱鞘囊肿无软骨样钙化，但可出现硬化边缘。

3. 转移瘤

转移瘤比透明细胞软骨肉瘤更具侵袭性表现，并且无软骨样钙化。

4. 骨巨细胞瘤

骨巨细胞瘤无软骨样钙化，一般为偏心性膨胀。

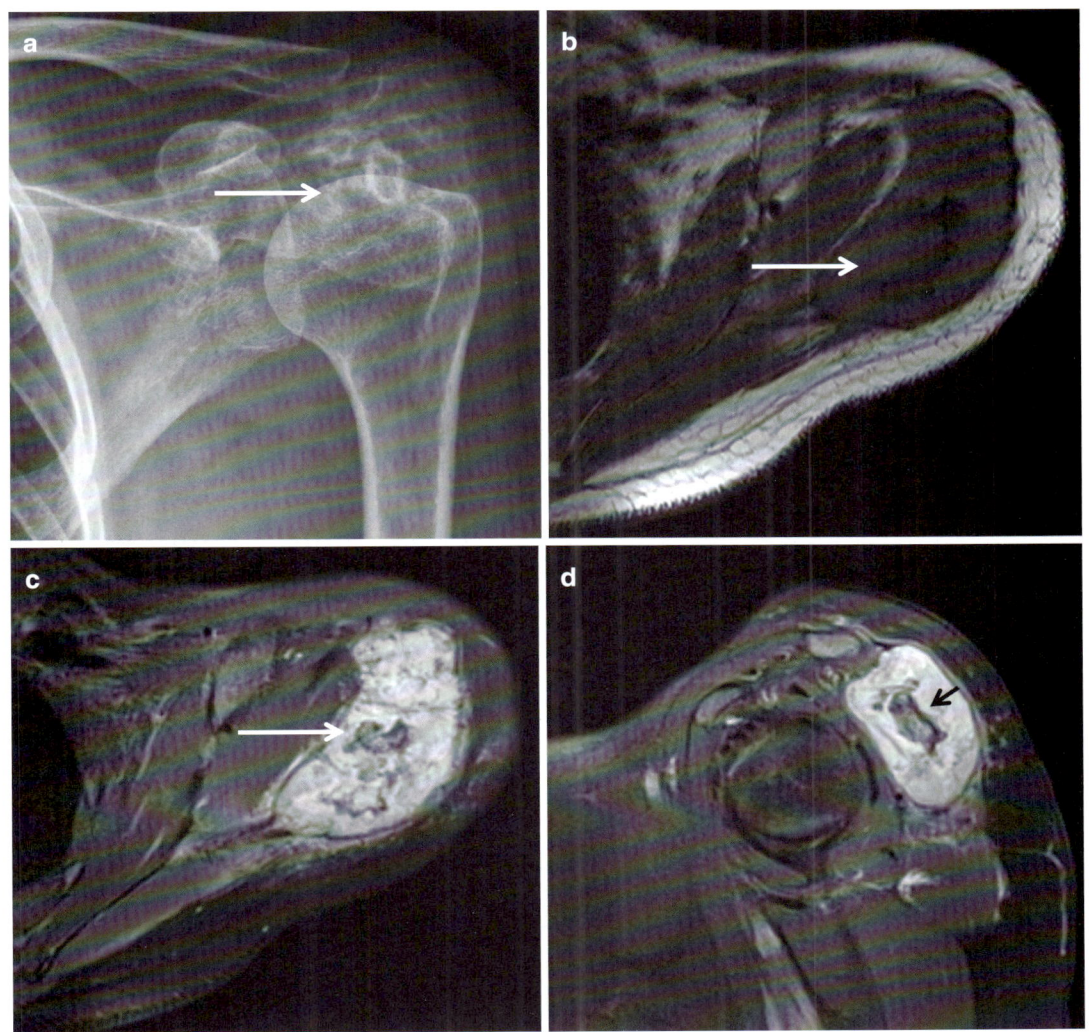

图3.23　透明细胞软骨肉瘤（3）

前后位X线片（a）显示左侧肩峰-肩胛冈分叶状膨胀性溶骨性病变（箭头），内见软骨样钙化。横轴位T1WI（b）显示分叶状肿块，呈中等-低混杂信号（箭头）。横轴位T2WI-FS（c）显示分叶状肿块呈不均匀高信号（箭头），内见斑点状和环弧形低信号钙化灶。矢状位T2WI-FS（d）同样显示分叶状肿块呈不均匀高信号（箭头），内见斑点状和环弧形低信号钙化灶。

3.8.5　去分化软骨肉瘤

■ 概述

去分化软骨肉瘤占软骨肉瘤的10%，由高分化的软骨性病变（低度恶性软骨肉瘤、内生软骨瘤或骨软骨瘤）和高度恶性非软骨性病变（未分化高级别多形性肉瘤、纤维肉瘤或骨肉瘤）共同组成。

■ 流行病学

去分化软骨肉瘤最常见于40~90岁，男性发病稍多。

■ 好发部位

去分化软骨肉瘤最常累及的骨骼是股骨，其次是骨盆、肱骨、肋骨和肩胛骨。

■ 影像学表现

● X线

去分化软骨肉瘤可在X线片上显示骨髓腔内两种不同肿瘤成分的特征，包括非软骨性病变高度侵袭性溶骨所致的边界不清、骨皮质破坏和软组织肿块，以及软骨性病变发生的钙化。

● MRI

在液体敏感序列图像上可显示两个信号强度不同的区域：低度恶性软骨肉瘤表现为高信号，而高度恶性去分化成分的信号强度相对较低。

■ 鉴别诊断

1. 高度恶性传统型软骨肉瘤

高度恶性传统型软骨肉瘤没有去分化软骨肉瘤两种截然不同的成分并存的两相特征。

2. 间叶性软骨肉瘤

去分化软骨肉瘤中的两种不同成分分界较清楚，而间叶性软骨肉瘤中的软骨样成分与未分化的圆形细胞或梭形细胞成分之间的移行过渡较明显。

3. 转移性高度恶性梭形细胞肉瘤

发生于骨的转移性高度恶性梭形细胞肉瘤，包括平滑肌肉瘤和横纹肌肉瘤，可与去分化软骨肉瘤表现相似。

❖ 推荐文献

◆ 良性：骨软骨瘤

[1] KENAN S，ABDELWAHAB I F，KLEIN M J，et al. Lesions of juxtacortical origin（surface lesions of bone）[J]. Skelet Radiol，1993，22：337-357.

[2] LUDWIG K. Cartilage tumours [M] //DAVIES A M，SUNDARAM M，JAMES S L J. Imaging of bone tumors and tumor-like lesions：techniques and applications. Berlin：Springer，2009：225-250.

[3] MOTAMEDI K，SEEGER L L. Benign bone tumors [J]. Radiol Clin N Am，2011，49：1115-1134.

[4] MURPHEY M D，CHOI J J，KRANSDORF M J，et al. Imaging of osteochondroma：variants

and complications with radiologic–pathologic correlation［J］. Radiographics，2000，20：1407–1434.

　　［5］NICHOLS R E，DIXON L B. Radiographic analysis of solitary bone lesions［J］. Radiol Clin N Am，2011，49：1095–1114.

◆ 良性：内生软骨瘤

　　［1］CURRIE J W，DAVIS K W，LAFITA V S，et al. Musculoskeletal mnemonics：differentiating features［J］. Curr Probl Diagn Radiol，2011，40：45–71.

　　［2］EISENBERG R L. Bubbly lesions of bone［J］. Am J Roentgenol，2009，193：79–94.

　　［3］LUDWIG K. Cartilage tumours［M］//DAVIES A M，SUNDARAM M，JAMES S L J. Imaging of bone tumors and tumor–like lesions：techniques and applications. Berlin：Springer，2009：225–250.

　　［4］MOTAMEDI K，SEEGER L L. Benign bone tumors［J］. Radiol Clin N Am，2011，49：1115–1134.

　　［5］NICHOLS R E，DIXON L B. Radiographic analysis of solitary bone lesions［J］. Radiol Clin N Am，2011，49：1095–1114.

◆ 良性：骨膜软骨瘤（皮质旁软骨瘤）

　　［1］KENAN S，ABDELWAHAB I F，KLEIN M J，et al. Lesions of juxtacortical origin（surface lesions of bone）［J］. Skelet Radiol，1993，22：337–357.

　　［2］LUDWIG K. Cartilage tumours［M］//DAVIES A M，SUNDARAM M，JAMES S L J. Imaging of bone tumors and tumor–like lesions：techniques and applications. Berlin：Springer，2009：225–250.

　　［3］MOTAMEDI K，SEEGER L L. Benign bone tumors［J］. Radiol Clin N Am，2011，49：1115–1134.

　　［4］SEEGER L L，YAO L，ECKARDT J J. Surface lesions of bone［J］. Radiology，1998，206：17–33.

◆ 良性：软骨黏液纤维瘤

　　［1］LUDWIG K. Cartilage tumours［M］//DAVIES A M，SUNDARAM M，JAMES S L J. Imaging of bone tumors and tumor–like lesions：techniques and applications. Berlin：Springer，2009：225–250.

　　［2］MOTAMEDI K，SEEGER L L. Benign bone tumors［J］. Radiol Clin N Am，2011，49：1115–1134.

◆ 良性：甲下外生骨疣

　　［1］HIGUCHI K，OISO N，YOSHIDA M，et al. Preoperative assessment using magnetic resonance imaging for subungual exostosis beneath the proximal region of the nail plate［J］. Case Rep Dermatol，2011，3：155–157.

　　［2］KENAN S，ABDELWAHAB I F，KLEIN M J，et al. Lesions of juxtacortical origin（surface lesions of bone）［J］. Skelet Radiol. 1993，22：337–357.

　　［3］LUDWIG K. Cartilage tumours［M］//DAVIES A M，SUNDARAM M，JAMES S L J. Imaging of bone tumors and tumor–like lesions：techniques and applications. Berlin：Springer，2009：225–250.

　　［4］MURPHEY M D，CHOI J J，KRANSDORF M J，et al. Imaging of osteochondroma：variants and complications with radiologic–pathologic correlation［J］. Radiographics，2000，20：1407–1434.

　　［5］SEEGER L L，YAO L，ECKARDT J J. Surface lesions of bone［J］. Radiology，1998，206：17–33.

◆ 良性：奇异性骨旁骨软骨瘤样增生

　　［1］KENAN S，ABDELWAHAB I F，KLEIN M J，et al. Lesions of juxtacortical origin（surface lesions of bone）[J]．Skelet Radiol，1993，22：337-357.

[2] SEEGER L L，YAO L，ECKARDT J J．Surface lesions of bone [J]．Radiology，1998，206：17-33.

[3] TORREGGIANI W C，MUNK P L，AL-ISMAIL K，et al．MR imaging features of bizarre parosteal osteochondromatous proliferation of bone（Nora's lesion）[J]．Eur J Radiol，2001，40：224-231.

◆ 良性：软骨母细胞瘤

[1] KAIM A H，HÜGLI R，BONÉL H M，et al．Chondroblastoma and clear cell chondrosarcoma：radiological and MRI characteristics with histopathological correlation [J]．Skeletal Radiol，2002，31：88-95.

[2] LUDWIG K．Cartilage tumours [M] //DAVIES A M，SUNDARAM M，JAMES S L J．Imaging of bone tumors and tumor-like lesions：techniques and applications．Berlin：Springer，2009：225-250.

[3] MOTAMEDI K，SEEGER L L．Benign bone tumors [J]．Radiol Clin N Am，2011，49：1115-1134.

◆ 恶性：传统髓腔内软骨肉瘤

[1] CZERNIAK B．Malignant cartilage tumors [M] //CZERNIAK B．Dorfman and Czerniak's bone tumors．2nd ed．Philadelphia：Elsevier Saunders，2016：474-569.

[2] KASTE S C．Imaging pediatric bone sarcomas [J]．Radiol Clin N Am，2011，49：749-765.

[3] LUDWIG K．Cartilage tumours [M] //DAVIES A M，SUNDARAM M，JAMES S L J．Imaging of bone tumors and tumor-like lesions：techniques and applications．Berlin：Springer，2009：225-250.

[4] MURPHEY M D，FLEMMING D J，BOYEA S R，et al．Enchondroma versus chondrosarcoma in the appendicular skeleton：differentiating features [J]．Radiographics，1998，18：1213-1237.

[5] RAJIAH P，ILASLAN H，SUNDARAM M．Imaging of primary malignant bone tumors（nonhematological）[J]．Radiol Clin N Am，2011，49：1135-1161.

◆ 恶性：骨膜/皮质旁软骨肉瘤

[1] CZERNIAK B．Malignant cartilage tumors [M] //CZERNIAK B．Dorfman and Czerniak's bone tumors．2nd ed．Philadelphia：Elsevier Saunders，2016：474-569.

[2] KENAN S，ABDELWAHAB I F，KLEIN M J，et al．Lesions of juxtacortical origin（surface lesions of bone）[J]．Skelet Radiol，1993，22：337-357.

[3] LUDWIG K．Cartilage tumours [M] //DAVIES A M，SUNDARAM M，JAMES S L J．Imaging of bone tumors and tumor-like lesions：techniques and applications．Berlin：Springer，2009：225-250.

[4] RAJIAH P，ILASLAN H，SUNDARAM M．Imaging of primary malignant bone tumors（nonhematological）[J]．Radiol Clin N Am，2011，49：1135-1161.

[5] SEEGER L L，YAO L，ECKARDT J J．Surface lesions of bone [J]．Radiology，1998，206：17-33.

◆ 恶性：间叶性软骨肉瘤

[1] CZERNIAK B．Malignant cartilage tumors [M] //CZERNIAK B．Dorfman and Czerniak's bone tumors．2nd ed．Philadelphia：Elsevier Saunders，2016：474-569.

[2] LUDWIG K．Cartilage tumours [M] //DAVIES A M，SUNDARAM M，JAMES S L J．Imaging of bone tumors and tumor-like lesions：techniques and applications．Berlin：Springer，2009：225-250.

[3] RAJIAH P，ILASLAN H，SUNDARAM M．Imaging of primary malignant bone tumors

（nonhematological）［J］. Radiol Clin N Am，2011，49：1135-1161.

◆ **恶性：透明细胞软骨肉瘤**

［1］CZERNIAK B. Malignant cartilage tumors［M］//CZERNIAK B. Dorfman and Czerniak's bone tumors. 2nd ed. Philadelphia：Elsevier Saunders，2016：474-569.

［2］KAIM A H，HÜGLI R，BONÉL H M，et al. Chondroblastoma and clear cell chondrosarcoma：radiological and MRI characteristics with histopathological correlation［J］. Skeletal Radiol，2002，31：88-95.

［3］LUDWIG K. Cartilage tumours［M］//DAVIES A M，SUNDARAM M，JAMES S L J. Imaging of bone tumors and tumor-like lesions：techniques and applications. Berlin：Springer，2009：225-250.

［4］RAJIAH P，ILASLAN H，SUNDARAM M. Imaging of primary malignant bone tumors （nonhematological）［J］. Radiol Clin N Am，2011，49：1135-1161.

◆ **恶性：去分化软骨肉瘤**

［1］CZERNIAK B. Malignant cartilage tumors［M］//CZERNIAK B. Dorfman and Czerniak's bone tumors. 2nd ed. Philadelphia：Elsevier Saunders，2016：474-569.

［2］LUDWIG K. Cartilage tumours［M］//DAVIES A M，SUNDARAM M，JAMES S L J. Imaging of bone tumors and tumor-like lesions：techniques and applications. Berlin：Springer，2009：225-250.

［3］MACSWEENEY F，DARBY A，SAIFUDDIN A. Dedifferentiated chondrosarcoma of the appendicular skeleton：MRI-pathological correlation［J］. Skelet Radiol，2003，32：671-678.

［4］RAJIAH P，ILASLAN H，SUNDARAM M. Imaging of primary malignant bone tumors （nonhematological）［J］. Radiol Clin N Am，2011，49：1135-1161.

（徐丹阳　高振华　译）

第4章 ⟩

纤维类和纤维组织细胞类肿瘤

4.1　骨韧带样纤维瘤

■ 概述

骨韧带样纤维瘤是一种罕见的具有局部侵袭性的良性肿瘤，在组织学上由梭形肿瘤细胞和肿瘤细胞产生的大量胶原样基质构成。骨韧带样纤维瘤是骨内形式的软组织硬纤维瘤，肿瘤不发生转移，属良性病变，但局部有侵袭性，在肿瘤刮除术后常复发。

■ 流行病学

骨韧带样纤维瘤占原发性骨肿瘤的比例不足0.1%，占良性骨肿瘤的0.3%。各个年龄段均可发病，但在青少年和年轻人中常见，多见于10~30岁，发病无性别差异。

■ 好发部位

骨韧带样纤维瘤最常见于下颌骨，其次是股骨、骨盆、桡骨和胫骨。在长骨中的病变一般位于干骺端（图4.1），可累及生长板闭合后的骨骺（图4.2）。

■ 影像学表现

● X线

骨韧带样纤维瘤是位于长骨干骺端的边界清晰的溶骨性病变，可有硬化边缘，通常伴有骨的膨胀性改变。在X线片上病灶内的骨小梁或骨嵴以及呈膨胀性改变的骨质共同构成皂泡样外观（图4.2）。骨膜反应少见。

● MRI

骨韧带样纤维瘤一般在T1WI上呈低信号，在T2WI上呈不均匀中等–低信号，增强扫描呈不均匀性强化。骨韧带样纤维瘤类似于软组织硬纤维瘤，其信号强度与胶原蛋白的含量有关。肿瘤在MRI上的信号强度可随肿瘤内胶原蛋白和细胞含量的比例不同而变化。含丰富胶原样基质的非细胞病灶在T2WI上呈低信号，而含大量细胞但含相对较少胶原样基质的病灶在T2WI上呈高信号（图4.3）。

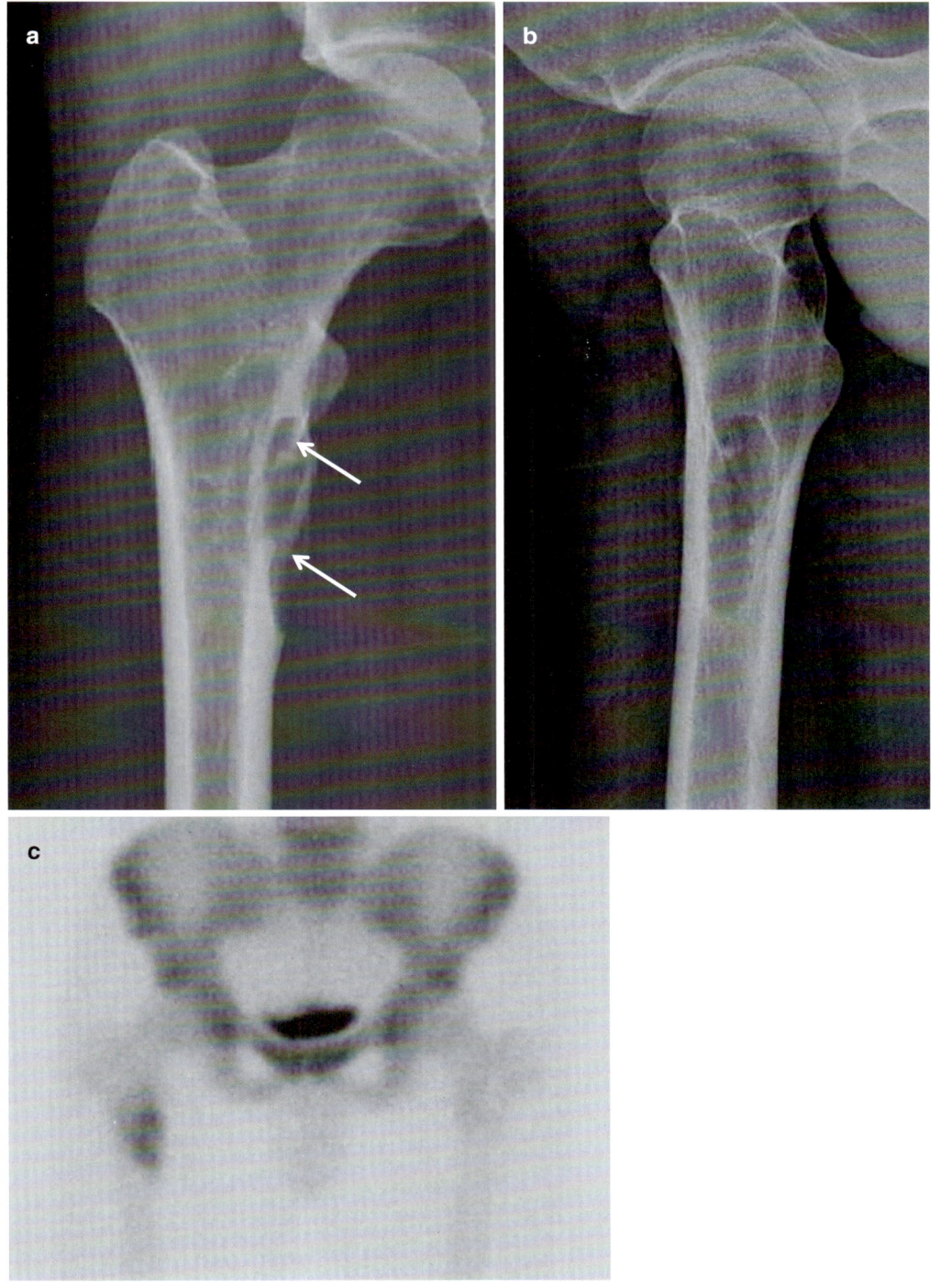

图4.1　骨韧带样纤维瘤（1）

正位（a）和侧位X线片（b）显示股骨近段边界清晰的溶骨性病变，内可见骨小梁（箭头）。核素骨扫描（c）显示病变区的放射性摄取增高。

■ 鉴别诊断

1. 动脉瘤样骨囊肿

骨韧带样纤维瘤和动脉瘤样骨囊肿的X线表现可相似，二者均是发生于干骺端的边界清晰的溶骨性病变。但二者在MRI上易于鉴别，动脉瘤样骨囊肿表现为含多个液-液平面的多房囊性病变。

2. 软骨黏液纤维瘤

软骨黏液纤维瘤在X线片上表现为皂泡样外观，类似于骨韧带样纤维瘤。但二者可借助MRI鉴别，软骨黏液纤维瘤在T2WI上呈明显的高信号。

3. 其他肿瘤的鉴别诊断

包括纤维结构不良和骨巨细胞瘤。

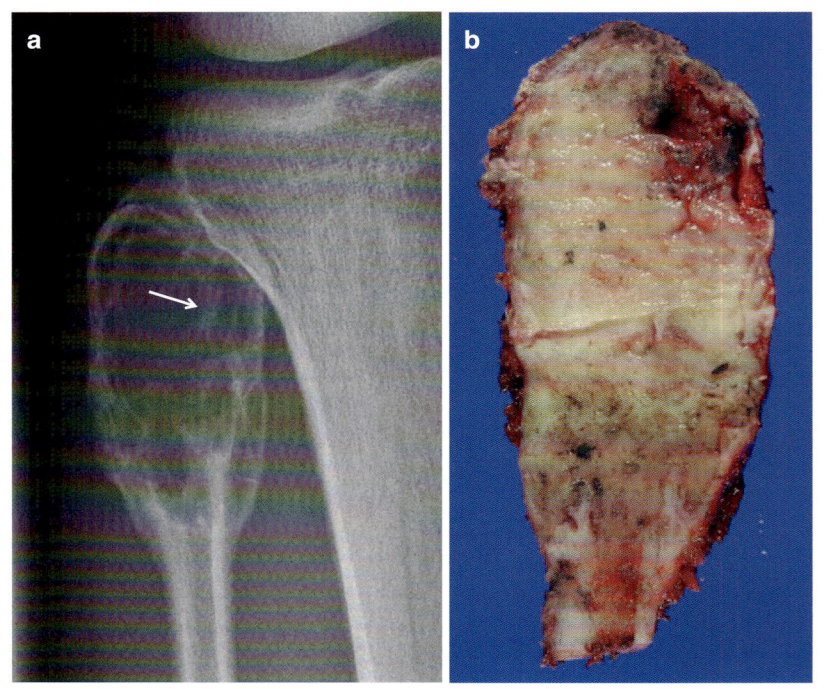

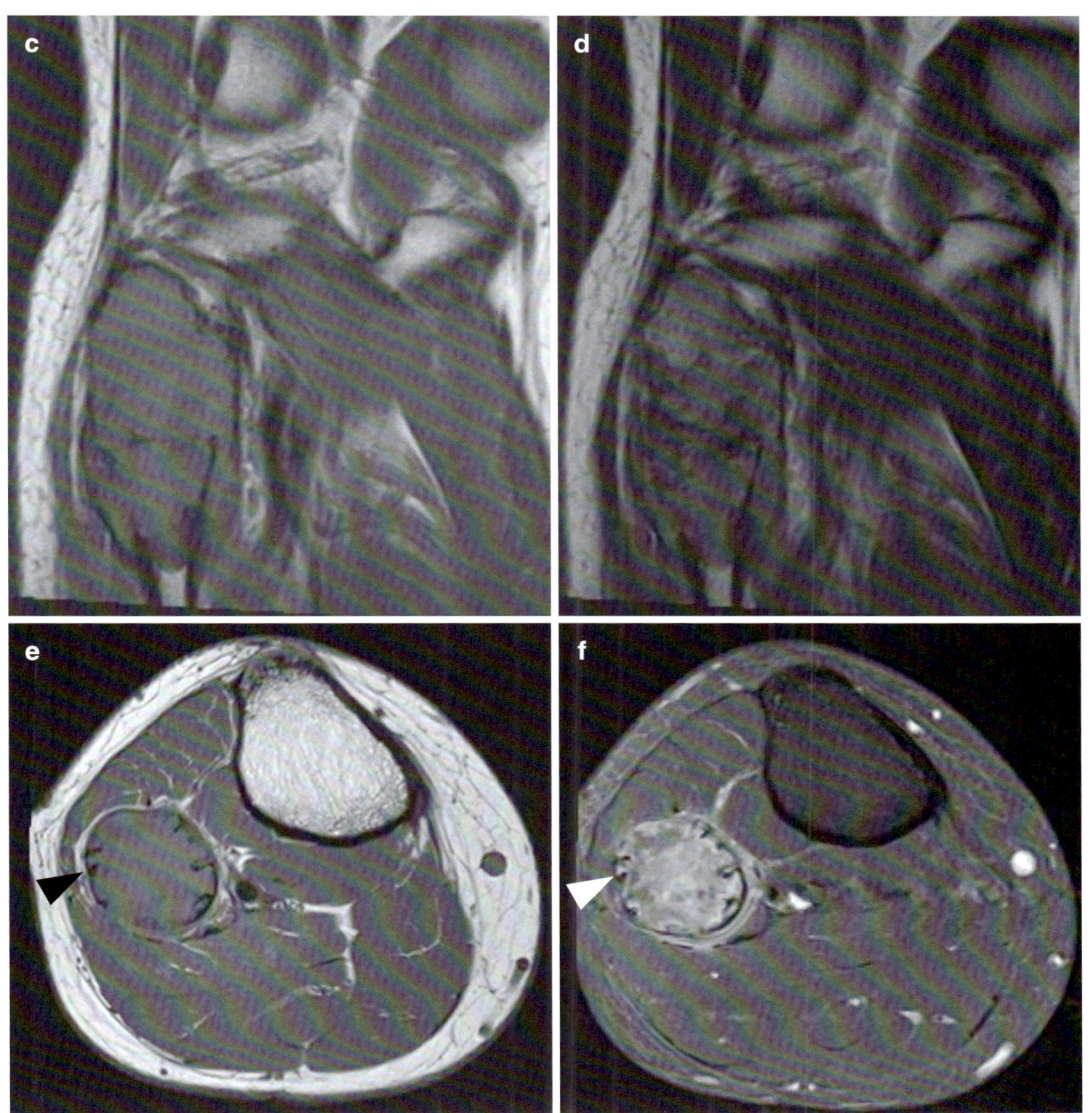

图4.2 骨韧带样纤维瘤（2）

X线片（a）显示腓骨近端边界清晰的膨胀性溶骨性病变。内可见骨小梁或骨嵴（箭头），整个病变呈皂泡样外观。切除标本切面（b）显示腓骨近端膨胀性分叶状的实性纤维性肿瘤。T1WI（c、e）显示病变的信号与肌肉信号相仿，T2WI（d）显示病变的信号不均匀，增强扫描（f）显示病变不均匀强化。病变内因富含胶原样基质成分，在T2WI上出现低信号区。横轴位MRI（e、f）显示在病灶周围可见低信号的骨嵴（三角形）。

译者注：图4.2f为横轴位脂肪抑制增强T1WI。

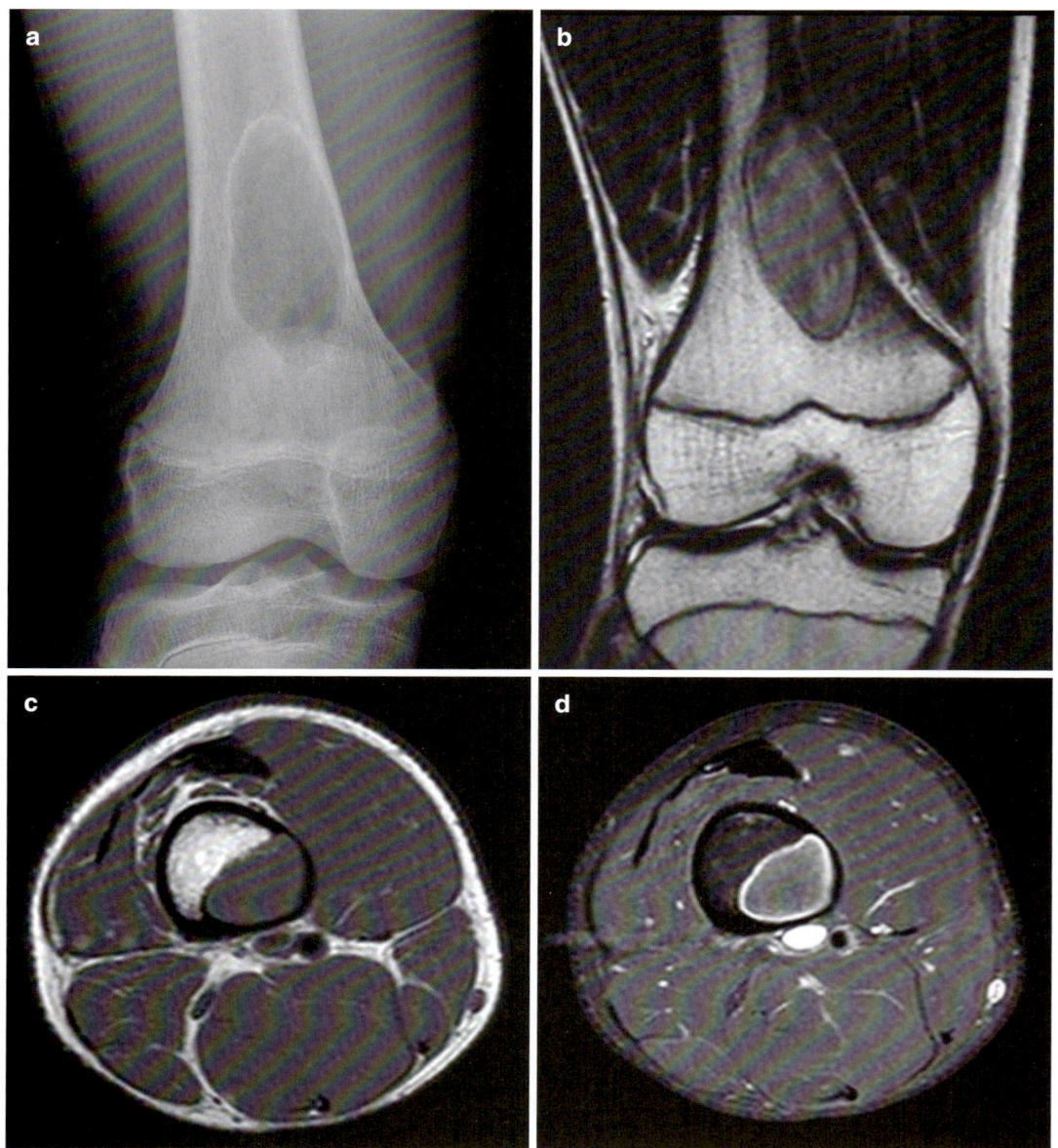

图4.3 骨韧带样纤维瘤（3）

正位X线片（a）显示股骨远侧干骺端地图状溶骨性病变，周围伴有薄层硬化边缘。冠状位T2WI（b）显示病变信号不均匀，内部低信号区对应于肿瘤内的胶原样基质成分。横轴位T1WI（c）显示病变呈中等信号。横轴位CE-T1WI-FS（d）显示病变轻度强化。

4.2 骨纤维肉瘤

■ 概述

骨纤维肉瘤是一种罕见的骨的恶性梭形细胞肿瘤。在早期研究报道中，骨纤维肉瘤在组织学上呈特征性"人字形"表现。但最近的研究表明，这种"人字形"组织学表现也可见于其他原发性骨肿瘤，而不是骨纤维肉瘤的特征性表现。免疫组化和分子遗传学的研究已将部分先前诊断为骨纤维肉瘤的肿瘤重新归类为其他原发性骨肿瘤。目前，骨纤维肉瘤多为排除性诊断，一般不直接做定性诊断。

■ 流行病学

据文献报道，骨纤维肉瘤占所有原发性恶性骨肿瘤的比例不足5%，一般发生于20~60岁，发病无性别差异。

■ 好发部位

骨纤维肉瘤常见于长管状骨，好发于干骺端或干骺端稍偏骨干侧，以股骨最为常见，其次是肱骨、胫骨和骨盆。

■ 影像学表现

● X线

骨纤维肉瘤的X线表现为虫蚀样或渗透性骨质破坏，具有较宽的移行过渡区。肿瘤常破坏骨皮质并侵犯周围软组织，但骨膜反应少见。低度恶性骨纤维肉瘤的边界较清晰。

● MRI

骨纤维肉瘤在MRI上的表现无特异性，因此MRI不适用于鉴别骨纤维肉瘤与其他肿瘤，而主要用于确定骨髓腔内病变范围以及周围软组织是否受累和累及范围（图4.4）。

■ 鉴别诊断

1. 低度恶性骨纤维肉瘤的鉴别诊断

骨韧带样纤维瘤、软骨黏液纤维瘤和骨巨细胞瘤。

2. 高度恶性骨纤维肉瘤的鉴别诊断

转移瘤、浆细胞瘤和淋巴瘤。

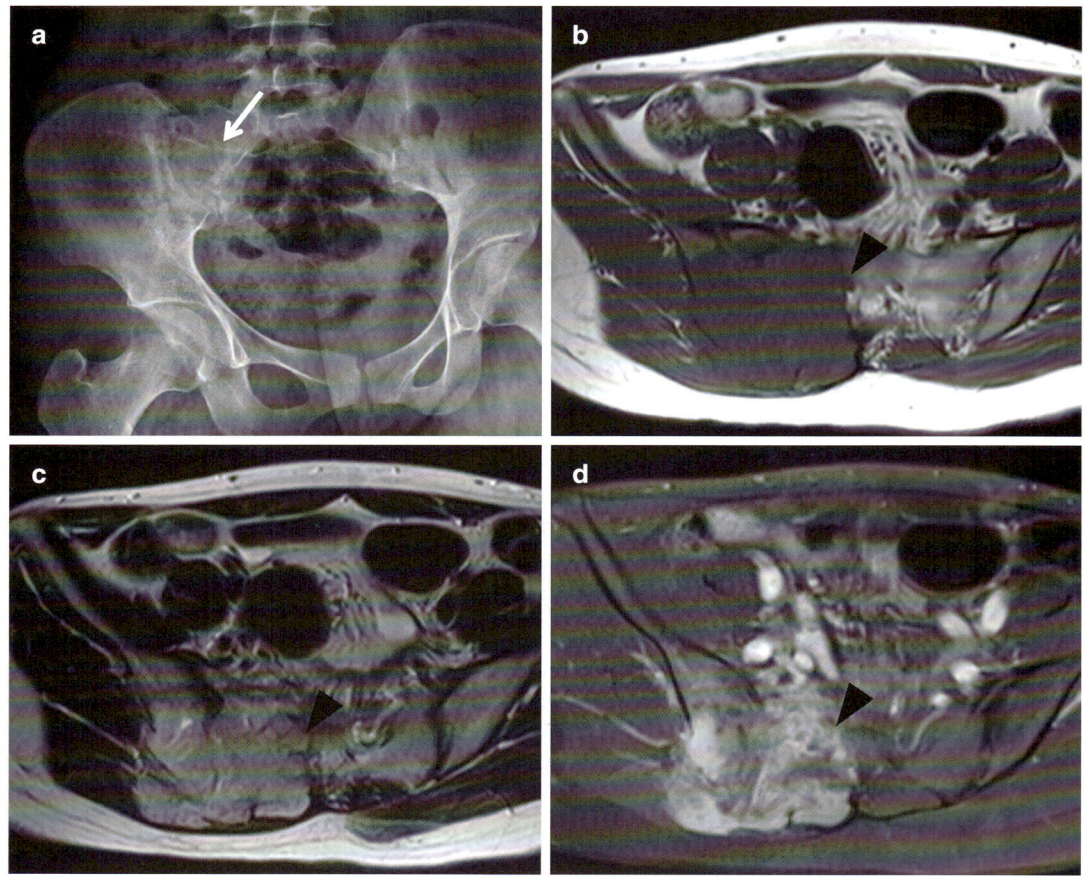

图4.4 骨纤维肉瘤

前后位X线片（a）显示右侧髂骨后侧骨皮质较对侧边缘模糊（白箭头），这是由于肿瘤破坏骨质所致。横轴位T1WI（b）、横轴位T2WI（c）和横轴位CE-T1WI-FS（d）显示右侧髂骨后侧和右侧骶骨翼的巨大溶骨性病变，向骨外延伸至椎旁和臀肌，侵犯右侧骶1神经孔（黑三角形）。骨纤维肉瘤在MRI上的表现无特异性，不能区别于其他肿瘤。

4.3 非骨化性纤维瘤/纤维性皮质缺损

■ 概述

非骨化性纤维瘤（NOF）和纤维性皮质缺损（FCD）是常见的良性骨肿瘤，由良性成纤维细胞增生和破骨样多核巨细胞组成。局限于骨皮质的病变称为"纤维性皮质缺损"，而体积较大且累及骨髓腔的病变称为"非骨化性纤维瘤"。

■ 流行病学

NOF/FCD的发病率尚不明确。大多数患者无临床症状，病灶多被偶然发现，并可自行消退。估计无症状儿童和青少年的发病率为30%~40%。

■ 好发部位

NOF/FCD好发于长骨的干骺端，位于骨皮质或偏心性骨皮质–髓腔交界区（图4.5）。最常见的发病部位是股骨远端，其次是胫骨的近端和远端。在非管状骨病变中，髂骨最常受累。

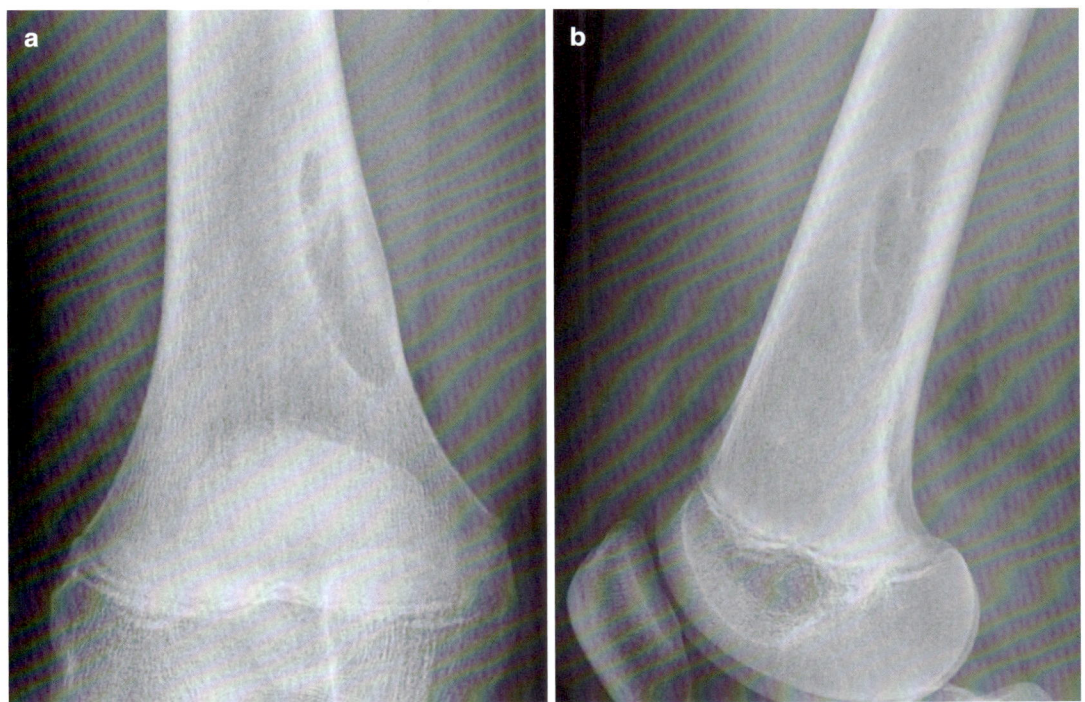

图4.5 15岁男性，非骨化性纤维瘤

前后位（a）和侧位（b）X线片显示股骨远侧干骺端边界清晰的骨髓腔内偏心性溶骨性病变，伴有薄层硬化边缘。

■ 影像学表现

● X线

NOF/FCD是位于长骨干骺端或骨干的偏心性病变，X线表现为边界清晰的地图状骨破坏，伴有硬化边缘。FCD局限在骨皮质内，而NOF则延伸至相邻的骨髓腔。病变通常开始于干骺端，随着骨骼的生长而逐渐远离骨骺，并最终出现在骨干。NOF/FCD可自发性消失，病变区逐渐增生硬化，新生骨逐渐填充骨破坏区，最终导致病变消失（图4.6）。

● MRI

病变的生长阶段不同，NOF/FCD在MRI上的信号强度表现也不同，但病变一般在T1WI上呈中等或稍低于肌肉信号，在T2WI上呈中等–高信号（图4.7）。病变的边缘在T1WI和T2WI上均呈低信号，对应于X线片上的硬化边缘（图4.8）。NOF/FCD在增强扫描后可有不同程度的强化。

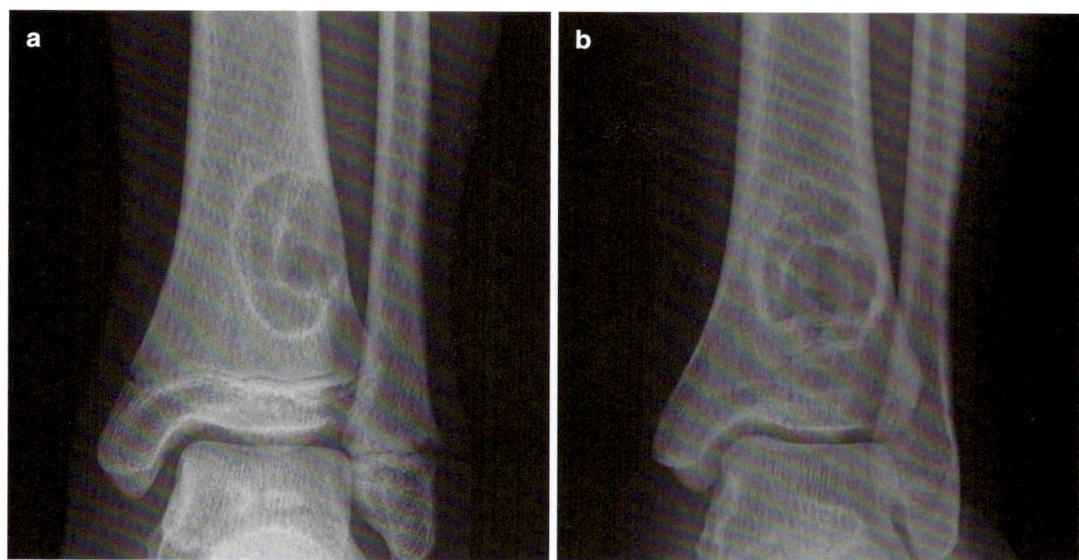

图4.6 12岁女性，非骨化性纤维瘤

前后位X线片（a）显示胫骨远侧干骺端地图状偏心性溶骨性病变，伴有薄层硬化边缘。6年后复查前后位X线片（b）显示病变周围骨质增生硬化，提示病变正在自发性愈合。

■ 鉴别诊断

1. 纤维结构不良

纤维结构不良位于骨髓腔中央区，而NOF/FCD则是位于骨皮质且伴有或不伴有骨髓腔受累的偏心性病变。典型的纤维结构不良在X线片上表现为磨玻璃样密度影。

2. 骨纤维结构不良

骨纤维结构不良是发生于骨皮质的病变，但位于骨干，通常见于胫骨前侧骨皮质这一典型的位置。

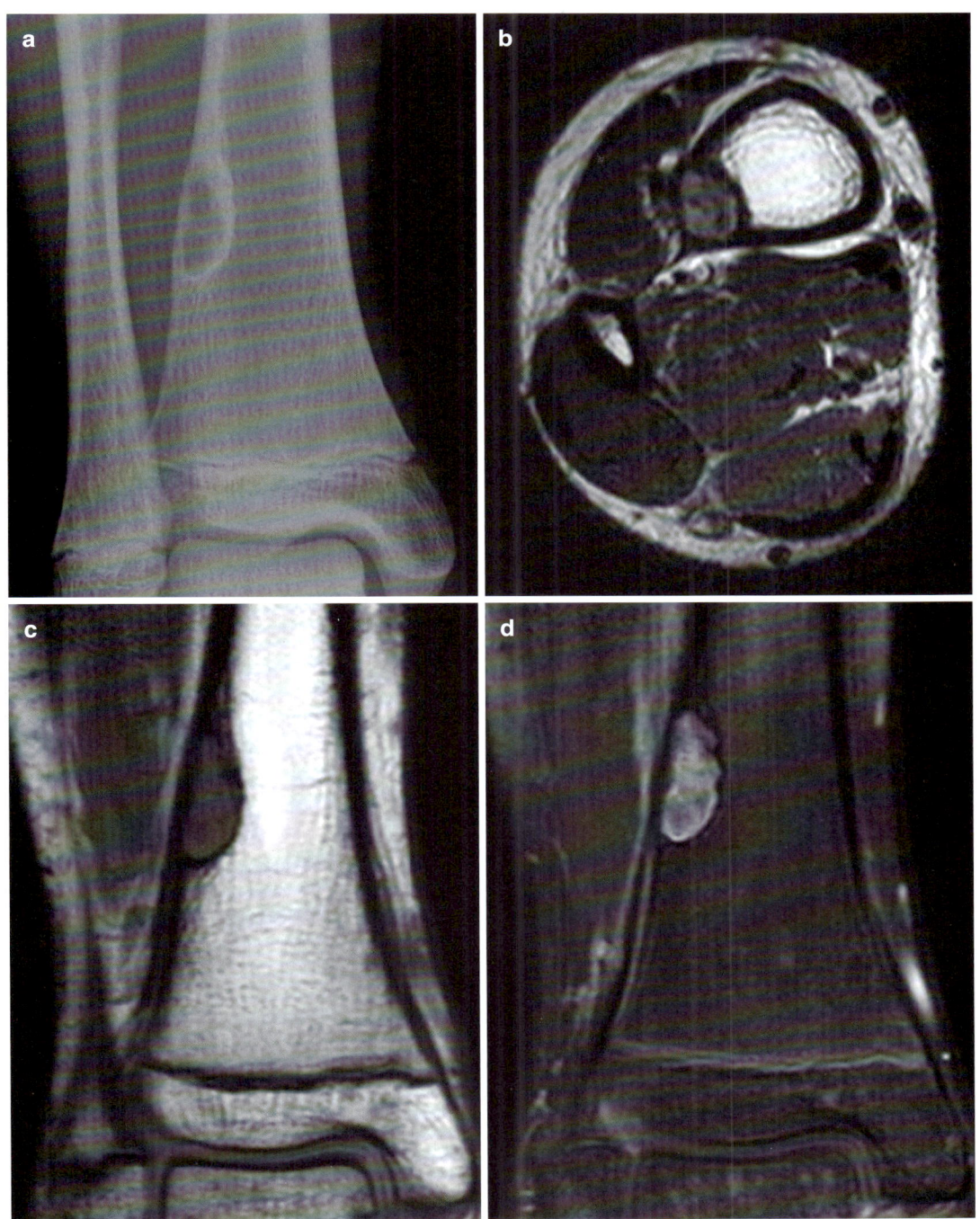

图4.7　纤维性皮质缺损

前后位X线片（a）显示胫骨远侧干骺端外侧骨皮质内小的边界清晰的溶骨性病变，伴有硬化边缘。横轴位T2WI（b）显示病变信号不均匀，以高信号为主（与肌肉信号相比）。冠状位T1WI（c）显示病变与肌肉信号相仿。冠状位CE-T1WI-FS（d）显示病变不均匀强化。

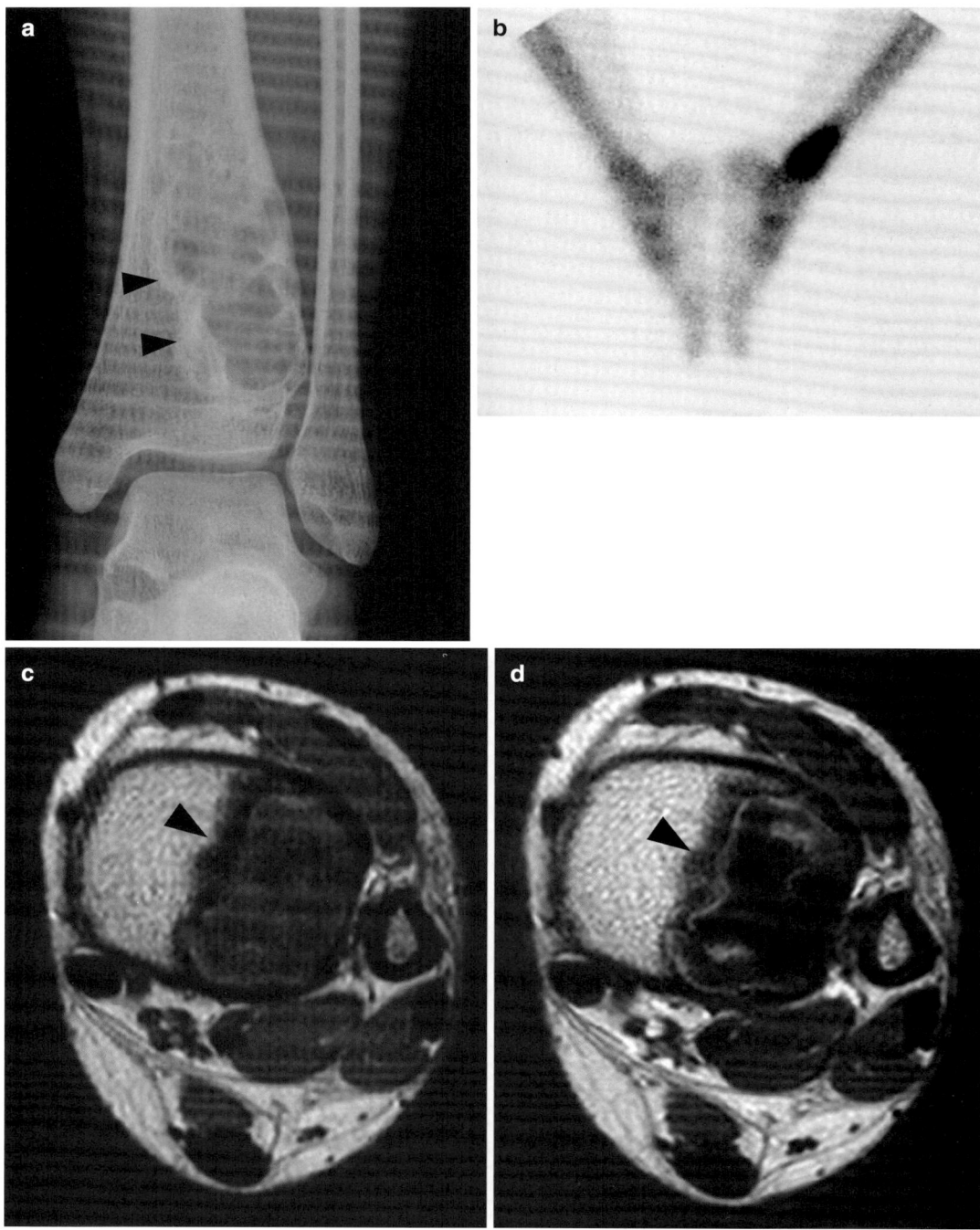

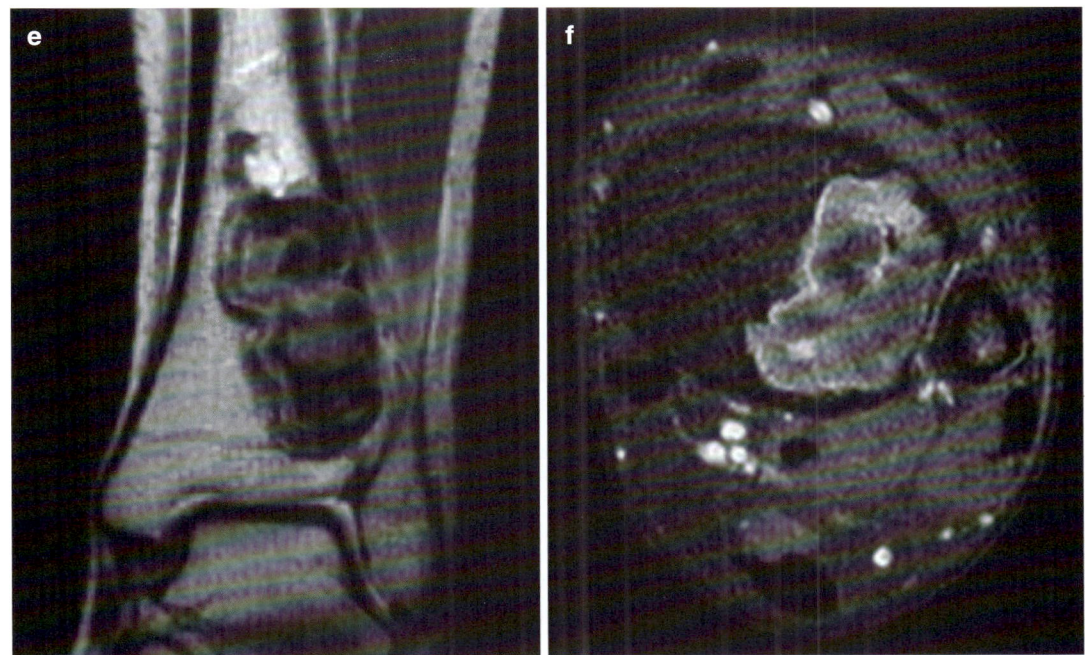

图4.8　非骨化性纤维瘤

前后位X线片（a）显示胫骨远侧干骺端偏心性地图状溶骨性病变，伴有硬化边缘。核素骨扫描（b）显示病变区的放射性摄取增高。与相邻肌肉信号相比，病变在T1WI（c）上呈中等信号，在T2WI（d，e）上呈低信号，在CE-T1WI-FS（f）上呈不均匀强化。X线片上的硬化边缘在T1WI和T2WI上均呈低信号（a，c，d中的黑三角形）。

4.4　骨良性纤维组织细胞瘤

■ 概述

骨良性纤维组织细胞瘤是一种良性骨肿瘤，归属于纤维组织细胞性肿瘤，也被称为纤维黄瘤、纤维性黄色瘤、黄色纤维瘤和黄色肉芽肿。该肿瘤与NOF/FCD具有相同的组织学特征，即由良性的成纤维细胞和破骨样多核巨细胞构成。但骨良性纤维组织细胞瘤的临床表现和影像学特征与NOF/FCD不同。

■ 流行病学

骨良性纤维组织细胞瘤是一种非常罕见的良性肿瘤，以往病例报道不足100例，患者年龄为5~75岁，大多数患者年龄大于20岁，发病无性别差异。

■ 好发部位

骨良性纤维组织细胞瘤一般位于长骨的骨骺或骨干，也可发生于骨盆和肋骨等扁骨。

■ 影像学表现

● X线

骨良性纤维组织细胞瘤的X线表现为长骨骨骺或骨干的边界清晰的地图状骨破坏，伴有硬化边缘（图4.9）。病变内可存在骨小梁或假性分隔，但无钙化和骨膜反应。

● MRI

骨良性纤维组织细胞瘤MRI的表现类似于NOF/FCD，与肌肉信号相比，病变在T1WI上呈中等-低信号，在T2WI上呈中等-高信号，增强扫描后可有不同程度的强化（图4.9）。

■ 鉴别诊断

1. 骨巨细胞瘤

骨巨细胞瘤和骨良性纤维组织细胞瘤均可表现为长骨骨端边界清晰的溶骨性病变。但骨巨细胞瘤一般无硬化边缘，而约2/3的骨良性纤维组织细胞瘤出现硬化边缘。

2. 非骨化性纤维瘤

非骨化性纤维瘤的发病年龄较骨良性纤维组织细胞瘤小。非骨化性纤维瘤典型的发病部位在干骺端，而骨良性纤维组织细胞瘤位于长骨的非干骺端区域。

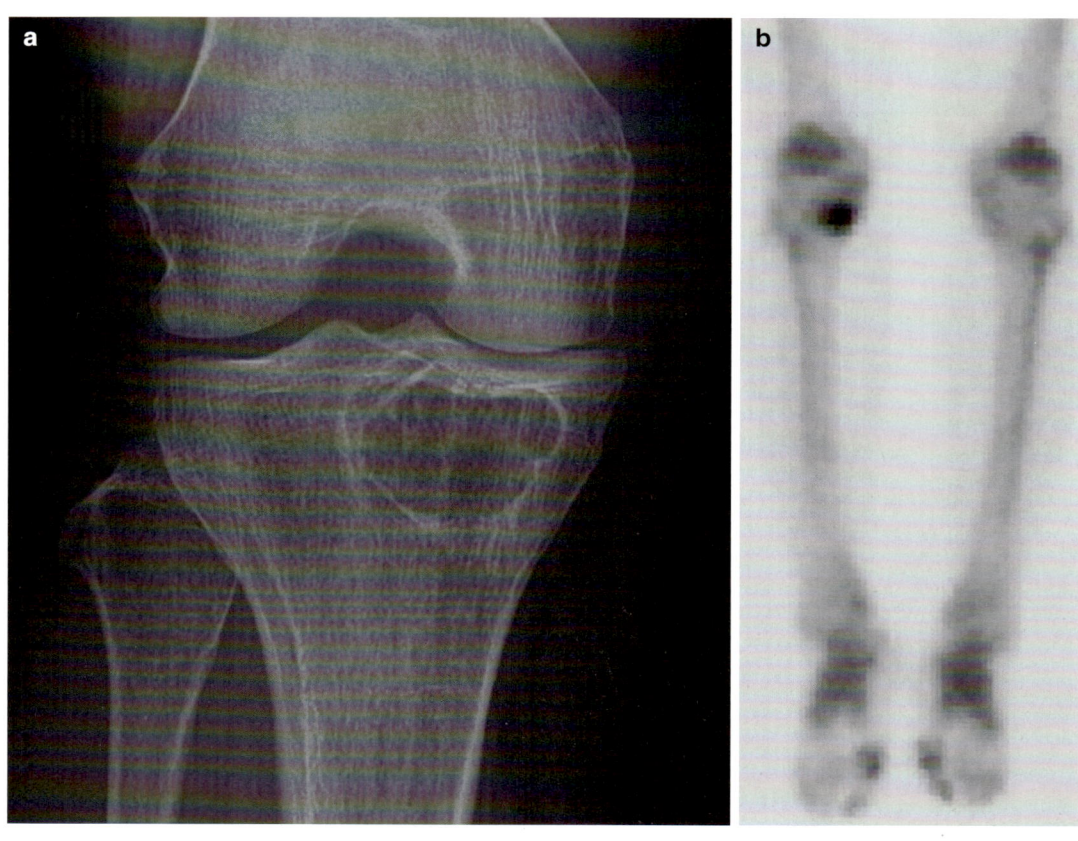

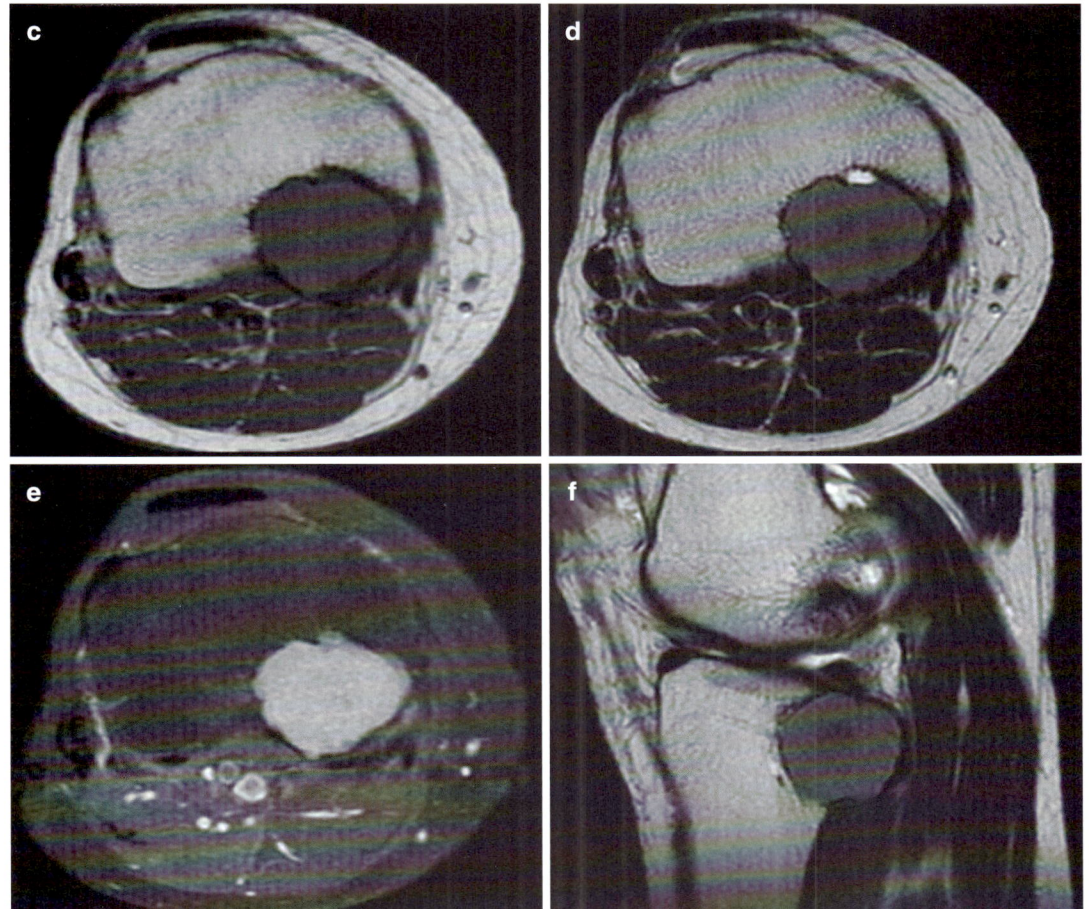

图4.9　58岁女性，骨良性纤维组织细胞瘤

前后位X线片（a）显示胫骨近端地图状溶骨性病变，伴有薄层硬化边缘。核素骨扫描（b）显示病变区放射性摄取增高。与肌肉信号相比，病变在T1WI（c）上呈中等-低信号，在T2WI（d，f）上呈中等-高信号，在CE-T1WI-FS（e）上呈明显强化。

❖ **推荐文献**

◆ **骨韧带样纤维瘤**

[1] BOHM P，KROBER S，GRESCHNIOK A，et al. Desmoplastic fibroma of the bone. A report of two patients，review of the literature，and therapeutic implications [J]. Cancer，1996，78：1011-1123.

[2] CRIM J R，GOLD R H，MIRRA J M，et al. Desmoplastic fibroma of bone：radiographic analysis [J]. Radiology，1989，172：827-832.

[3] HANEY J，OLSON P N，GRIFFITHS H J. Radiologic case study. The clinical and radiologic features of desmoplastic fibroma of bone [J]. Orthopedics，1994，17：7780-7785，7788.

[4] INWARDS C Y，UNNI K K，BEABOUT J W，et al. Desmoplastic fibroma of bone [J]. Cancer. 1991，68：1978-1983.

[5] TACONIS W K，SCHUTTE H E，VAN DER HEUL RO. Desmoplastic fibroma of bone：a report of 18 cases [J]. Skelet Radiol，1994，23：283-288.

[6] VANHOENACKER F M, HAUBEN E, DE BEUCKELEER L H, et al. Desmoplastic fibroma of bone: MRI features [J]. Skelet Radiol, 2000, 29: 171-175.

◆ 骨纤维肉瘤

[1] ANTONESCU C R, ERLANDSON R A, HUVOS A G. Primary fibrosarcoma and malignant fibrous histiocytoma of bone: a comparative ultrastructural study: evidence of a spectrum of fibroblastic differentiation [J]. Ultrastruct Pathol, 2000, 24: 83-91.

[2] PAPAGELOPOULOS P J, GALANIS E, FRASSICA F J, et al. Primary fibrosarcoma of bone. Outcome after primary surgical treatment [J]. Clin Orthop Relat Res, 2000, 373: 88-103.

[3] PAPAGELOPOULOS P J, GALANIS E, TRANTAFYLLIDIS P, et al. Clinicopathologic features, diagnosis, and treatment of fibrosarcoma of bone [J]. Am J Orthop (Belle Mead NJ), 2002, 31: 253-257.

[4] ROMEO S, BOVEE J V, KROON H M, et al. Malignant fibrous histiocytoma and fibrosarcoma of bone: a re-assessment in the light of currently employed morphological, immunohistochemical and molecular approaches [J]. Virchows Arch, 2012, 461: 561-570.

[5] TACONIS W K, MULDER J D. Fibrosarcoma and malignant fibrous histiocytoma of long bones: radiographic features and grading [J]. Skelet Radiol, 1984, 11: 237-245.

◆ 非骨化性纤维瘤/纤维性皮质缺损

[1] BLAU R A, ZWICK D L, WESTPHAL R A. Multiple nonossifying fibromas [J]. J Bone Joint Surg Am, 1988, 70: 299-304.

[2] HETTS S W, HILCHEY S D, WILSON R, et al. Case 110: nonossifying fibroma [J]. Radiology, 2007, 243: 288-292.

[3] JEE W H, CHOE B Y, KANG H S, et al. Nonossifying fibroma: characteristics at MR imaging with pathologic correlation [J]. Radiology, 1998, 209: 197-202.

[4] KUMAR R, MADEWELL J E, LINDELL M M, et al. Fibrous lesions of bones [J]. Radiographics, 1990, 10: 237-256.

◆ 骨良性纤维组织细胞瘤

[1] CLARKE B E, XIPELL J M, THOMAS D P. Benign fibrous histiocytoma of bone [J]. Am J Surg Pathol, 1985, 9: 806-815.

[2] GROHS J G, NICOLAKIS M, KAINBERGER F, et al. Benign fibrous histiocytoma of bone: a report of ten cases and review of literature [J]. Wien Klin Wochenschr, 2002, 114: 56-63.

[3] HAMADA T, ITO H, ARAKI Y, et al. Benign fibrous histiocytoma of the femur: review of three cases [J]. Skelet Radiol, 1996, 25: 25-29.

（徐丹阳　高振华 译）

第5章 ❯

富含破骨样巨细胞肿瘤

5.1　小骨巨细胞病变

■ 概述

小骨巨细胞病变不是肿瘤性病变，而是含出血、成纤维细胞、多核巨细胞和反应性成骨的反应性病变，通常被称为巨细胞修复性肉芽肿。术语"巨细胞修复性肉芽肿"来自Jaffe（1953）的病例报道，文献中描述了因颌骨创伤性骨内出血而形成的病变。下颌骨和上颌骨是小骨巨细胞病变最常见的发病部位，但本节仅讨论局限于手足部小骨的巨细胞病变。

■ 流行病学

小骨巨细胞病变最常见于20岁以下，74%的病例报道中患者年龄在30岁以下。发病无性别差异。

■ 好发部位

小骨巨细胞病变的好发部位依次为指骨、掌骨、跖骨、腕骨和跗骨。病变最常发生于小骨的干骺端，伴有或不伴有骨干受累。与骨巨细胞瘤不同的是，小骨巨细胞病变很少累及骨骺。

■ 影像学表现

● X线

小骨巨细胞病变通常表现为手足小骨干骺端的膨胀性溶骨性病变，骨皮质膨胀变薄但无破坏，骨膜反应少见。病变内可见骨小梁影和矿化灶。

● MRI

小骨巨细胞病变一般表现为实性病变，无囊变区。病变在T1WI上呈中等信号，在T2WI上呈不均匀高信号。

■ 鉴别诊断

1. 骨巨细胞瘤

骨巨细胞瘤极少见于手足部小骨，与小骨巨细胞病变的鉴别点在于骨巨细胞瘤会延伸至骨骺且病灶内无矿化。

2. 动脉瘤样骨囊肿

小骨巨细胞病变被认为是动脉瘤样骨囊肿的实性成分。在组织病理学上，动脉瘤样骨囊肿的实性部分与小骨巨细胞病变相似。二者可借助影像学检查鉴别，动脉瘤样骨囊肿含多发的液-液平面。

3. 内生软骨瘤

手和足最常见的骨肿瘤是内生软骨瘤。内生软骨瘤存在典型的环弧状软骨样矿化，借此可与小骨巨细胞病变鉴别。

4. 其他的指骨远端溶骨性病变

需要与血管球瘤和表皮包涵囊肿鉴别。

5.2 骨巨细胞瘤

■ 概述

骨巨细胞瘤一般而言是良性肿瘤，归属于富含破骨样巨细胞肿瘤，其组织学特征是在单核基质细胞的背景下存在多核巨细胞。病变通常发生于成熟长骨的末端。骨巨细胞瘤虽然被划为良性病变，但病变可出现局部侵袭性行为，在影像学上表现为侵袭破坏征象，在手术切除后局部复发（刮除后的复发率为15%~50%），并且也可转移到肺部（占2%）。恶性骨巨细胞瘤确实存在，但极少见，约占所有骨巨细胞瘤的2%。

■ 流行病学

骨巨细胞瘤是一种相对常见的良性骨肿瘤，约占良性骨肿瘤的15%~20%，占所有原发性骨肿瘤的3%~5%。大多数骨巨细胞瘤患者的年龄为20~40岁，发病高峰年龄段为20~30岁。骨巨细胞瘤很少发生于骨骼未成熟或50岁以上的人群。骨巨细胞瘤在男性中的发病率稍高于女性，男女发病率之比为（1.5~2）：1。

■ 好发部位

骨巨细胞瘤最常见于长骨末端（占60%），大多数病例发生于股骨远端、胫骨近端、桡骨远端和肱骨近端。骨巨细胞瘤起源于干骺端并延伸至骨骺，形成位于干骺端–骨骺区域的病变。骨巨细胞瘤极少发生于中轴骨和扁骨，脊柱的骨巨细胞瘤常见于骶骨。扁骨的骨巨细胞瘤位于骨突，即相当于骨骺（有关骨突的更多信息，请参见第一部分）的位置。骨巨细胞瘤可继发于Paget病，继发于Paget病的骨巨细胞瘤会呈多样性表现。

■ 影像学表现

● X线

典型的骨巨细胞瘤位于骨骼成熟后的干骺–骨骺区域，具有偏心性骨破坏表现，边界清晰，无硬化边缘（图5.1）。病变邻近骨皮质常膨胀性改变，一般不伴有骨膜反应（图5.2）。病变内可有极少量或无基质矿化。沿病变边缘偶尔可见增粗的骨小梁，使病变表现为皂泡样外观（图5.2）。非典型的骨巨细胞瘤表现为更强侵袭性的生物学特征，表现为病变周围移行过渡带较宽以及骨皮质破坏。这些侵袭性表现更常见于横径较小的骨骼，例如腓骨或尺骨。发生于骨突的骨巨细胞瘤的影像学表现与长骨的骨巨细胞瘤相同（图5.3和图5.4）。

● MRI

骨巨细胞瘤在MRI上的表现无特异性，在T1WI上常表现为中等–低信号，在液体敏感序列图像上呈不均匀高信号。病变内可见在T1WI和T2WI上均呈低信号，在梯度回波序列图像上呈低信号，这是肿瘤细胞吞噬外渗的红细胞后所形成的含铁血黄素沉积区（图5.5、图5.7和图5.8）。骨巨细胞瘤可继发动脉瘤样骨囊肿，从而在T2WI上表现为伴有液–液平面的多房囊性病变（图5.6）。

■ 鉴别诊断

1. 软骨母细胞瘤

软骨母细胞瘤一般发生于未成熟的骨骼，生长板尚未闭合。软骨母细胞瘤虽然同样可位于干骺–骨骺区域，但软骨母细胞瘤起源于骨骺，而骨巨细胞瘤则起源于干骺端。软骨母细胞瘤通常具有硬化边缘，并可伴有骨膜反应。在MRI上，软骨母细胞瘤与骨巨细胞瘤的鉴别要点是前者存在广泛的周围软组织水肿和骨髓水肿。

2. 动脉瘤样骨囊肿

骨巨细胞瘤可继发动脉瘤样骨囊肿。据文献报道，不伴有骨巨细胞瘤的动脉瘤样骨囊肿的患者较为年轻。在影像学上，动脉瘤样骨囊肿与骨巨细胞瘤的鉴别要点在于前者缺少强化的软组织成分。

3. 其他肿瘤的鉴别诊断

包括溶骨性转移瘤、浆细胞瘤、毛细血管扩张型骨肉瘤，富含巨细胞的骨肉瘤和透明细胞软骨肉瘤。

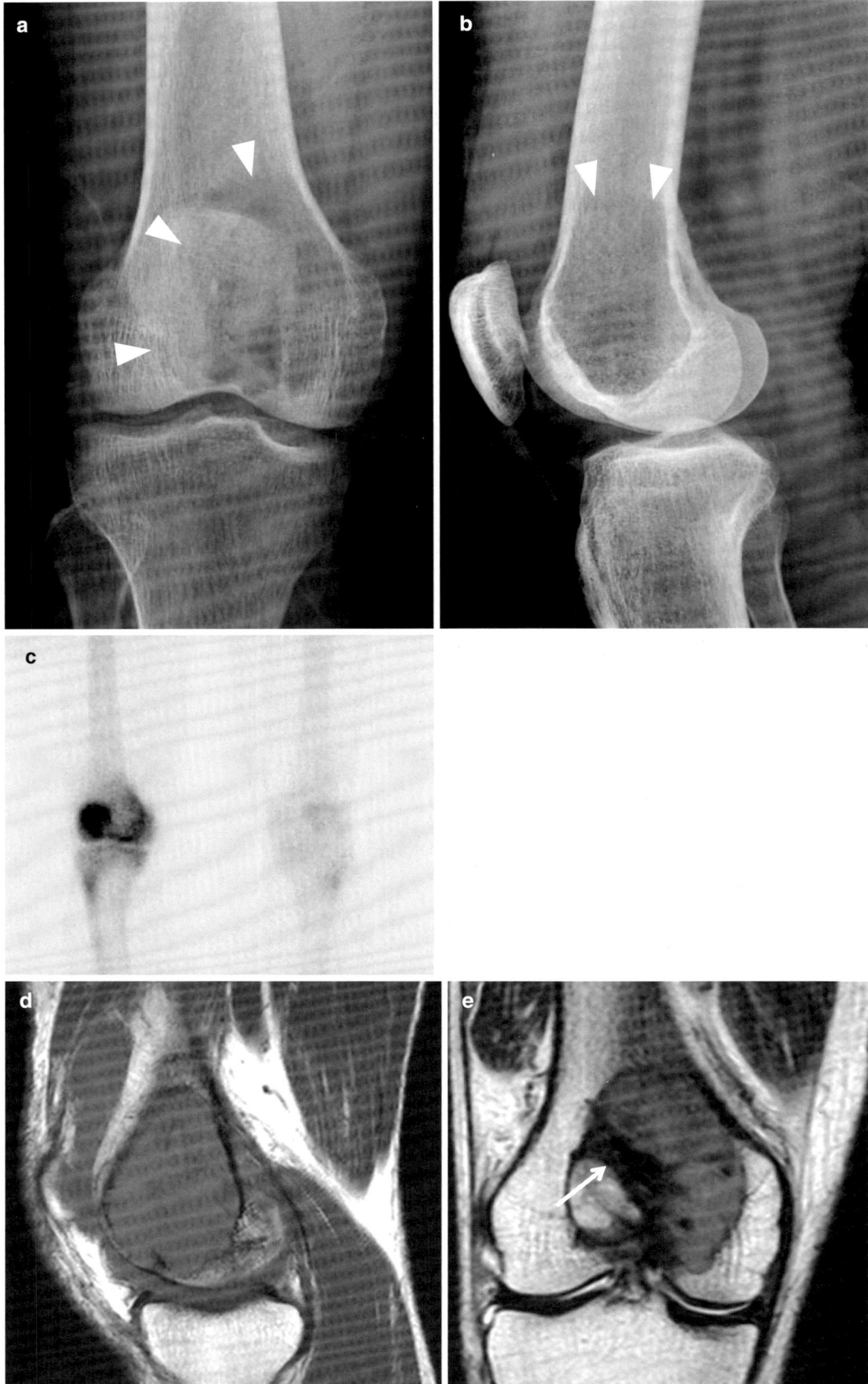

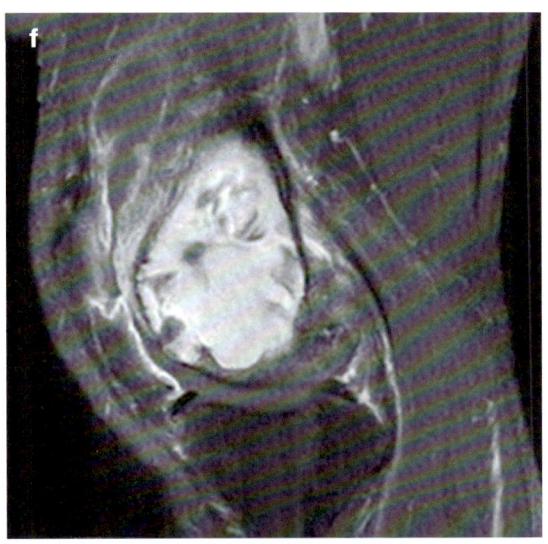

图5.1　31岁男性，股骨远端骨巨细胞瘤

前后位（a）和侧位（b）X线片显示右侧股骨远侧骨端地图状溶骨性病变，无硬化边缘（三角形）。核素骨扫描（c）显示病变区的放射性摄取增高。病变在矢状位T1WI（d）上呈中等信号，在冠状位T2WI（e）上呈不均匀信号，在矢状位CE-T1WI-FS（f）上呈明显强化。T2WI（e）上病灶内低信号区（箭头），可能是肿瘤细胞吞噬外渗的红细胞后所形成的含铁血黄素沉积区。

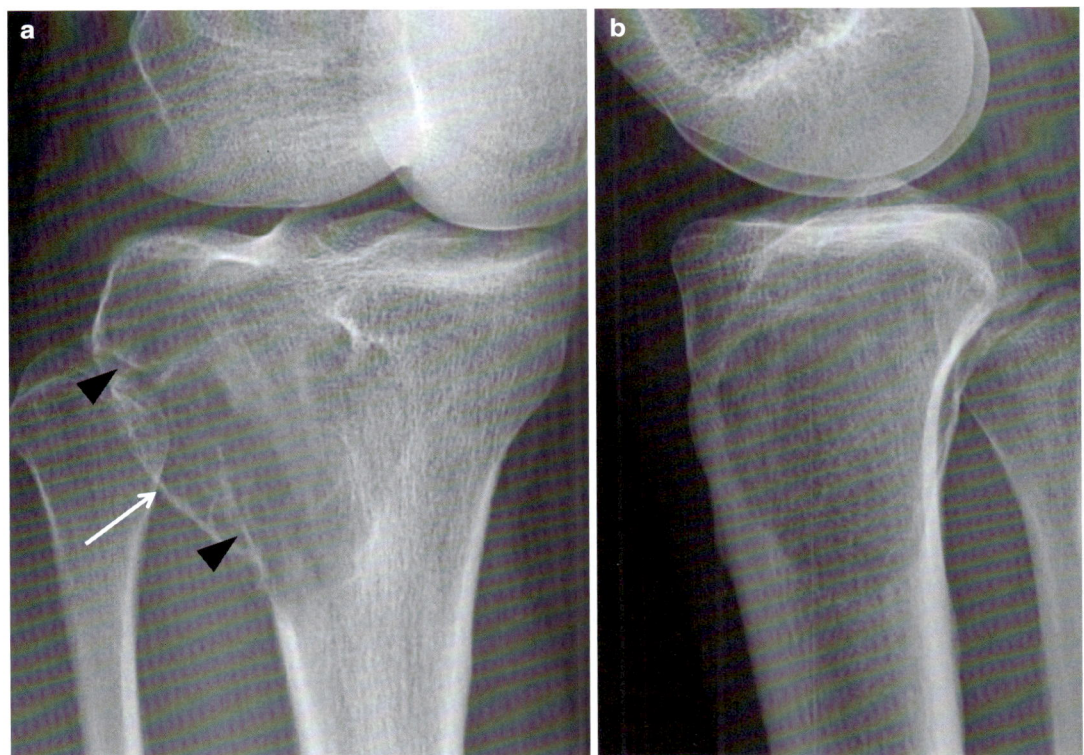

图5.2　27岁女性，胫骨近端骨巨细胞瘤

斜位（a）和侧位（b）X线片显示右侧胫骨近侧骨端地图状偏心性溶骨性病变，无硬化边缘。病变引起胫骨骨皮质膨胀性改变（箭头），但无骨膜反应。病灶边缘可见增粗的骨小梁（三角形）。

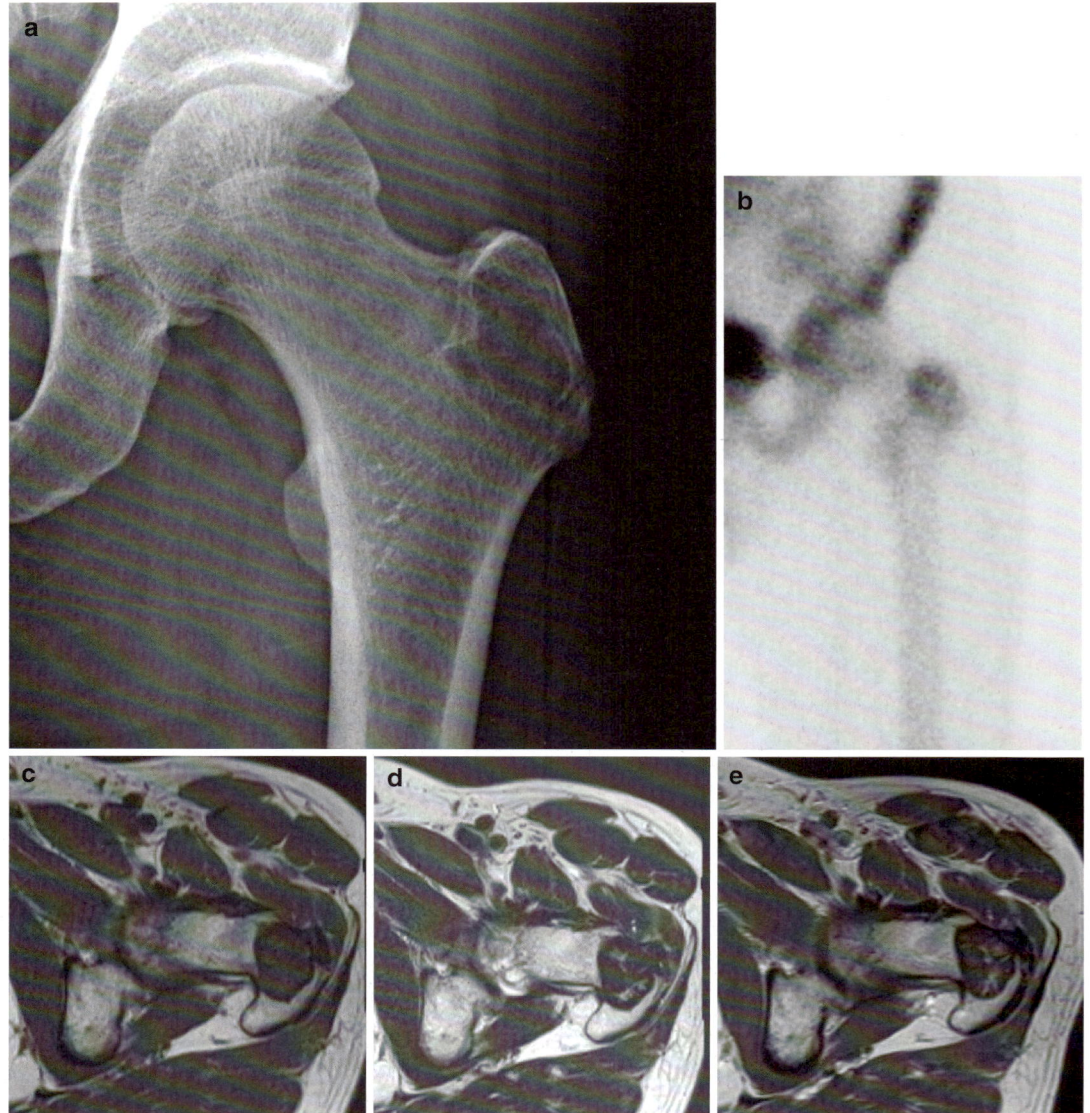

图5.3　股骨大转子骨巨细胞瘤

前后位X线片（a）显示左侧股骨大转子地图状溶骨性病变，无硬化边缘。核素骨扫描（b）显示病变区的放射性摄取轻度增高。病变在横轴位T1WI（c）上呈中等信号，在横轴位T2WI（d）上呈低信号，在横轴位CE-T1WI-FS（e）上呈轻度强化。

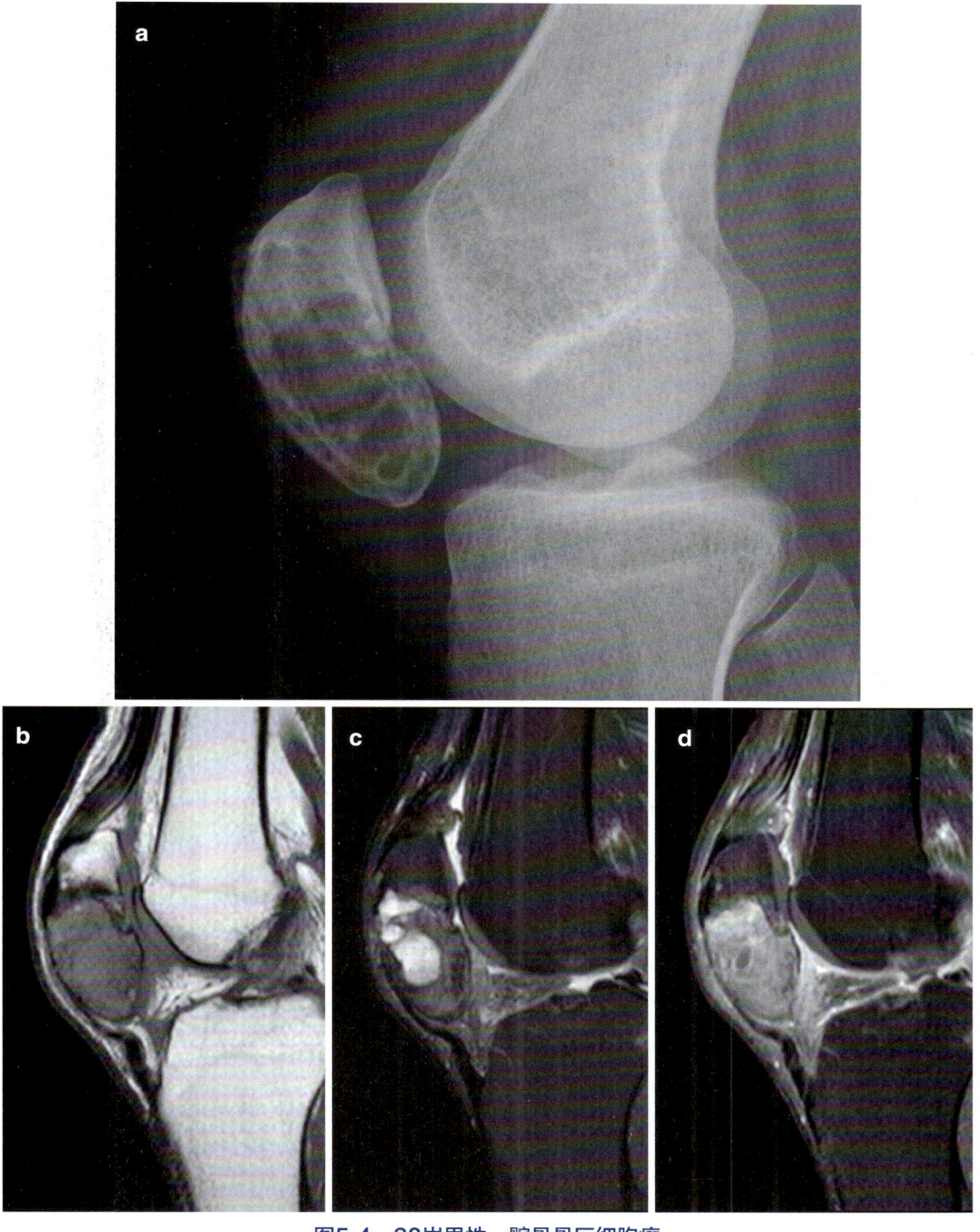

图5.4　28岁男性，髌骨骨巨细胞瘤

侧位X线片（a）显示髌骨下2/3区域轻度膨胀性地图状溶骨性病变，无硬化边缘。病变在矢状位T1WI（b）上呈中等信号，在T2WI-FS（c）上呈稍高信号伴囊腔形成，在CE-T1WI-FS（d）上呈不均匀性强化。

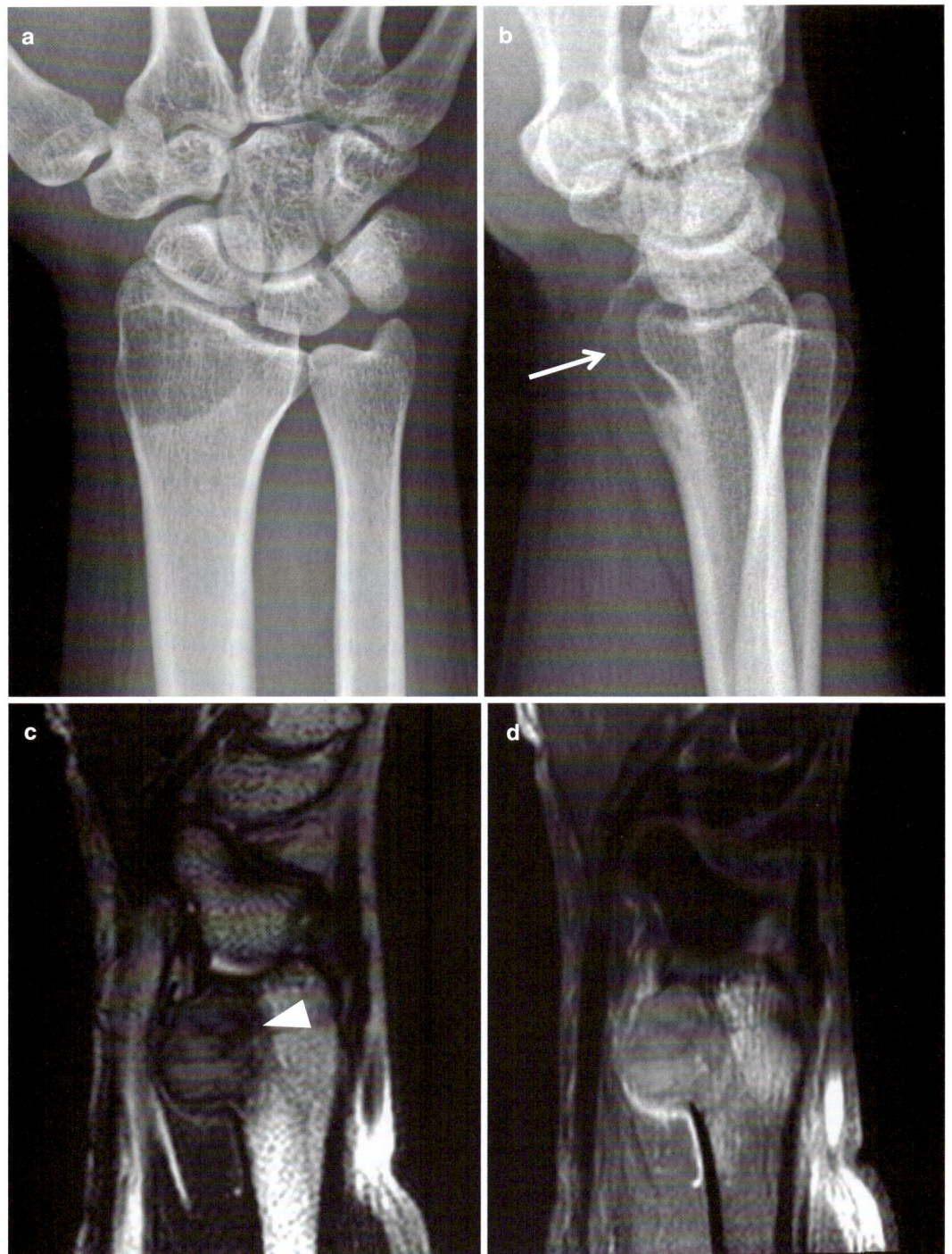

图5.5 36岁男性，桡骨远端骨巨细胞瘤

前后位（a）和侧位（b）X线片显示左侧桡骨远侧骨端地图状溶骨性病变，无硬化边缘，邻近骨皮质轻度膨胀（白箭头）。矢状位T2WI（c）显示病变内低信号区（三角形），可能对应于肿瘤内含铁血黄素沉积区。矢状位CE-T1WI-FS（d）显示病变呈中度强化。

译者注：图5.5a应为腕部后前位X线片。

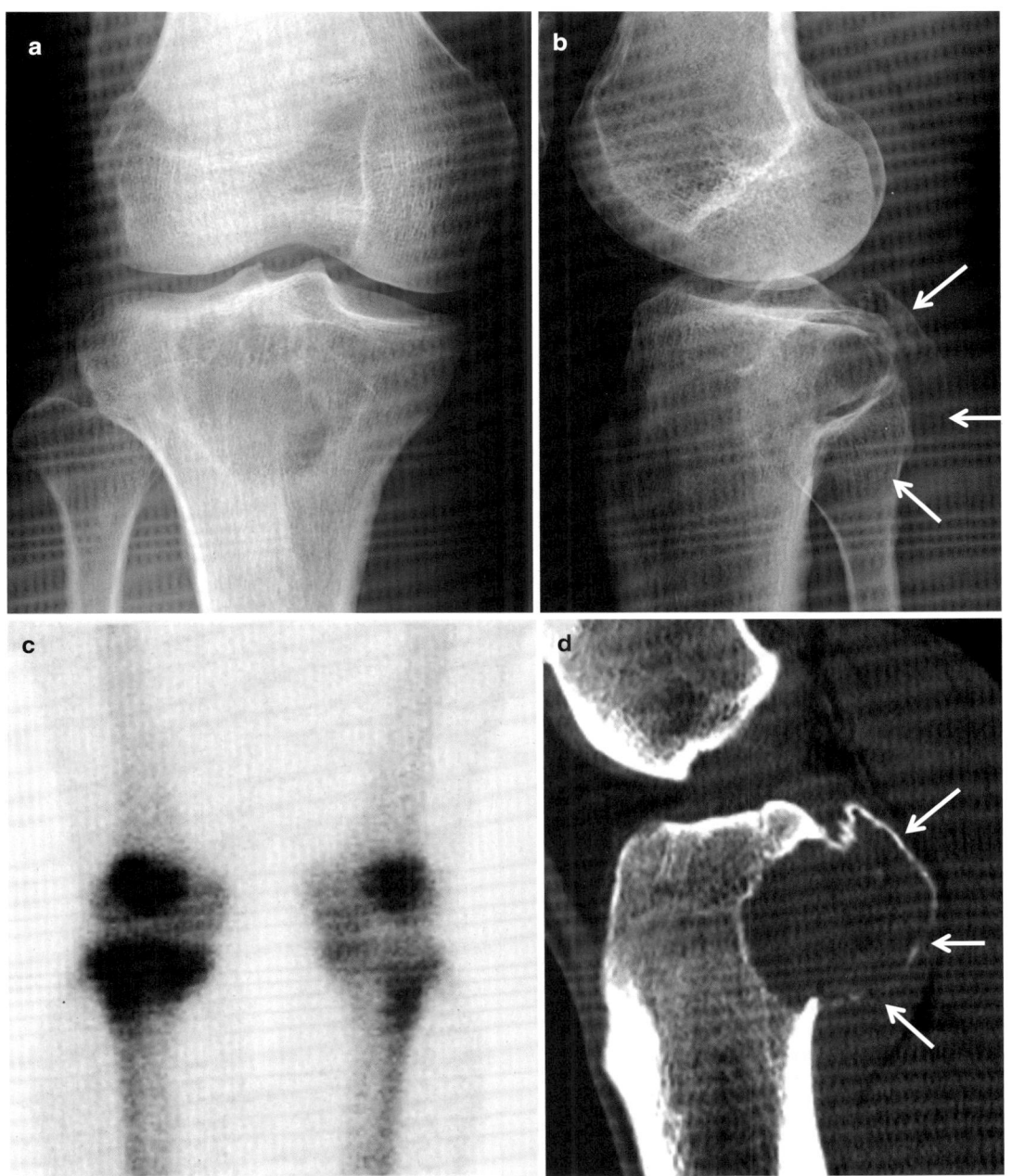

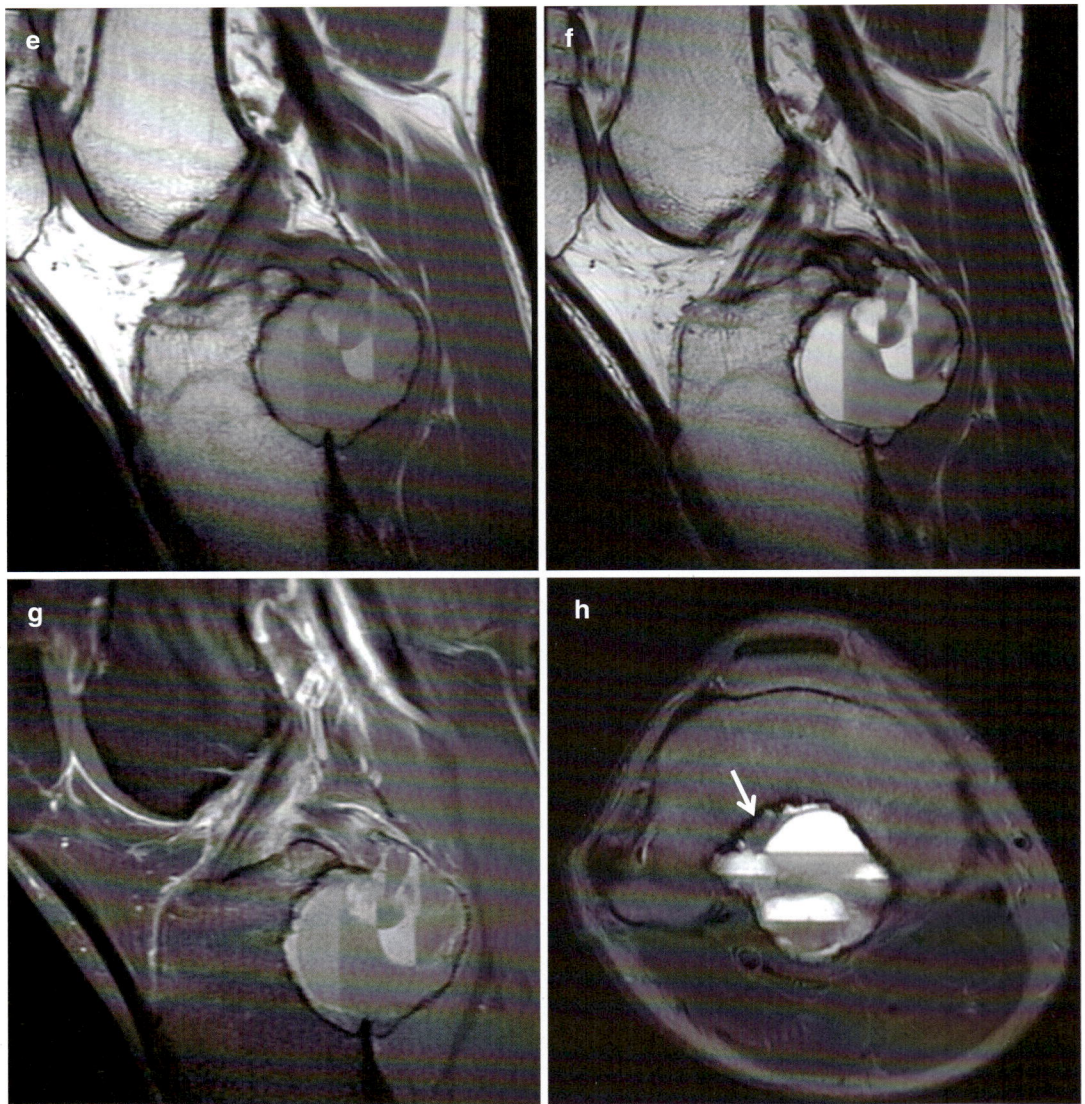

图5.6　胫骨近端骨巨细胞瘤

前后位（a）和侧位（b）X线片显示右侧胫骨近侧骨端地图状溶骨性病变，胫骨后侧骨皮质呈吹气球样膨胀性改变（箭头）。核素骨扫描（c）显示病变区的放射性摄取增高。矢状位重组CT（d）显示胫骨后侧骨皮质呈吹气球样膨胀性改变。矢状位T1WI（e）、矢状位T2WI（f）和矢状位CE-T1WI-FS（g）显示病变内多发液-液平面，呈动脉瘤样骨囊肿的表现。横轴位T2WI-FS（h）显示病变内存在非囊性的实性成分（箭头），支持继发性动脉瘤样骨囊肿而非原发性动脉瘤样骨囊肿的诊断。

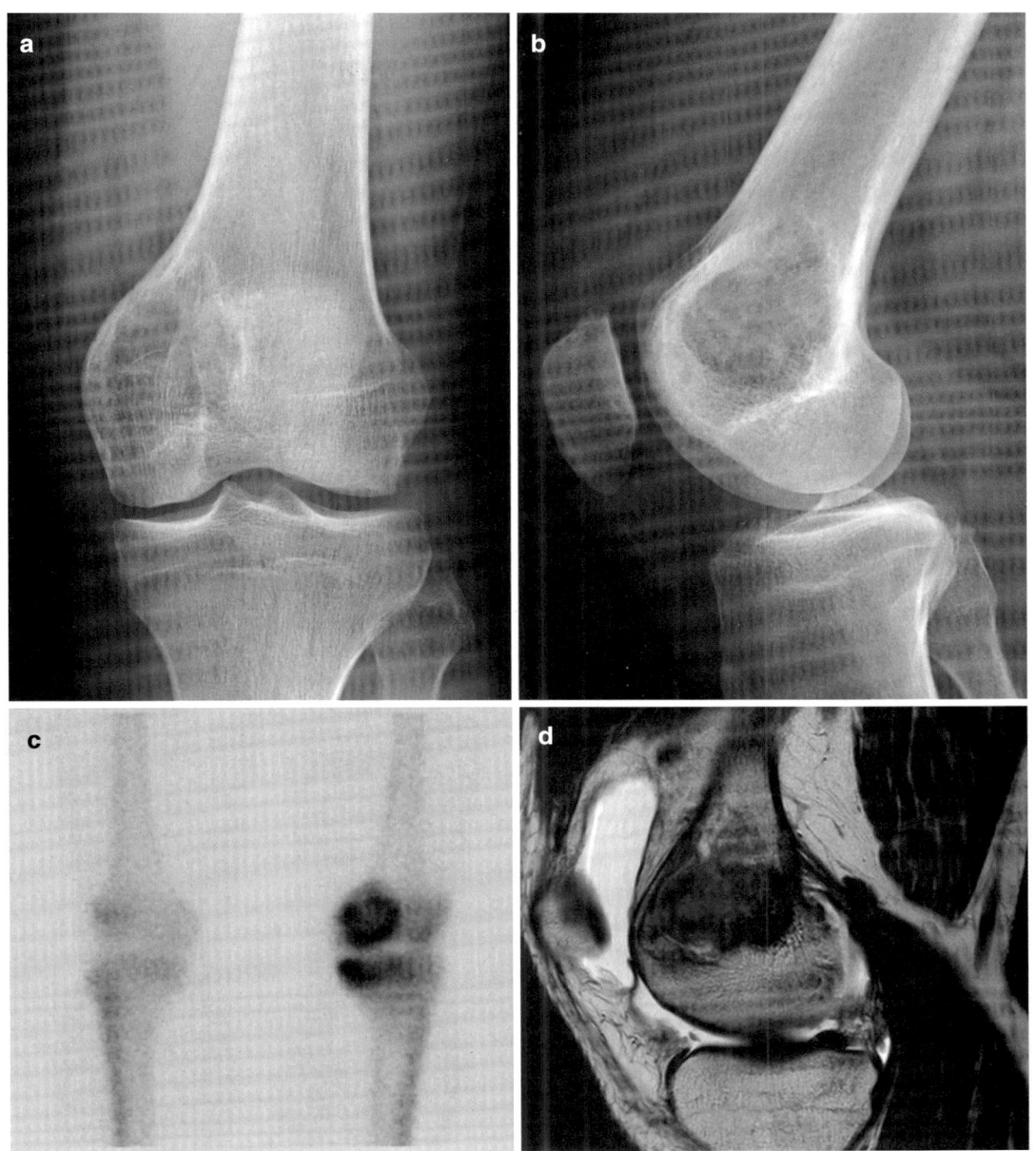

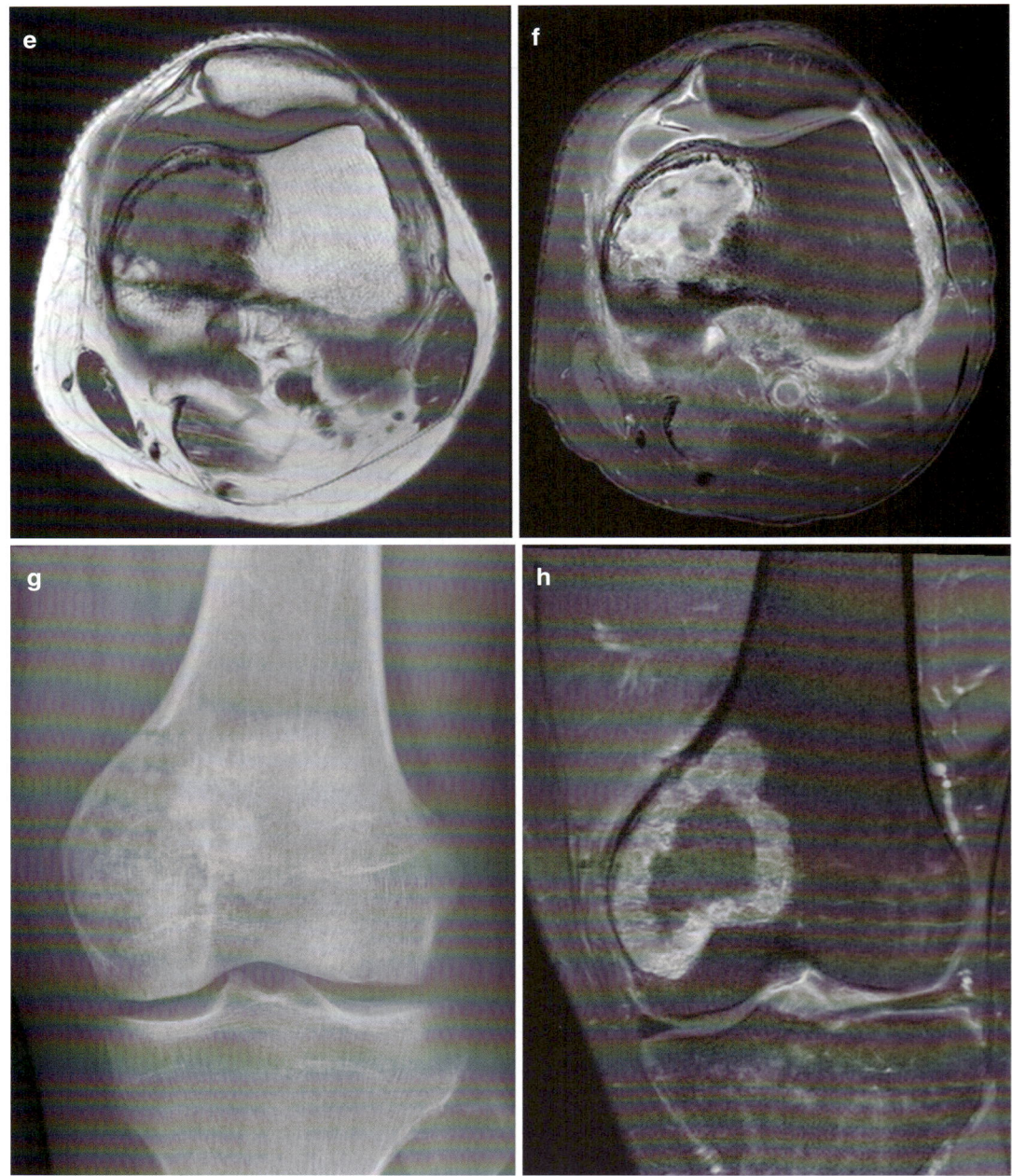

图5.7 52岁男性，股骨远端骨巨细胞瘤

前后位（a）和侧位（b）X线片显示左侧股骨远端地图状溶骨性病变，伴有薄层硬化边缘。病变同时累及骨骺和干骺端，但病变中心位于干骺端，提示它起源于干骺端。核素骨扫描（c）显示病变区的放射性摄取增高。病变在T2WI（d）上呈低信号，在T1WI（e）上呈中等信号，在CE-T1WI-FS（f）上呈不均匀明显强化。该患者行肿瘤刮除植骨填充术，术后4个月复查X线片（g）和MRI（h）显示术后正常表现，移植骨在X线片上与周围骨质密度相似，在CE-T1WI-FS上表现为周围环带状强化而中央区不强化。

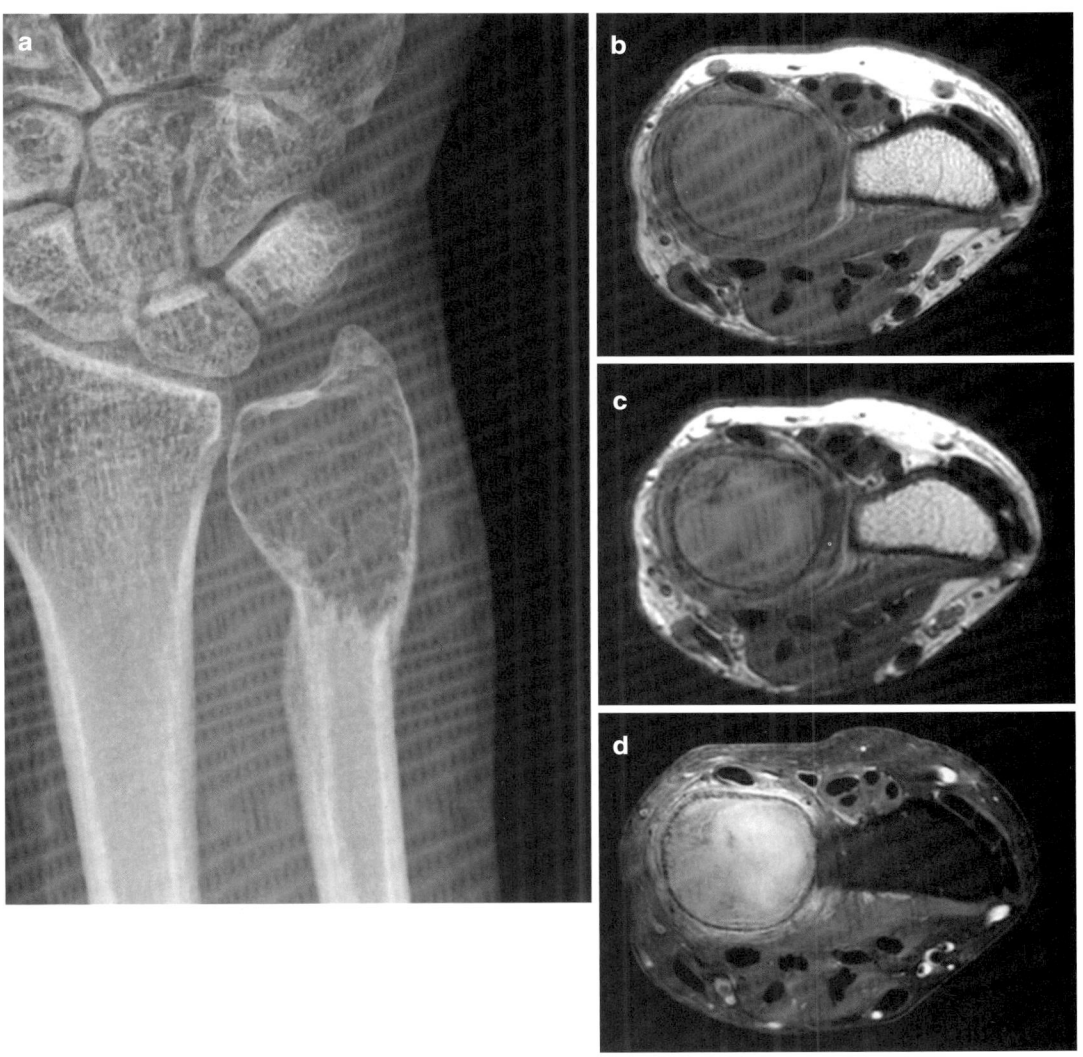

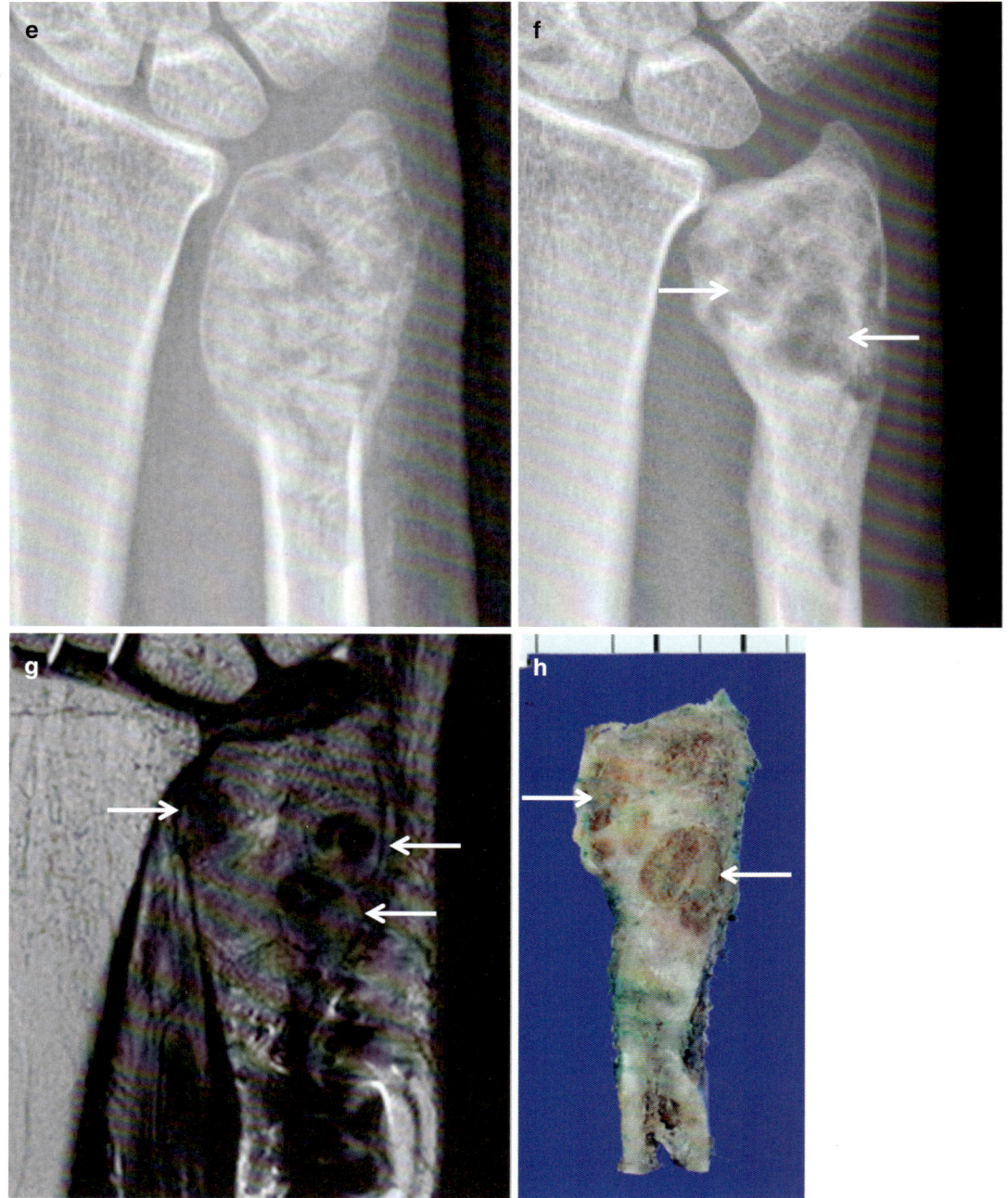

图5.8 33岁女性，尺骨远端骨巨细胞瘤

前后位X线片（a）显示左尺骨远侧骨端的膨胀性溶骨性病变，呈现ⅠB型骨破坏方式。病变在横轴位T1WI（b）上呈中等信号，在横轴位T2WI（c）上以稍高信号为主夹杂低信号区，在横轴位CE-T1WI-FS（d）上呈明显强化。该患者行肿瘤刮除植骨填充术，术后10天复查前后位X线片（e）显示移植的松质骨填充肿瘤刮除后的缺损区，其密度与相邻的骨质密度相似。术后8个月再次复查X线片（f）显示在移植骨部位（箭头）出现边界清晰的溶骨性区域，提示肿瘤复发的可能。冠状位T2WI（g）显示在移植骨部位的溶骨区（箭头）呈现结节样低信号病变，这与周围移植骨融合的背景信号不同。尺骨远端切除后标本（h），经组织病理学检查证实为复发性骨巨细胞瘤。

译者注：图5.8a和图5.8e应为后前位X线片。

❖ 推荐文献

◆ 小骨巨细胞病变

[1] GLASS T A，MILLS S E，FECHNER R E，et al．Giant-cell reparative granuloma of the hands and feet [J] ．Radiology，1983，149：65-68.

[2] JAFFE H L．Giant-cell reparative granuloma，traumatic bone cyst，and fibrous（fibro-osseous）dysplasia of the jawbones [J] ．Oral Surg Oral Med Oral Pathol，1953，6：159-175.

[3] LORENZO J C，DORFMAN H D．Giant-cell reparative granuloma of short tubular bones of the hands and feet [J] ．Am J Surg Pathol，1980，4：551-563.

[4] MURPHEY M D，NOMIKOS G C，FLEMMING D J，et al．From the archives of AFIP．Imaging of giant cell tumor and giant cell reparative granuloma of bone：radiologic-pathologic correlation [J] ．Radiographics，2001，21：1283-1309.

[5] PICCI P，BALDINI N，SUDANESE A，et al．Giant cell reparative granuloma and other giant cell lesions of the bones of the hands and feet [J] ．Skeletal Radiol，1986，15：415-421.

◆ 骨巨细胞瘤

[1] AOKI J，TANIKAWA H，ISHII K，et al．MR findings indicative of hemosiderin in giant-cell tumor of bone：frequency，cause，and diagnostic significance [J] ．Am J Roentgenol，1996，166：145-148.

[2] CHAKARUN C J，FORRESTER D M，GOTTSEGEN C J，et al．Giant cell tumor of bone：review，mimics，and new developments in treatment [J] ．Radiographics，2013，33：197-211.

[3] LARSSON S E，LORENTZON R，BOQUIST L．Giant-cell tumor of bone．A demographic，clinical，and histopathological study of all cases recorded in the Swedish Cancer Registry for the years 1958 through 1968 [J] ．J Bone Joint Surg Am，1975，57：167-173.

[4] LORENTZON R，LUNDSTROM B，LARSSON S E．Growth rate of giant-cell tumor of bone：radiographic and clinical considerations [J] ．Clin Orthop Relat Res，1980，149：299-304.

[5] MURPHEY M D，NOMIKOS G C，FLEMMING D J，et al．From the archives of AFIP．Imaging of giant cell tumor and giant cell reparative granuloma of bone：radiologic-pathologic correlation [J] ．Radiographics，2001，21：1283-1309.

[6] RASKIN K A，SCHWAB J H，MANKIN H J，et al．Giant cell tumor of bone [J] ．J Am Acad Orthop Surg，2013，21：118-126.

[7] TURCOTTE R E．Giant cell tumor of bone [J] ．Orthop Clin North Am，2006，37：35-51.

（徐丹阳 高振华 译）

第6章 ⊙

造血组织肿瘤和小圆细胞性肿瘤

6.1　浆细胞性骨髓瘤/孤立性浆细胞瘤

■ 概述

浆细胞性骨髓瘤（多发性骨髓瘤）和孤立性浆细胞瘤是骨髓源性浆细胞克隆性增殖。浆细胞性骨髓瘤是一种具有全身表现的多中心疾病，而孤立性浆细胞瘤则是一种单中心疾病，局限于单块骨，也存在多发的孤立性浆细胞瘤。

■ 流行病学

浆细胞性骨髓瘤是最常见的原发恶性骨肿瘤，好发年龄为60~70岁，40岁以下少见。孤立性浆细胞瘤发病年龄较浆细胞性骨髓瘤稍小些，确诊中位年龄是55岁。浆细胞性骨髓瘤的男女性发病率相当，而孤立性浆细胞瘤多发于男性（男女比例为2：1）。

■ 好发部位

浆细胞性骨髓瘤和孤立性浆细胞瘤发生于含造血骨髓的骨骼，通常累及中轴骨。孤立性浆细胞瘤最常见于椎骨，也可发生于肋骨、颅骨、骨盆和股骨。

■ 影像学表现

● X线

根据病变累及部位和病变类型，浆细胞性骨髓瘤可具有不同的X线表现。典型的浆细胞性骨髓瘤表现为骨髓腔内多个边界清晰的溶骨性病变，通常被称为穿凿样骨破坏（图6.1）。在内径小的骨骼，例如肋骨中，浆细胞性骨髓瘤可引起骨的膨胀性改变（图6.2、图6.3和图6.4）。骨膜反应少见。非典型的浆细胞性骨髓瘤更具有侵袭性表现，出现虫蚀样或渗透性骨破坏（图6.5）。骨髓瘤也可仅表现为脊柱弥漫性骨质疏松，伴有或不伴有椎体的压缩性骨折，此时骨髓瘤的诊断变得困难。少数骨髓瘤可表现为多发性骨硬化改变，常见于POEMS综合征（多发性神经病、脏器肿大、内分泌疾病、M蛋白血症和皮肤病变）（图6.6）。

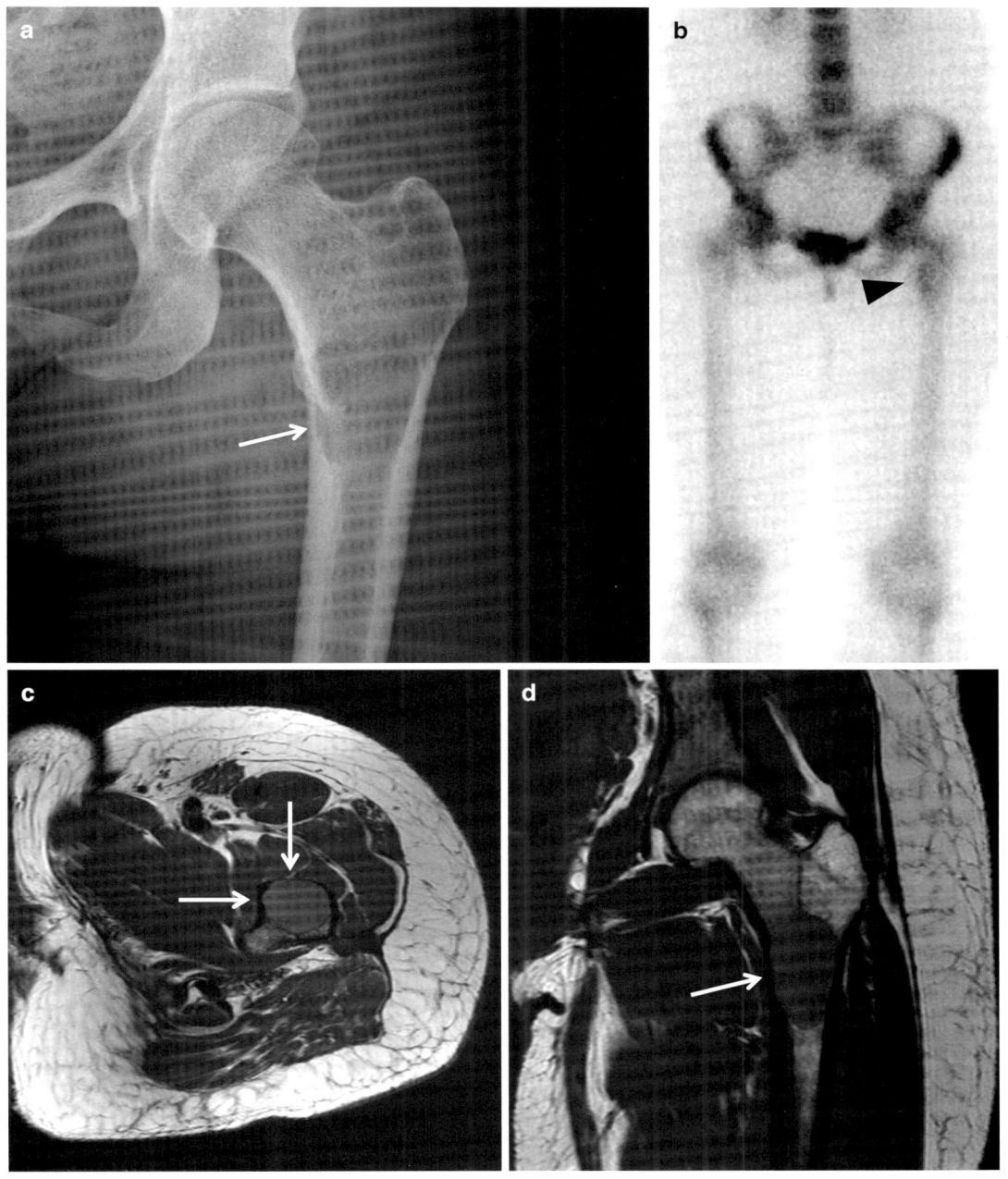

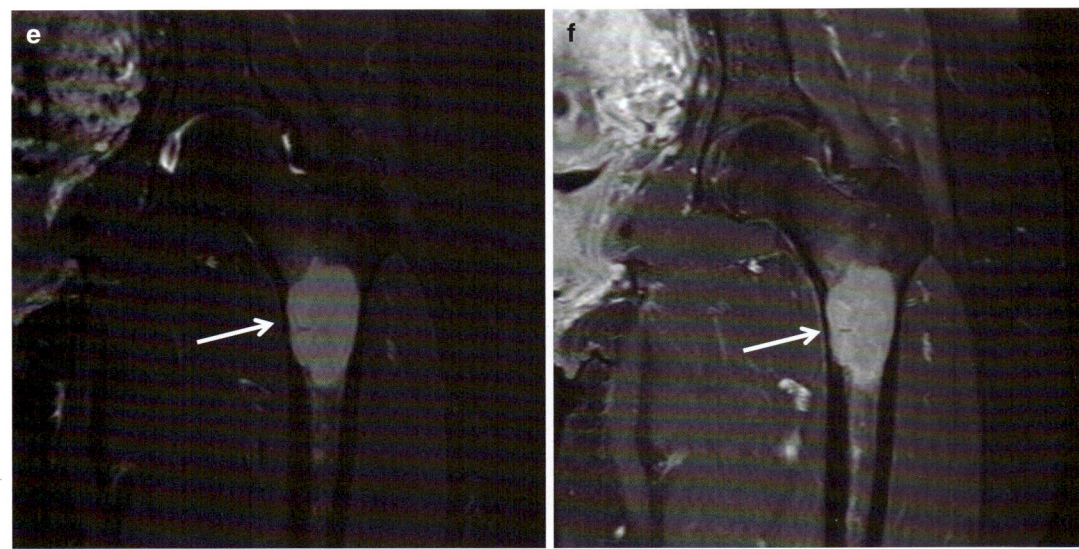

图6.1 39岁女性，孤立性浆细胞瘤

前后位X线片（a）显示左侧股骨近段边界清晰的地图状溶骨性病变（箭头，穿凿样骨破坏）。骨皮质变薄，骨内缘呈扇贝样改变（箭头）。核素骨扫描（b）显示左侧股骨近段放射性浓集（三角形）。横轴位T1WI（c）、冠状位T1WI（d）、冠状位T2WI-FS（e）和冠状位CE-T1WI-FS（f）显示肿瘤在所有序列上信号均匀，病变周围的骨内缘呈扇贝样改变，骨皮质变薄。结合骨髓活检的阴性结果和其他实验室检查，此例确诊为孤立性浆细胞瘤。

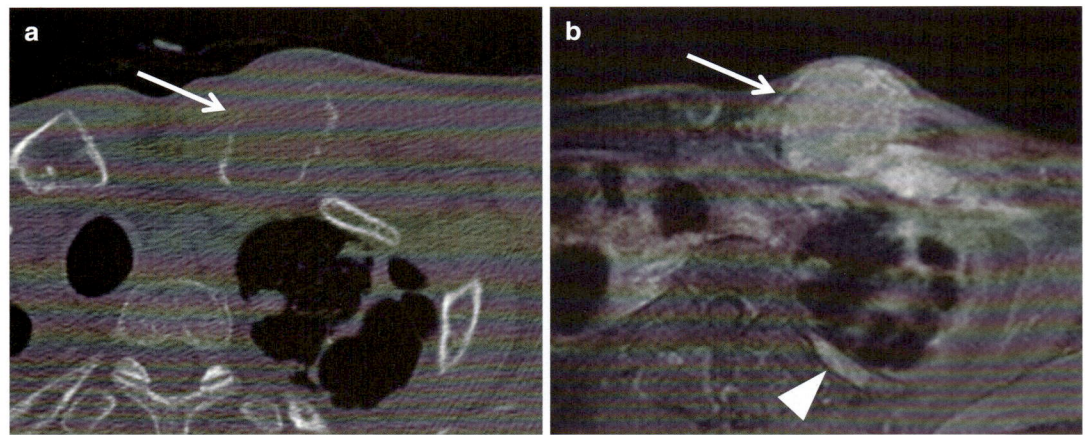

图6.2 58岁男性，浆细胞性骨髓瘤

横轴位CT（a）显示左侧锁骨近段膨胀性溶骨性病变（箭头）。横轴位CE-T1WI-FS（b）显示病变均匀强化（箭头）。在左侧第3后肋另见一强化病变（三角形）。结合骨髓活检的结果和其他实验室检查，此例确诊为浆细胞性骨髓瘤。

● MRI

浆细胞性骨髓瘤和孤立性浆细胞瘤在MRI上的表现无特异性。MRI有助于：①检测在X线片上不易显示的小病灶；②判断软组织是否受侵犯及侵犯程度。

■ 鉴别诊断

1. 浆细胞性骨髓瘤

转移瘤、淋巴瘤、朗格汉斯细胞组织细胞增生症、甲状旁腺功能亢进症的棕色瘤。

2. 孤立性浆细胞瘤

转移瘤。

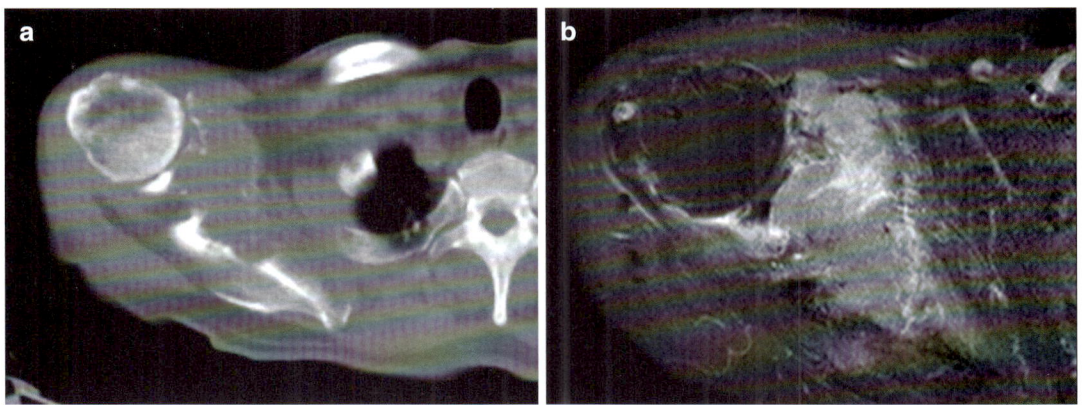

图6.3　79岁男性，浆细胞性骨髓瘤

横轴位CT（a）显示右侧肩胛骨膨胀性溶骨性病变，累及右侧肩胛骨体、关节盂和喙突。横轴位CE-T1WI-FS（b）显示骨内病变和骨外肿块均匀强化。

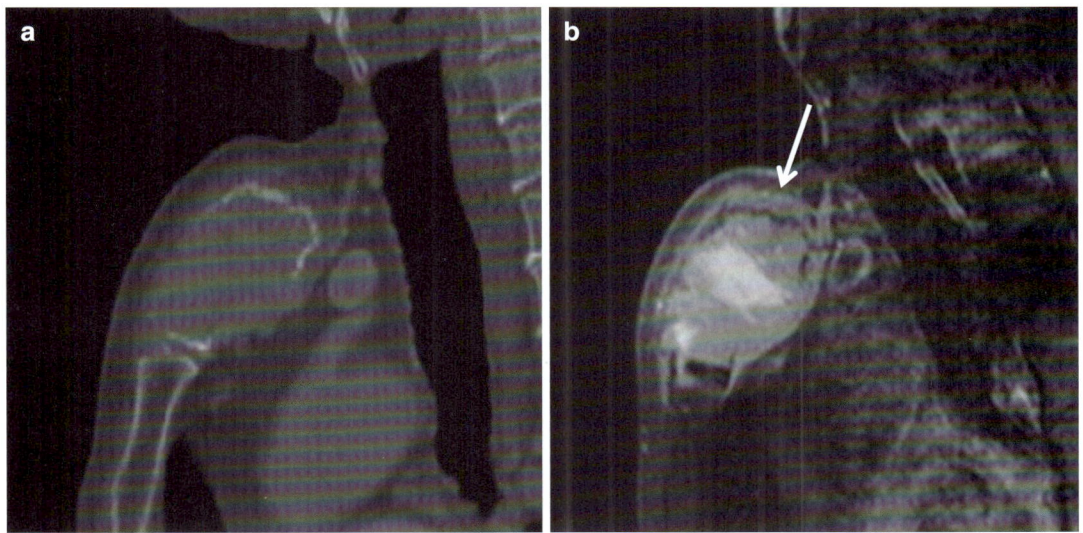

图6.4　87岁男性，浆细胞性骨髓瘤

矢状位重组CT（a）显示胸骨柄膨胀性溶骨性病变，侵犯并突破胸骨柄骨皮质。矢状位CE-T1WI-FS（b）显示胸骨柄内的病变强化。胸骨柄上方骨皮质未见穿破但形成骨外肿块（箭头），此征象支持小圆细胞性肿瘤的诊断。

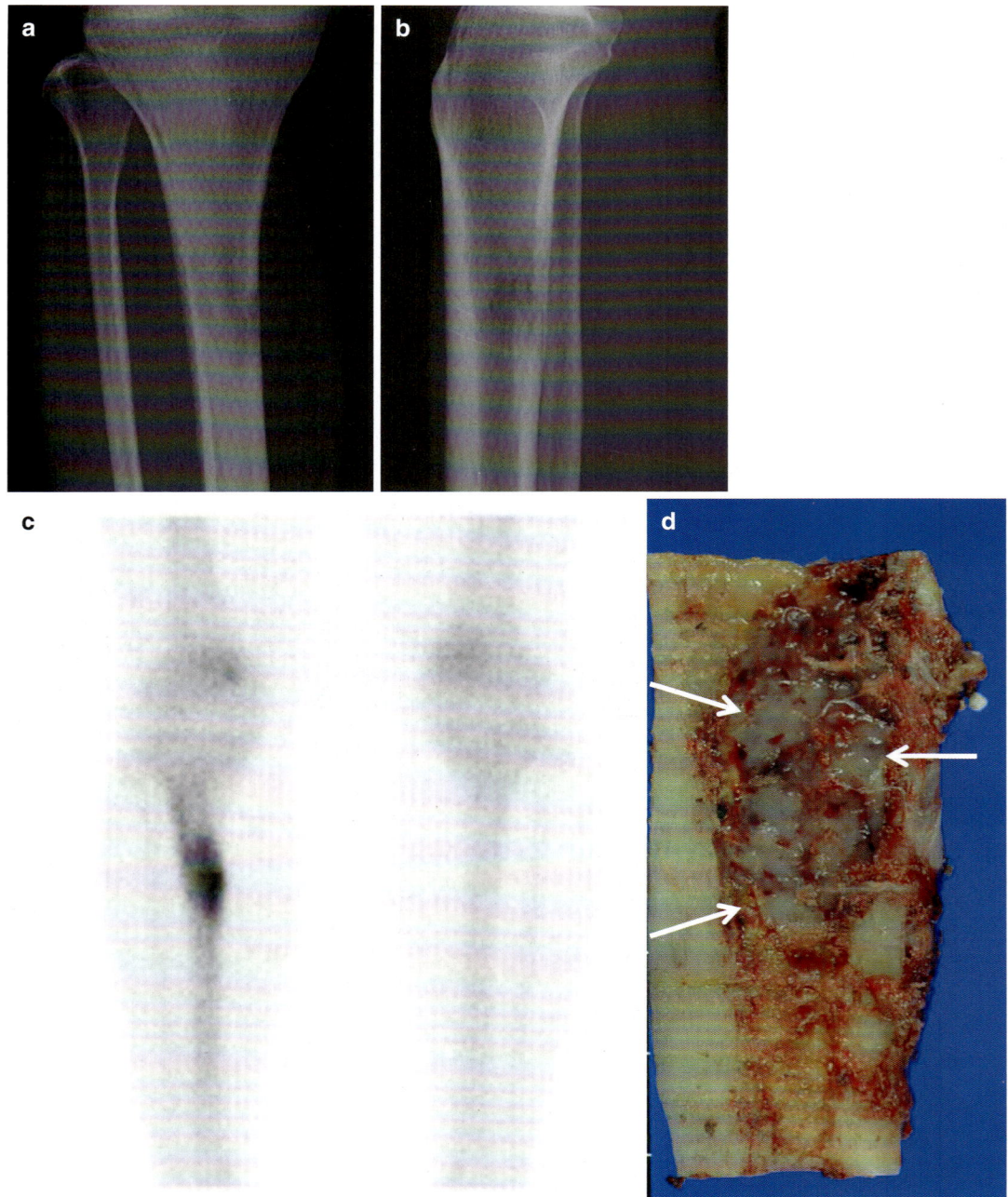

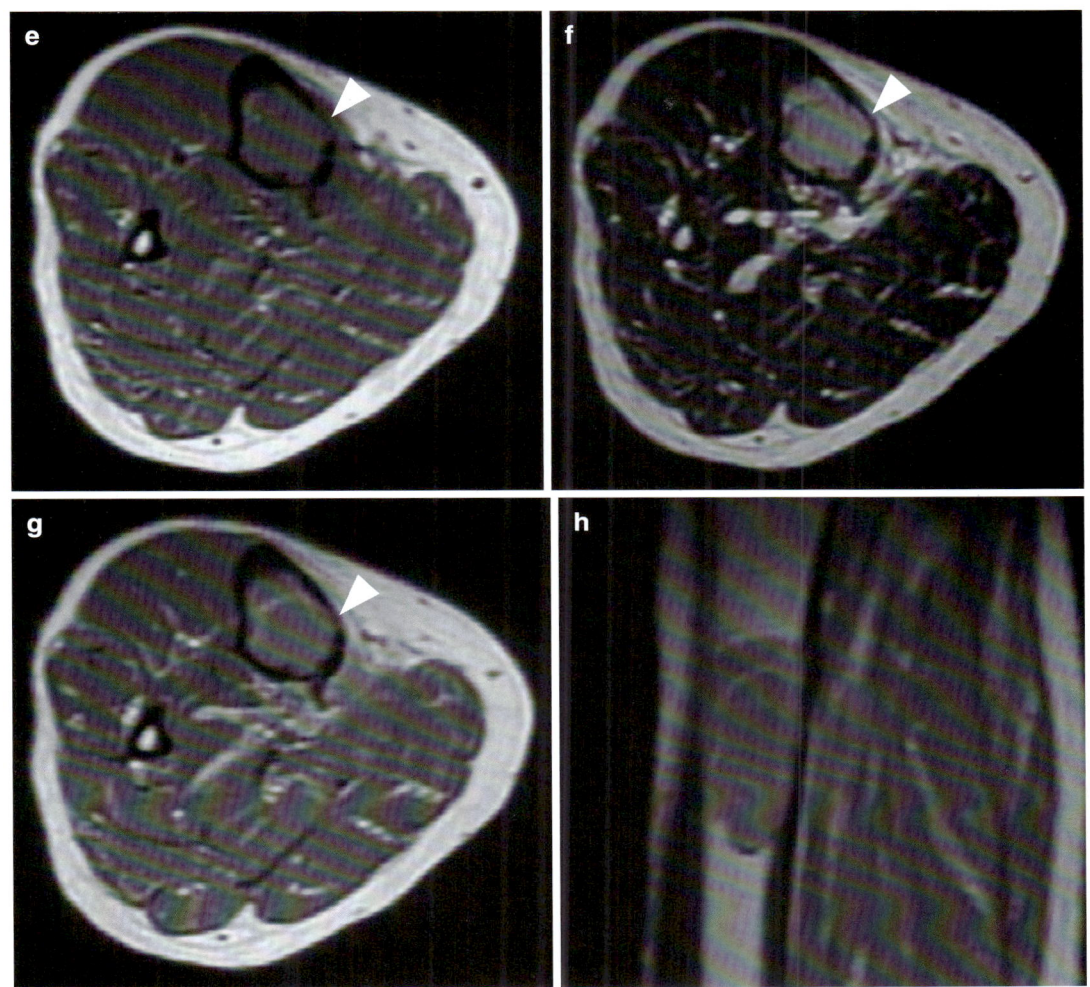

图6.5 孤立性浆细胞瘤

前后位（a）和侧位（b）X线片显示右侧胫骨干近段边界不清的虫蚀样溶骨性病变。核素骨扫描（c）显示相应部位放射性浓集。胫骨切除后大体标本（d）的矢状切面显示骨髓腔内白色光泽的肿块（箭头）。横轴位T1WI（e）、横轴位T2WI（f）、横轴位增强T1WI（g）和冠状位增强T1WI（h）显示右侧胫骨髓腔内病变，骨内缘呈扇形改变（三角形）。

译者注：图6.5h应为矢状位。

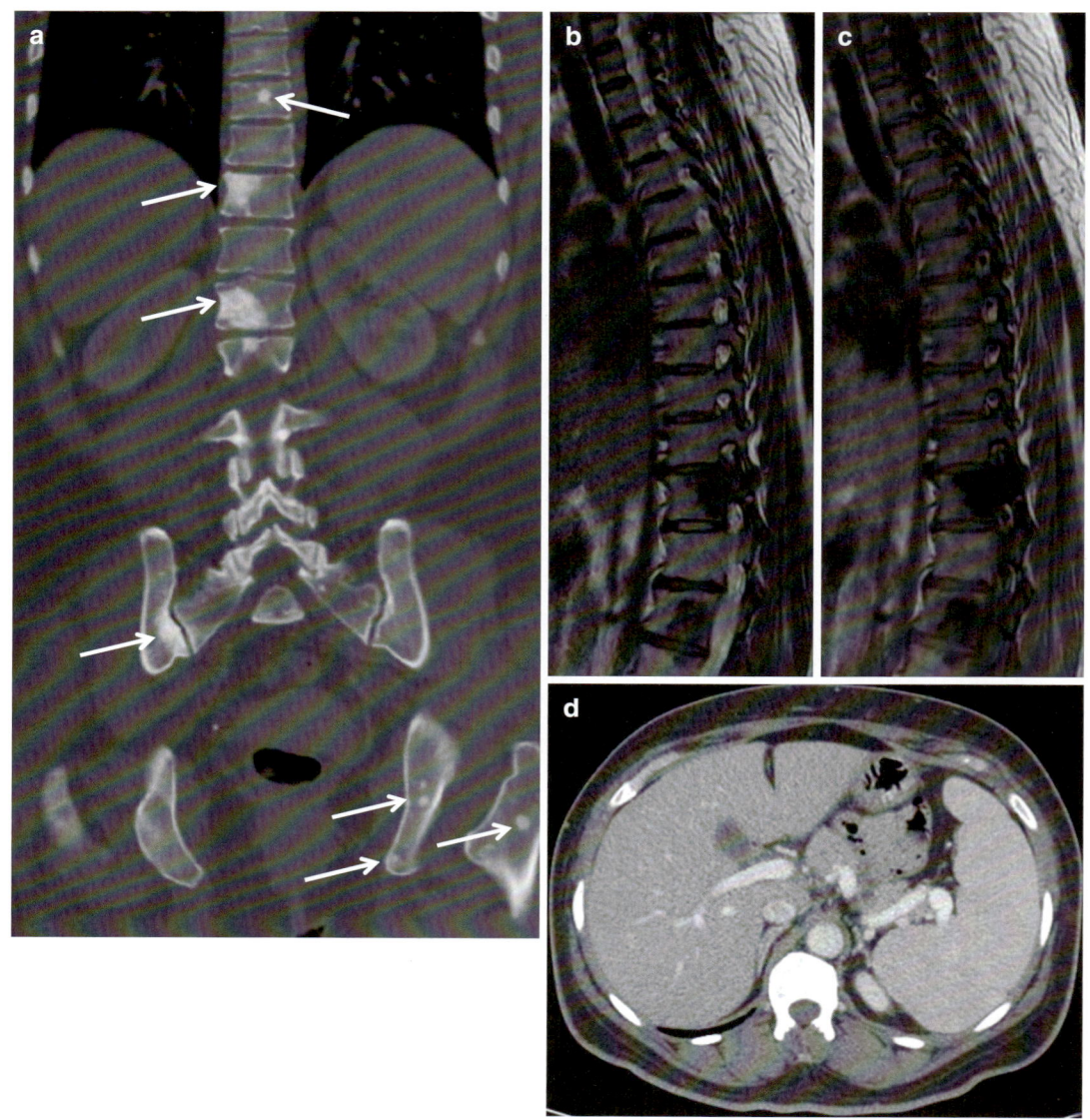

图6.6 47岁女性，POEMS综合征，患者出现刺痛感，下肢无力和上肢麻木

冠状位重组CT（a）显示脊柱、骨盆和左侧股骨近端多发的骨硬化性病变（箭头）。胸椎矢状位T1WI（b）和T2WI（c）显示病变呈低信号。上腹部横轴位CT（d）显示脾肿大。

译者注：图6.6b应为T2WI，图6.6c应为T1WI。

6.2　骨淋巴瘤

■ 概述

淋巴瘤是一种在组织学上以淋巴细胞、组织细胞及其前体细胞异常增殖为特征的疾病。骨淋巴瘤可分为原发性骨淋巴瘤和继发性骨淋巴瘤。继发性骨淋巴瘤并不少见，它是指继发于全身性病变的伴有淋巴结或其他结外受累的骨淋巴瘤。原发性骨淋巴瘤较为罕见，它是局限于骨或骨髓的淋巴瘤，无全身性病变的证据。大多数原发性骨淋巴瘤是非霍奇金淋巴瘤。

■ 流行病学

原发性骨淋巴瘤占原发性骨肿瘤的比例不足5%。骨淋巴瘤可发生于任何年龄组，但多见于60~70岁人群；男性好发（男女比例为1.5∶1）。

■ 好发部位

股骨是骨淋巴瘤最常见的受累部位，占25%，通常累及骨干–干骺端区域。骨淋巴瘤也可见于脊柱、骨盆、肱骨、胫骨、头颈部。

■ 影像学表现

● X线

典型的原发性骨淋巴瘤常见于长骨骨干，X线表现为渗透性或虫蚀样的溶骨性骨质破坏（图6.7）。在一些病变中，成骨性和溶骨性病变可以混合存在。超过半数的病变伴有骨膜反应。骨淋巴瘤的侵袭性损害可引起骨皮质破坏，形成骨外软组织肿块。肿瘤局限于骨髓腔内而无骨皮质破坏时，X线片表现正常。

● MRI

原发性骨淋巴瘤的MRI表现多样。典型的病变在T1WI上呈中等信号或稍低于肌肉的信号，在T2WI或液体敏感序列图像上呈高信号，增强扫描后有强化（图6.7）。MRI易于评估软组织受累的程度（图6.8）并显示多发的病灶（图6.9）。当骨髓腔内病变侵犯周围软组织而无明显的骨皮质破坏时，应当考虑小圆细胞性肿瘤，如骨淋巴瘤、多发性骨髓瘤和尤文肉瘤。

■ 鉴别诊断

1. 年轻患者

尤文肉瘤、白血病、溶骨性骨肉瘤、骨髓炎。

2. 老年患者

浆细胞性骨髓瘤、转移瘤。

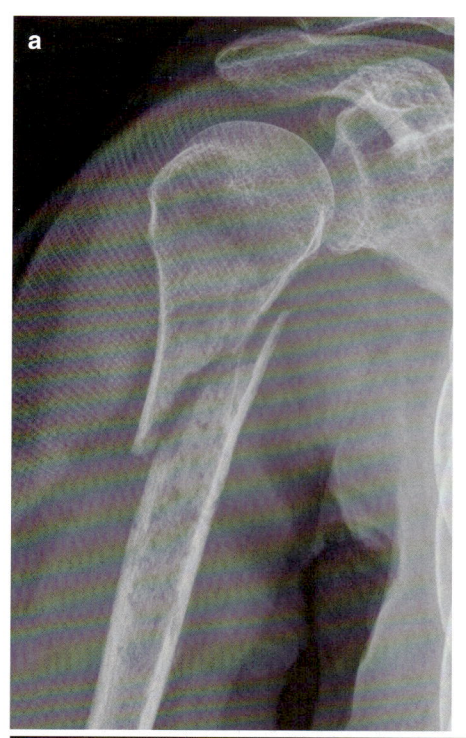

图6.7 70岁女性，原发性骨淋巴瘤

前后位X线片（a）显示右侧肱骨近端渗透性溶骨
性病变，伴病理性骨折。横轴位T1WI（b）、横
轴位T2WI（c）、冠状位T1WI（d）、冠状位CE-
T1WI-FS（e）显示病变范围。肱骨周围较大的软
组织肿块（箭头），未见明显的骨皮质破坏，提
示小圆细胞性肿瘤的诊断。

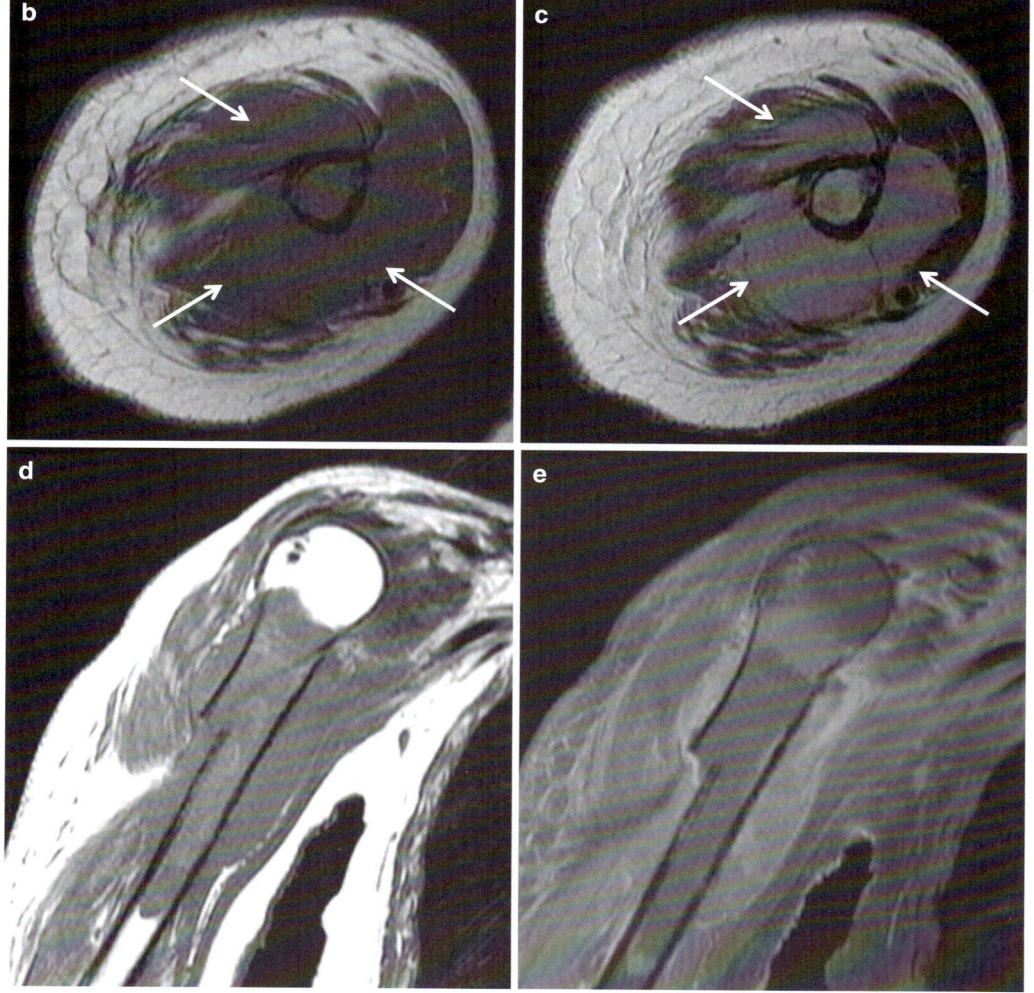

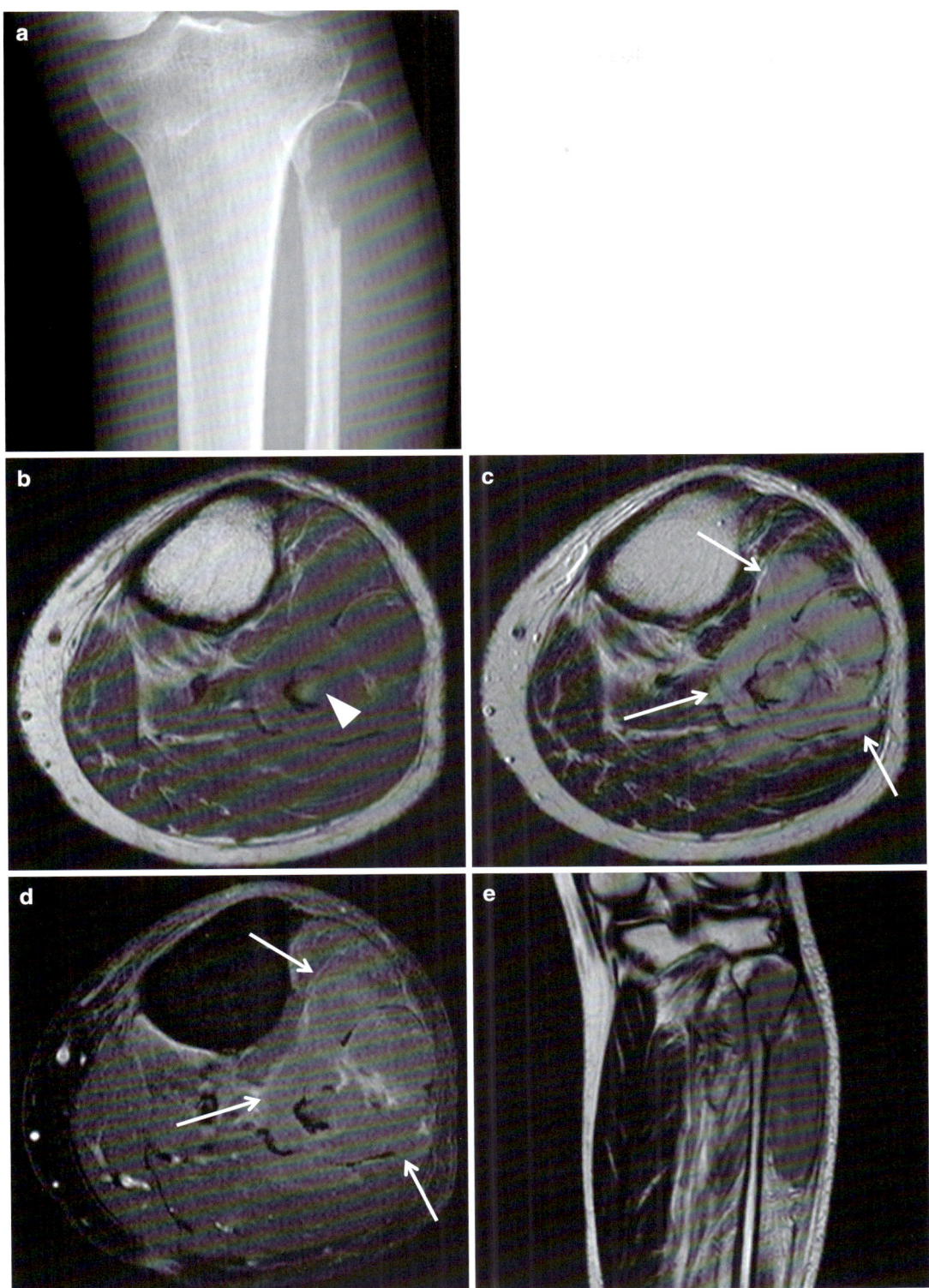

图6.8 64岁男性，患有睾丸淋巴瘤、继发性骨淋巴瘤

前后位X线片（a）显示左侧腓骨近端地图状溶骨性病变。横轴位T1WI（b）、横轴位T2WI（c）、横轴位CE-T1WI-FS（d）和冠状位T2WI（e）显示左侧腓骨骨髓腔内病变和骨皮质破坏（三角形）。腓骨周围较大的软组织肿块（箭头），与小圆细胞性肿瘤表现相符。

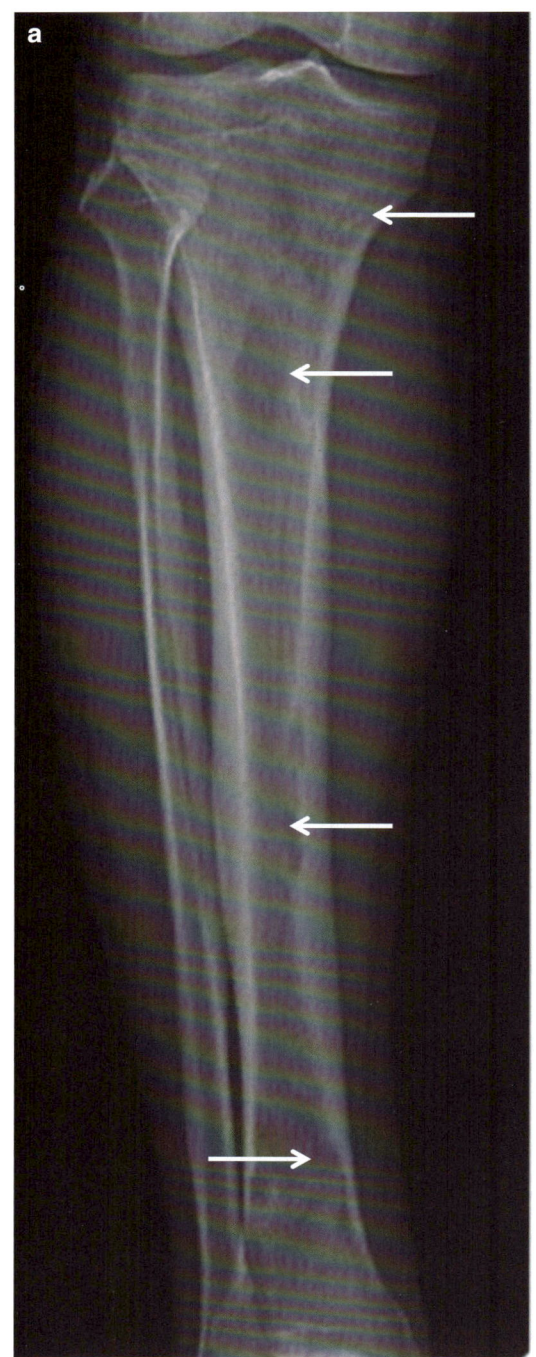

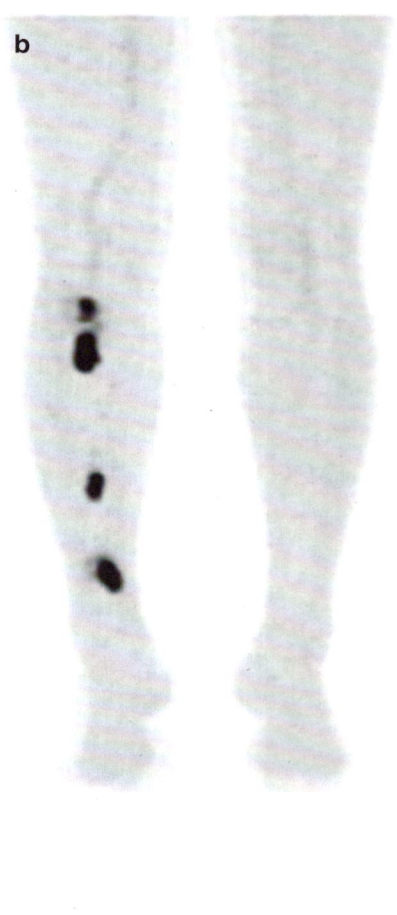

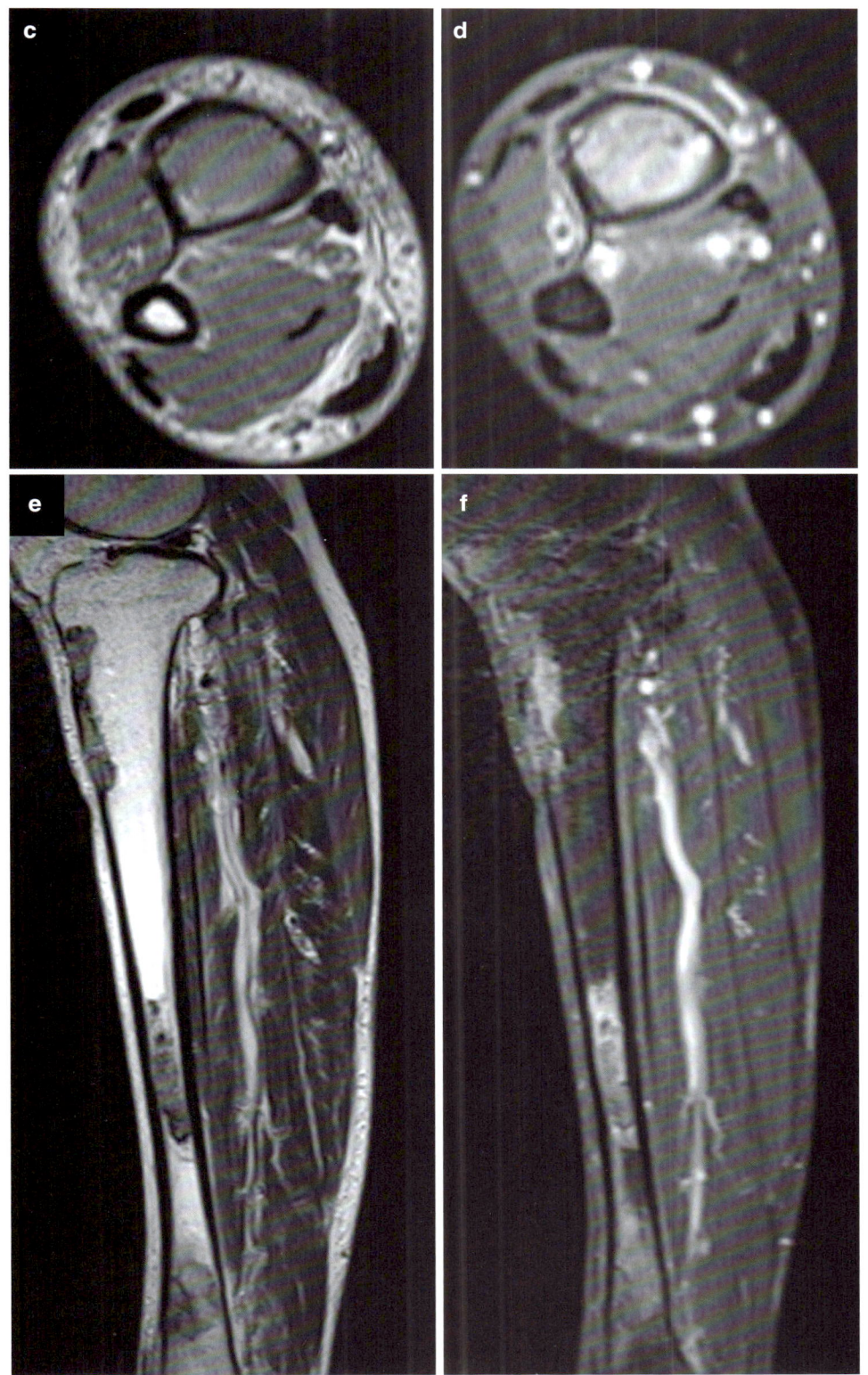

图6.9 83岁男性，原发性骨淋巴瘤

前后位X线片（a）显示右侧胫骨多发地图状溶骨性病变（箭头）。PET（b）显示病变区葡萄糖代谢增加。横轴位
T1WI（c）、横轴位CE-T1WI-FS（d）、矢状位T2WI（e）、矢状位CE-T1WI-FS（f）显示病变在T1WI上呈中等
信号，在T2WI上呈不均匀低信号，增强扫描后有不均匀强化。

6.3 尤文肉瘤

■ 概述

尤文肉瘤是一种由小圆形细胞构成的具有高度侵袭性的原发恶性骨肿瘤，伴有不同程度的神经外胚层分化表现。其遗传学特征为特定的染色体易位，包括*EWSR1*基因和ETS转录因子家族成员。原始神经外胚层肿瘤（PNET）最初被认为是一种独立的肿瘤，但细胞遗传学的研究进展表明，尤文肉瘤和PNET应该属于同一疾病谱系，因此它们通常被称为"尤文肉瘤/PNET"。

■ 流行病学

尤文肉瘤占所有原发恶性骨肿瘤的6%~8%，是儿童常见的骨肿瘤，发病率仅次于骨肉瘤。80%的尤文肉瘤发生在20岁之前。男性发病率稍高（男女比例为1.4∶1）。尤文肉瘤的发病具有种族差异，高加索人发病率较高。

■ 好发部位

尤文肉瘤大部分起源于骨骼（90%），约10%起源于骨外软组织。肿瘤在四肢骨和中轴骨均可发生，但最常见的部位是长管状骨（股骨、胫骨和肱骨）的骨干或干骺端，其次为骨盆和肋骨。

■ 影像学表现

● X线

尤文肉瘤在长骨的骨干或干骺端的X线表现为虫蚀样或渗透性溶骨性病变，具有较宽的过渡带（图6.10）。骨膜反应常见且呈侵袭性表现：多层状（洋葱皮样）或针状（鬃毛样、日光放射样）。约1/3的肿瘤伴有骨质硬化（图6.11）。

● MRI

尤文肉瘤在T1WI上呈中等–低信号，在T2WI上呈高信号，增强扫描后有强化。与其他小圆细胞性肿瘤一样，尤文肉瘤骨皮质破坏轻微但伴有较大的骨外软组织肿块，软组织肿块通常大于骨内病变的范围（图6.12）。

■ 鉴别诊断

1. 骨肉瘤

骨肉瘤与尤文肉瘤好发于同一年龄组，而且二者有相似的影像学表现：虫蚀样或渗透性溶骨性病变，侵袭性表现的骨膜反应。然而以下三点提示骨肉瘤的可能性大：①病变位于干骺端；②肿瘤骨；③Codman三角。

2. 骨髓炎

尤文肉瘤患者可出现发热和急性期炎症细胞升高，难以与骨髓炎鉴别。以下两点支持骨髓炎的诊断：①T1WI上的"半影征"（即沿病变周边的T1WI高信号影，在病理学上对应富血管的肉芽组织）；②骨外软组织受累范围更广。

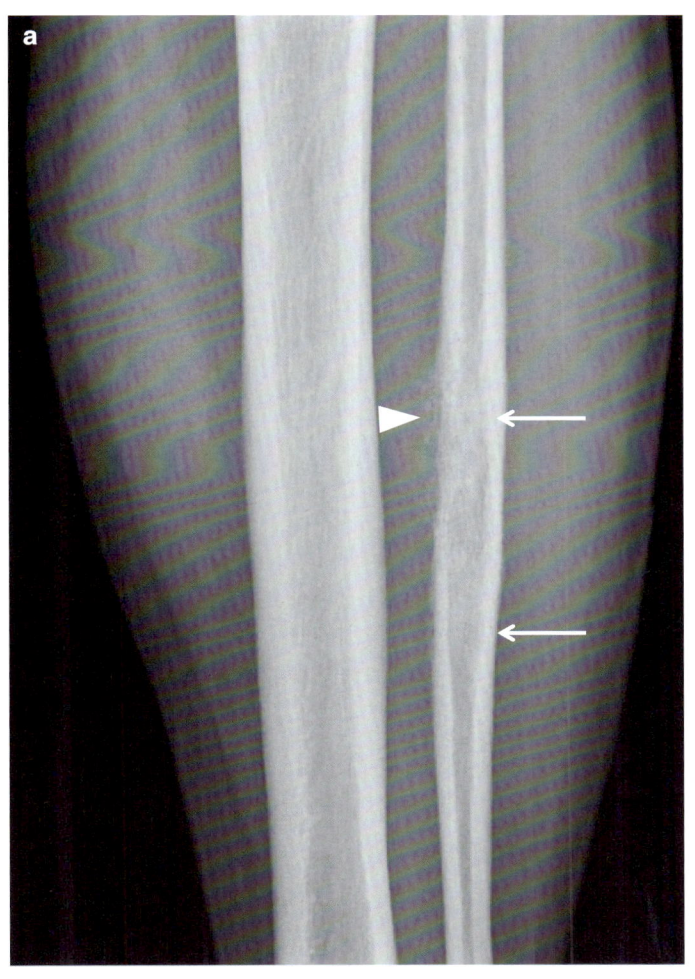

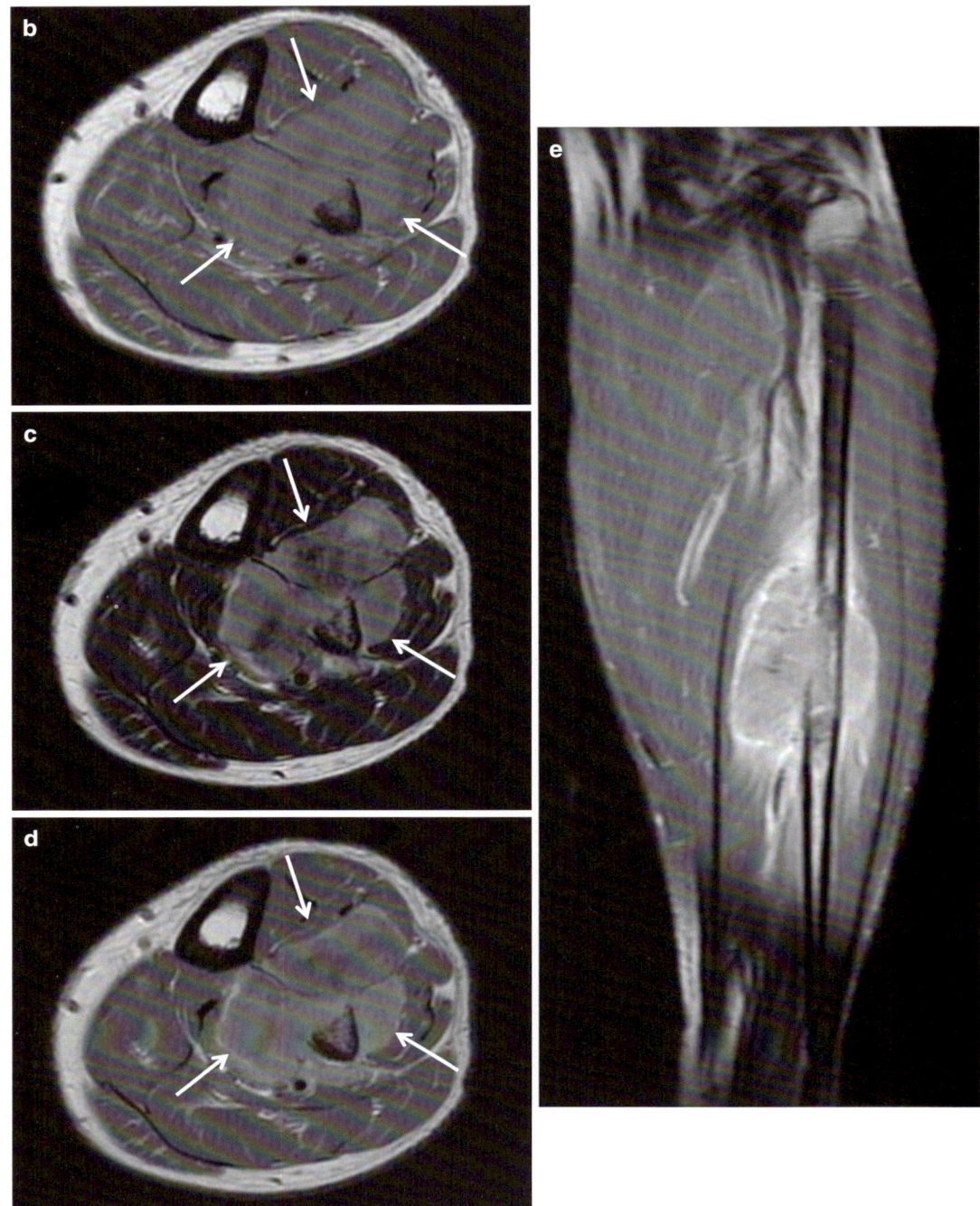

图6.10　25岁男性，左侧腓骨尤文肉瘤

前后位X线片（a）显示左侧腓骨干中段渗透性溶骨性病变（箭头）。沿骨皮质表面见侵袭性骨膜反应中断破坏（三角形）。病变在T1WI（b）上呈中等−低信号，在T2WI（c）上呈高信号，在静脉注射钆对比剂后有强化（d，e）。腓骨周围可见巨大的骨外软组织肿块（b，c，d箭头）。

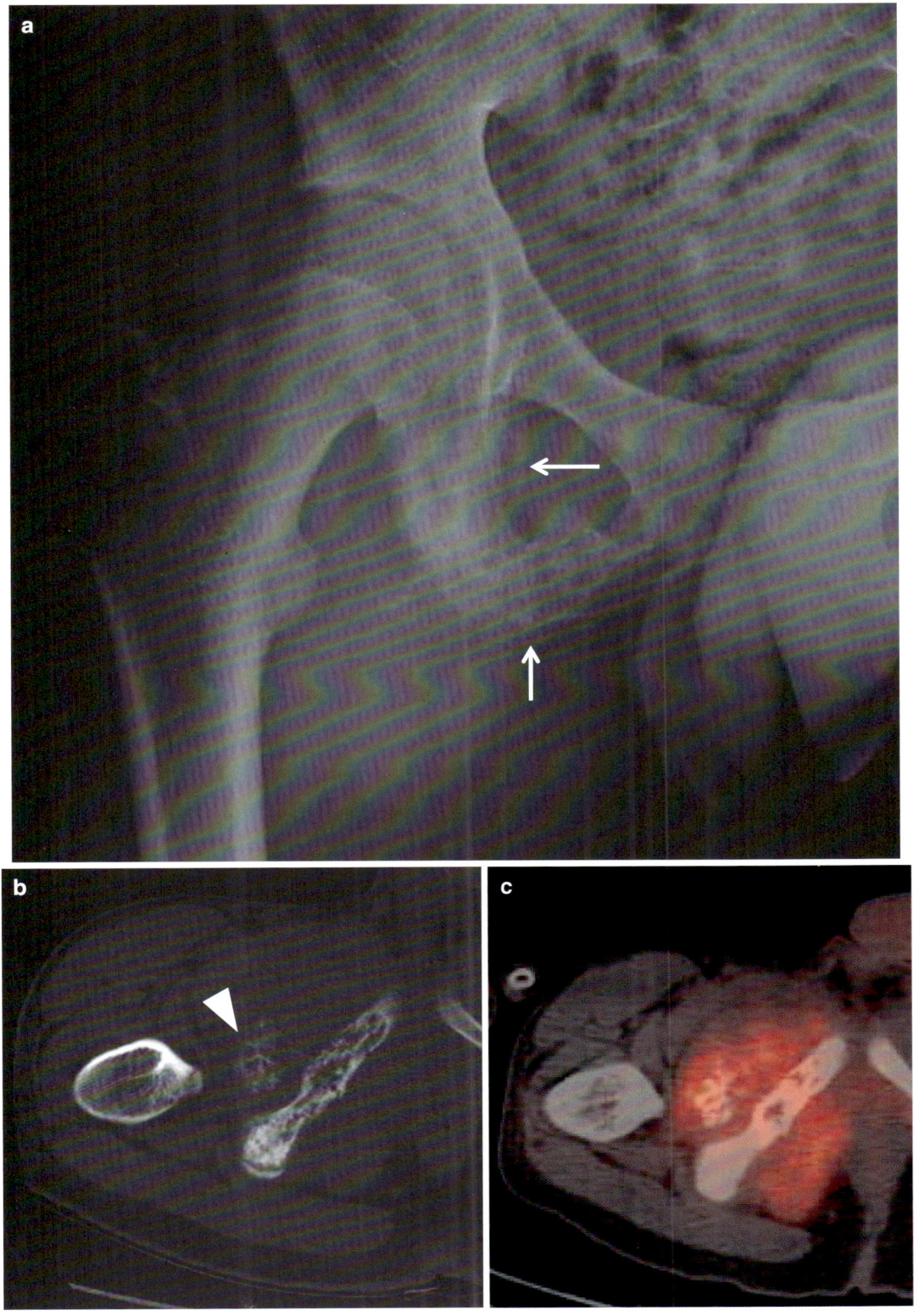

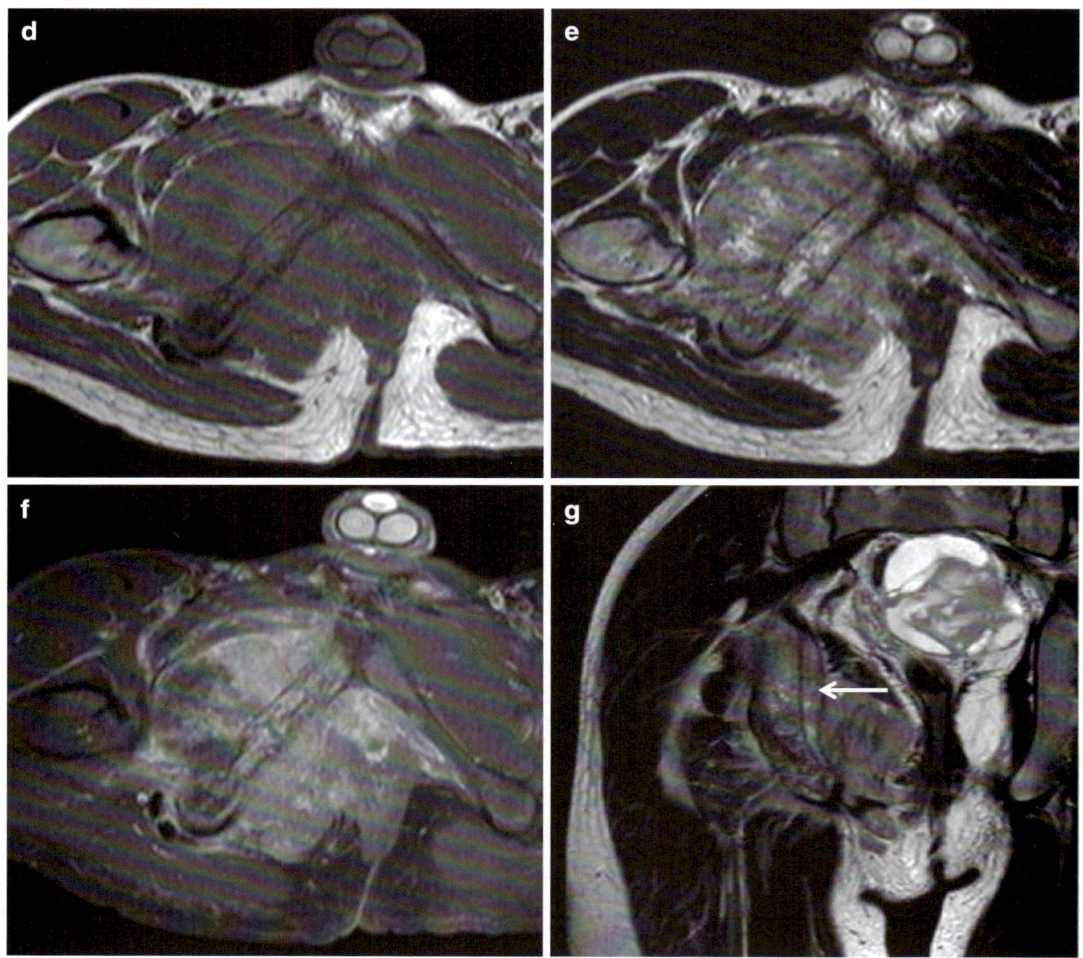

图6.11 13岁男性,右侧骨盆尤文肉瘤

前后位X线片(a)显示右侧坐骨和耻骨下支边界不清的溶骨和成骨混合性病变。病变周围可见骨膜反应,骨膜新生骨中断破坏(箭头)。横轴位CT(b)显示耻骨下支和坐骨混合性溶骨和成骨性病变,伴骨膜新生骨形成。骨外软组织肿块内见不规则成骨(三角形)。PET-CT横轴位图像(c)显示病变区的高代谢。横轴位T1WI(d)、横轴位T2WI(e)、横轴位CE-T1WI-FS(f)和冠状位T2WI(g)显示右侧骨盆骨内病变和较大的骨外软组织肿块,肿瘤掀起骨膜,在骨膜下延伸(箭头)。

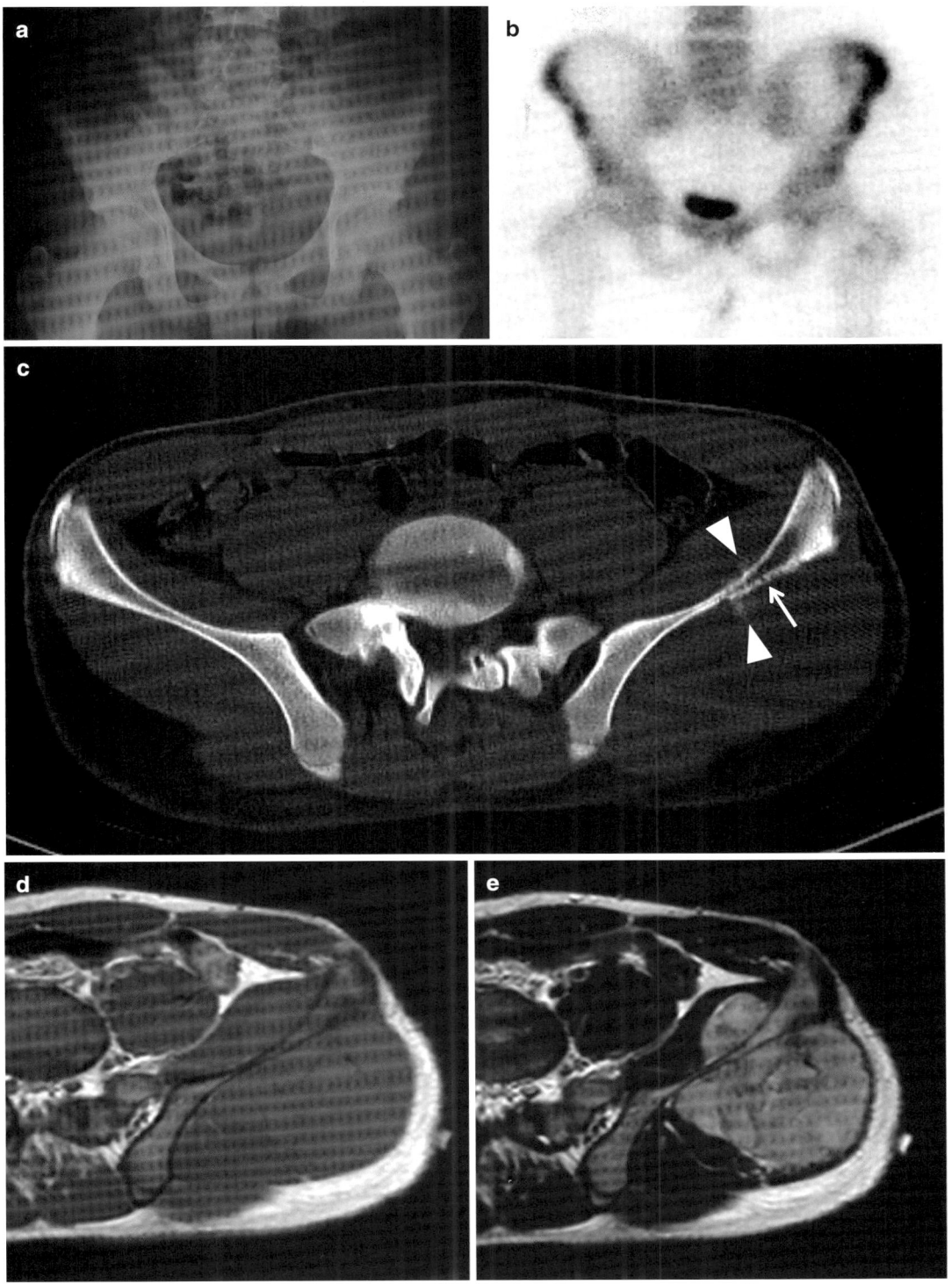

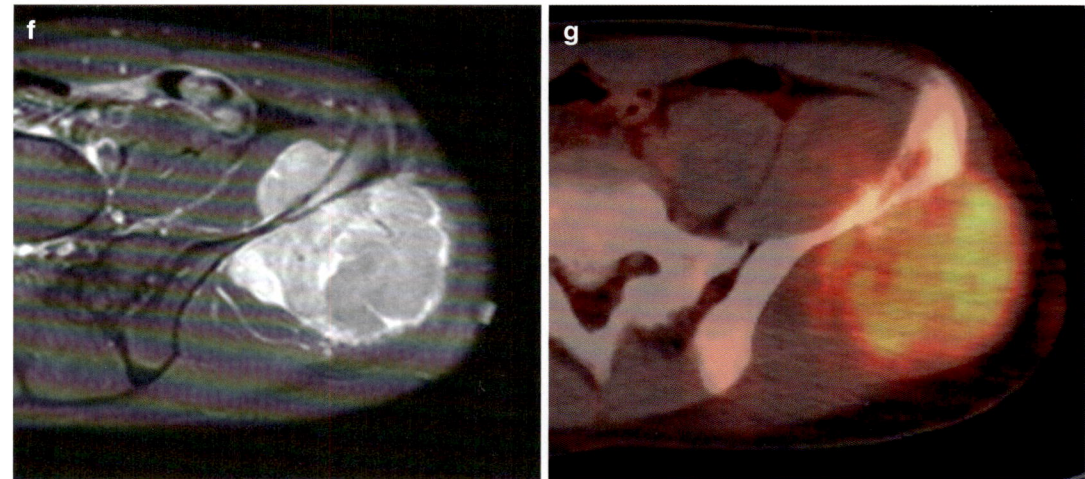

图6.12 左侧髂骨尤文肉瘤

骨盆前后位X线片（a）上未见明确的骨质异常。核素骨扫描（b）显示左侧髂骨放射性摄取增加。横轴位CT（c）显示溶骨性骨病变伴有细小的骨皮质破坏（箭头）和微小的骨膜新生骨（三角形）。横轴位T1WI（d）、横轴位T2WI（e）和横轴位CE-T1WI-FS（f）显示左侧髂骨翼的骨髓腔内病变，累及髂窝和臀肌形成较大的骨外软组织肿块。骨外肿块与骨内病变大小不成比例，此为小圆细胞性肿瘤的特征性表现。PET-CT（g）显示病变区葡萄糖代谢增加。

❖ 推荐文献

◆ 浆细胞性骨髓瘤/骨孤立性浆细胞瘤

［1］ANGTUACO E J，FASSAS A B，WALKER R，et al. Multiple myeloma：clinical review and diagnostic imaging［J］. Radiology，2004，231：11-23.

［2］DIMOPOULOS M A，MOULOPOULOS L A，MANIATIS A，et al. Solitary plasmacytoma of bone and asymptomatic multiple myeloma［J］. Blood，2000，96：2037-2044.

［3］DISPENZIERI A，KYLE R A，LACY M Q，et al. POEMS syndrome：definitions and long-term outcome［J］. Blood，2003，101：2496-2506.

［4］MOULOPOULOS L A，DIMOPOULOS M A，WEBER D，et al. Magnetic resonance imaging in the staging of solitary plasmacytoma of bone［J］. J Clin Oncol，1993，11：1311-1315.

［5］TONG D，GRIFFIN T W，LARAMORE G E，et al. Solitary plasmacytoma of bone and soft tissues［J］. Radiology，1980，135：195-198.

◆ 骨淋巴瘤

［1］BAAR J，BURKES R L，GOSPODAROWICZ M. Primary non- Hodgkin's lymphoma of bone［J］. Semin Oncol，1999，26：270-275.

［2］GRIFFITHS H，CONAWAY J R. Radiologic case study. Primary lymphoma of bone［J］. Orthopedics，1999，22：72，265-266.

［3］HAUSSLER M D，FENSTERMACHER M J，JOHNSTON D A，et al. MRI of primary lymphoma of bone：cortical disorder as a criterion for differential diagnosis［J］. J Magn Reson Imaging，1999，9：93-100.

［4］HEYNING F H，KROON H M，HOGENDOORN P C，et al. MR imaging characteristics in primary lymphoma of bone with emphasis on non-aggressive appearance［J］. Skeletal Radiol，2007，36：

937-944.

　[5] KRISHNAN A，SHIRKHODA A，TEHRANZADEH J，et al. Primary bone lymphoma：radiographic-MR imaging correlation [J]. Radiographics，2003，23：1371-1383.

　[6] MULLIGAN M E，MCRAE G A，MURPHEY M D. Imaging features of primary lymphoma of bone [J]. Am J Roentgenol，1999，173：1691-1697.

　[7] STIGLBAUER R，AUGUSTIN I，KRAMER J，et al. MRI in the diagnosis of primary lymphoma of bone：correlation with histopathology [J]. J Comput Assist Tomogr，1992，16（2）：248-253.

　[8] WHITE L M，SCHWEITZER M E，KHALILI K，et al. MR imaging of primary lymphoma of bone：variability of T2-weighted signal intensity [J]. Am J Roentgenol，1998，170（5）：1243-1247.

◆ 尤文肉瘤

　[1] BALAMUTH N J，WOMER R B. Ewing's sarcoma [J]. Lancet Oncol. 2010，11：184-192.

　[2] FROUGE C，VANEL D，COFFRE C，et al. The role of magnetic resonance imaging in the evaluation of Ewing sarcoma. A report of 27 cases [J]. Skeletal Radiol，1988，17：387-392.

　[3] JAVERY O，KRAJEWSKI K，O'REGAN K，et al. A to Z of extraskeletal Ewing sarcoma family of tumors in adults：imaging features of primary disease，metastatic patterns，and treatment responses [J]. Am J Roentgenol，2011，197：1015-1022.

　[4] MAHESHWARI A V，CHENG E Y. Ewing sarcoma family of tumors [J]. J Am Acad Orthop Surg，2010，18：94-107.

　[5] MURPHEY M D，SENCHAK L T，MAMBALAM P K，et al. From the radiologic pathology archives：ewing sarcoma family of tumors，radiologic-pathologic correlation [J]. Radiographics，2013，33：803-831.

（徐丹阳　高振华 译）

第7章 ❯

血管性肿瘤

7.1　血管瘤

■ 概述

血管瘤是一种常见的良性骨肿瘤，由新生的薄壁毛细血管或海绵状血管构成。

■ 流行病学

血管瘤可发生于任何年龄组，多见于40~70岁。女性发病率稍高（男女的比例为2∶3）。

■ 好发部位

血管瘤好发于椎体和面颅骨，多发性血管瘤多见于脊柱。血管瘤发生于长骨（股骨、胫骨和肱骨）时，常位于干骺端，骨髓腔、骨皮质或骨膜均可受累。

■ 影像学表现

● X线

椎体的血管瘤在X线片上表现为透亮区内骨小梁增粗或呈栅栏样（灯芯绒样、波尔卡圆点样）。发生于扁骨和管状骨的血管瘤，X线表现为溶骨性破坏和骨小梁增粗混合存在，有时呈"蜂窝状"改变（图7.1）。在扁骨中，血管瘤可引起明显的骨膨胀性改变和放射状骨针。

● MRI

血管瘤的典型MRI表现为在T1WI上呈高信号，这是因为病变内含有脂肪，而且其信号强度可随脂肪量不同而变化。由于肿块内存在血腔，血管瘤在T2WI和液体敏感序列图像上均呈高信号（图7.2）。增粗的骨小梁在T1WI和T2WI上均呈低信号。大多数病变增强扫描后明显强化。

■ 鉴别诊断（针对长骨病变）

动脉瘤样骨囊肿

血管瘤在X线片上表现为膨胀性溶骨性病变，内见高密度条索影，类似于动脉瘤样骨囊肿。

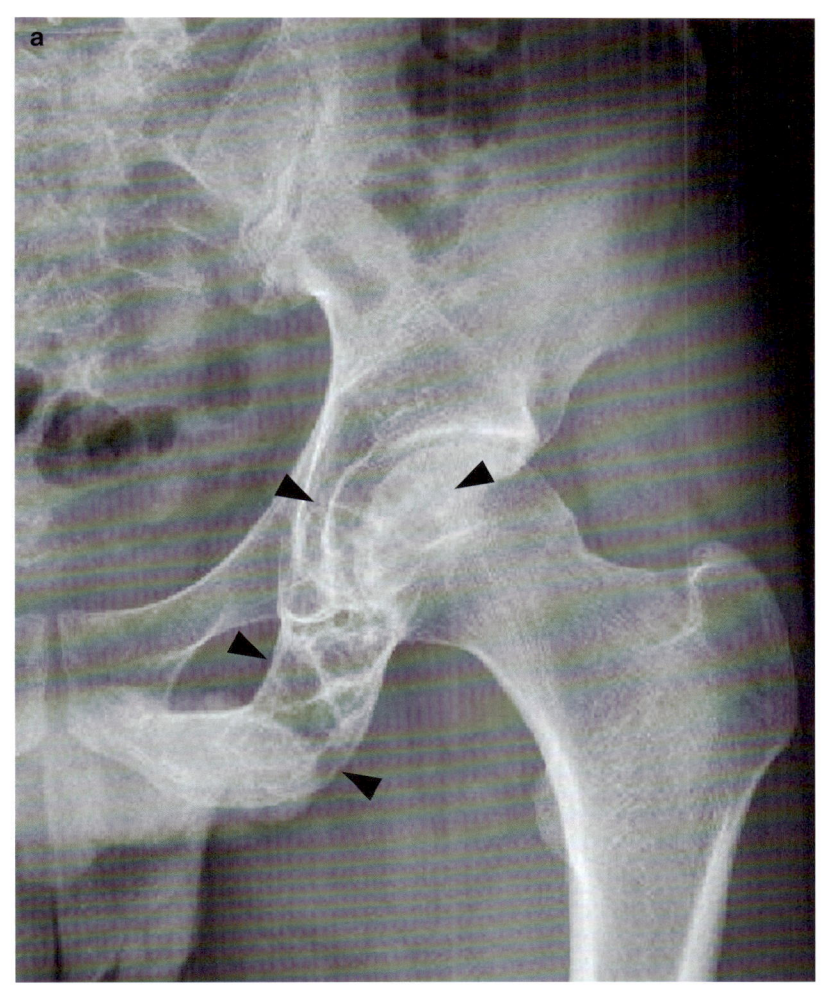

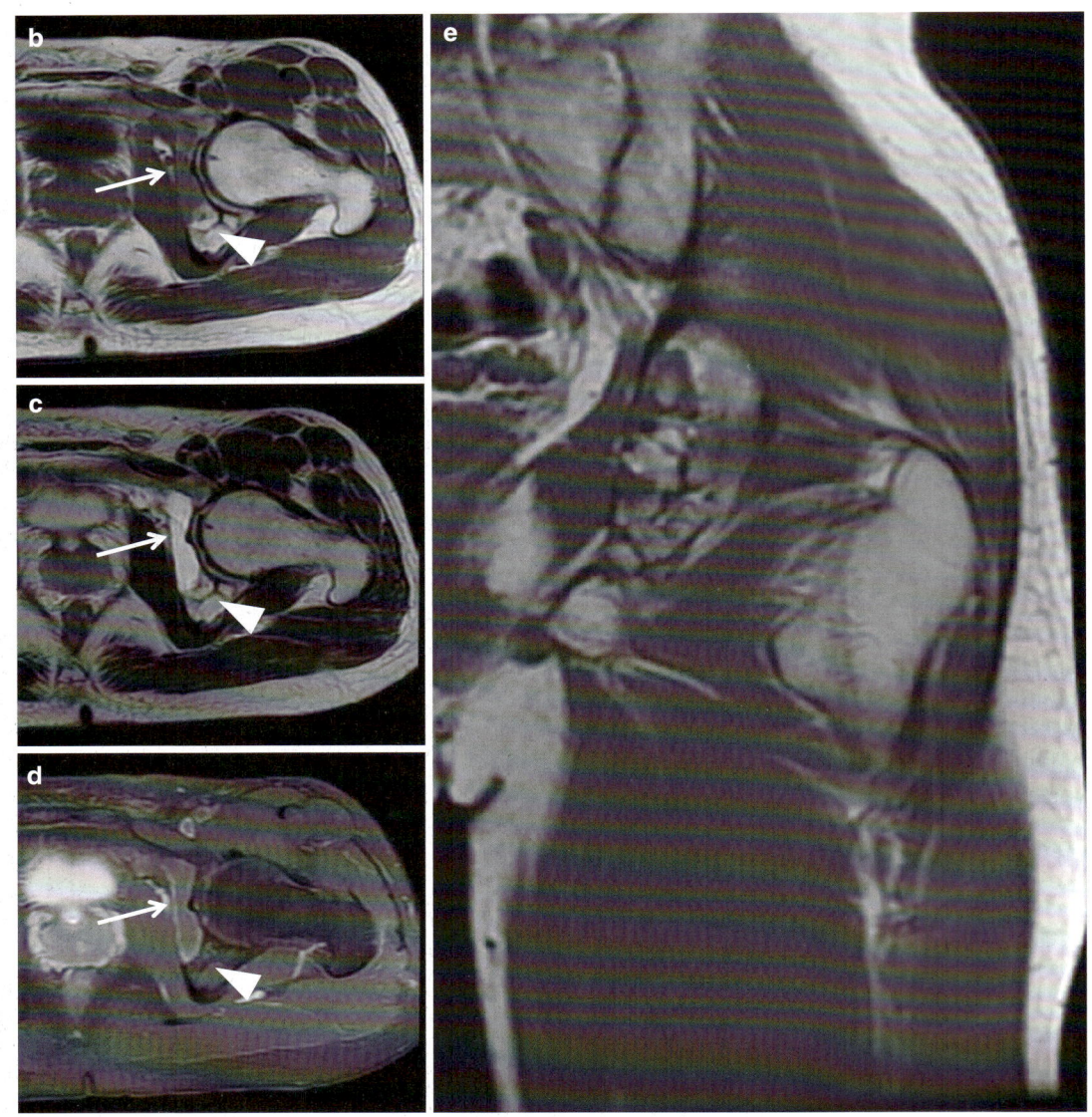

图7.1 左侧髋臼和耻骨下支血管瘤

前后位X线片（a）显示左侧髋臼和耻骨下支膨胀性溶骨性病变（黑三角形）。肿瘤内见多条增粗的骨小梁。横轴位T1WI（b）、横轴位T2WI（c）、横轴位CE-T1WI-FS（d）和冠状位T1WI（e）显示左侧髋臼和耻骨下支多分叶状骨髓腔内病变。部分病变呈液体样信号强度，增强扫描后薄层边缘强化（箭头），部分呈脂肪样信号强度（白三角形）。

译者注：图7.1中的耻骨下支应为坐骨支。

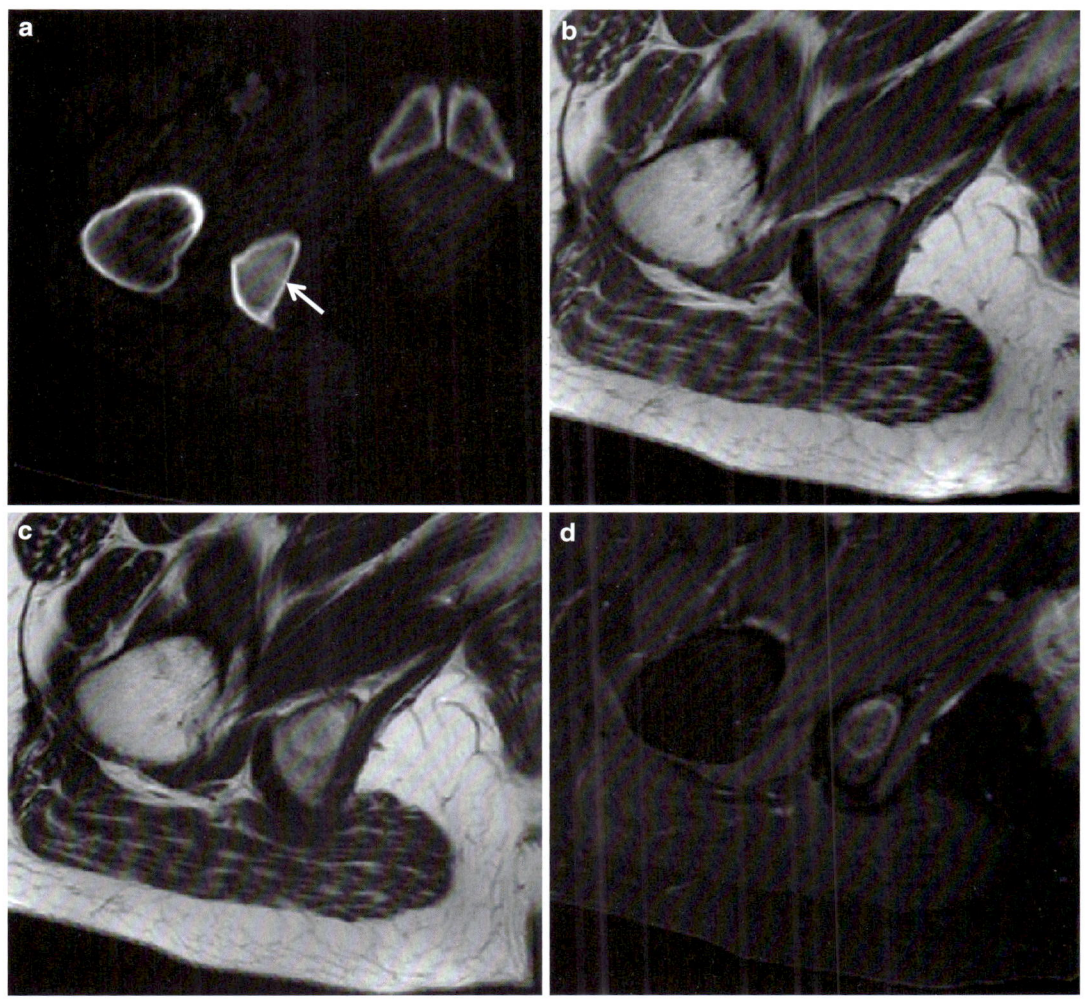

图7.2 右侧坐骨血管瘤

横轴位增强CT（a）显示右侧坐骨内高密度病变（箭头）。横轴位T1WI（b）和横轴位T2WI（c）显示病变均呈高信号，T1WI和T2WI上的高信号影很可能对应于血管瘤内的脂肪。CE-T1WI-FS（d）显示病变边缘强化。

7.2 血管肉瘤

■ 概述

血管肉瘤是一种高度恶性的血管性肿瘤，其组织学特征是细胞内皮样分化。

■ 流行病学

血管肉瘤占原发恶性骨肿瘤的比例不足1%。文献报道30~90岁均可发病，但多见于30~50岁；好发于男性，男女比例为2∶1。

■ 好发部位

血管肉瘤通常累及皮肤和软组织，很少发生于骨骼。但全身骨骼均可发病，多见于长管状骨（胫骨和股骨）、骨盆和脊柱。

■ 影像学表现

● X线

血管肉瘤常表现为边界不清的溶骨性病变，过渡带较宽，常见骨皮质破坏和软组织肿块（图7.3）。

● MRI

MRI表现无特异性。

■ 鉴别诊断

血管肉瘤的鉴别诊断包括区别于具有侵袭性表现的溶骨性病变：转移瘤、浆细胞瘤、淋巴瘤和纤维肉瘤。

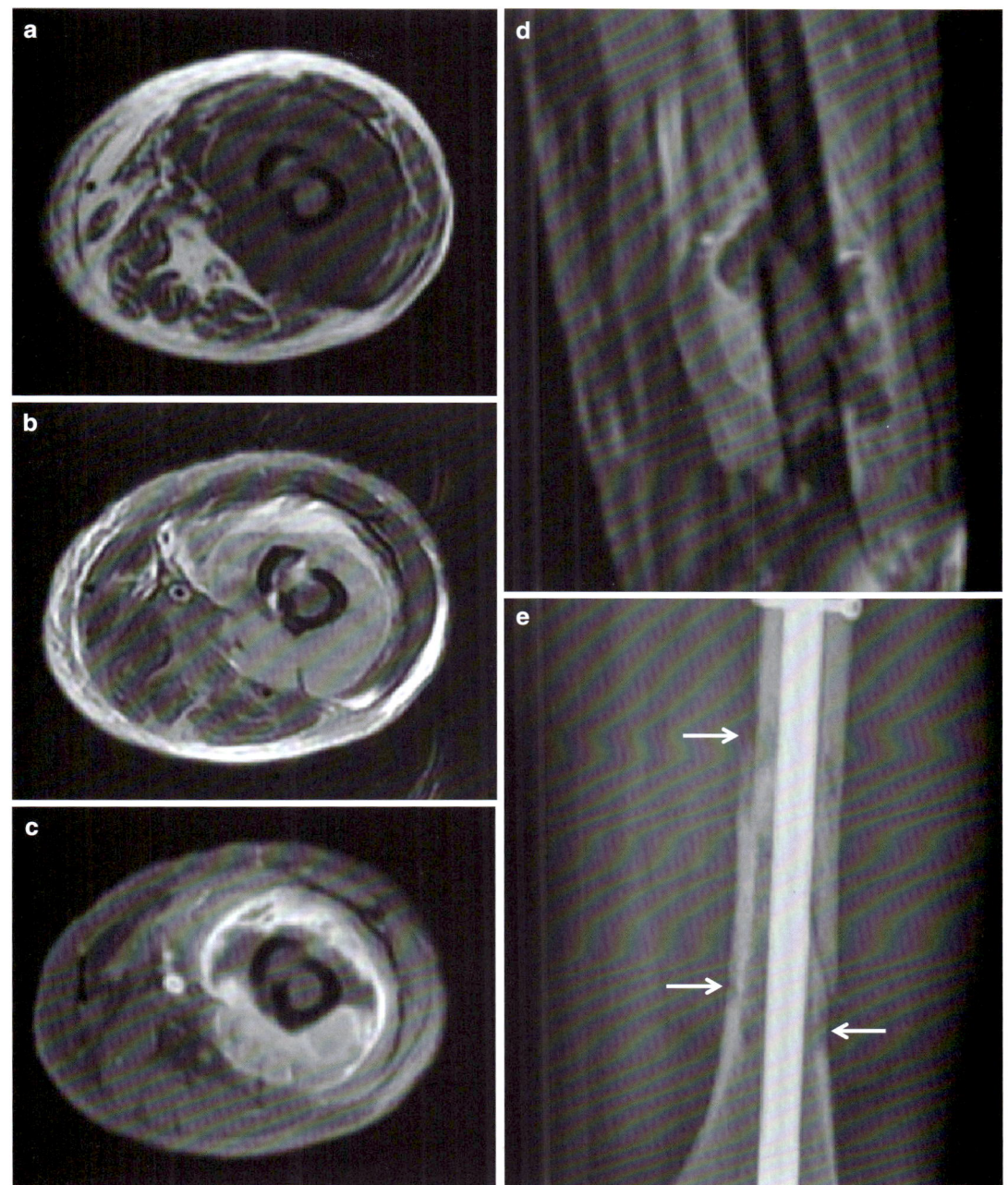

图7.3 左侧股骨血管肉瘤

79岁男性，患者轻微创伤后左侧股骨骨折。横轴位T1WI（a）、横轴位脂肪抑制T2WI（b）、横轴位CE-T1WI-FS（c）和冠状位CE-T1WI-FS（d）显示骨折区域的骨髓腔病变，伴有较大的骨外软组织肿块。X线片（e）显示左侧股骨内髓内钉固定，在骨折周围见渗透性溶骨性病变（箭头）。

7.3　上皮样血管内皮细胞瘤

■ 概述

上皮样血管内皮细胞瘤是一种极少见的低–中度恶性血管性肿瘤。

■ 流行病学

上皮样血管内皮细胞瘤可见于任何年龄组，但最常见于20~30岁；好发于男性，男女比例为2：1。

■ 好发部位

上皮样血管内皮细胞瘤最常见的部位是中轴骨和下肢骨（胫骨和股骨）。超过半数患者是多灶性病变，包括在单块骨中多处病变，或多骨多发病变。长骨的病变可累及干骺端、骨干甚至骨骺。

■ 影像学表现

● X线

上皮样血管内皮细胞瘤表现为骨皮质或骨髓腔内的溶骨性病变（图7.4），通常无基质矿化，少见骨膜反应，可见骨皮质破坏以及骨外软组织受累。

● MRI

上皮样血管内皮细胞瘤的MRI表现无特征性，一般在T1WI上呈低–中等信号，在T2WI上呈高信号，增强扫描后均匀强化（图7.4和图7.5）。

■ 鉴别诊断

上皮样血管内皮细胞瘤需要与其他表现为孤立性或多发性溶骨性病变的疾病相鉴别，包括血管瘤、朗格汉斯细胞组织细胞增生症、血管肉瘤、骨髓瘤和转移瘤。

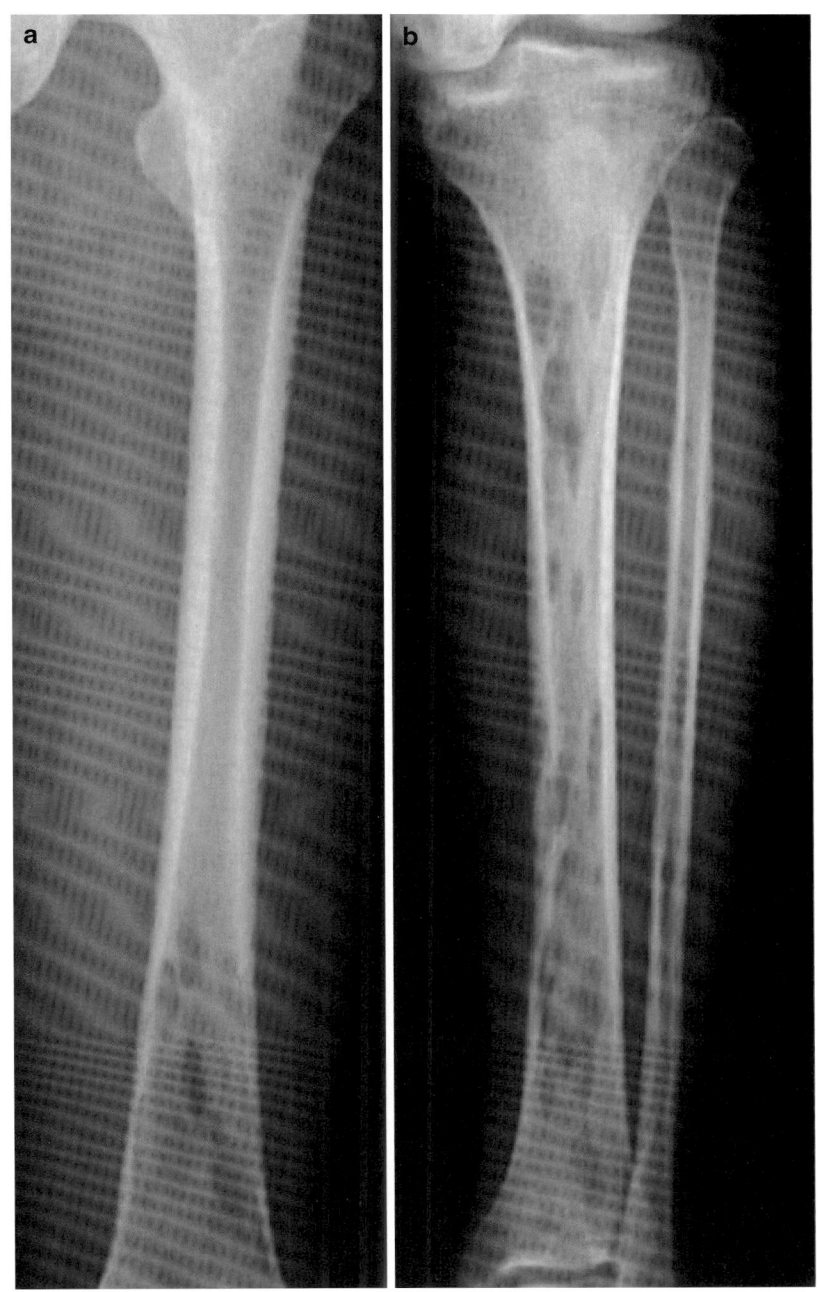

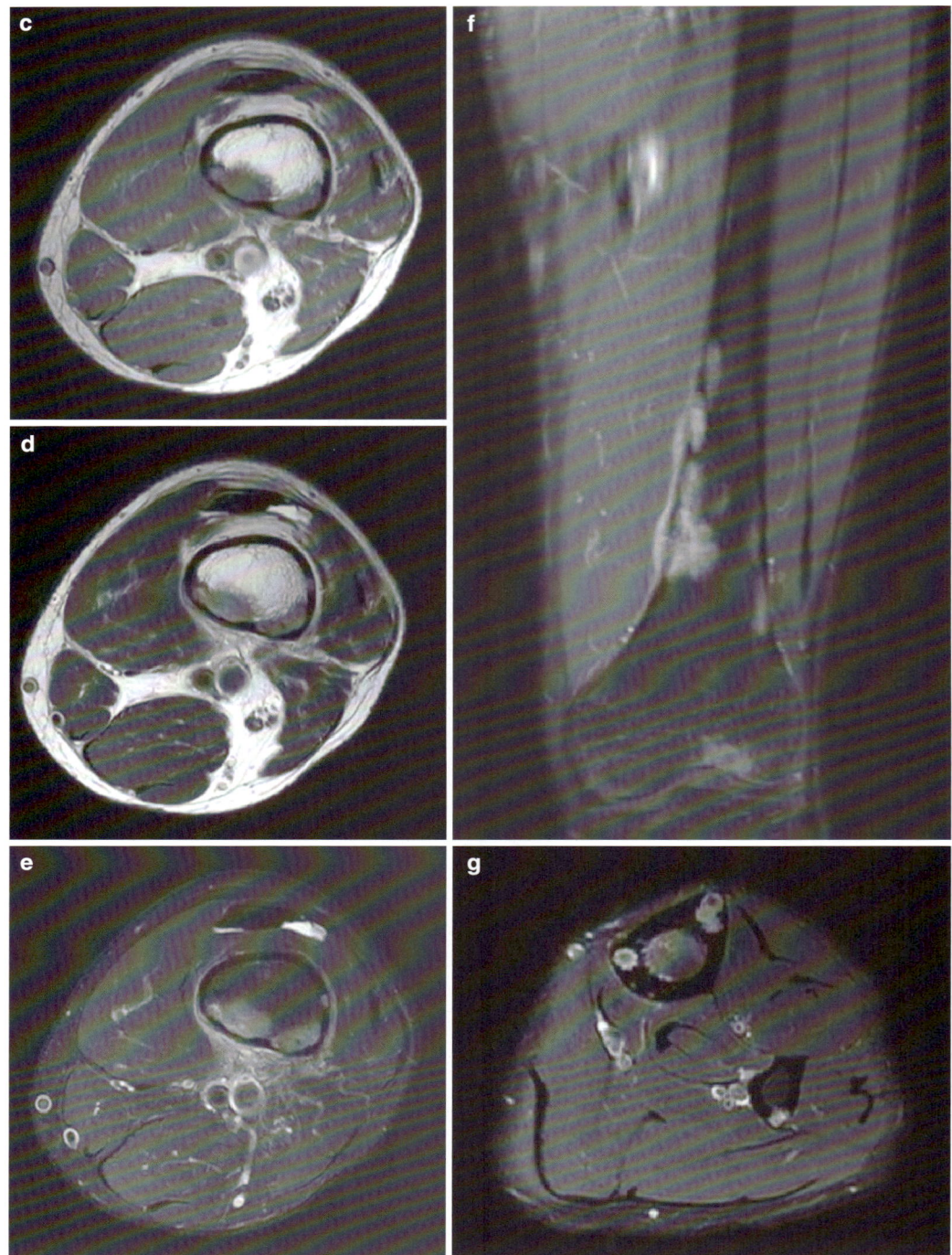

图7.4 37岁男性，左下肢上皮样血管内皮细胞瘤

大腿（a）和小腿（b）前后位X线片显示股骨远端、胫骨和腓骨散在多发地图状溶骨性病变。横轴位T1WI（c）、横轴位T2WI-FS（d）、横轴位CE-T1WI-FS（e）和冠状位CE-T1WI-FS（f）显示股骨多处骨质破坏，骨髓腔和骨皮质均有受累。病变在T1WI上呈中等信号，在T2WI上呈稍高信号，增强扫描后均匀强化。小腿横轴位CE-T1WI-FS（g）显示骨皮质内多个圆形病变，增强扫描后有强化。

译者注：图7.4d应为非脂肪抑制T2WI。

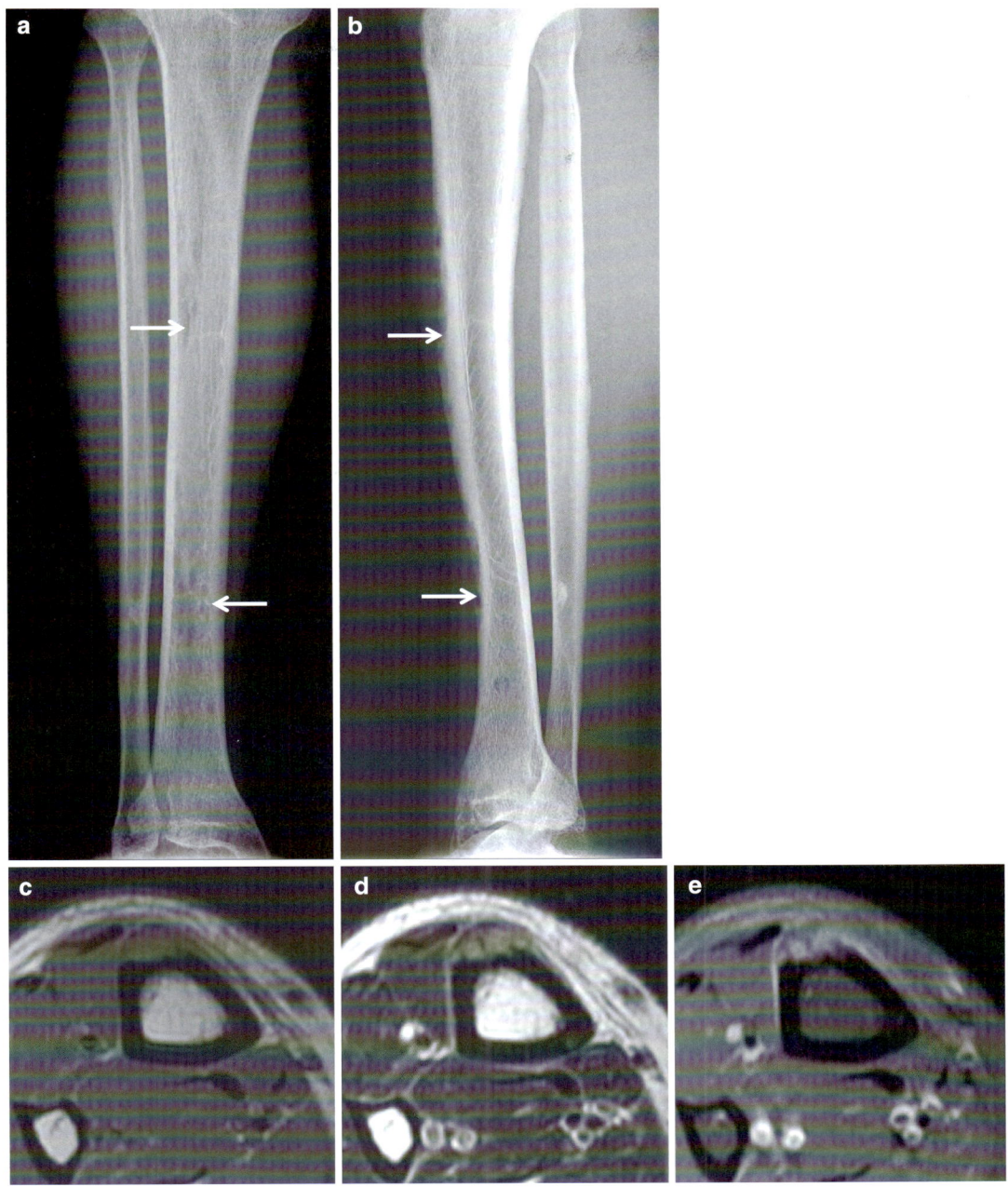

图7.5　31岁男性，右小腿上皮样血管内皮细胞瘤

前后位（a）和侧位（b）X线片显示沿胫骨前侧骨皮质可见多个骨皮质内溶骨性病变（箭头）。病变在横轴位T1WI（c）上呈中等信号，在横轴位T2WI（d）上呈稍高信号，在横轴位CE-T1WI-FS（e）上均匀强化。

❖ **推荐文献**

◆ **血管瘤**

［1］CHAWLA A，SINGRAKHIA M，MAHESHWARI M，et al. Intraosseous haemangioma of the proximal femur：imaging findings［J］. Br J Radiol，2006，79：64-66.

［2］GREENSPAN A J G，REMAGEN W. Differential diagnosis of orthopaedic oncology［M］. 2nd ed. Philadelphia：Lippincott Williams & Wilkins，2007：366-367.

［3］KALEEM Z，KYRIAKOS M，TOTTY W G. Solitary skeletal hemangioma of the extremities［J］. Skeletal Radiol，2000，29：502-513.

［4］LEVINE S M，LAMBIASE R E，PETCHPRAPA C N. Cortical lesions of the tibia：characteristic appearances at conventional radiography［J］. Radiographics，2003，23：157-177.

［5］MURPHEY M D，FAIRBAIRN K J，PARMAN L M，et al. From the archives of the AFIP. Musculoskeletal angiomatous lesions：radiologic-pathologic correlation［J］. Radiographics，1995，15：893-917.

［6］SIMONETTI S，MIGNOGNA C，LA MANTIA V，et al. Primary intraosseous cavernous hemangioma of the metacarpal bone：a very rare entity. Case report［J］. Tumori，2009，95：101-103.

［7］UNNI K K，IVINS J C，BEABOUT J W，et al. Hemangioma，hemangiopericytoma，and hemangioendothelioma（angiosarcoma）of bone［J］. Cancer，1971，27：1403-1414.

［8］VERBEKE S L，BOVEE J V. Primary vascular tumors of bone：a spectrum of entities?［J］Int J Clin Exp Pathol，2011，4：541-551.

◆ 血管肉瘤

［1］PALMERINI E，MAKI R G，STAALS E L，et al. Primary angiosarcoma of bone：a retrospective analysis of 60 patients from 2 institutions［J］. Am J Clin Oncol，2014，37：528-534.

［2］UNNI K K，IVINS J C，BEABOUT J W，et al. Hemangioma，hemangiopericytoma，and hemangioendothelioma（angiosarcoma）of bone［J］. Cancer，1971，27：1403-1414.

［3］VERBEKE S L，BOVEE J V. Primary vascular tumors of bone：a spectrum of entities?［J］. Int J Clin Exp Pathol，2011，4：541-551.

［4］VERMAAT M，VANEL D，KROON H M，et al. Vascular tumors of bone：imaging findings［J］. Eur J Radiol，2011，77：13-18.

◆ 上皮样血管内皮细胞瘤

［1］ABRAHAMS T G，BULA W，JONES M. Epithelioid hemangioendothelioma of bone. A report of two cases and review of the literature［J］. Skeletal Radiol，1992，21：509-513.

［2］BOUTIN R D，SPAETH H J，MANGALIK A，et al. Epithelioid hemangioendothelioma of bone［J］. Skeletal Radiol，1996，25：391-395.

［3］KLEER C G，UNNI K K，MCLEOD R A. Epithelioid hemangioendothelioma of bone［J］. Am J Surg Pathol，1996，20：1301-1311.

［4］LAROCHELLE O，PERIGNY M，LAGACE R，et al. Best cases from the AFIP：epithelioid hemangioendothelioma of bone［J］. Radiographics，2006，26：265-270.

［5］TSUNEYOSHI M，DORFMAN H D，BAUER T W. Epithelioid hemangioendothelioma of bone. A clinicopathologic，ultrastructural，and immunohistochemical study［J］. Am J Surg Pathol，1986，10：754-764.

（徐丹阳　高振华 译）

第8章 ❯
其他肿瘤样病变和软组织型肿瘤

8.1 单纯性骨囊肿

■ 概述

单纯性骨囊肿是骨的良性非肿瘤性病变，以骨髓腔内浆液性或血清样液体填充囊腔为特征。

■ 流行病学

单纯性骨囊肿占所有原发性骨病变的3%。80%的病例发生于20岁以下，男性好发（男女比例为3∶1）。

■ 好发部位

90%的单纯性骨囊肿发生于长骨，好发部位依次为肱骨、股骨近段和胫骨近段。病变始发于干骺端，可随着骨骼的生长而逐渐移向骨干，最终停留于干骺端–骨干交界区或骨干。在成人患者中，单纯性骨囊肿通常见于髂骨、跟骨和距骨。

■ 影像学表现

● X线

典型的单纯性骨囊肿的X线表现为边界清晰的地图状溶骨性病变，周围绕以薄层硬化边。病变内残留骨嵴在X线片上重叠形成病变区内假性骨小梁影。单纯性骨囊肿可引起膨胀性改变，通常不伴有骨膜反应。单纯性骨囊肿发生病理性骨折时，可见"骨片陷落征"（骨折碎片插入病变囊腔内）和骨膜反应（图8.1）。

● MRI

MRI有助于确定病变内的囊性成分。病变通常呈液体信号强度，但其信号强度可随病变内出血量和出血时期不同而异（图8.2）。增强扫描后，病变通常表现为边缘强化（图8.3）。

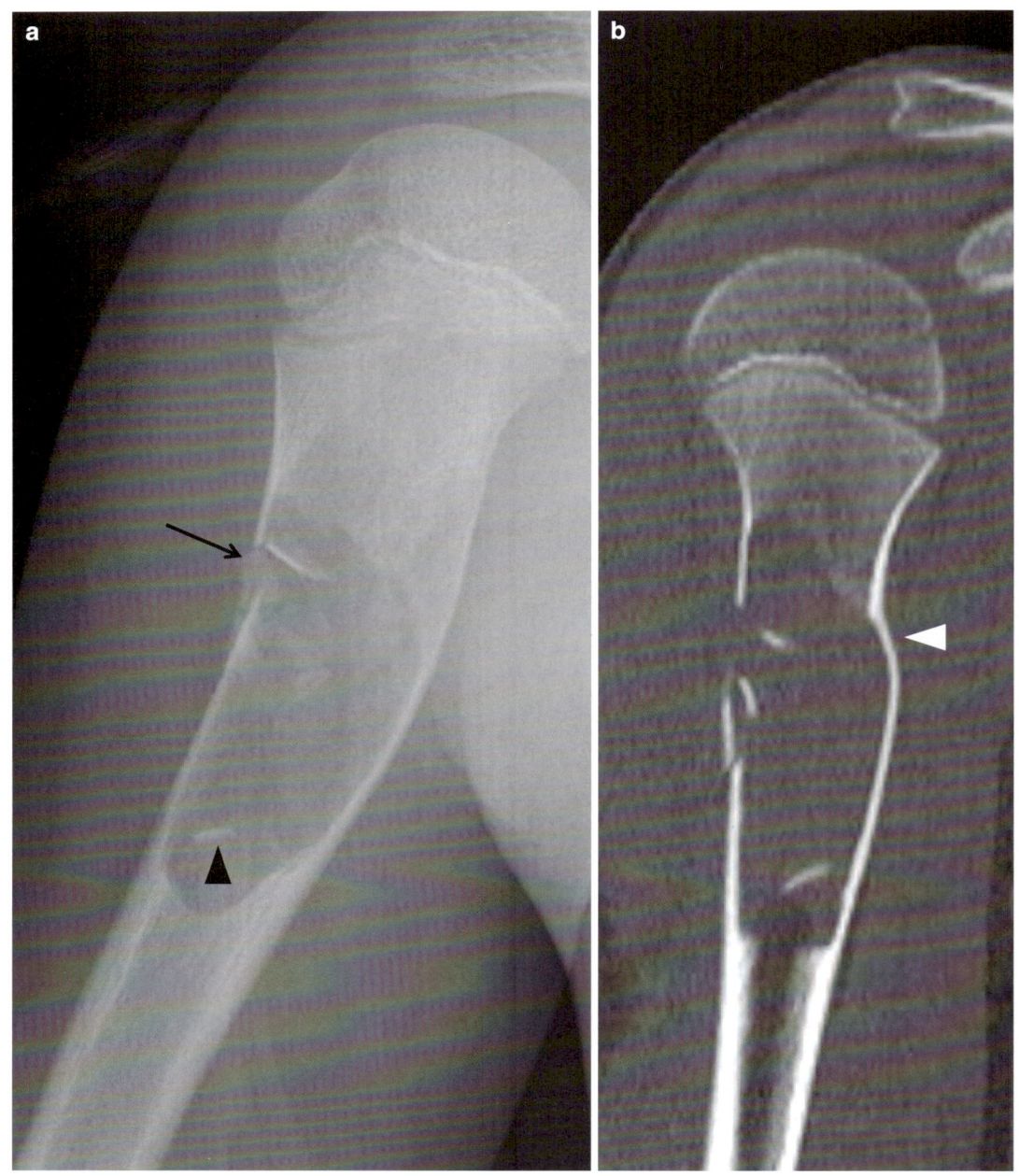

图8.1　11岁男性，右侧肱骨近段单纯性骨囊肿

X线片（a）显示右侧肱骨近段边界清晰的膨胀性地图状溶骨性病变，无硬化边缘（ⅠB型骨破坏），伴有病理性骨折（黑箭头）而呈典型的"骨片陷落征"（黑三角形）。冠状位重组CT（b）显示骨膨胀性改变（白三角形）。

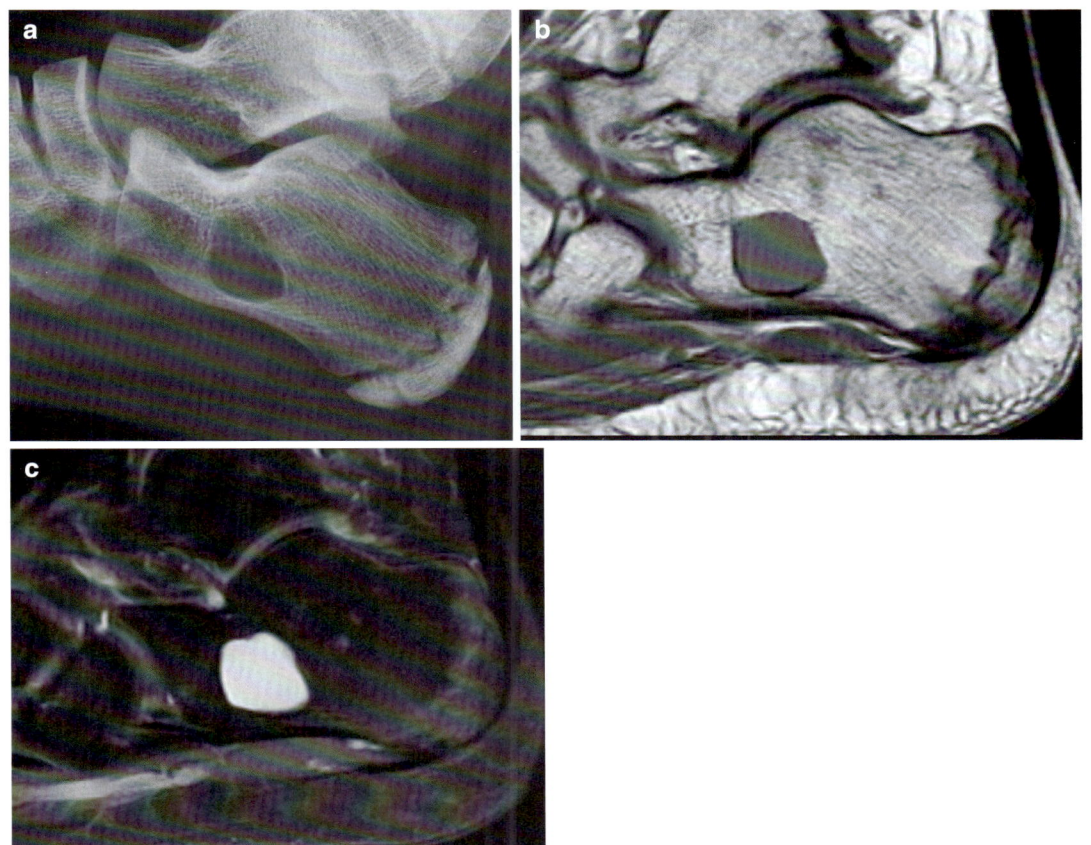

图8.2　12岁患者，跟骨单纯性骨囊肿

侧位X线片（a）显示跟骨地图状溶骨性病变，周围绕以薄层硬化边。跟骨结节骨化中心尚未闭合。矢状位T1WI（b）和矢状位T2WI-FS（c）显示跟骨病变呈液体样信号。

■ 鉴别诊断

1. 动脉瘤样骨囊肿

与单纯性骨囊肿相比，动脉瘤样骨囊肿引起骨膨胀性改变更明显，并且在MRI上可见多个液-液平面。

2. 纤维结构不良

在X线片上，若病变呈磨玻璃样密度影，则倾向纤维结构不良的诊断。MRI更容易鉴别二者，纤维结构不良病变内存在可强化的实性成分。

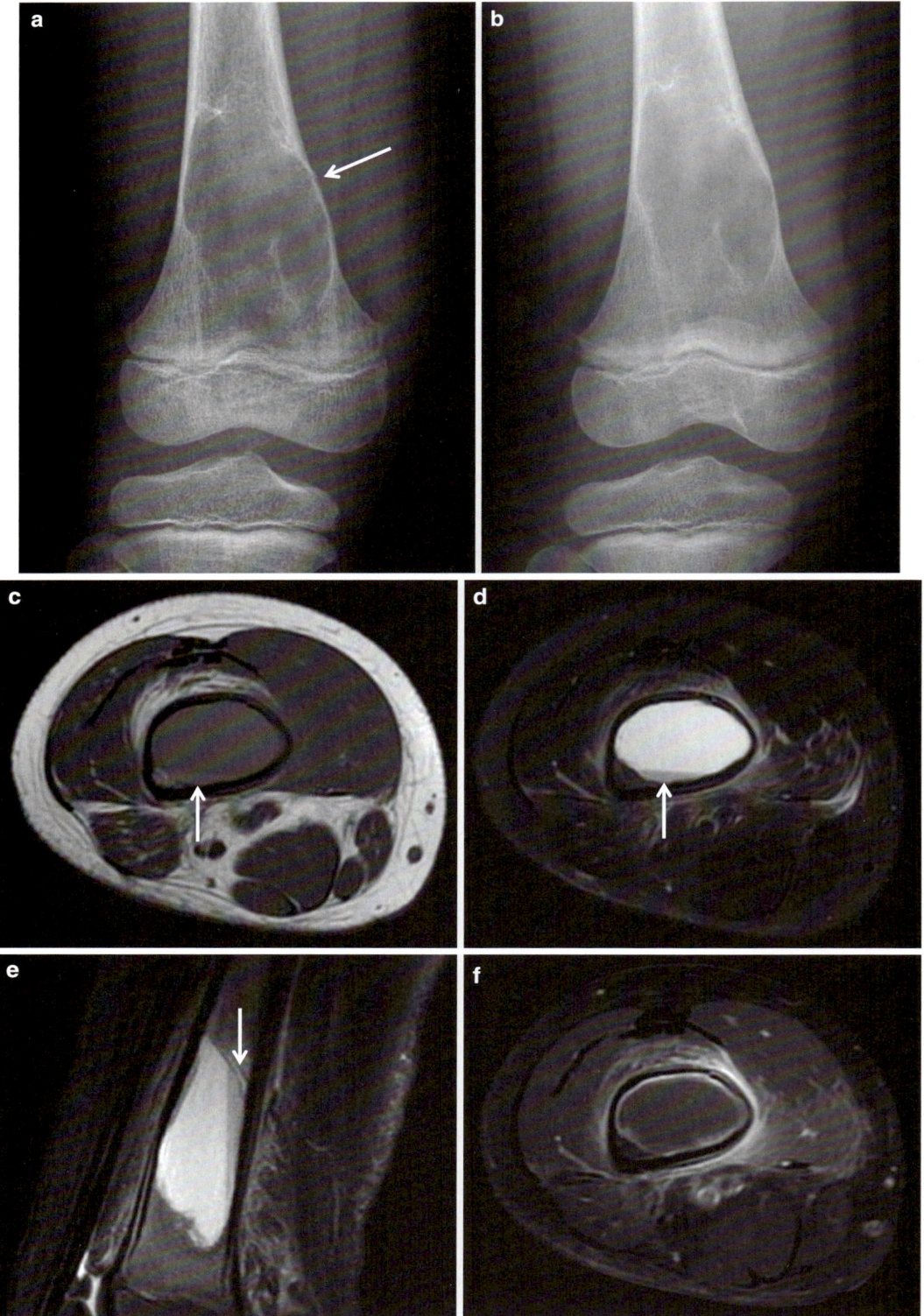

图8.3 7岁男性，右侧股骨远端单纯性骨囊肿

前后位X线片（a）显示右侧股骨远侧干骺端中央处地图状溶骨性病变，伴有轻度膨胀性改变和病理性骨折（白箭头）。4个月后复查X线片（b）显示原骨折已愈合。横轴位T1WI（c）、横轴位T2WI-FS（d）和矢状位T2WI-FS（e）显示股骨远端中央性病变，伴有轻度膨胀性改变，病变大部分呈液体样信号，尚可见液-液平面。液-液平面下层在T1WI上呈稍高信号，在T2WI上呈稍低信号，提示骨折后的血性成分（c~e中的白箭头）。横轴位CE-T1WI-FS（f）显示病变边缘薄层强化。

8.2　动脉瘤样骨囊肿

■ 概述

动脉瘤样骨囊肿是一种由结缔组织间隔分开的多个血腔构成的骨良性病变，70%是原发性的，30%继发于骨原有病变的基础上。

■ 流行病学

动脉瘤样骨囊肿占原发性骨肿瘤的1%~2%。各年龄组均可发病，20岁以前发病的患者占80%。文献报道女性发病率稍高，但无明显的性别差异。

■ 好发部位

动脉瘤样骨囊肿好发于长骨干骺端，股骨远侧、胫骨近侧和股骨近侧干骺端是常见的受累部位。病变若发生于脊柱，则通常位于后柱。

■ 影像学表现

● X线

长骨的动脉瘤样骨囊肿在X线片上表现为干骺端内边界清晰的地图状溶骨性病变，偏心性生长（图8.4），通常围绕以皮质骨/骨膜新生骨形成的薄骨壳。病变内可见骨小梁影（图8.5）。当患骨呈膨胀性改变，同时在病变内部出现骨小梁分隔时，病变呈现多房性皂泡样外观。

● MRI

动脉瘤样骨囊肿在MRI上可见多个液-液平面（图8.6）。MRI有助于区分原发性动脉瘤样骨囊肿和继发性动脉瘤样骨囊肿，病变内明显的实性成分提示其他基础病变的存在。

■ 鉴别诊断

1. 单纯性骨囊肿

单纯性骨囊肿位于骨中央位置，是单房性病变。与动脉瘤样骨囊肿相比，单纯性骨囊肿引起的骨膨胀性改变较轻微。单纯性骨囊肿并发骨折时，也可见分隔和液-液平面。

2. 毛细血管扩张型骨肉瘤

与动脉瘤样骨囊肿相比，毛细血管扩张型骨肉瘤在X线片上表现为单纯性溶骨性病变，具有更强的侵袭性。

3. 继发性动脉瘤样骨囊肿伴发的基础病变

软骨母细胞瘤、骨巨细胞瘤、骨母细胞瘤、纤维结构不良、非骨化性纤维瘤、软骨黏液纤维瘤。

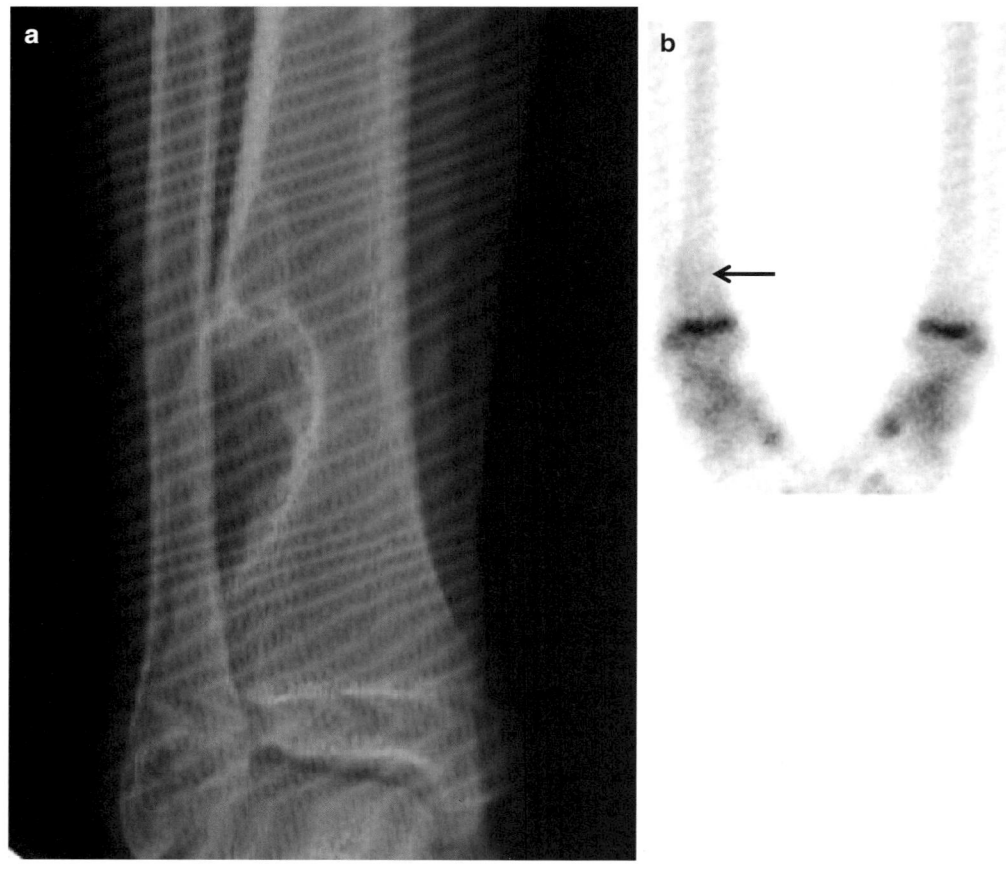

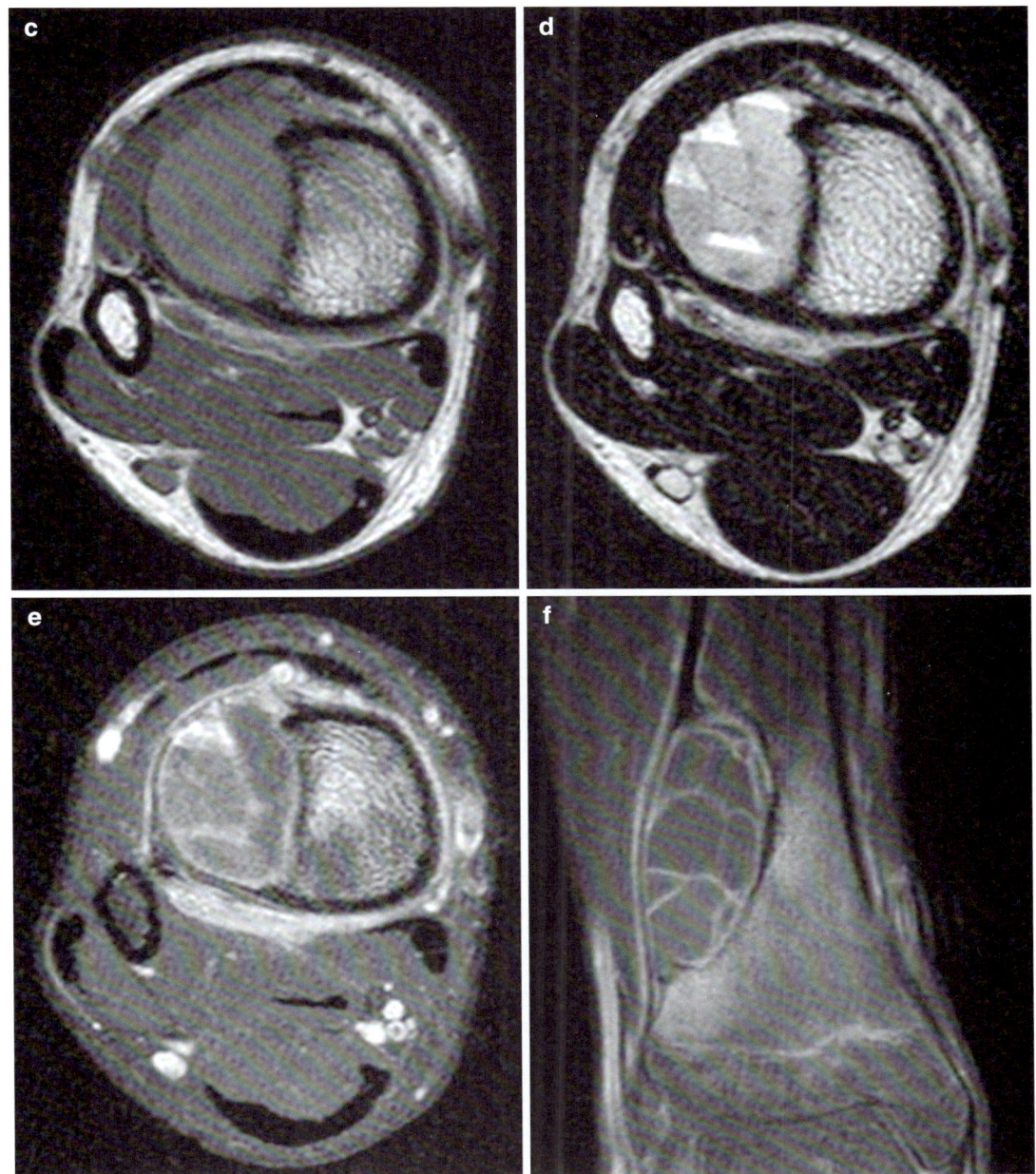

图8.4 右侧胫骨动脉瘤样骨囊肿

前后位X线片（a）显示右侧胫骨远端偏心性地图状溶骨性病变，伴有硬化边缘。核素骨扫描（b）显示右侧胫骨远端病灶区放射性摄取轻度增加（箭头），双侧胫骨远侧骺板区对称性明显放射性摄取。病变在横轴位T1WI（c）上呈中等信号，在横轴位T2WI（d）上见多个液–液平面，在横轴位（e）和冠状位（f）CE–T1WI–FS上病灶边缘和内部薄层分隔强化，病变内无明确实性成分。

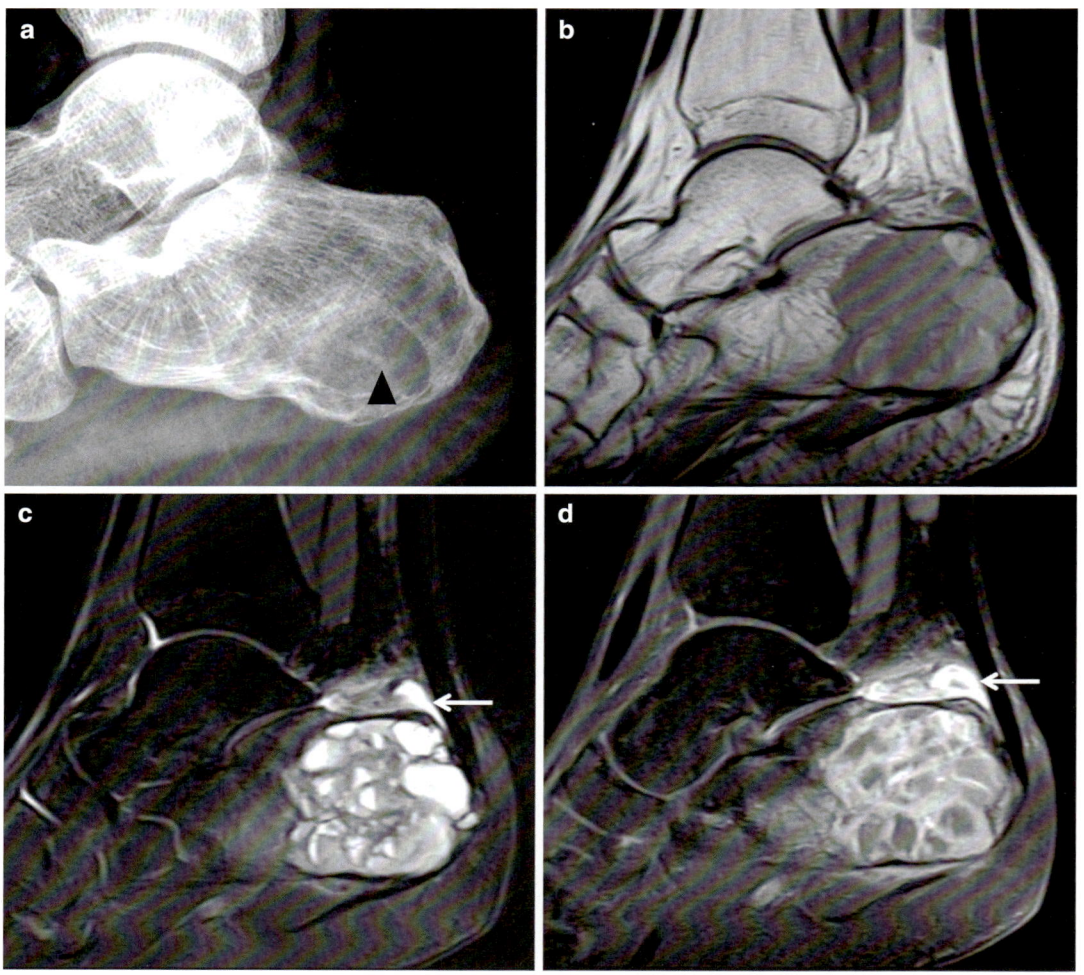

图8.5 跟骨动脉瘤样骨囊肿

侧位X线片（a）显示跟骨地图状溶骨性病变，内见骨小梁状分隔（三角形）。矢状位T1WI（b）、矢状位T2WI–FS（c）和矢状位CE–T1WI–FS（d）显示跟骨多囊性溶骨性病变，伴有多发液–液平面。跟骨后上方软组织病变在T2WI上呈高信号，增强扫描后明显强化（白箭头），这是跟后滑囊炎。

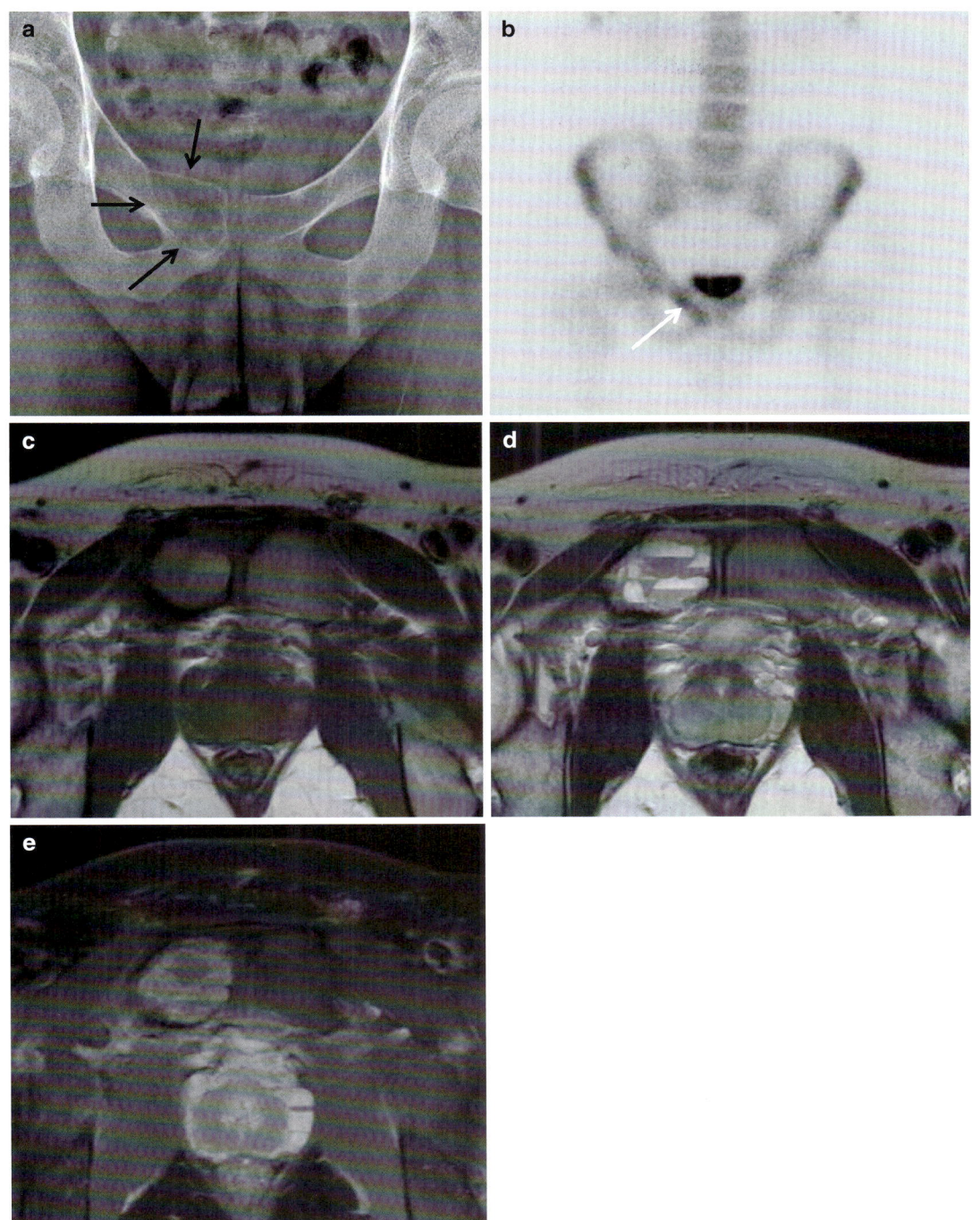

图8.6 右侧耻骨动脉瘤样骨囊肿

前后位X线片（a）显示右侧耻骨体膨胀性溶骨性病变（黑箭头）。核素骨扫描（b）显示病变区放射性摄取轻度增加（白箭头）。横轴位T1WI（c）、横轴位T2WI-FS（d）和横轴位CE-T1WI-FS（e）显示病变为囊性，内见多个液-液平面。

译者注：图8.6应为耻骨上支。图8.6d应为非脂肪抑制T2WI。

8.3　纤维结构不良

■ 概述

纤维结构不良是一种骨的良性纤维性病变，以异常增殖的纤维组织和不成熟的编织骨为其病理特征。纤维结构不良可单骨或多骨发病。在多骨病变中，可单肢或单侧躯体发病，也可全身发病。

■ 流行病学

纤维结构不良是一种常见的良性病变，儿童和成人均可发病，无性别差异，单骨发病比多骨发病更为常见。

■ 好发部位

纤维结构不良最常见于面颅骨和股骨。单骨发病最常见于股骨、颅骨、胫骨和肋骨。多骨发病则最常累及股骨、骨盆和胫骨。长骨的病变位于骨干髓腔内。

■ 影像学表现

● X线

纤维结构不良的密度有高有低，在X线片上表现有所不同。典型的纤维结构不良表现为边界清晰的骨髓腔内磨玻璃样密度影（图8.7），病灶在X线片上的透光度由骨小梁和纤维组织的数量决定。病灶周围通常有硬化边（即"果皮征"，股骨近端的病变表现较典型）（图8.8）。病变常引起骨的膨胀性改变，伴骨内膜扇贝样压迹和骨皮质变薄。除非病变合并病理性骨折，否则通常不会发生骨膜反应。病变会引起骨骼的弯曲或畸形，尤其是多骨病变（图8.9）。股骨近端受累引起髋内翻时，可出现"牧羊杖"畸形外观（请参阅"肿瘤相关综合征"的图9.7）。

● MRI

MRI有助于评估病变的程度，而不用于纤维结构不良与其他实性肿瘤的鉴别。病变在MRI上的表现无特异性：在T1WI上呈中等–低信号，在T2WI上呈高信号，增强扫描后有强化。

■ 鉴别诊断

1. 骨纤维结构不良

骨纤维结构不良发病部位典型，位于胫骨骨干前侧皮质内。骨纤维结构不良是骨皮质内的病变，而纤维结构不良病变位于髓内。

2. 骨脂肪硬化性黏液纤维性肿瘤

骨脂肪硬化性黏液纤维性肿瘤发生部位具有特征性，多位于股骨颈和股骨转子间区。在这些区域的骨脂肪硬化性黏液纤维性肿瘤和纤维结构不良也会很难鉴别，骨脂肪硬化性黏液纤维性肿瘤在X线片上骨硬化更多些。

3. 孤立性骨囊肿

孤立性骨囊肿类似于纤维结构不良，表现为边界清晰的骨髓腔内溶骨性病变，位于长骨的干骺端，有硬化边缘。在MRI上二者更容易鉴别：孤立性骨囊肿是囊性病变，而纤维结构不良则是实性病变。然而，在纤维结构不良中也可出现囊变区，此时会增加诊断难度。

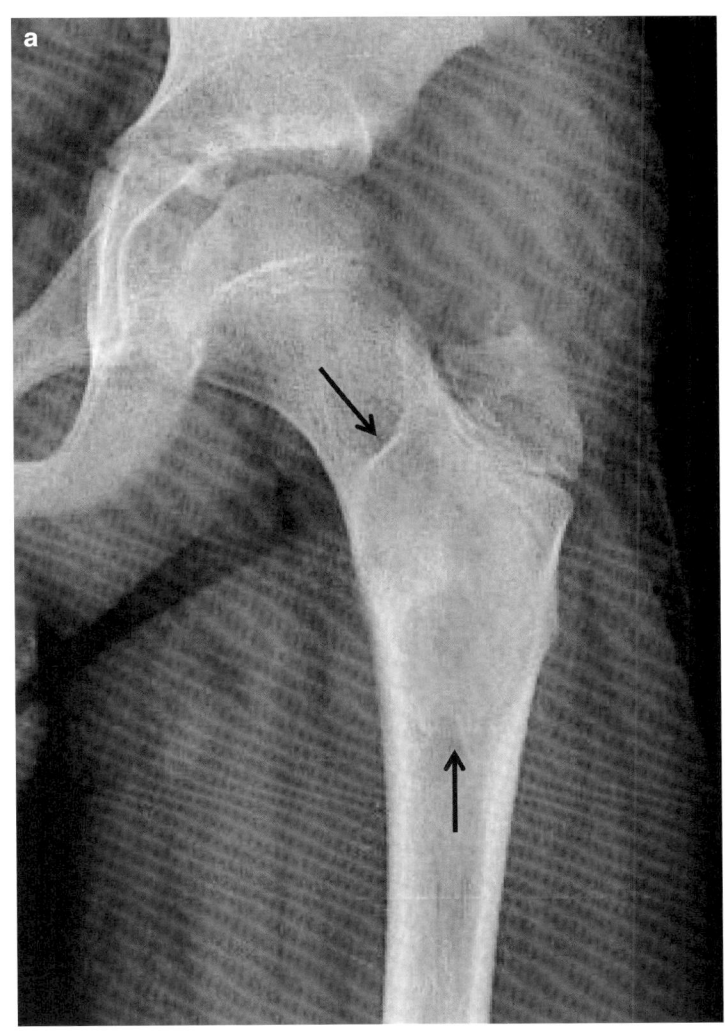

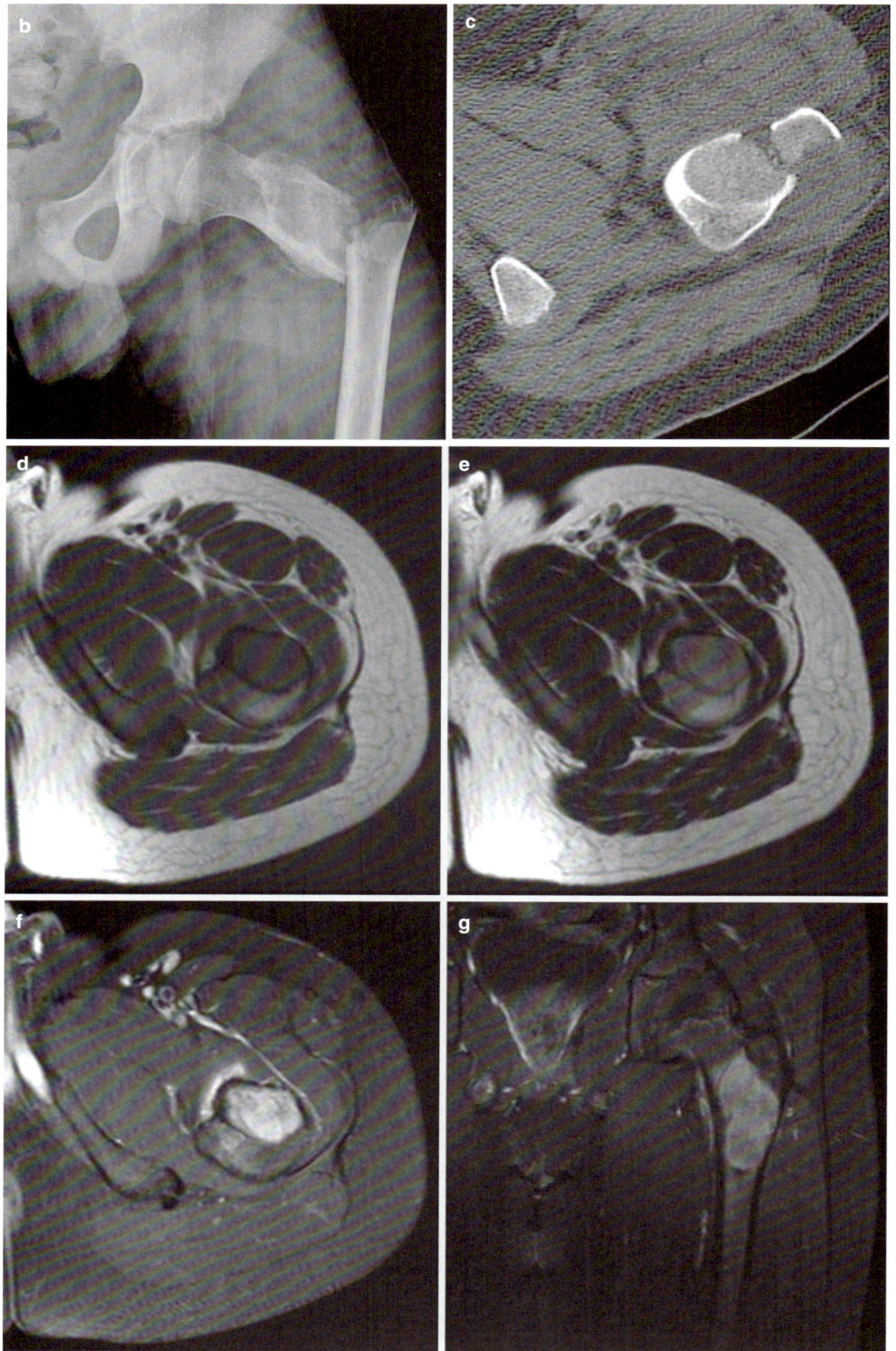

图8.7 9岁男性，左侧股骨单发纤维结构不良

前后位X线片（a）显示左侧股骨近侧干骺端磨玻璃样密度影，周围绕以薄层硬化边（黑箭头）。患者轻微创伤后出现病理性骨折（b）。横轴位CT（c）显示病变呈典型的磨玻璃样密度影。病变在横轴位T1WI（d）上呈中等-低信号，在横轴位T2WI（e）上呈稍高信号，在横轴位（f）和冠状位（g）CE-T1WI-FS上呈均匀强化。

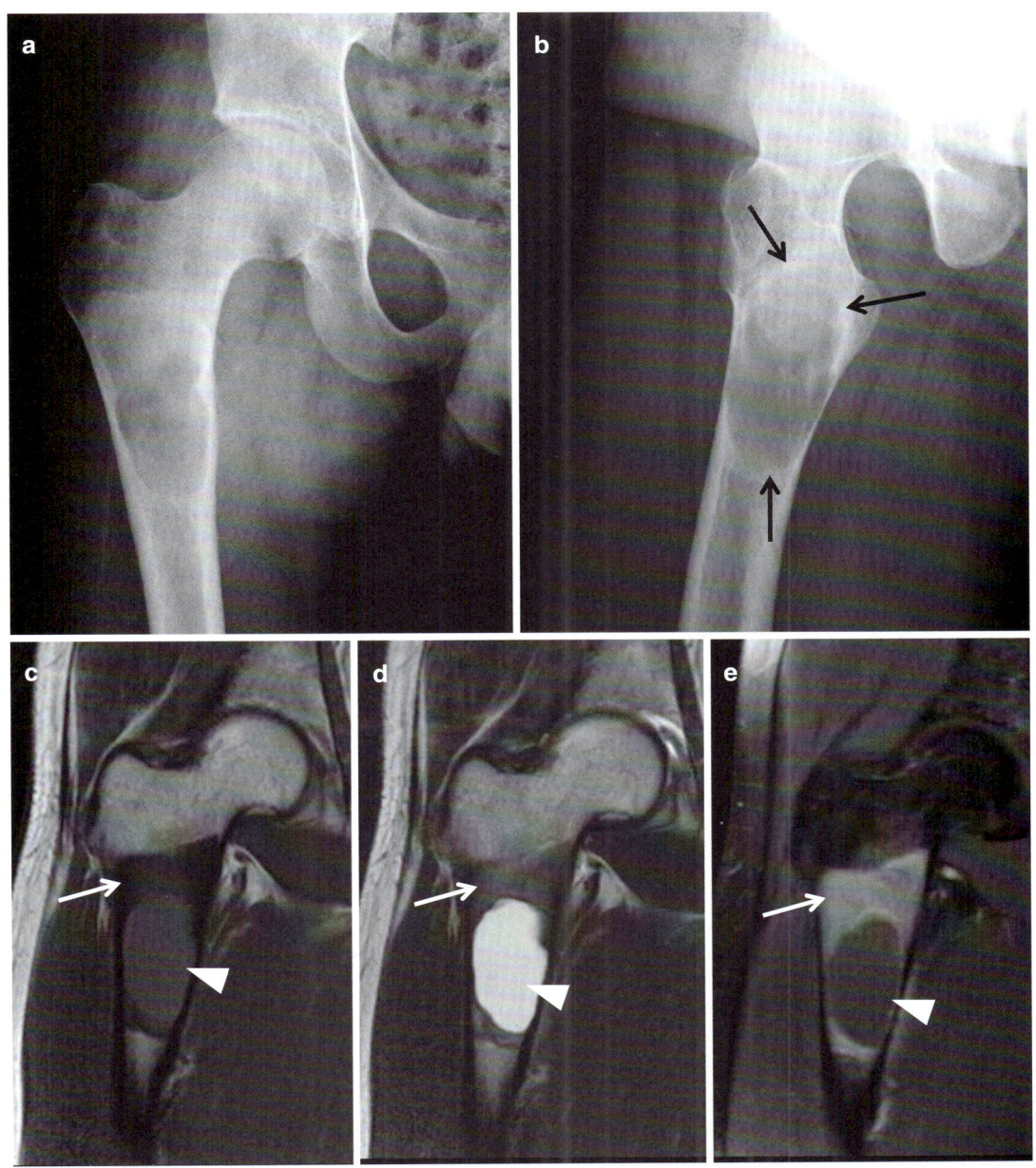

图8.8　右侧股骨单发纤维结构不良

前后位（a）和侧位（b）X线片显示右侧股骨近侧磨玻璃样密度影，周围见硬化边（即"果皮征"，黑箭头）。冠状位T1WI（c）、冠状位T2WI（d）和冠状位CE-T1WI-FS（e）显示病变实性部分在T1WI和T2WI上均呈稍低信号，增强扫描后均匀强化（箭头）。纤维结构不良内发生囊变，在病变内出现边界清晰的囊性部分（三角形）。

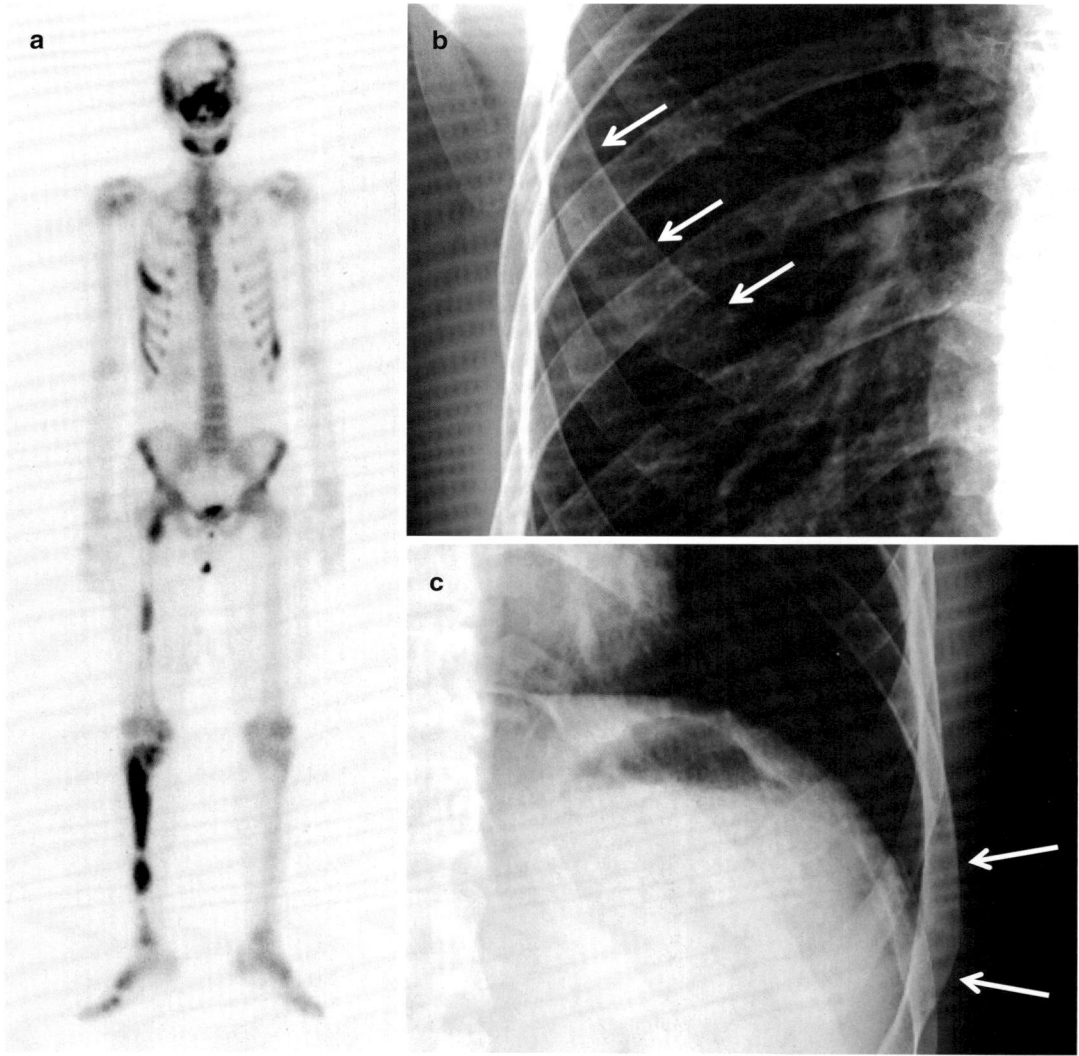

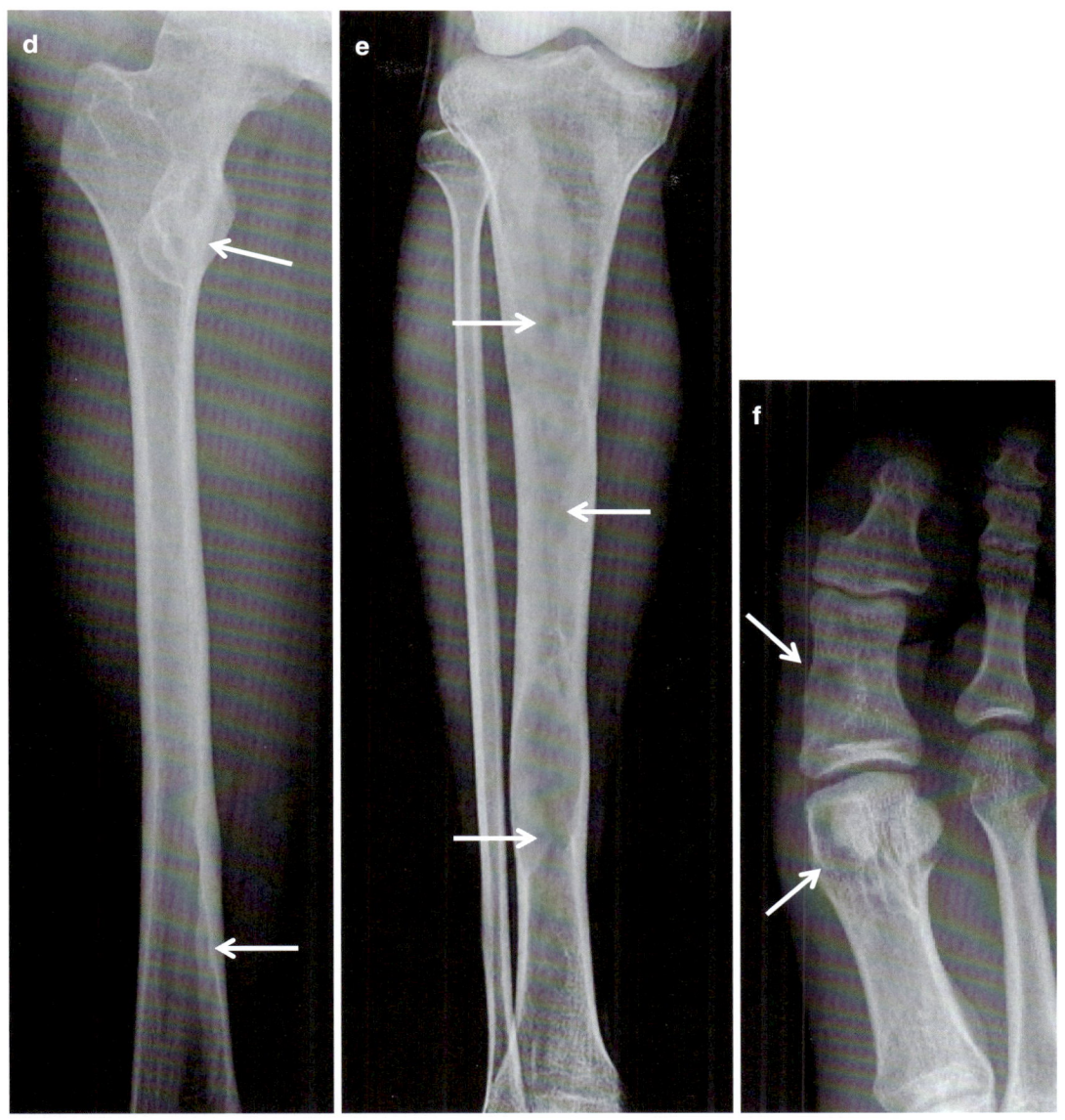

图8.9 多骨多发纤维结构不良

核素骨扫描（a）显示全身多处骨放射性摄取增加，累及面颅骨、肋骨、右侧股骨、右侧胫骨和右侧足骨。前后位X线片显示右侧第4前肋（b）和左侧第9肋腋段（c）呈膨胀性改变（箭头），与核素骨扫描上的放射性摄取增加区相一致。前后位X线片显示股骨（d）、胫骨（e）和右侧足骨（f）多发的磨玻璃样病变（d，f中的箭头），胫骨骨皮质膨胀变薄，呈波浪状外观（e中的箭头）。

8.4 骨纤维结构不良

■ 概述

骨纤维结构不良是一种骨的良性纤维性病变，典型的发病部位是胫骨前侧皮质，它也被称为骨化性纤维瘤或Kempson–Campanacci病变。

■ 流行病学

骨纤维结构不良极少见，占所有骨肿瘤的比例不足1%。本病由于具有自限性，通常见于儿童，极少见于20岁以上的患者。男性好发，但确切的男女比例尚不清楚。

■ 好发部位

骨纤维结构不良的典型部位是胫骨干中上段的前侧骨皮质（图8.10）。另一可能的受累部位是腓骨骨皮质。在20%的胫骨病变患者中，同侧腓骨骨皮质也同时受累（图8.11）。其他长骨极少受累。

■ 影像学表现

● X线

骨纤维结构不良沿胫骨前侧皮质生长，X线表现为皮质内边界清晰的溶骨性病变。沿胫骨干长轴的病变常呈多灶性分布或融合成片。较大的病灶可引起骨的膨胀性改变，骨皮质变薄，呈锯齿状或气泡状多房样外观。病变会导致胫骨前弯。

● MRI

骨纤维结构不良在T1WI上呈低-中等信号，在T2WI上呈中等-高信号，增强扫描后有强化（图8.12）。

■ 鉴别诊断

1. 造釉细胞瘤

造釉细胞瘤和骨纤维结构不良均好发于胫骨前侧皮质，两者的影像学表现相似而难以鉴别。与骨纤维结构不良相比，造釉细胞瘤患者的年龄较大，骨皮质侵袭性破坏更明显，侵及骨髓腔和骨外软组织。

2. 纤维结构不良

典型的纤维结构不良发生于骨髓腔，而骨纤维结构不良发生于骨皮质内。

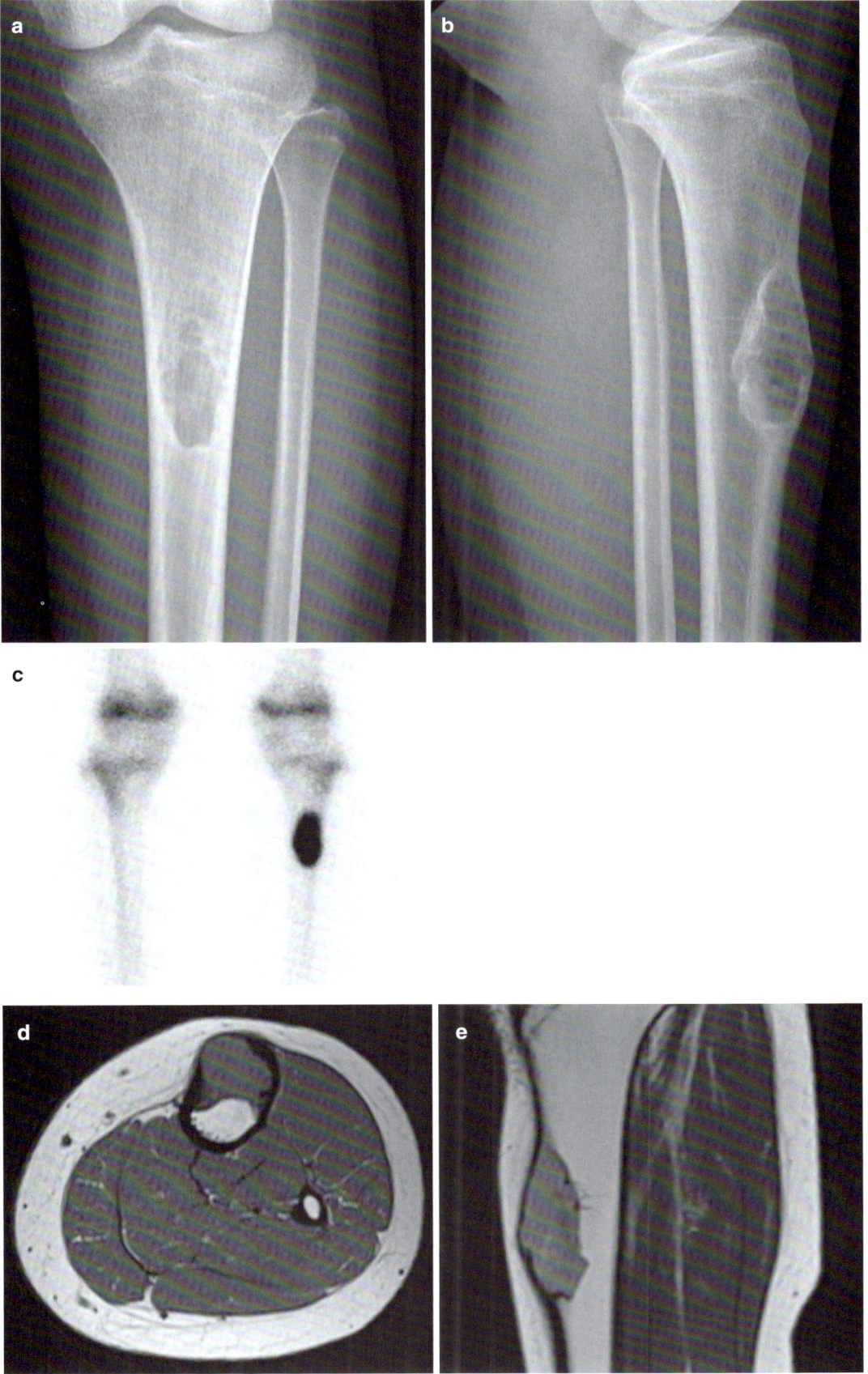

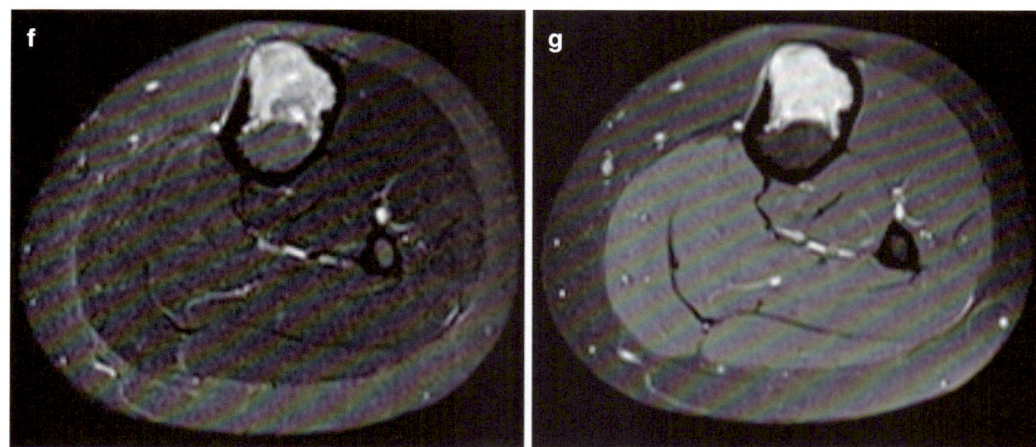

图8.10　15岁女性，左侧胫骨骨纤维结构不良

前后位X线片（a）和侧位X线片（b）显示胫骨上段骨干前侧骨皮质内边界清晰的溶骨性病变。核素骨扫描（c）显示病变区放射性摄取明显增加。横轴位T1WI（d）、矢状位T1WI（e）、横轴位T2WI-FS（f）和横轴位CE-T1WI-FS（g）显示病变在T1WI上呈中等信号，在T2WI上呈高信号，增强扫描后明显强化。

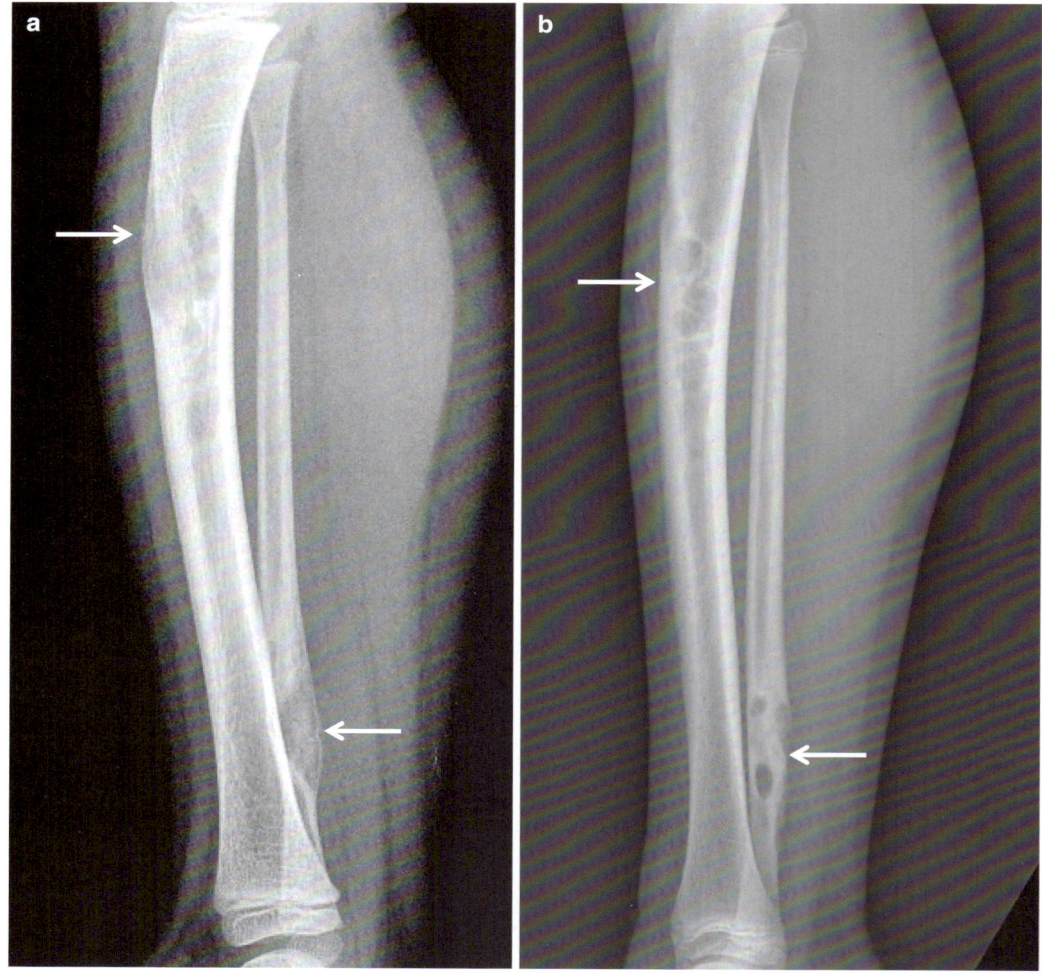

图8.11　3岁女性，左侧胫骨骨纤维结构不良伴同侧腓骨皮质受累

侧位X线片（a）显示病变在胫骨干近段和腓骨干远段，表现为边界清晰的溶骨性病变（箭头）。8年后复查侧位X线片（b）显示原溶骨性病变出现骨硬化，提示病变正在自发性愈合。

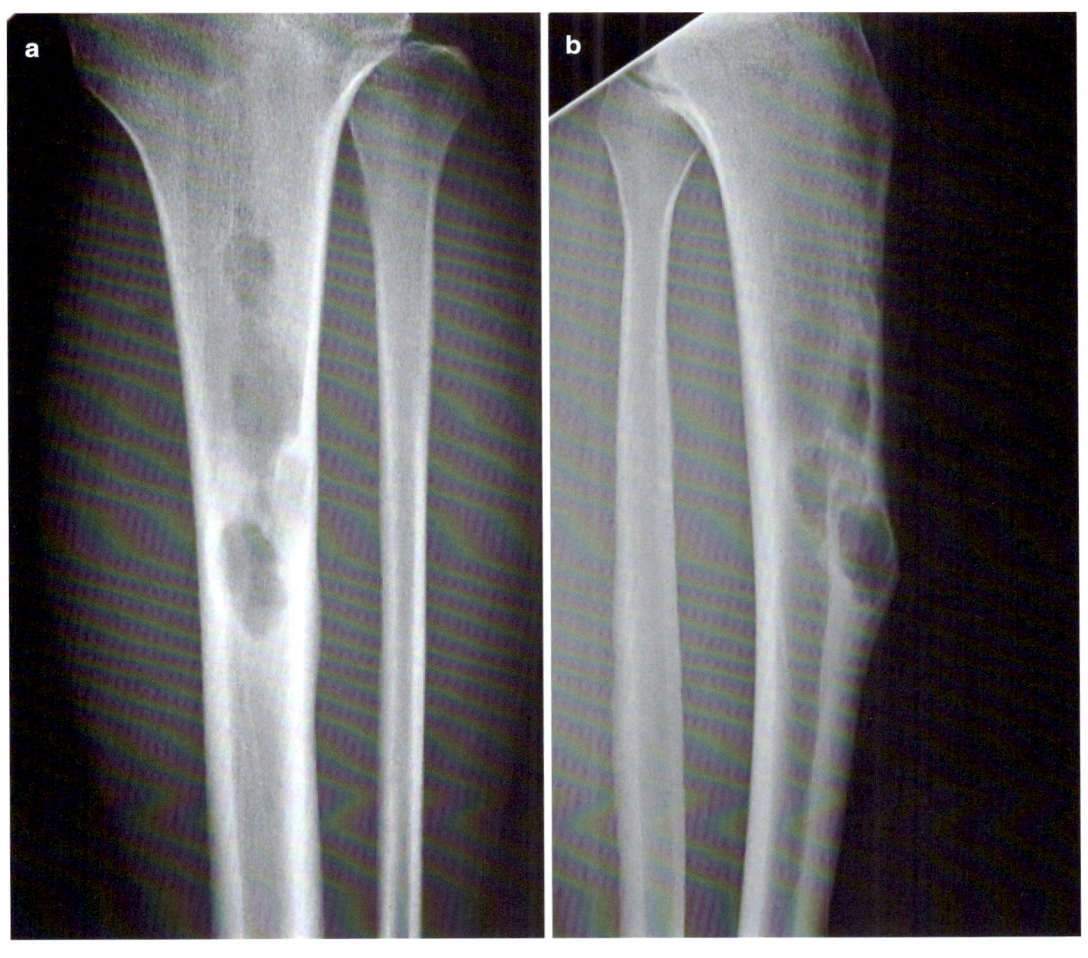

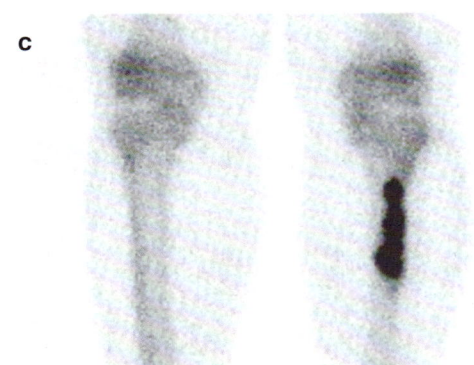

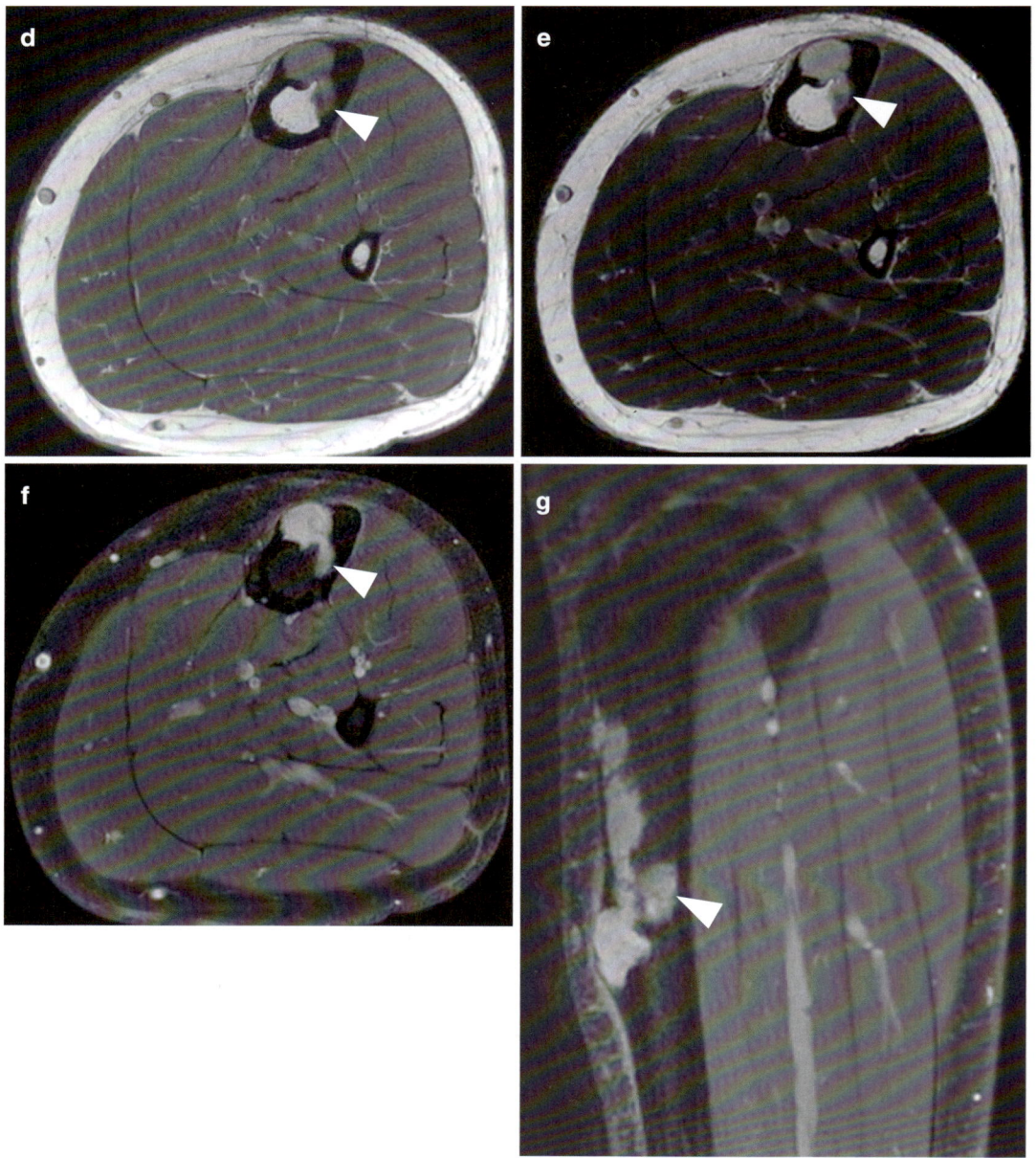

图8.12 17岁男性，骨纤维结构不良

前后位X线片（a）和侧位X线片（b）显示沿胫骨前侧骨皮质分布的多处溶骨性病变，边界清晰。核素骨扫描（c）显示病变区放射性摄取明显增加。横轴位T1WI（d）、横轴位T2WI（e）、横轴位CE-T1WI-FS（f）和矢状位CE-T1WI-FS（g）显示病变在T1WI上呈中等信号，在T2WI上呈高信号，增强扫描后明显强化。病变主要位于骨皮质内，局部向骨髓腔内延伸（d~g中的三角形）。

8.5　朗格汉斯细胞组织细胞增生症

■ 概述

朗格汉斯细胞组织细胞增生症是一种累及人体多系统的疾病，以朗格汉斯细胞异常增殖为特征。本病的全身性播散常累及骨骼系统，且骨骼系统常是唯一受累的系统。

■ 流行病学

朗格汉斯细胞组织细胞增生症的发病年龄范围较广，1~80岁均可发病，平均就诊年龄为5~7岁，大多数患者见于30岁以下。好发于男性，男女比例为2：1。

■ 好发部位

朗格汉斯细胞组织细胞增生症可累及全身的任何骨骼，以中轴骨好发。超过50%的病变发生于扁骨，包括颅骨、肋骨和骨盆。在长骨中，股骨是最常见的受累部位，其次是肱骨和胫骨。

■ 影像学表现

● X线

颅骨的朗格汉斯细胞组织细胞增生症的典型X线表现为边界清晰的溶骨性病变，伴有"洞套洞"外观。"洞套洞"外观是由破坏程度不同的颅骨内外板在X线平片上投影重叠而成，在CT上对应斜边样外观（图8.13）。长骨的病变通常位于干骺端或骨干，X线表现为骨髓腔内边界清晰的溶骨性病变，病变区骨内膜常呈扇贝样改变，并伴有实性骨膜反应（图8.14）。有些病变具有更强的侵袭性表现，包括骨的渗透性破坏、较宽的过渡带和多层骨膜反应（图8.15和图8.16）。

● MRI

病变在MRI上的信号表现无特异性：在T1WI上呈中等信号，在T2WI上呈高信号，增强扫描后明显强化。骨内膜扇贝样改变可在MRI上呈现出芽状外观（图8.14和图8.16）。病变通常伴有广泛的骨髓水肿和软组织水肿。

■ 鉴别诊断

1. 单发性病变

骨髓炎和小圆细胞性肿瘤，如尤文肉瘤。

朗格汉斯细胞组织细胞增生症具有侵袭性表现，类似于骨髓炎和尤文肉瘤，此时诊断的确立需要依赖组织学活检。

2. 多发性病变

（1）转移瘤。

（2）多发性骨髓瘤：朗格汉斯细胞组织细胞增生症和多发性骨髓瘤均表现为多发溶骨性病变，但在大多数情况下两者的临床表现不同。朗格汉斯细胞组织细胞增生症好发年龄在30岁以下，而多发性骨髓瘤极少见于40岁以下。

（3）甲状旁腺功能亢进症伴发的棕色瘤：甲状旁腺功能亢进症的X线表现（骨量减少、骨膜下或软骨下骨质吸收和软组织钙化）有助于鉴别诊断。

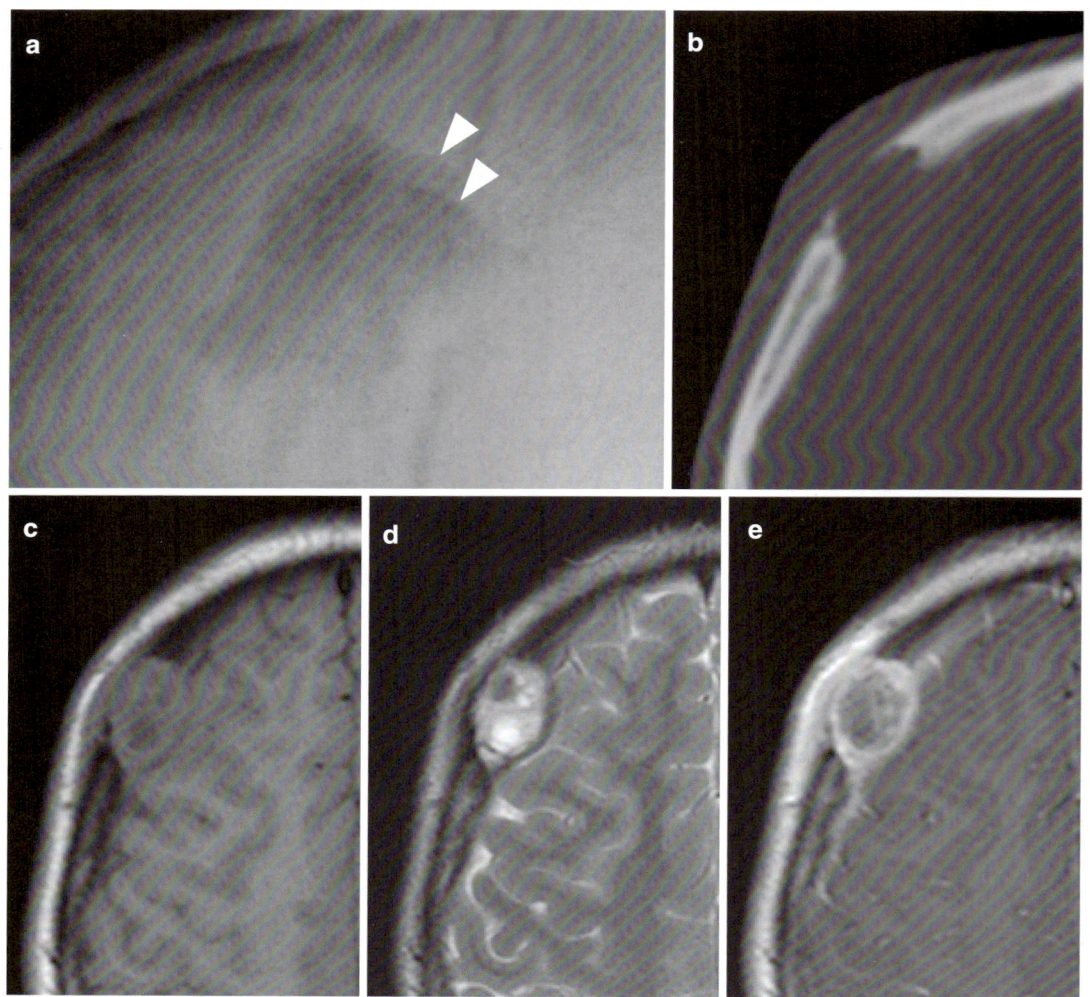

图8.13 颅骨朗格汉斯细胞组织细胞增生症

侧位X线片（a）显示颅骨内边界清晰的溶骨性病变，呈穿凿样改变。颅骨内外板破坏程度不同而呈现双边征（三角形）和"洞套洞"外观。CT（b）显示病变的斜边样外观。横轴位T1WI（c）、横轴位T2WI（d）和横轴位CE-T1WI-FS（e）显示病变在T1WI上呈中等信号，在T2WI上呈高信号，增强扫描后明显强化。

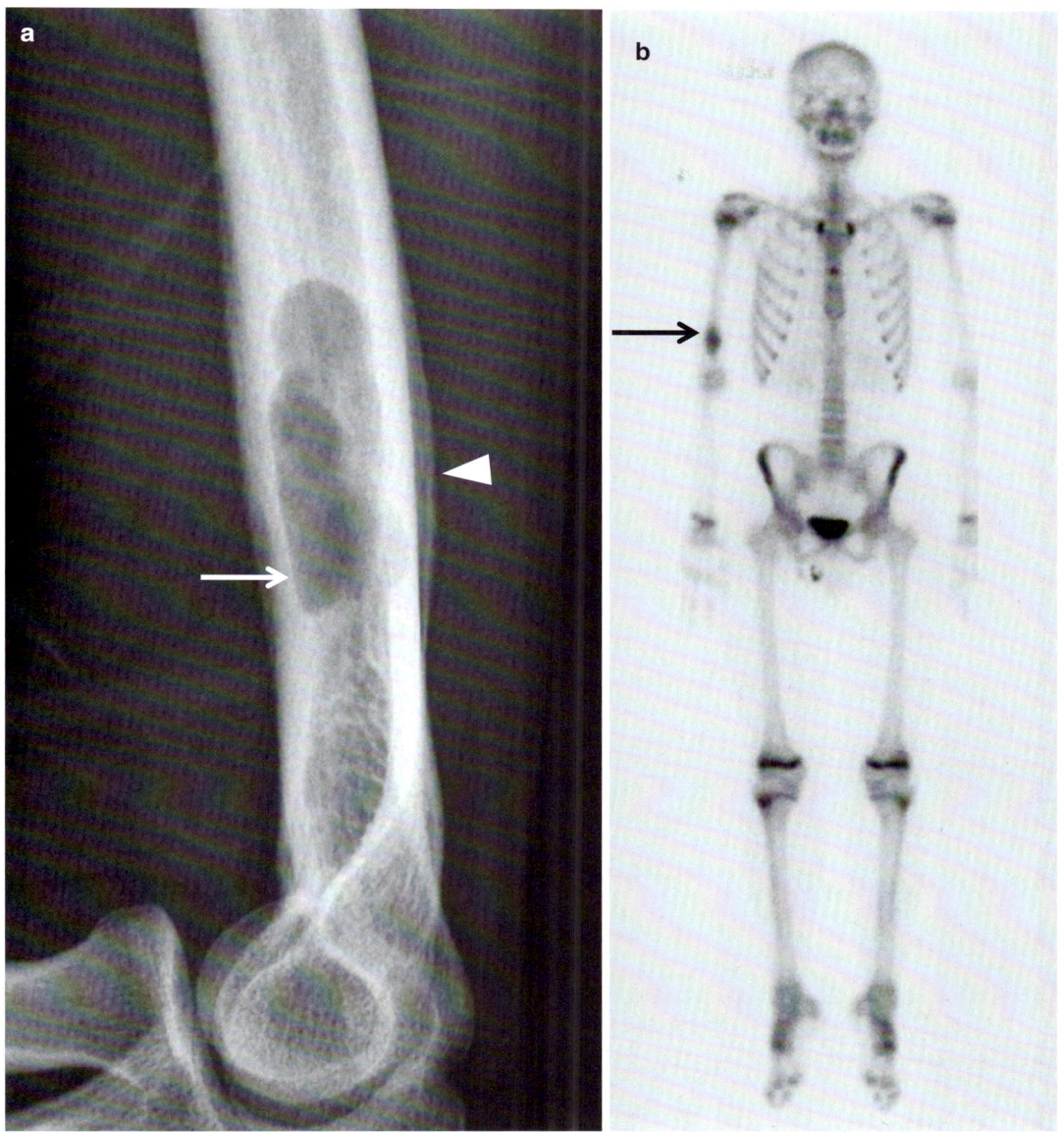

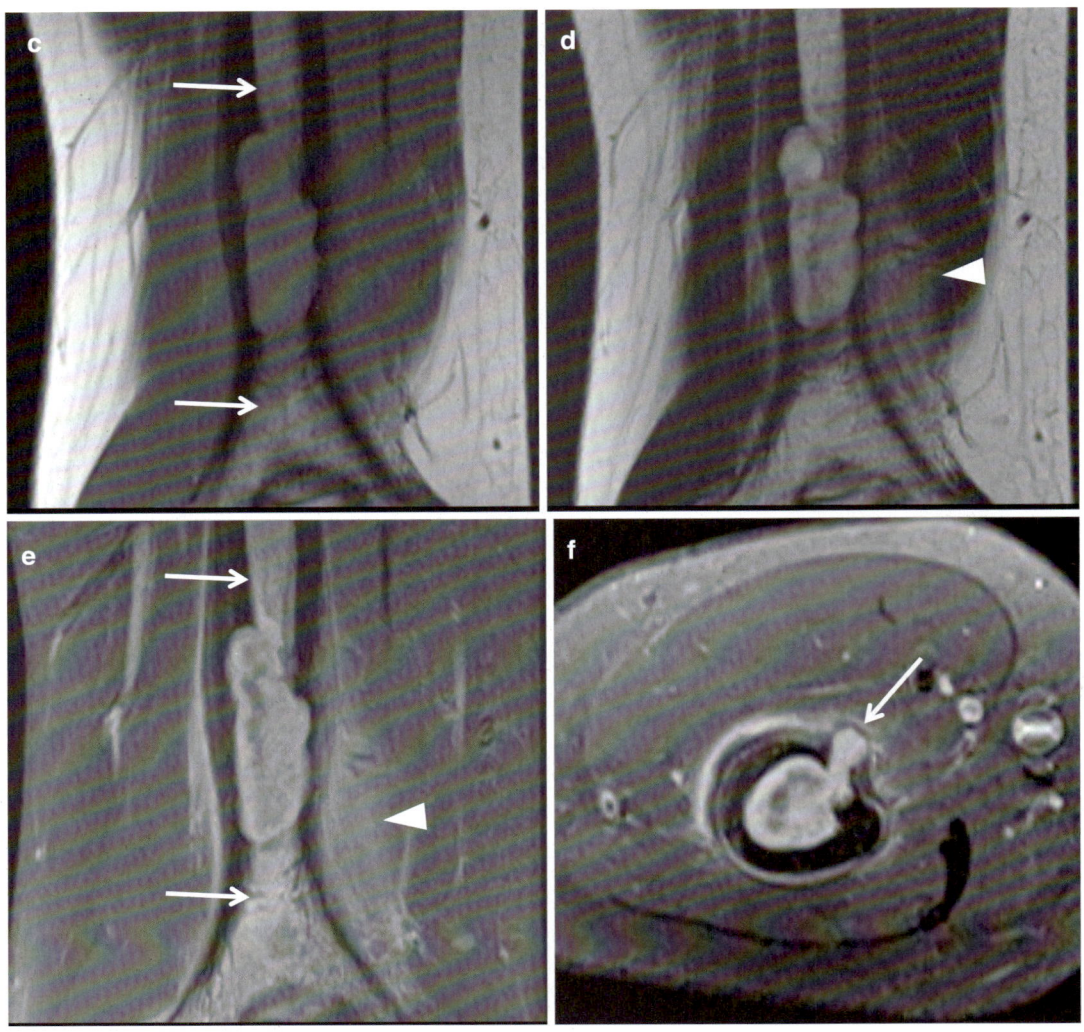

图8.14 15岁男性，右侧肱骨朗格汉斯细胞组织细胞增生症

侧位X线片（a）显示右侧肱骨干远段地图状溶骨性病变，边界清晰。骨内膜呈扇贝样改变（白箭头），并见实性骨膜反应（白三角形）。核素骨扫描（b）显示病变区放射性摄取增加（黑箭头）。冠状位T1WI（c）、冠状位T2WI（d）和冠状位CE-T1WI-FS（e）显示病变在T1WI上呈中等信号，在T2WI上呈高信号，增强扫描后明显强化。病灶周围伴有广泛性骨髓水肿（c，e中的箭头）和软组织水肿（d，e中的三角形）。横轴位CE-T1WI-FS（f）显示病变呈结节状侵蚀骨内膜，出现典型的出芽状外观（白箭头）。

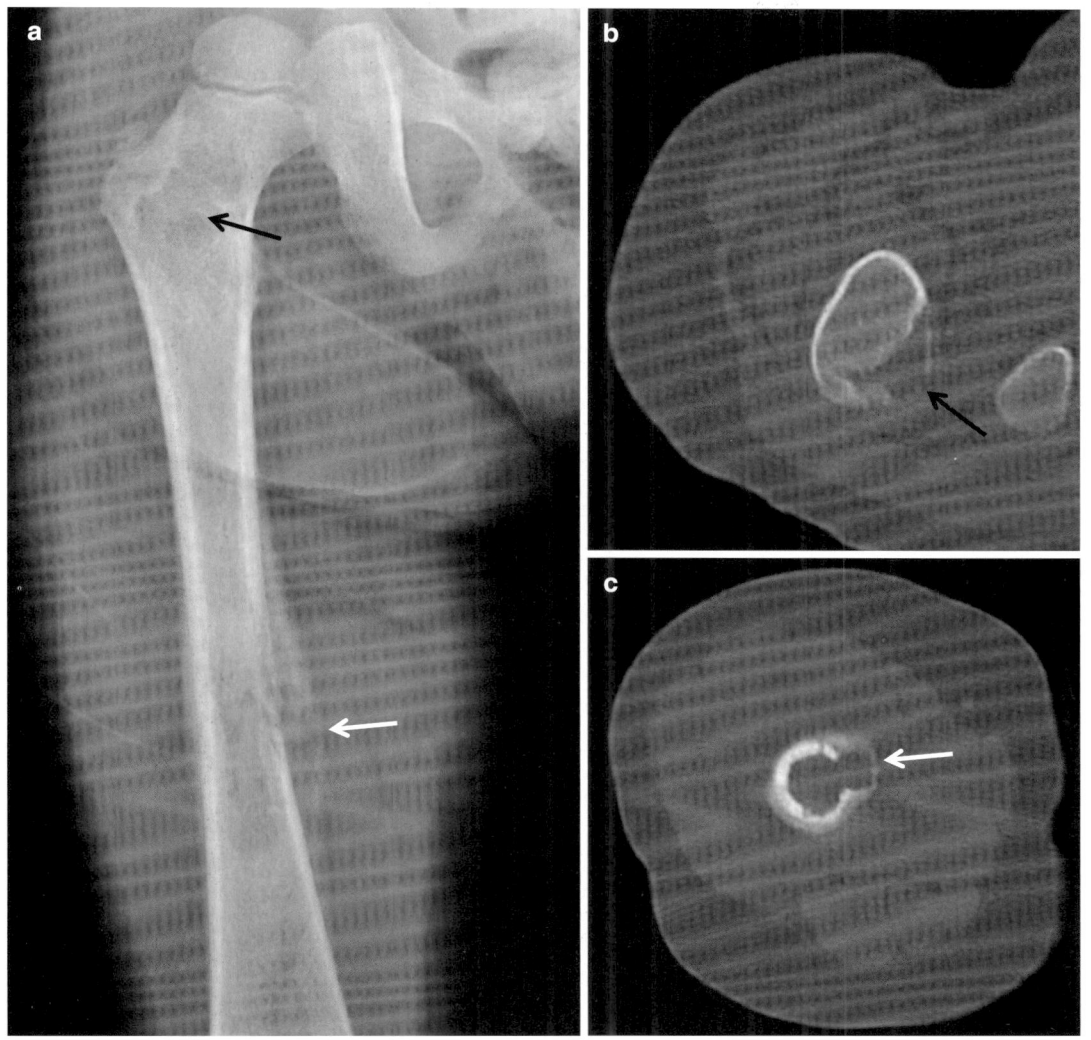

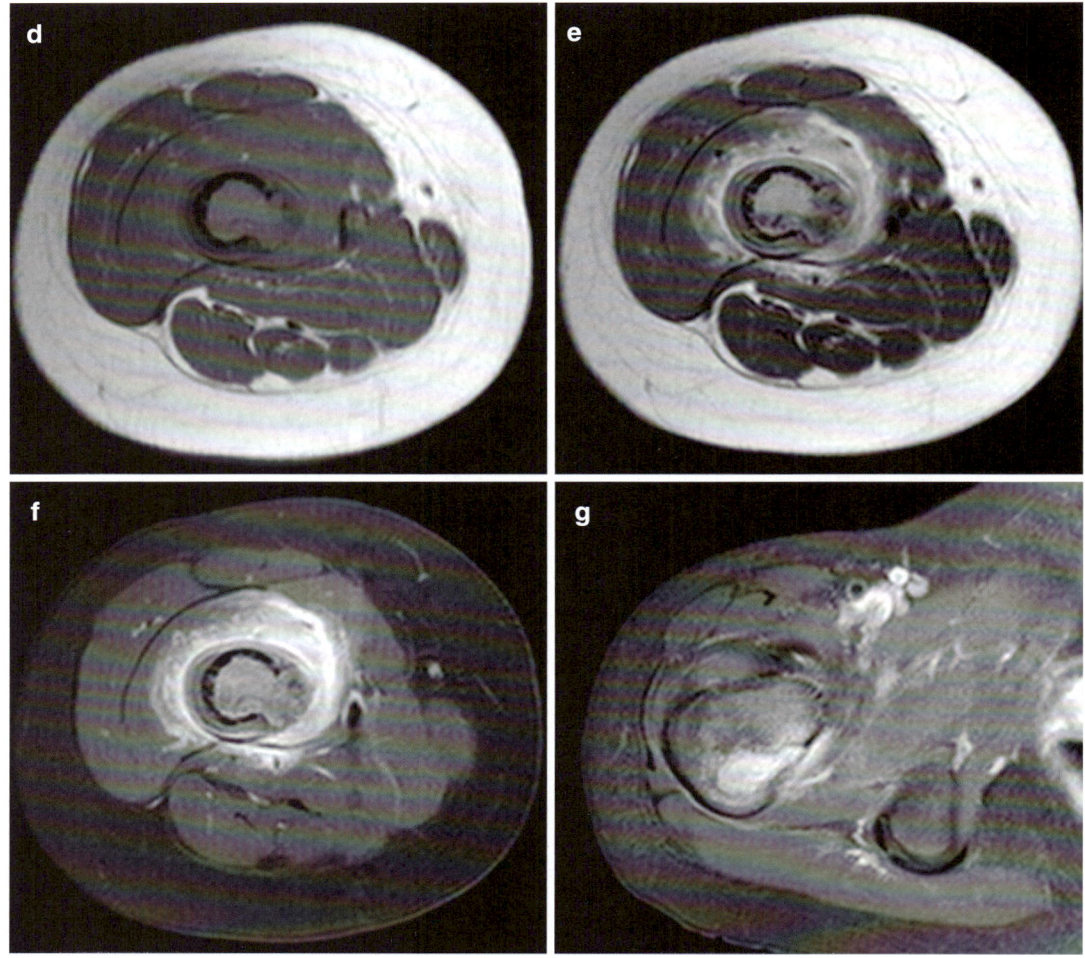

图8.15　3岁女性，右侧股骨朗格汉斯细胞组织细胞增生症

前后位X线片（a）显示右侧股骨干边界不清的溶骨性病变，骨膜反应不连续（白箭头），病变呈现较强的侵袭性。股骨转子间区隐约可见另一边界不清的溶骨性病变（黑箭头）。右侧股骨转子水平（b）和骨干中段水平（c）的横轴位CT显示病变向外侵犯，破坏骨膜新生骨（c中的白箭头）。骨干病变在横轴位T1WI（d）上呈中等信号，在横轴位T2WI（e）上呈不均匀高信号，在横轴位CE-T1WI-FS（f）上呈均匀强化。病变周围的软组织肿胀在T2WI上呈广泛性高信号，增强扫描后有强化。股骨近端病变在横轴位CE-T1WI-FS（g）上呈均匀明显强化。

译者注：原著图8.15中d~g标序有误，已更正。

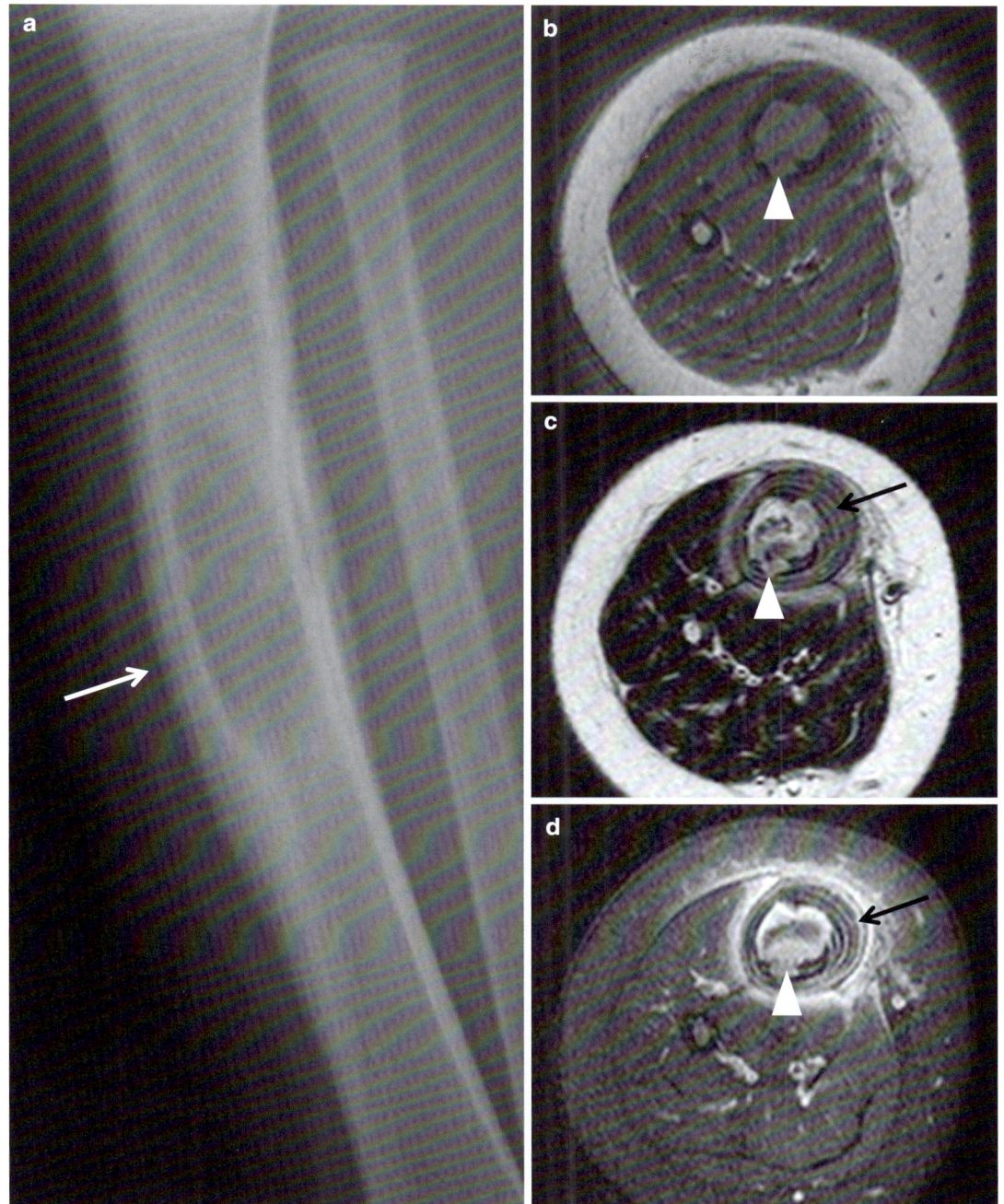

图8.16 13个月男性，右侧胫骨朗格汉斯细胞组织细胞增生症

侧位X线片（a）显示右侧胫骨地图状溶骨性病变，伴有多层骨膜反应（白箭头）。横轴位T1WI（b）、横轴位T2WI（c）和横轴位CE-T1WI-FS（d）显示出芽状外观（b~d中的白三角形）和多层骨膜反应（c，d中的黑箭头）。

8.6 骨内脂肪瘤

■ 概述

骨内脂肪瘤是发生于骨骼的良性脂肪类肿瘤，可位于骨髓腔、骨皮质或骨表面（骨旁脂肪瘤）。

■ 流行病学

骨内脂肪瘤很少见，占所有原发性骨肿瘤的比例不足0.1%。各年龄组均可发病，以40~50岁多见。男性发病率稍高于女性，男女比例为4：3。

■ 好发部位

骨内脂肪瘤最常见的部位是长骨（股骨、胫骨和腓骨）的骨端和跟骨，骨盆、脊柱和骶骨少见。骨旁脂肪瘤沿长管状骨（股骨、胫骨、肱骨和桡骨）的骨干生长。

■ 影像学表现

● X线

典型的骨内脂肪瘤发生于长骨骨端或跟骨内，X线表现为边界清晰的骨髓腔内溶骨性病变，伴薄层硬化边缘（图8.17），在病变内常可见骨化或钙化灶（图8.18）。骨旁脂肪瘤的X线表现为骨皮质旁的低密度肿块，伴有或不伴有钙化。

● MRI

骨内脂肪瘤的信号与脂肪信号相同：在T1WI和T2WI上均呈高信号，增强扫描后无强化。

■ 鉴别诊断

1. 长骨

单纯性骨囊肿、骨梗死。

2. 跟骨

单纯性骨囊肿、跟骨假性囊肿。

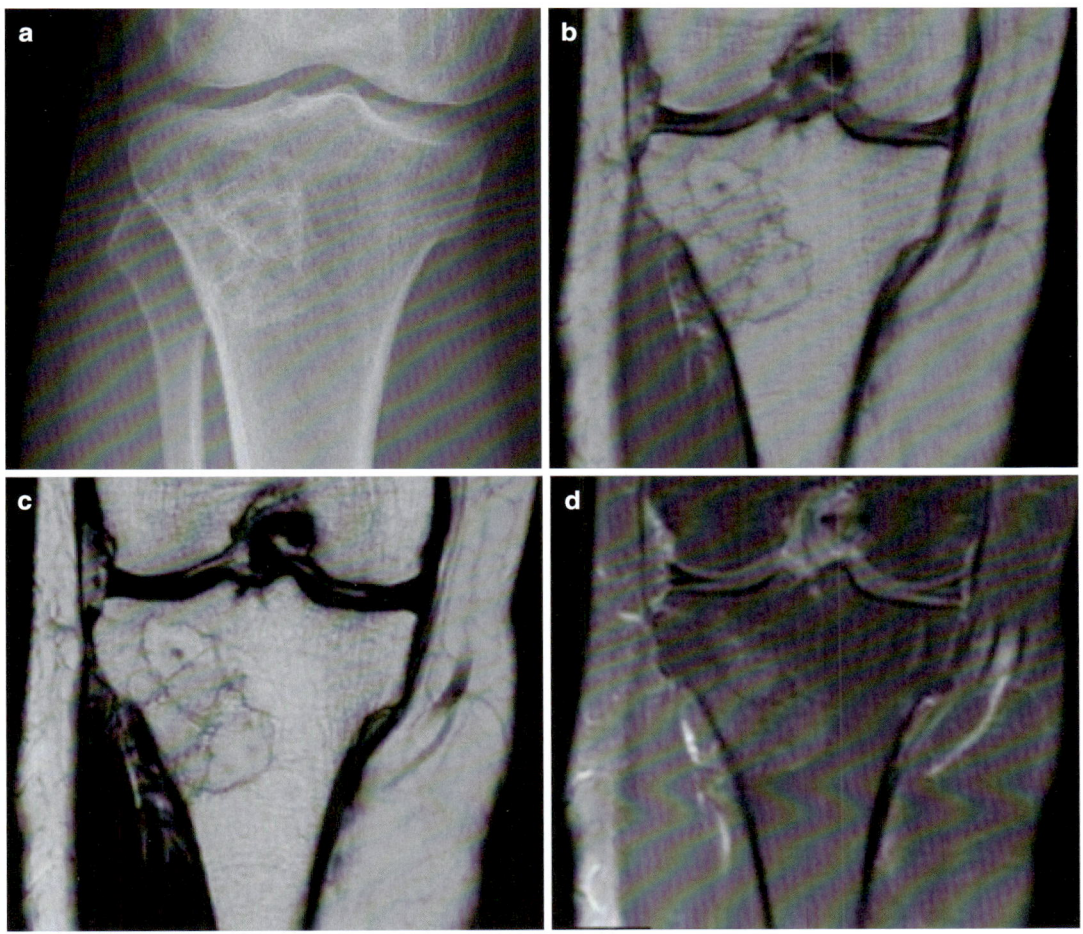

图8.17　右侧胫骨骨内脂肪瘤

前后位X线片（a）显示右侧胫骨近端分叶状溶骨性病变，伴有薄层硬化边缘和内部薄的骨性分隔。冠状位T1WI（b）和冠状位T2WI（c）显示病变信号与周围含脂肪的骨髓信号相同。CE-T1WI-FS（d）显示病变强化程度稍高于周围骨髓。

译者注：原著图8.17中b~d标序有误，已更正。

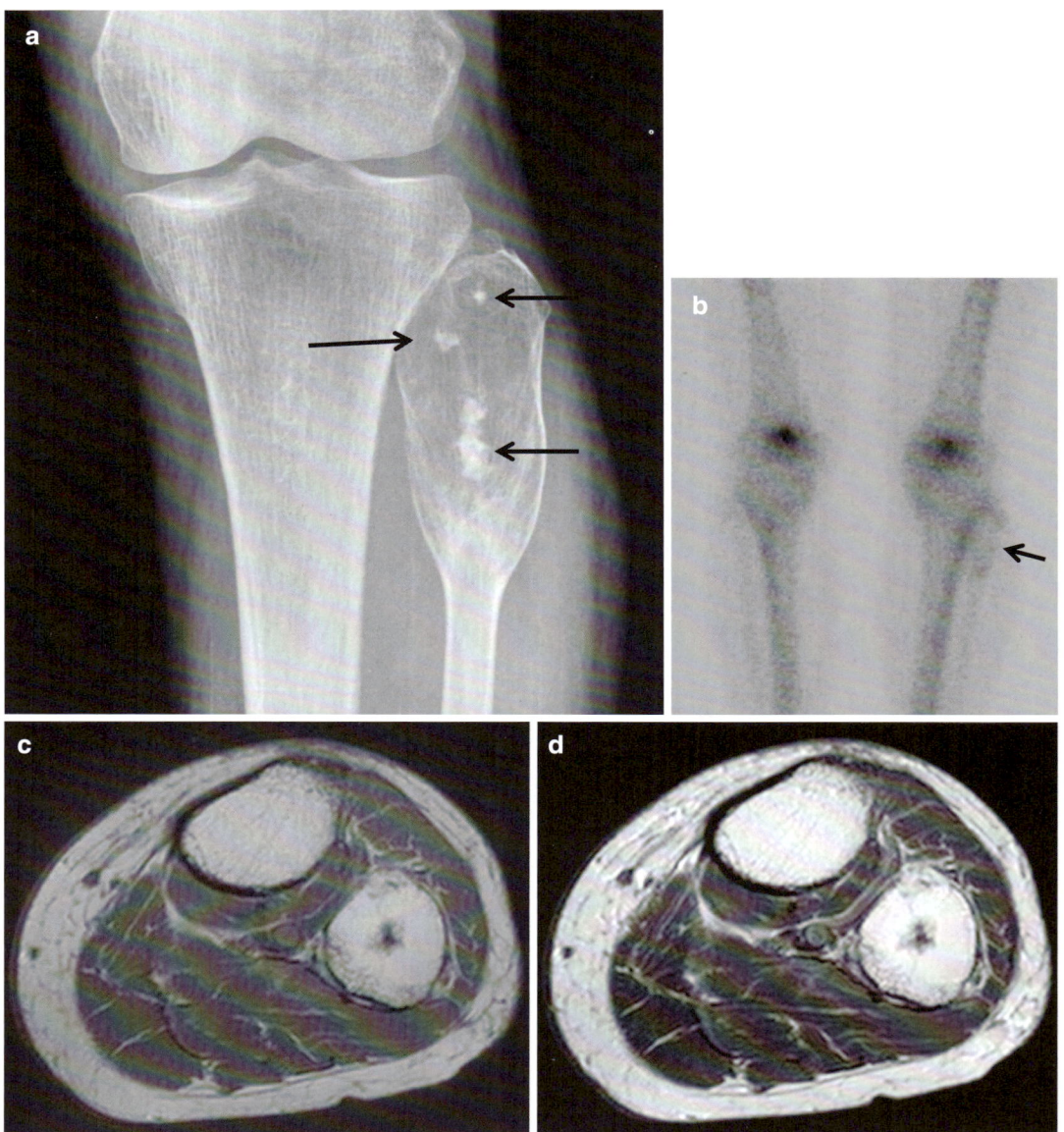

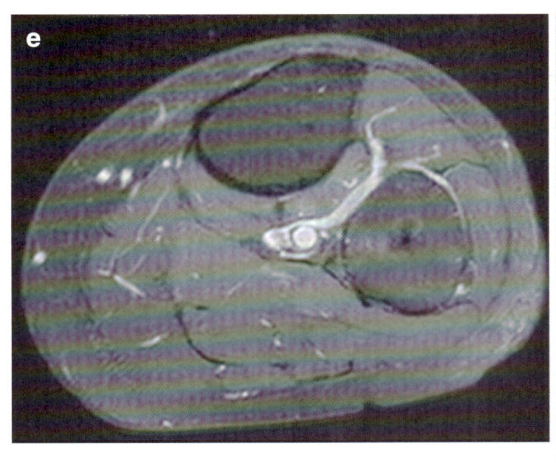
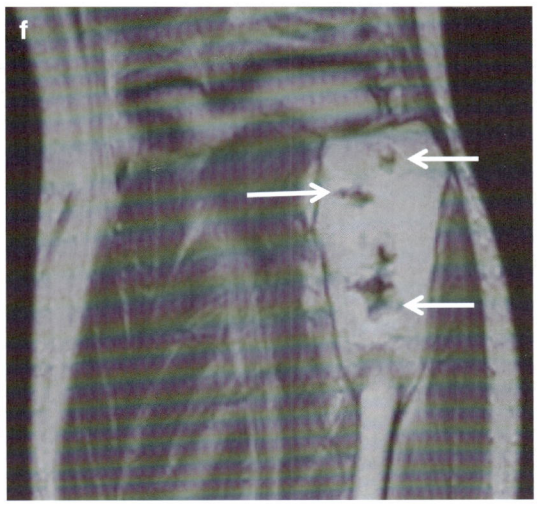

图8.18　左侧腓骨骨内脂肪瘤

前后位X线片（a）显示左侧腓骨近端膨胀性溶骨性病变，内见钙化（黑箭头）。核素骨扫描（b）显示左侧腓骨近端病变中央放射性稀疏而周边放射性轻度摄取（黑箭头）。横轴位T1WI（c）、横轴位T2WI（d）和横轴位CE-T1WI-FS（e）显示病变呈脂肪信号强度。MRI（f）上病变内低信号灶（白箭头），对应于X线片上的钙化灶。

8.7　骨脂肪硬化性黏液纤维性肿瘤

■ 概述

骨脂肪硬化性黏液纤维性肿瘤是一种骨的良性纤维-骨性病变，也被称为"骨的多形性纤维囊性病变"或"骨的多形性纤维骨性病变"。肿瘤由多种组织成分混合构成，包括脂肪成分、纤维黄色瘤成分、黏液瘤和黏液纤维瘤成分。

■ 流行病学

骨脂肪硬化性黏液纤维性肿瘤是近年来所认识的罕见良性骨病变。发病年龄范围为15~80岁，多数见于40岁左右。无性别差异。

■ 好发部位

典型病变发生于股骨转子间区（80%~90%）。其他受累部位包括胫骨、肱骨、髂骨和肋骨。

■ 影像学表现

● X线

骨脂肪硬化性黏液纤维性肿瘤的X线表现为股骨转子间区边界清晰的溶骨性病变，伴有硬化边缘（图8.19）。肿瘤的硬化边通常较厚且不光整（图8.20）。骨的外形正常或呈轻度膨胀性改变。约70%的病例可见基质钙化。

● MRI

尽管本病名称内含有"脂肪"一词，但在MRI上通常看不到脂肪信号。由于黏液样成分的存在，肿瘤在T1WI上信号强度类似于骨骼肌，在T2WI上呈高信号（图8.21）。

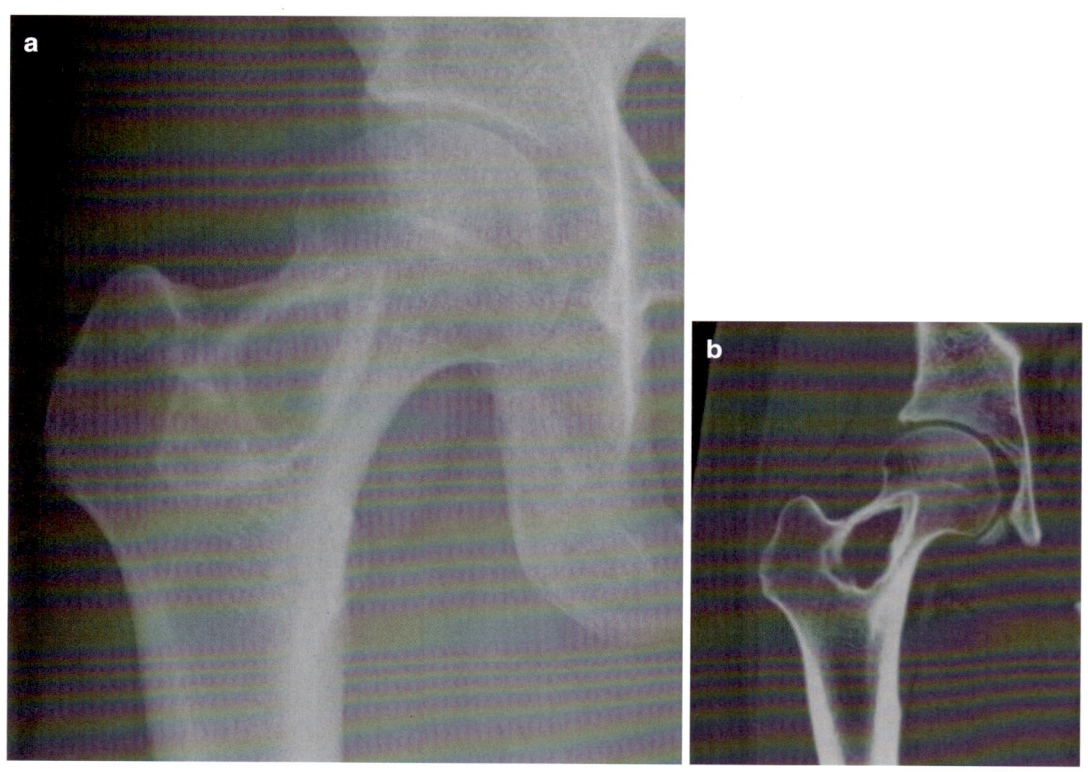

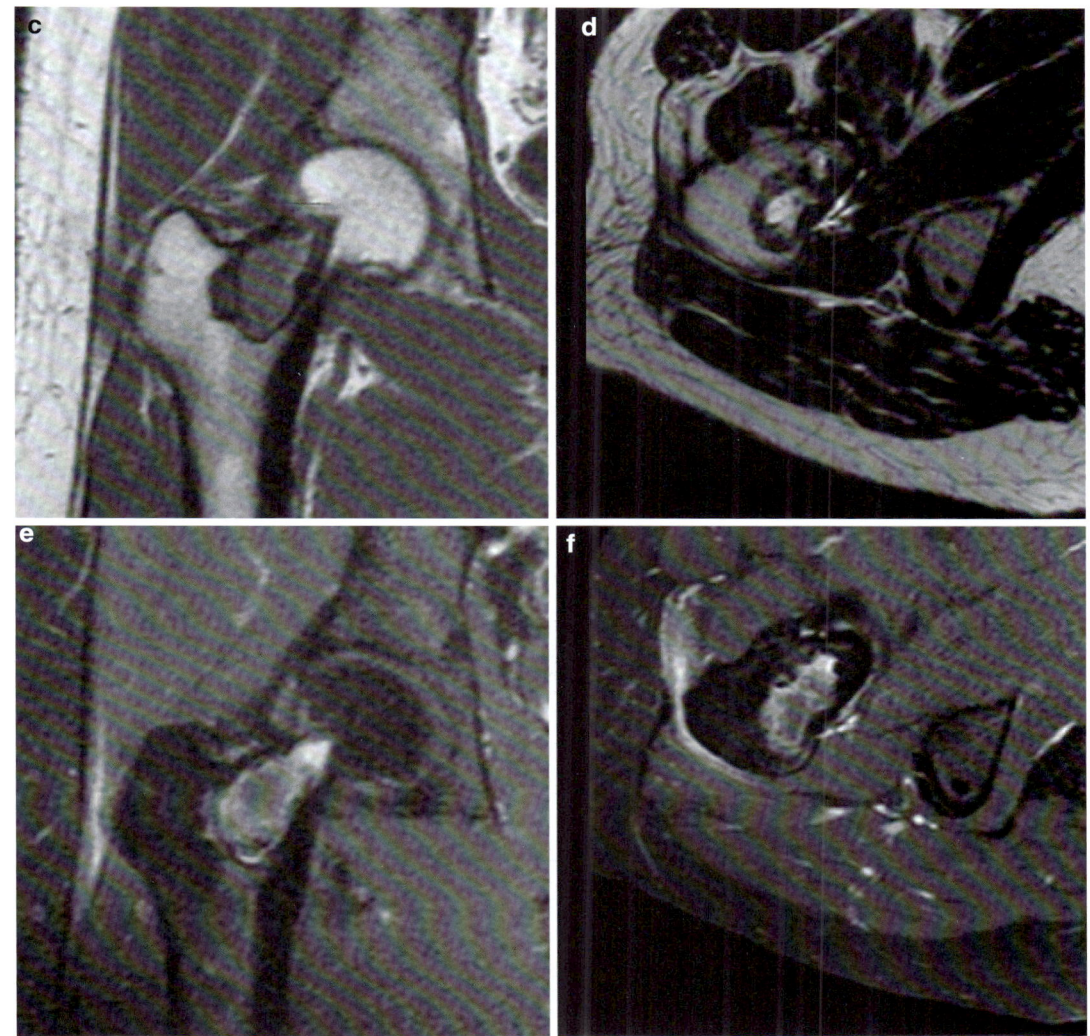

图8.19 右侧股骨近端脂肪硬化性黏液纤维性肿瘤

前后位X线片（a）显示右侧股骨颈和转子间区地图状溶骨性病变，周围绕以较厚的硬化边缘。冠状位重组CT（b）显示的病变类似X线片上的表现。冠状位T1WI（c）、横轴位T2WI（d）、冠状位CE-T1WI-FS（e）和横轴位CE-T1WI-FS（f）显示病变在T1WI上的信号类似于骨骼肌，在T2WI上呈高信号。由于病变内存在黏液样基质成分，增强扫描后病变呈渐进性强化。

■ 鉴别诊断

1. 骨内脂肪瘤

由于存在肉眼可见的脂肪成分，骨内脂肪瘤在T1WI和T2WI上均呈高信号，而骨脂肪硬化性黏液纤维性肿瘤在MRI上通常见不到脂肪信号。

2. 纤维结构不良

纤维结构不良通常表现为磨玻璃样密度影，硬化边缘较薄，而骨脂肪硬化性黏液纤维性肿瘤的硬化边缘通常较厚且不光整。

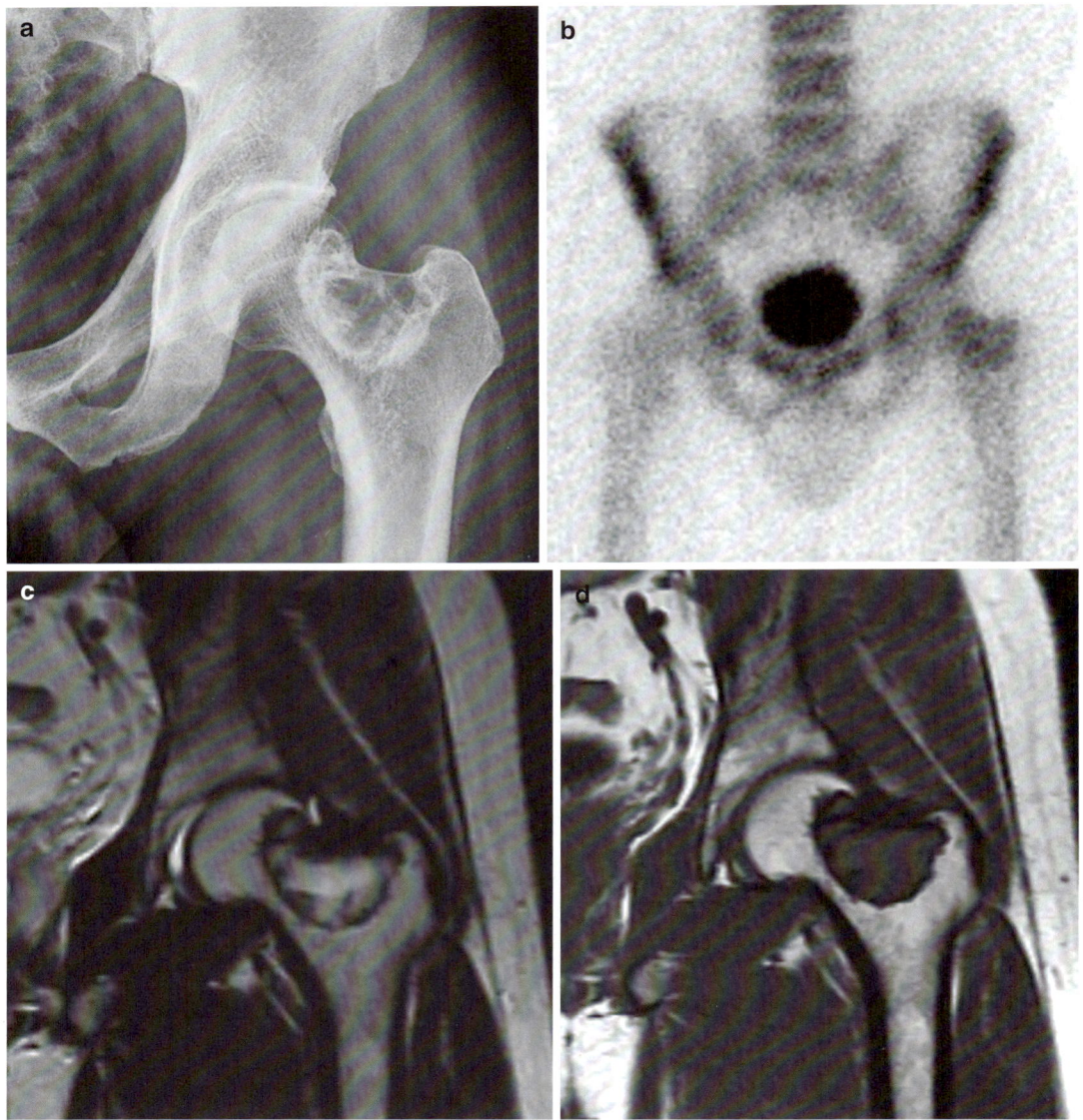

图8.20 左侧股骨近端脂肪硬化性黏液纤维性肿瘤

前后位X线片（a）显示左侧股骨颈区边界清晰的地图状溶骨性病变，伴有较厚的硬化边缘。核素骨扫描（b）显示病变区放射性摄取增加。冠状位T2WI（c）上病变呈高信号，冠状位T1WI（d）上病变呈中等信号，其信号强度类似于同层骨骼肌。T1WI和T2WI上病灶周围低信号的边缘，与X线片上所见的硬化边缘相对应。

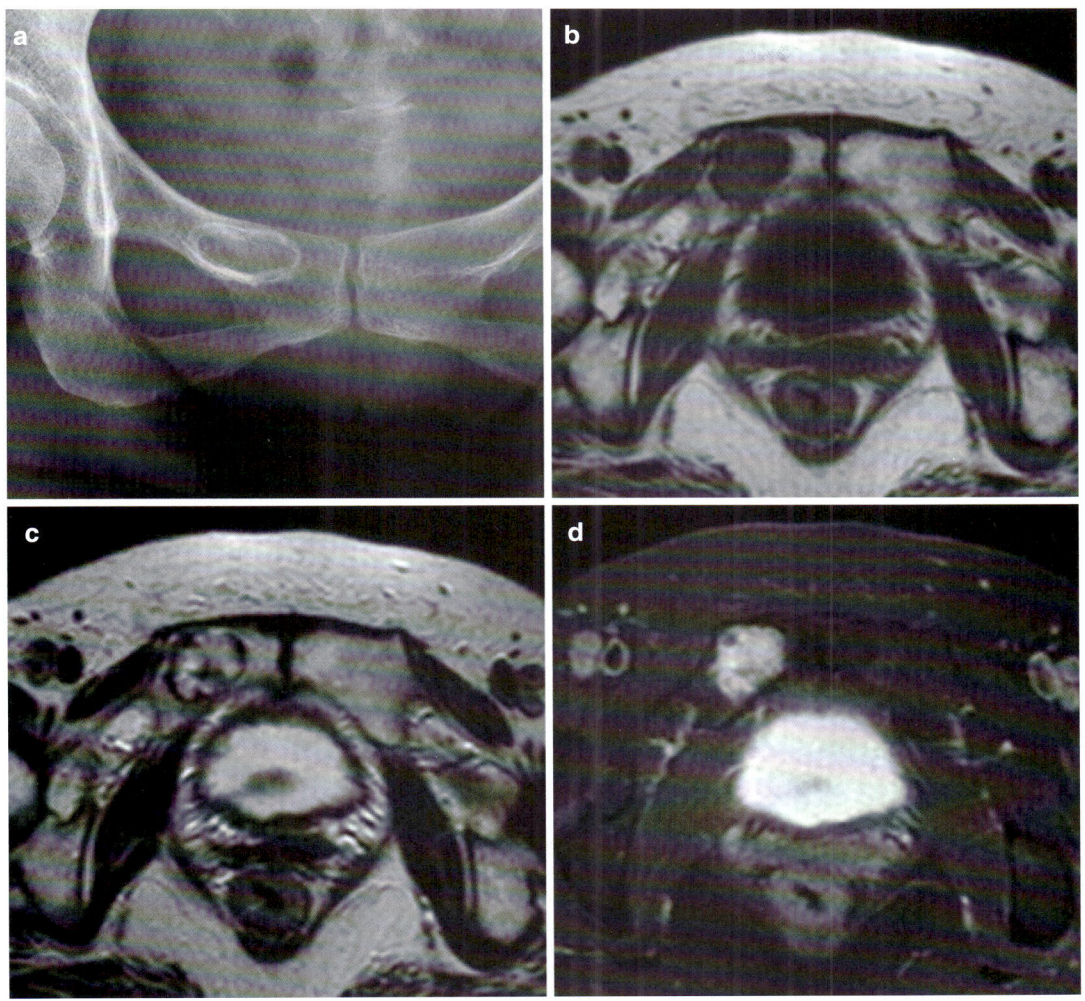

图8.21　右侧耻骨脂肪硬化性黏液纤维性肿瘤

前后位X线片（a）显示右侧耻骨体边缘清晰的溶骨性病变，伴有硬化边缘。横轴位T1WI（b）、横轴位T2WI（c）和横轴位CE-T1WI-FS（d）显示病变在不同序列上的信号强度，提示病变内存在黏液样基质成分。

8.8　造釉细胞瘤

■ 概述

造釉细胞瘤是一种低度恶性的骨肿瘤，由骨纤维成分和上皮成分混合构成。造釉细胞瘤可进一步分为经典型造釉细胞瘤和骨纤维结构不良样造釉细胞瘤（分化型造釉细胞瘤）。

■ 流行病学

造釉细胞瘤极少见，占所有原发性骨肿瘤的0.4%。发病年龄为3~86岁，好发年龄约为30岁。男性稍多见。

■ 好发部位

胫骨的干骺端或骨干是造釉细胞瘤最常见的发生部位（85%~90%），常为多灶性累及，10%的病例可同时累及同侧腓骨。尺骨和肱骨受累少见。

■ 影像学表现

● X线

造釉细胞瘤好发于胫骨前侧骨皮质，X线表现为边界清晰的皮质内溶骨性病变（图8.22）。病变沿胫骨的长轴纵向延伸，并可引起骨的膨胀性改变和骨皮质破坏，也可向骨髓腔延伸。造釉细胞瘤有时表现为皂泡样外观（图8.23）。X线片可显示病变周围的多个卫星灶，同样表现为溶骨性病变。

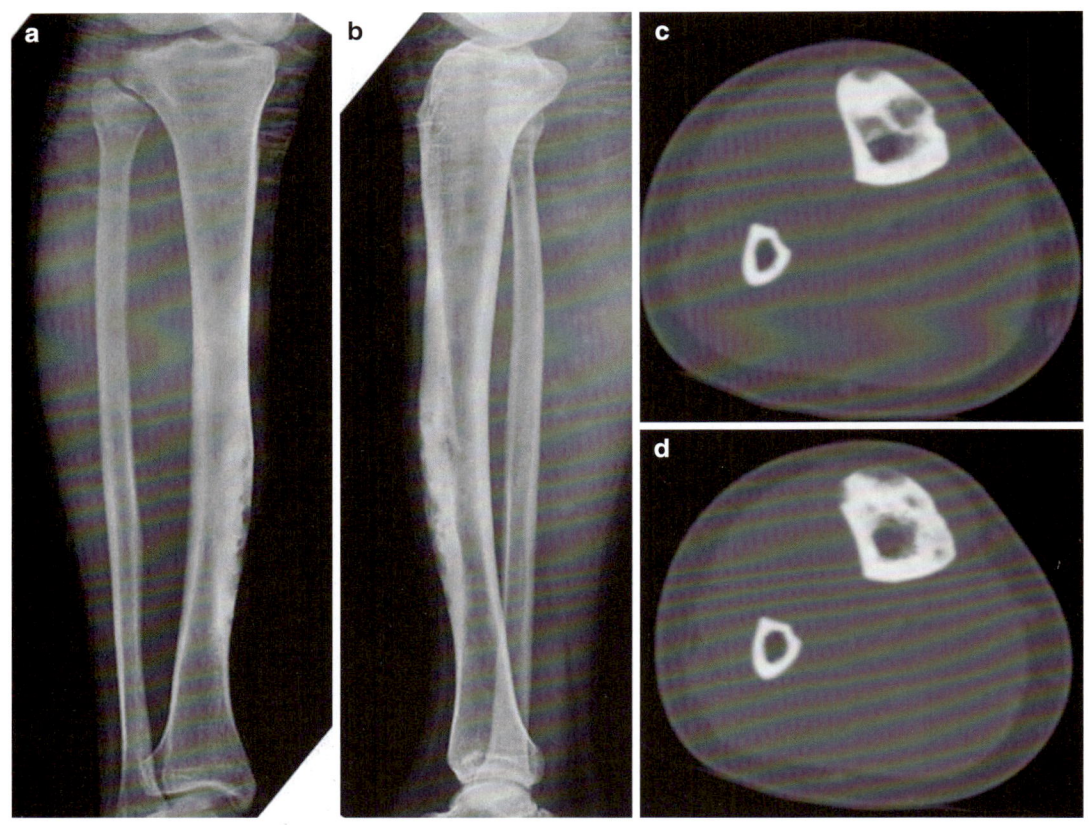

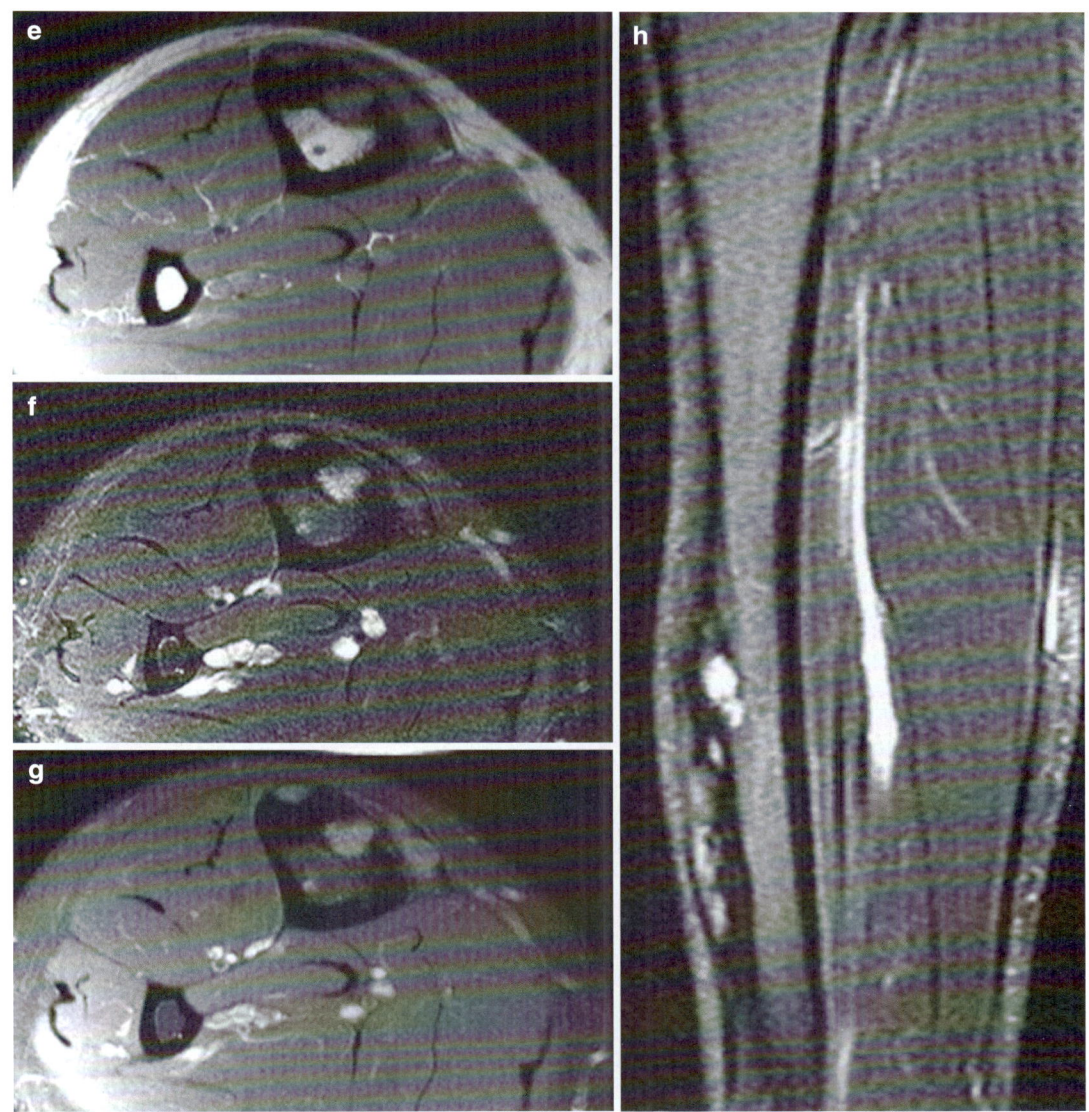

图8.22 右侧胫骨造釉细胞瘤

前后位X线片（a）和侧位X线片（b）显示右侧胫骨前方骨皮质内的分叶状溶骨性病变。病变引起轻度膨胀性改变和胫骨轻度前弯。横轴位CT（c，d）显示胫骨骨皮质增厚，在增厚的骨皮质内见边界清晰的溶骨性病变。横轴位T1WI（e）、横轴位T2WI-FS（f）、横轴位CE-T1WI-FS（g）及矢状位T2WI-FS（h）显示胫骨骨皮质内病变在T1WI上呈中等信号，在液体敏感序列图像上呈高信号，增强扫描后有强化（感谢Jaehyuck Yi，Kyungpook National University Hospital，Korea）。

● MRI

　　造釉细胞瘤在T1WI上呈低信号，在T2WI上呈高信号，增强扫描后无强化或有强化。病变在MRI上的表现无特异性，常不能对造釉细胞瘤进行定性诊断。MRI的应用价值体现在对肿瘤侵犯范围和多发病灶的评估。

■ 鉴别诊断

1. 骨纤维结构不良

骨纤维结构不良和造釉细胞瘤均好发于胫骨前方的骨皮质，二者的鉴别比较困难。但骨纤维结构不良的侵袭性弱些，无骨髓腔或骨外软组织的受累。

2. 纤维结构不良

纤维结构不良发生于骨髓腔，而造釉细胞瘤位于骨皮质内。

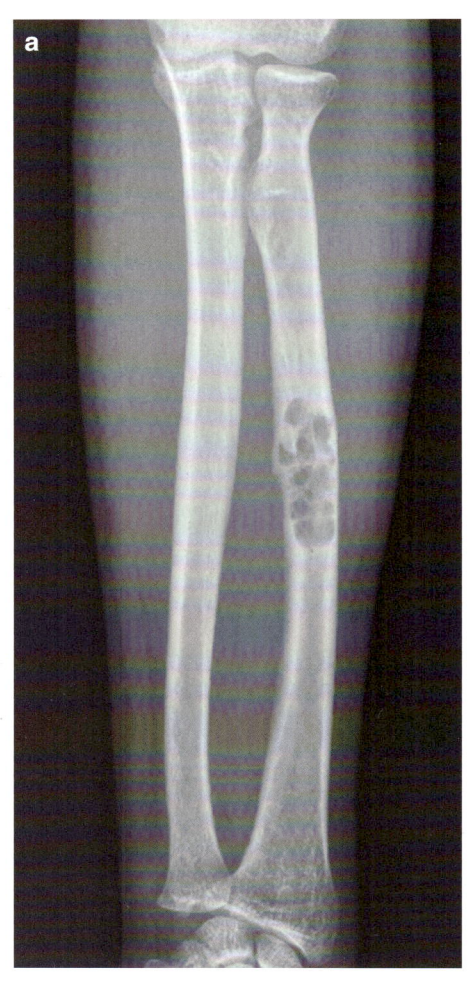

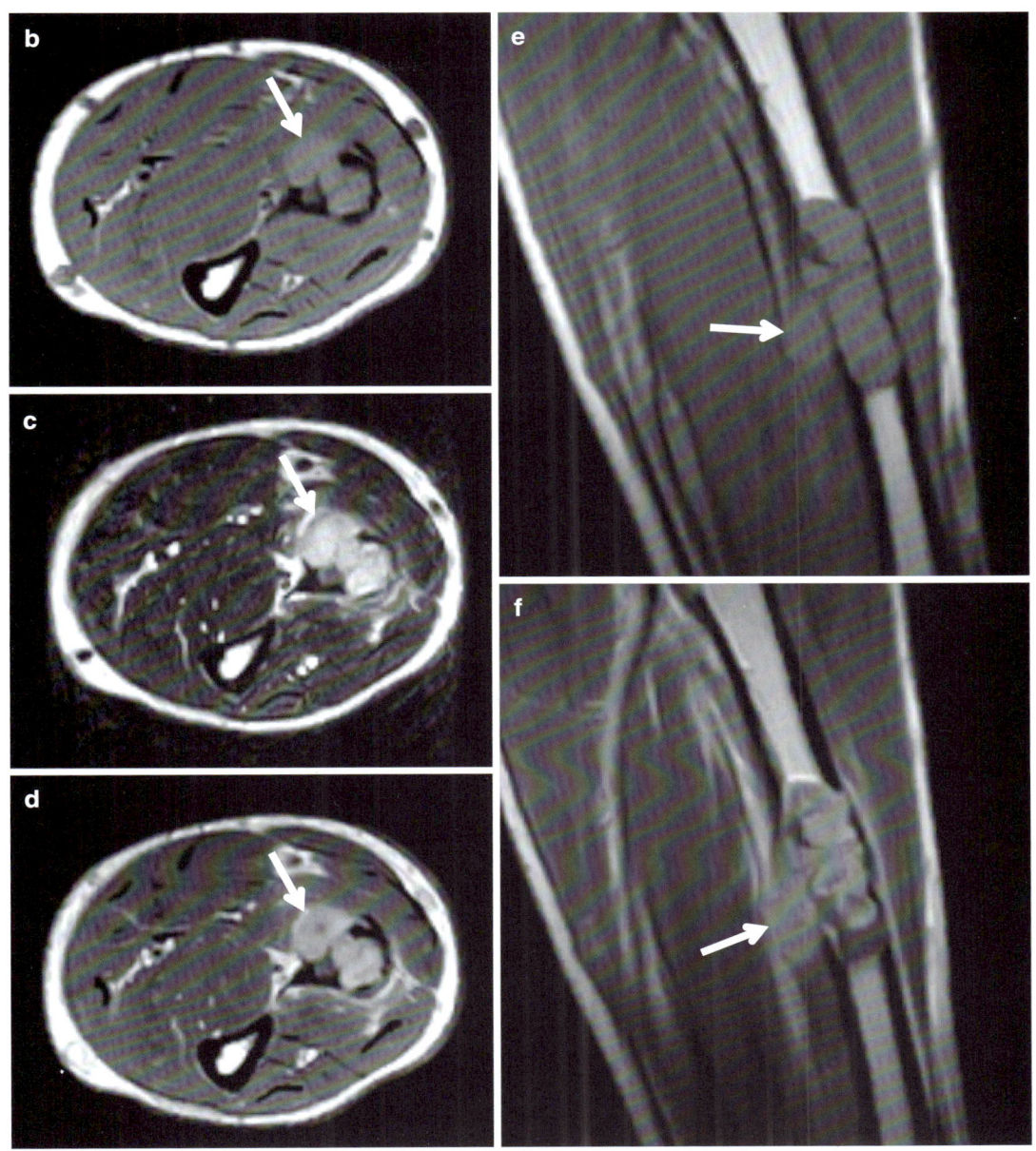

图8.23 桡骨造釉细胞瘤

前后位X线片（a）显示桡骨干中段分叶状溶骨性病变，病变区骨轻度膨胀性改变，内见骨小梁，呈皂泡样外观。T1WI（b，e）、T2WI（c）和增强T1WI（d，f）显示病变在T1WI上信号稍高于肌肉，在T2WI上呈高信号，增强扫描后明显强化。病变穿破骨皮质向骨外软组织延伸（b~f中的箭头）。

8.9 棕色瘤

■ 概述

棕色瘤是一种由甲状旁腺功能亢进症引起的非肿瘤性骨病变，也被称为囊性纤维性骨炎或破骨细胞瘤。大量的甲状旁腺激素引起破骨细胞活动增加，导致骨质吸收破坏。局部严重的骨量丢失导致骨质缺损，内填充以肉芽组织、血管化纤维组织和含铁血黄素沉着，从而形成棕色瘤。一般而言，棕色瘤本身无须局部治疗，随着甲状旁腺功能亢进得到有效治疗，棕色瘤通常会自愈消失。

■ 流行病学

原发性甲状旁腺功能亢进症的患者（3%）比继发性甲状旁腺功能亢进症的患者（1.5%~1.7%）更容易出现棕色瘤。但是，继发性甲状旁腺功能亢进症的总发病率要高于原发性甲状旁腺功能亢进症。

■ 好发部位

棕色瘤可累及全身的任何骨骼，其好发部位包括手的小管状骨、颅骨、骨盆、锁骨、肋骨、脊柱和股骨。

■ 影像学表现

● X线

棕色瘤的X线表现为边界清晰的地图状溶骨性病变，病变呈中心性分布，可引起骨的轻度膨胀性改变（图8.24）。

● MRI

棕色瘤内可为实性、囊性或囊实性成分。在T1WI和T2WI上，实性部分呈中等信号到低信号，而囊性部分可见液–液平面。

■ 鉴别诊断

孤立性病变：单纯性骨囊肿、动脉瘤样骨囊肿、骨巨细胞瘤、巨细胞修复性肉芽肿。

多发性病变：转移瘤、多发性骨髓瘤、朗格汉斯细胞组织细胞增生症。

甲状旁腺功能亢进症的特异性实验室检查以及骨的其他X线特征表现有助于棕色瘤的鉴别诊断。

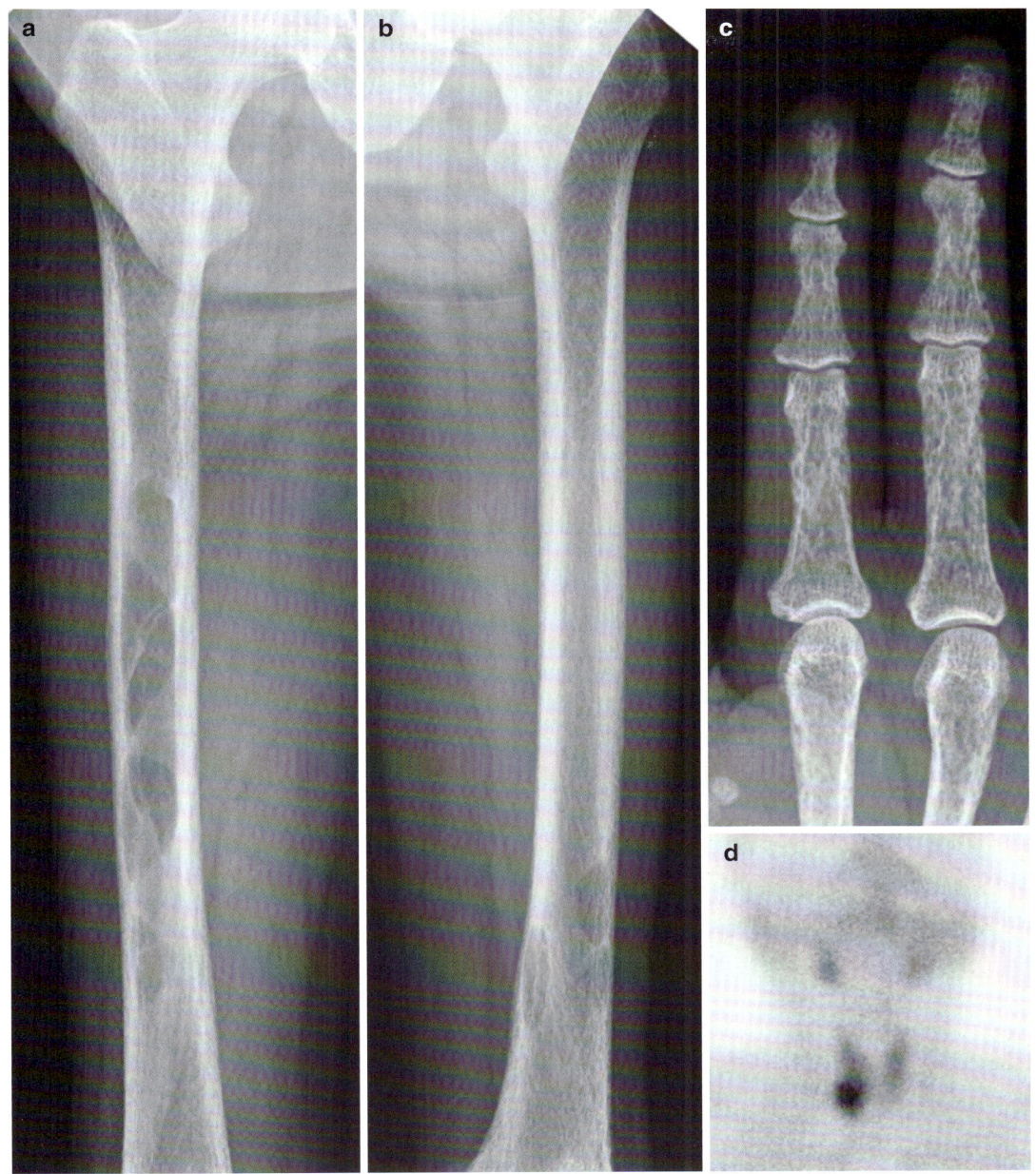

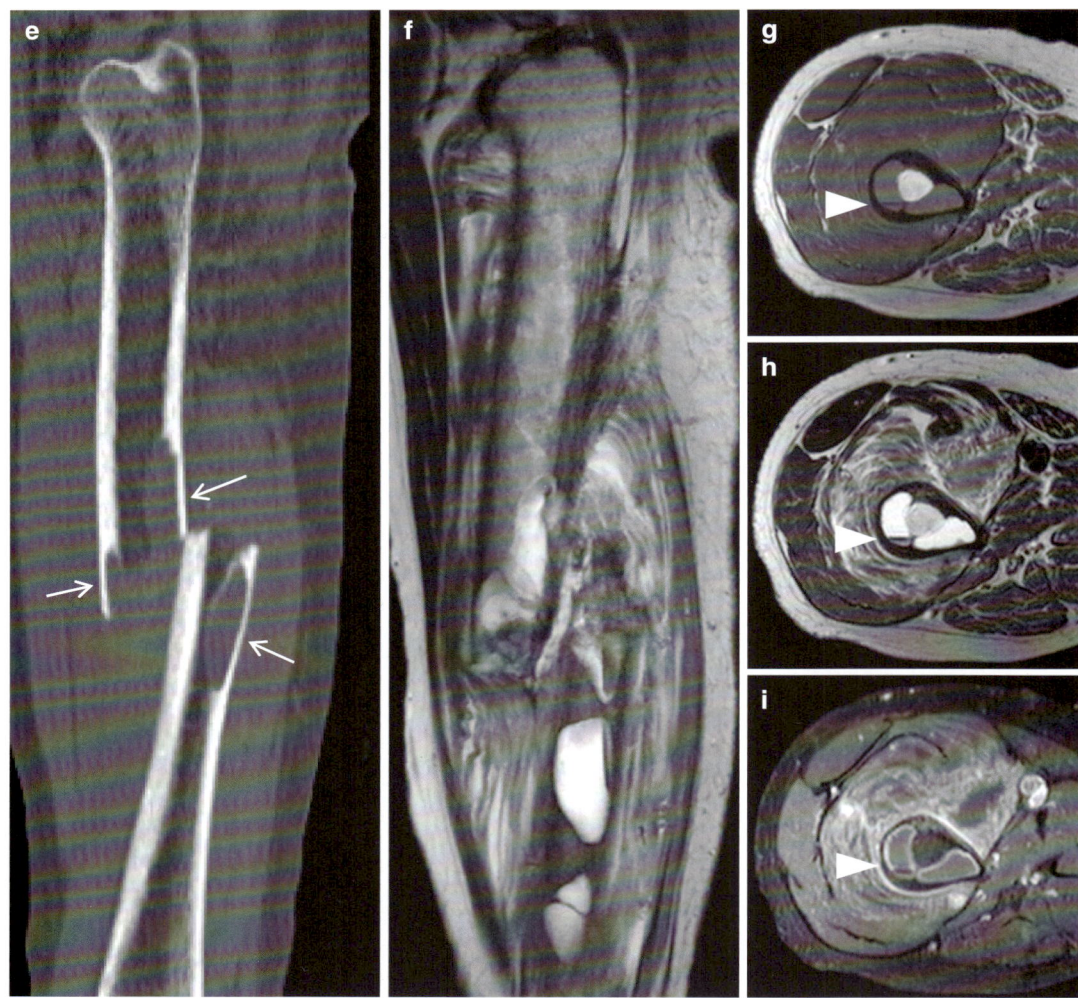

图8.24 棕色瘤

右侧股骨（a）和左侧股骨（b）前后位X线片显示骨干多发边界清晰的溶骨性病变。右手前后位X线片（c）显示特征性骨膜下骨质吸收，提示甲状旁腺功能亢进症的诊断。甲状旁腺核素扫描（d）显示右侧甲状旁腺区放射性摄取增加，经手术证实为甲状旁腺癌。矢状位重组CT（e）显示右侧股骨病理性骨折。溶骨性病变导致骨皮质明显变薄（箭头）。矢状位T2WI（f）、横轴位T1WI（g）、横轴位T2WI（h）、横轴位CE-T1WI-FS（i）显示病变大部分为囊性，骨皮质呈扇贝样变薄。在某些区域可见液-液平面（三角形）。由于出现病理性骨折，股骨周围继发广泛性的软组织水肿，增强扫描后有强化。

❖ **推荐文献**

◆ **单纯性骨囊肿**

［1］BURR B A，RESNICK D，SYKLAWER R，et al. Fluid-fluid levels in a unicameral bone cyst：CT and MR findings［J］. J Comput Assist Tomogr，1993，17：134-136.

［2］LOKIEC F，WIENTROUB S. Simple bone cyst：etiology，classification，pathology，and treatment modalities［J］. J Pediatr Orthop B，1998，7：262-273.

［3］MARGAU R，BABYN P，COLE W，et al. MR imaging of simple bone cysts in children：not so simple [J] . Pediatr Radiol, 2000, 30: 551–557.

[4] STRUHL S, EDELSON C, PRITZKER H, et al. Solitary（unicameral）bone cyst. The fallen fragment sign revisited [J] . Skeletal Radiol, 1989, 18: 261–265.

[5] WILKINS R M. Unicameral bone cysts [J] . J Am Acad Orthop Surg, 2000, 8: 217–224.

◆ 动脉瘤样骨囊肿

[1] BELTRAN J, SIMON D C, LEVY M, et al. Aneurysmal bone cysts: MR imaging at 1.5T [J] . Radiology, 1986, 158: 689–690.

[2] BONAKDARPOUR A, LEVY W M, AEGERTER E. Primary and secondary aneurysmal bone cyst: a radiological study of 75 cases [J] . Radiology, 1978, 126: 75–83.

[3] HUDSON T M. Fluid levels in aneurysmal bone cysts: a CT feature [J] . Am J Roentgenol, 1984, 142: 1001–1004.

[4] HUDSON T M, HAMLIN D J, FITZSIMMONS J R. Magnetic resonance imaging of fluid levels in an aneurysmal bone cyst and in anticoagulated human blood [J] . Skelet Radiol, 1985, 13: 267–270.

[5] KRANSDORF M J, SWEET D E. Aneurysmal bone cyst: concept, controversy, clinical presentation, and imaging [J] . Am J Roentgenol, 1995, 164: 573–580.

[6] LEVY W M, MILLER A S, BONAKDARPOUR A, et al. Aneurysmal bone cyst secondary to other osseous lesions. Report of 57 cases [J] . Am J Clin Pathol, 1975, 63: 1–8.

[7] MAHNKEN A H, NOLTE–ERNSTING C C, WILDBERGER J E, et al. Aneurysmal bone cyst: value of MR imaging and conventional radiography [J] . Eur Radiol, 2003, 13: 1118–1124.

[8] MUNK P L, HELMS C A, HOLT R G, et al. MR imaging of aneurysmal bone cysts [J] . Am J Roentgenol, 1989, 153: 99–101.

◆ 纤维结构不良

[1] FITZPATRICK K A, TALJANOVIC M S, SPEER D P, et al. Imaging findings of fibrous dysplasia with histopathologic and intraoperative correlation [J] . Am J Roentgenol, 2004, 182: 1389–1398.

[2] JEE W H, CHOI K H, CHOE B Y, et al. Fibrous dysplasia: MR imaging characteristics with radiopathologic correlation [J] . Am J Roentgenol, 1996, 167: 1523–1527.

[3] KRANSDORF M J, MOSER R P Jr, GILKEY F W. Fibrous dysplasia [J] . Radiographics, 1990, 10: 519–537.

[4] KUMAR R, MADEWELL J E, LINDELL M M, et al. Fibrous lesions of bones [J] . Radiographics, 1990, 10: 237–256.

[5] OZAKI T, SUGIHARA M, NAKATSUKA Y, et al. Polyostotic fibrous dysplasia. A long–term follow up of 8 patients [J] . Int Orthop, 1996, 20: 227–232.

[6] UTZ J A, KRANSDORF M J, JELINEK J S, et al. MR appearance of fibrous dysplasia [J] . J Comput Assist Tomogr, 1989, 13: 845–851.

◆ 骨纤维结构不良

[1] BETHAPUDI S, RITCHIE D A, MACDUFF E, et al. Imaging in osteofibrous dysplasia, osteofibrous dysplasia–like adamantinoma and classic adamantinoma [J] . Clin Radiol, 2014, 69: 200–208.

[2] JUNG J Y, JEE W H, HONG S H, et al. MR findings of the osteofibrous dysplasia [J] . Korean J Radiol, 2014, 15: 114–122.

［3］KAHN L B．Adamantinoma，osteofibrous dysplasia and differentiated adamantinoma［J］．Skelet Radiol，2003，32：245-258.

［4］KHANNA M，DELANEY D，TIRABOSCO R，et al．Osteofibrous dysplasia，osteofibrous dysplasia-like adamantinoma and adamantinoma：correlation of radiological imaging features with surgical histology and assessment of the use of radiology in contributing to needle biopsy diagnosis［J］．Skelet Radiol，2008，37：1077-1084.

［5］LEVINE S M，LAMBIASE R E，PETCHPRAPA C N．Cortical lesions of the tibia：characteristic appearances at conventional radiography［J］．Radiographics，2003，23：157-177.

◆ 朗格汉斯细胞组织细胞增生症

［1］AZOUZ E M，SAIGAL G，RODRIGUEZ M M，et al．Langerhans' cell histiocytosis：pathology，imaging and treatment of skeletal involvement［J］．Pediatr Radiol，2005，35：103-115.

［2］GHANEM I，TOLO V T，D'AMBRA P，et al．Langerhans cell histiocytosis of bone in children and adolescents［J］．J Pediatr Orthop，2003，23：124-130.

［3］KHUNG S，BUDZIK J F，AMZALLAG-BELLENGER E，et al．Skeletal involvement in Langerhans cell histiocytosis［J］．Insights Imaging，2013，4：569-579.

［4］MEYER J S，HARTY M P，MAHBOUBI S，et al．Langerhans cell histiocytosis：presentation and evolution of radiologic findings with clinical correlation［J］．Radiographics，1995，15：1135-1146.

［5］SONG Y S，LEE I S，YI J H，et al．Radiologic findings of adult pelvis and appendicular skeletal Langerhans cell histiocytosis in nine patients［J］．Skelet Radiol，2011，40：1421-1426.

［6］STULL M A，KRANSDORF M J，DEVANEY K O．Langerhans cell histiocytosis of bone［J］．Radiographics，1992，12：801-823.

◆ 骨内脂肪瘤

［1］BLACKSIN M F，ENDE N，BENEVENIA J．Magnetic resonance imaging of intraosseous lipomas：a radiologic-pathologic correlation［J］．Skelet Radiol，1995，24：37-41.

［2］CAMPBELL R S，GRAINGER A J，MANGHAM D C，et al．Intraosseous lipoma：report of 35 new cases and a review of the literature［J］．Skelet Radiol，2003，32：209-222.

［3］LEVIN M F，VELLET A D，MUNK P L，et al．Intraosseous lipoma of the distal femur：MRI appearance［J］．Skelet Radiol，1996，25：82-84.

［4］MURPHEY M D，CARROLL J F，FLEMMING D J，et al．From the archives of the AFIP：benign musculoskeletal lipomatous lesions［J］．Radiographics，2004，24：1433-1466.

［5］PROPECK T，BULLARD M A，LIN J，et al．Radiologic-pathologic correlation of intraosseous lipomas［J］．Am J Roentgenol，2000，175：673-678.

［6］REIG-BOIX V，GUINOT-TORMO J，RISENT-MARTINEZ F，et al．Computed tomography of intraosseous lipoma of os calcis［J］．Clin Orthop Relat Res，1987，221：286-291.

◆ 骨脂肪硬化性黏液纤维性肿瘤

［1］CORSI A，DE MAIO F，IPPOLITO E，et al．Monostotic fibrous dysplasia of the proximal femur and liposclerosing myxofibrous tumor：which one is which?［J］．J Bone Miner Res，2006，21：1955-1958.

［2］HEIM-HALL J M，WILLIAMS R P．Liposclerosing myxofibrous tumour：a traumatized variant of fibrous dysplasia? Report of four cases and review of the literature［J］．Histopathology，2004，45：369-376.

［3］KRANSDORF M J，MURPHEY M D，SWEET D E. Liposclerosing myxofibrous tumor：a radiologic-pathologic-distinct fibro-osseous lesion of bone with a marked predilection for the intertrochanteric region of the femur［J］. Radiology，1999，212：693-698.

［4］MURPHEY M D，CARROLL J F，FLEMMING D J，et al. From the archives of the AFIP：benign musculoskeletal lipomatous lesions［J］. Radiographics，2004，24：1433-1466.

◆ 造釉细胞瘤

［1］BETHAPUDI S，RITCHIE D A，MACDUFF E，et al. Imaging in osteofibrous dysplasia，osteofibrous dysplasia-like adamantinoma，and classic adamantinoma［J］. Clin Radiol，2014，69：200-208.

［2］KAHN L B. Adamantinoma，osteofibrous dysplasia and differentiated adamantinoma［J］. Skelet Radiol，2003，32：245-258.

［3］KHANNA M，DELANEY D，TIRABOSCO R，et al. Osteofibrous dysplasia，osteofibrous dysplasia-like adamantinoma and adamantinoma：correlation of radiological imaging features with surgical histology and assessment of the use of radiology in contributing to needle biopsy diagnosis［J］. Skelet Radiol，2008，37：1077-1084.

［4］LEVINE S M，LAMBIASE R E，PETCHPRAPA C N. Cortical lesions of the tibia：characteristic appearances at conventional radiography［J］. Radiographics，2003，23：157-177.

◆ 棕色瘤

［1］CHEW F S，HUANG-HELLINGER F. Brown tumor［J］. Am J Roentgenol，1993，160：752.

［2］DAVIES A M，EVANS N，MANGHAM D C，et al. MR imaging of brown tumour with fluid-fluid levels：a report of three cases［J］. Eur Radiol，2001，11：1445-1449.

［3］FRANCO M，BENDINI J C，ALBANO L，et al. Radiographic follow-up of a phalangeal brown tumor［J］. Joint Bone Spine，2002，69：506-510.

［4］HONG W S，SUNG M S，CHUN K A，et al. Emphasis on the MR imaging findings of brown tumor：a report of five cases［J］. Skelet Radiol，2011，205：205-213.

［5］HOSHI M，TAKAMI M，KAJIKAWA M，et al. A case of multiple skeletal lesions of brown tumors，mimicking carcinoma metastases［J］. Arch Orthop Trauma Surg，2008，128：149-154.

［6］JOUAN A，ZABRANIECKI L，VINCENT V，et al. An unusual presentation of primary hyperparathyroidism：severe hypercalcemia and multiple brown tumors［J］. Joint Bone Spine，2008，75：209-211.

（徐丹阳　高振华 译）

第9章 ⊙

肿瘤相关综合征

9.1 内生软骨瘤病：Ollier病和Maffucci综合征

内生软骨瘤病是指散发非遗传性的多发性内生软骨瘤，包括Ollier病和Maffucci综合征。Ollier病是一种非遗传性的多发性内生软骨瘤，通常累及四肢长或短的管状骨（图9.1和图9.2）。Maffucci综合征指多发性内生软骨瘤合并软组织或内脏的多发血管瘤（图9.3和图9.4）。内生软骨瘤病的诊断需要结合临床表现和影像学特征。与孤立性内生软骨瘤相比，内生软骨瘤病的患者发生继发性软骨肉瘤的风险更高，需要定期随访。

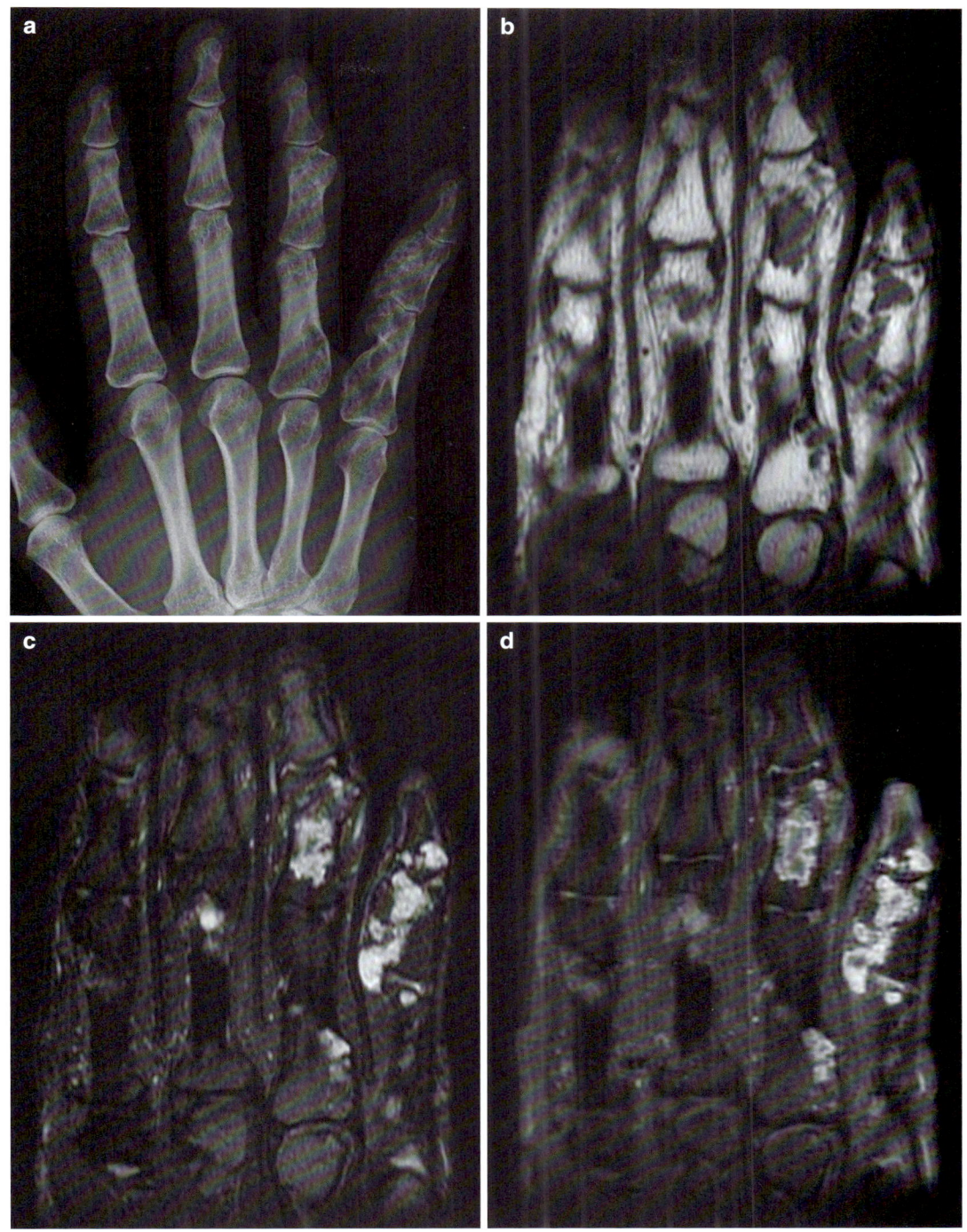

图9.1 Ollier病（1）

前后位X线片（a）显示左手指骨多发膨胀性溶骨性病变，部分病灶伴有软骨钙化。这些病灶在MRI上表现为典型的软骨信号，在T1WI（b）上呈中等信号，在T2WI-FS（c）上呈高信号，增强扫描（d）后病灶边缘和分隔强化。

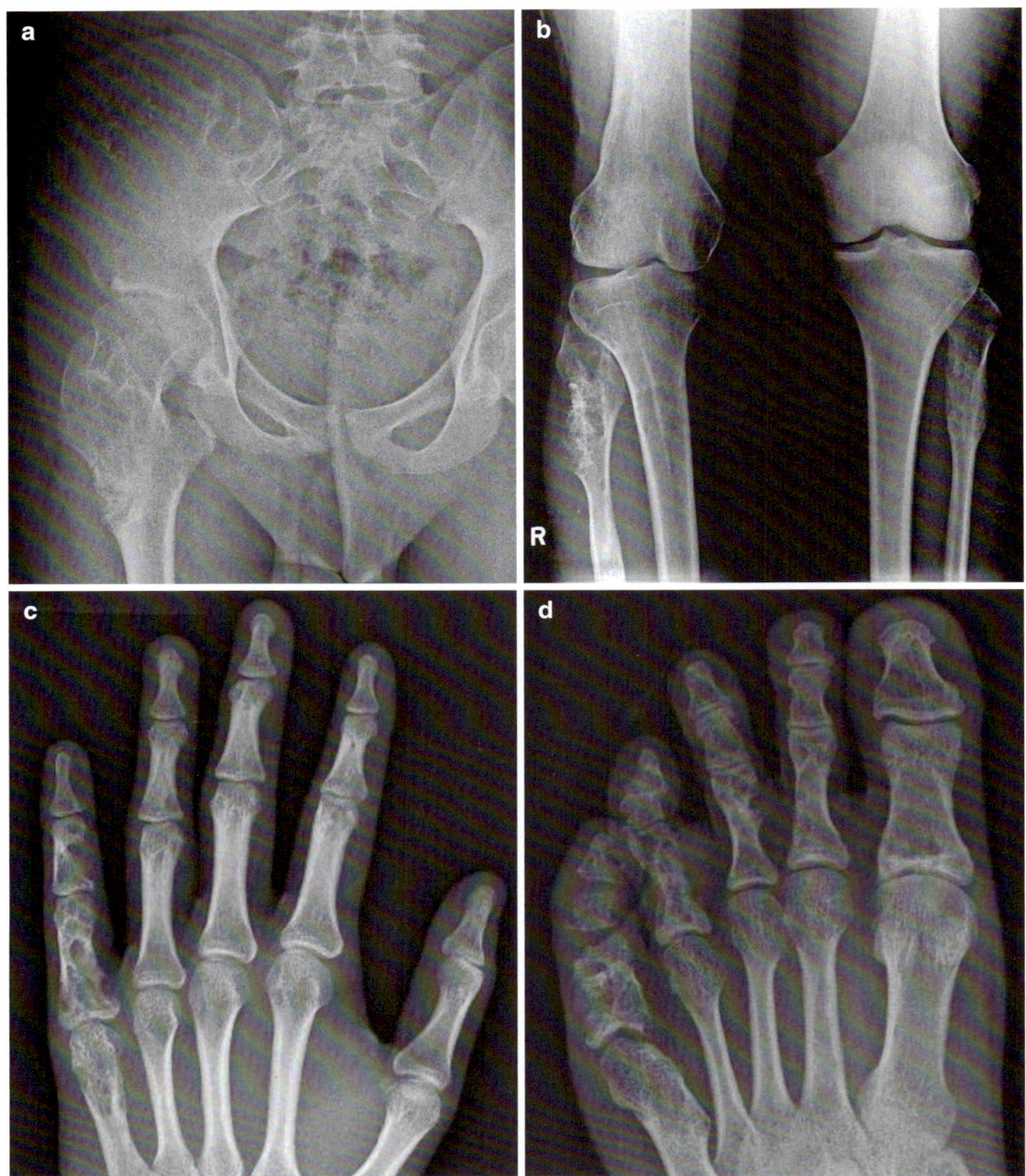

图9.2 Ollier病（2）

多发性内生软骨瘤出现在右侧股骨近端（a）、双侧腓骨近端（b）、左侧手指骨和掌骨（c）及左侧足趾骨和跖骨（d）。

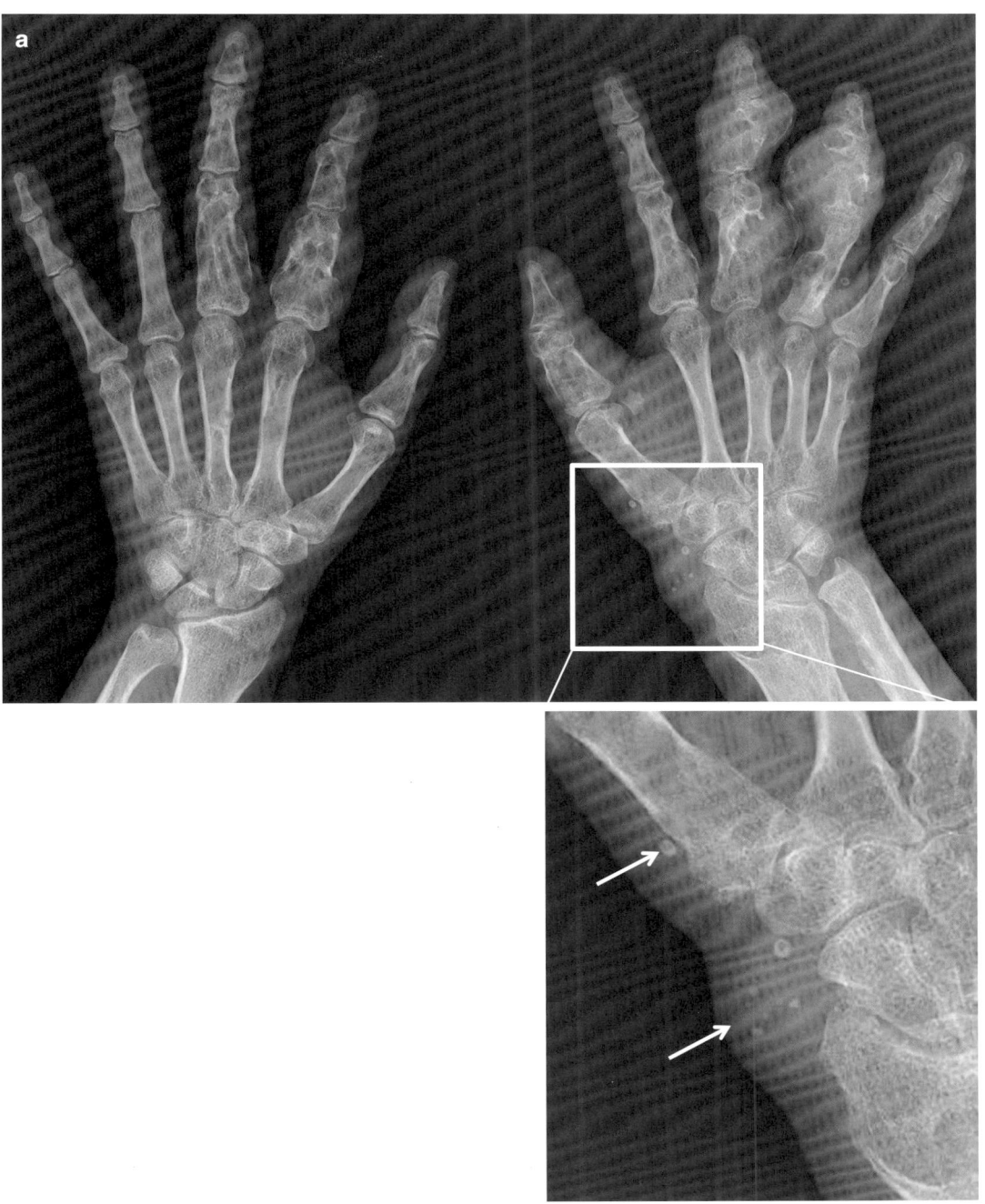

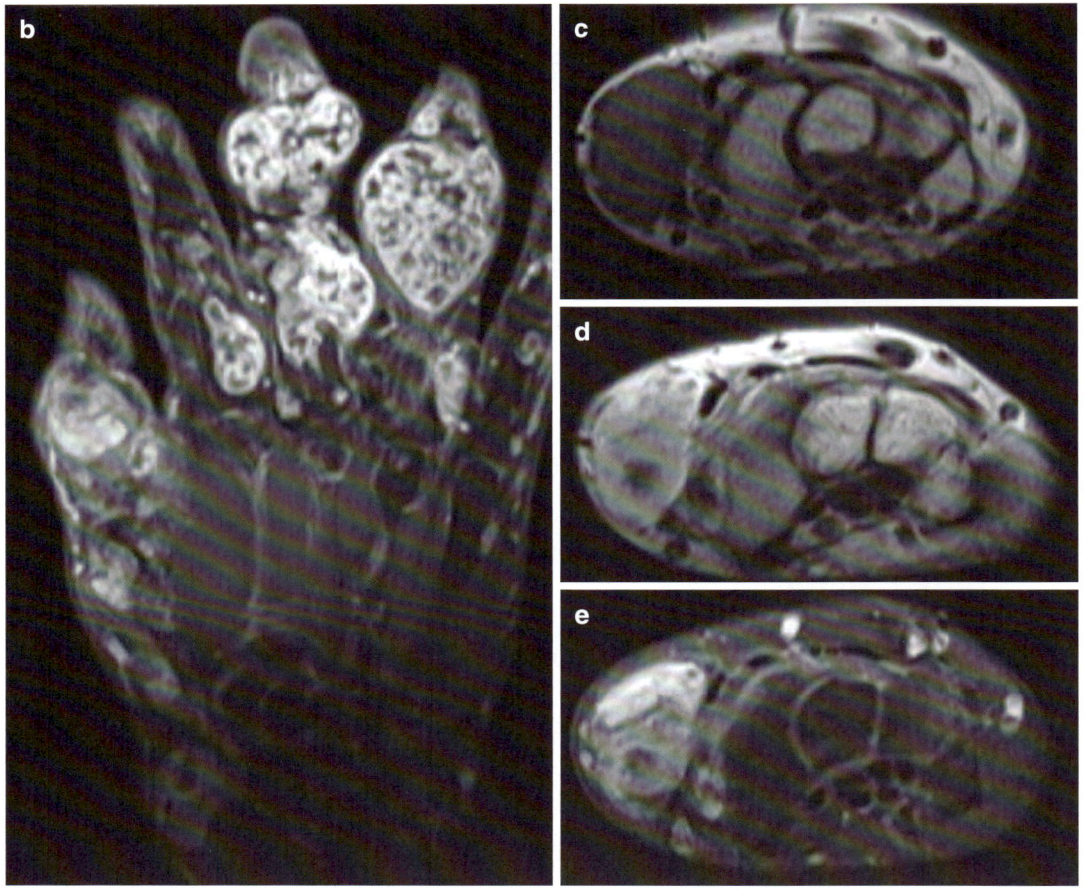

图9.3 Maffucci综合征（1）

前后位X线片（a）显示双手诸骨多发性内生软骨瘤，广泛累及指骨、掌骨和左侧尺桡骨远端。左腕的局部放大图像显示簇状多发的小圆形静脉石（箭头），提示软组织血管瘤的存在。冠状位CE-T1WI-FS（b）显示小叶样结构伴边缘和分隔强化，呈典型的软骨样强化特点。左腕桡侧软组织肿块在T1WI（c）上呈中等信号，在T2WI（d）上呈高信号，在CE-T1WI-FS（e）上明显强化，符合血管瘤的表现。

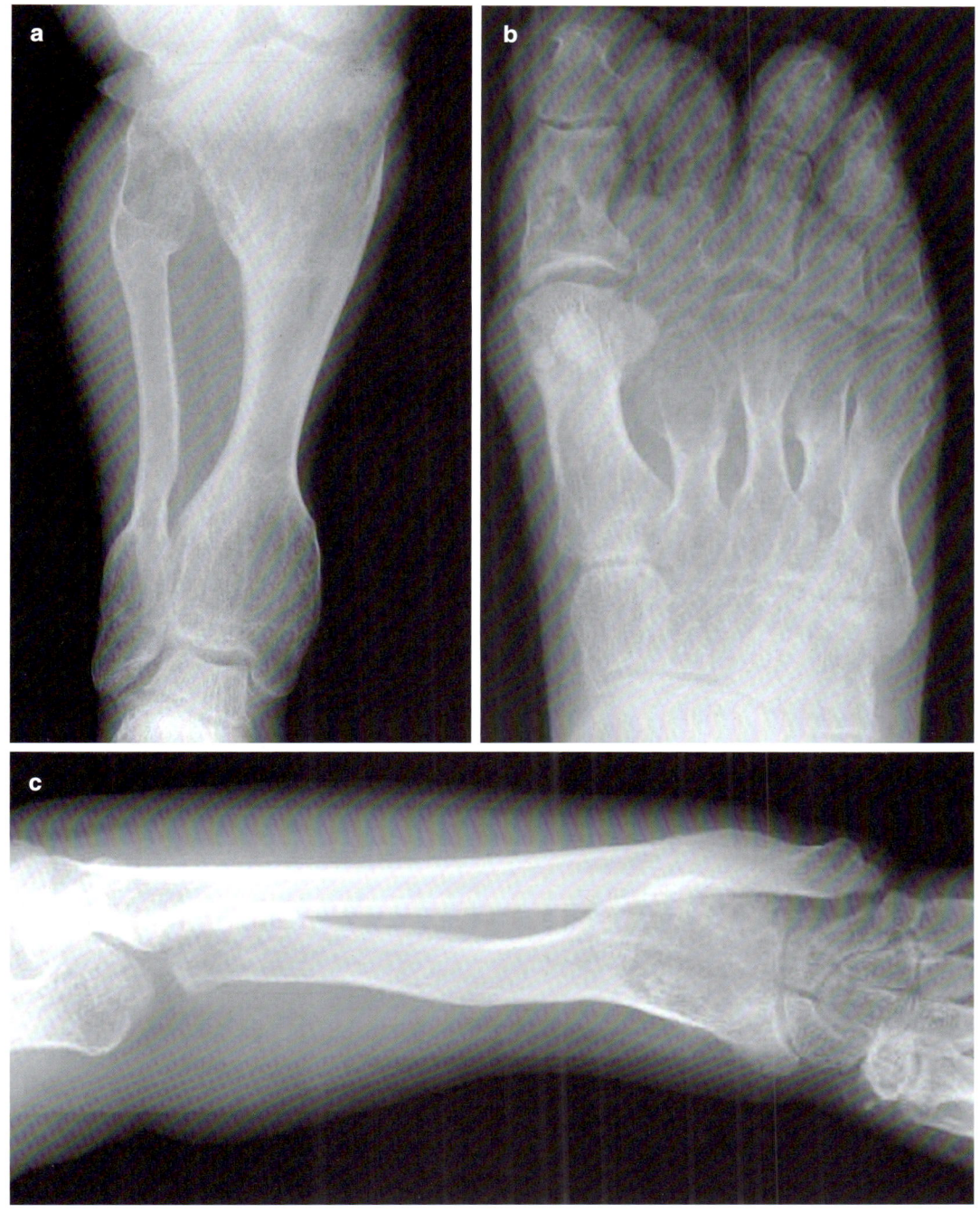

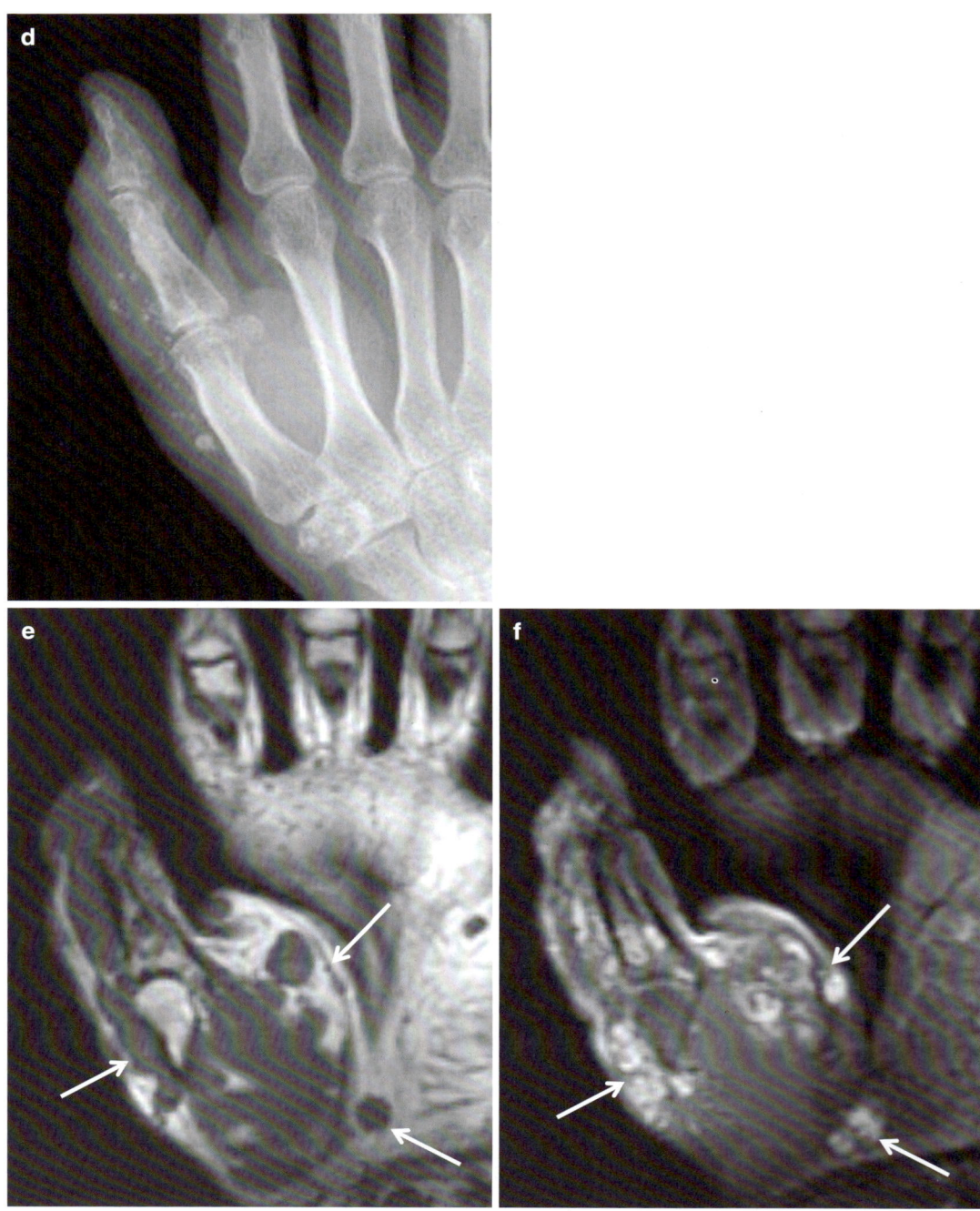

图9.4 Maffucci综合征（2）

多发性内生软骨瘤出现在长管状骨和短管状骨，包括胫腓骨（a）、趾骨、距骨和跗骨（b）、尺桡骨（c），同时继发骨骼畸形。手部桡侧和拇指外侧软组织明显肿胀，内见特征性静脉石（d）。MRI上软组织的病变表现与血管瘤一致，在T1WI（e）上呈中等信号，其内混杂脂肪信号，在CE-T1WI-FS（f）上呈不均匀强化（e，f中的箭头）。

9.2 多发性骨软骨瘤

多发性骨软骨瘤又称遗传性多发性外生骨疣、多发性软骨性外生骨疣、骨干性软骨发育不全、骨软骨瘤病。

多发性骨软骨瘤是常染色体显性遗传病，存在两个或两个以上骨软骨瘤（图9.5和图9.6）。本病的原因是肿瘤抑制基因EXT1或EXT2突变。骨软骨瘤在骨骼发育的同时生长和骨化，在骨骼发育成熟后停止生长。多发性骨软骨瘤可伴发骨骼畸形、身材矮小、关节活动受限、早期骨关节炎和周围神经受压。在多发性骨软骨瘤的病例中，有0.5%~5%的患者恶变为继发性软骨肉瘤。出现以下情况时，应怀疑骨软骨瘤恶变：①病变部位新发疼痛；②骨骼发育成熟患者的骨软骨瘤生长；③病变表面不规则；④病变内出现局部透光区；⑤邻近骨骼受侵蚀或破坏；⑥出现软组织肿块伴有不规则钙化。

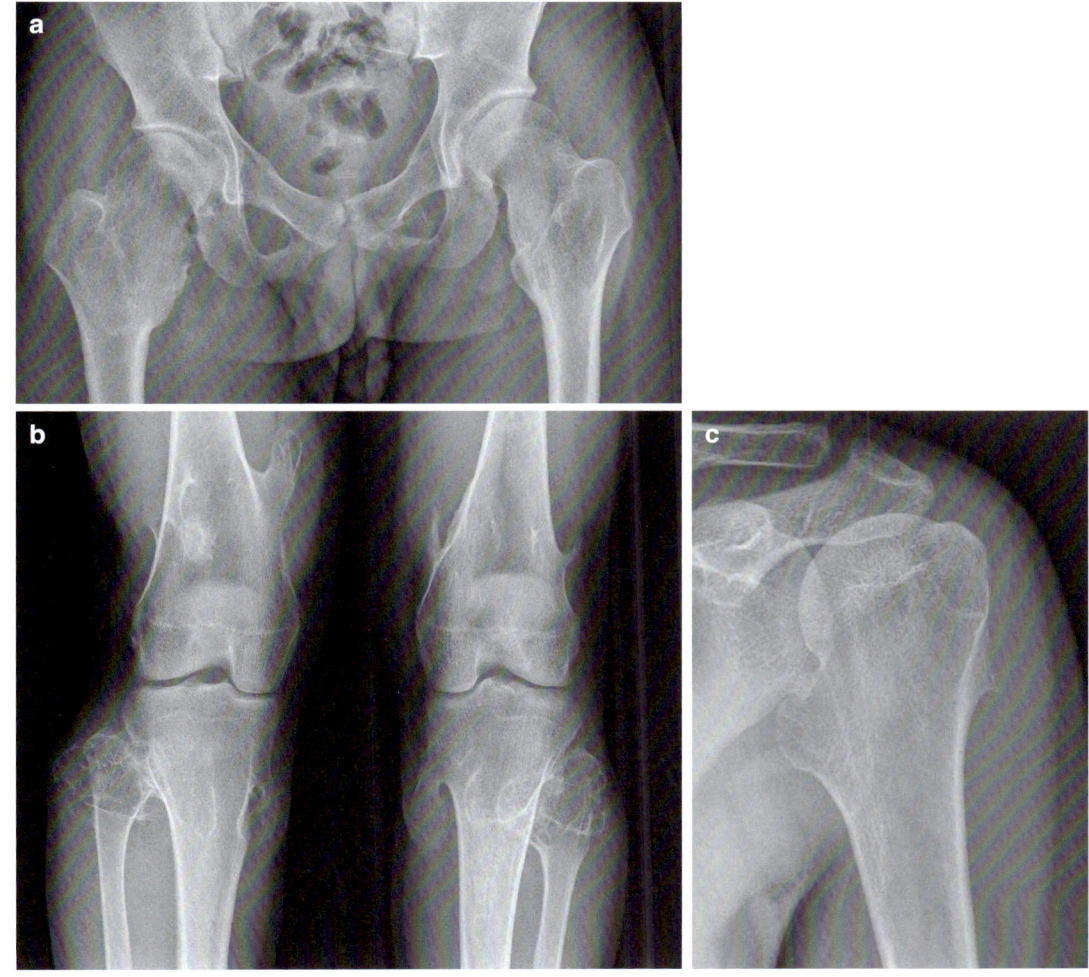

图9.5 多发性骨软骨瘤（1）

前后位X线片（a~c）显示双侧股骨近侧和远侧干骺端、双侧胫腓骨近端、左侧肱骨近端多发的无蒂和有蒂的骨软骨瘤。

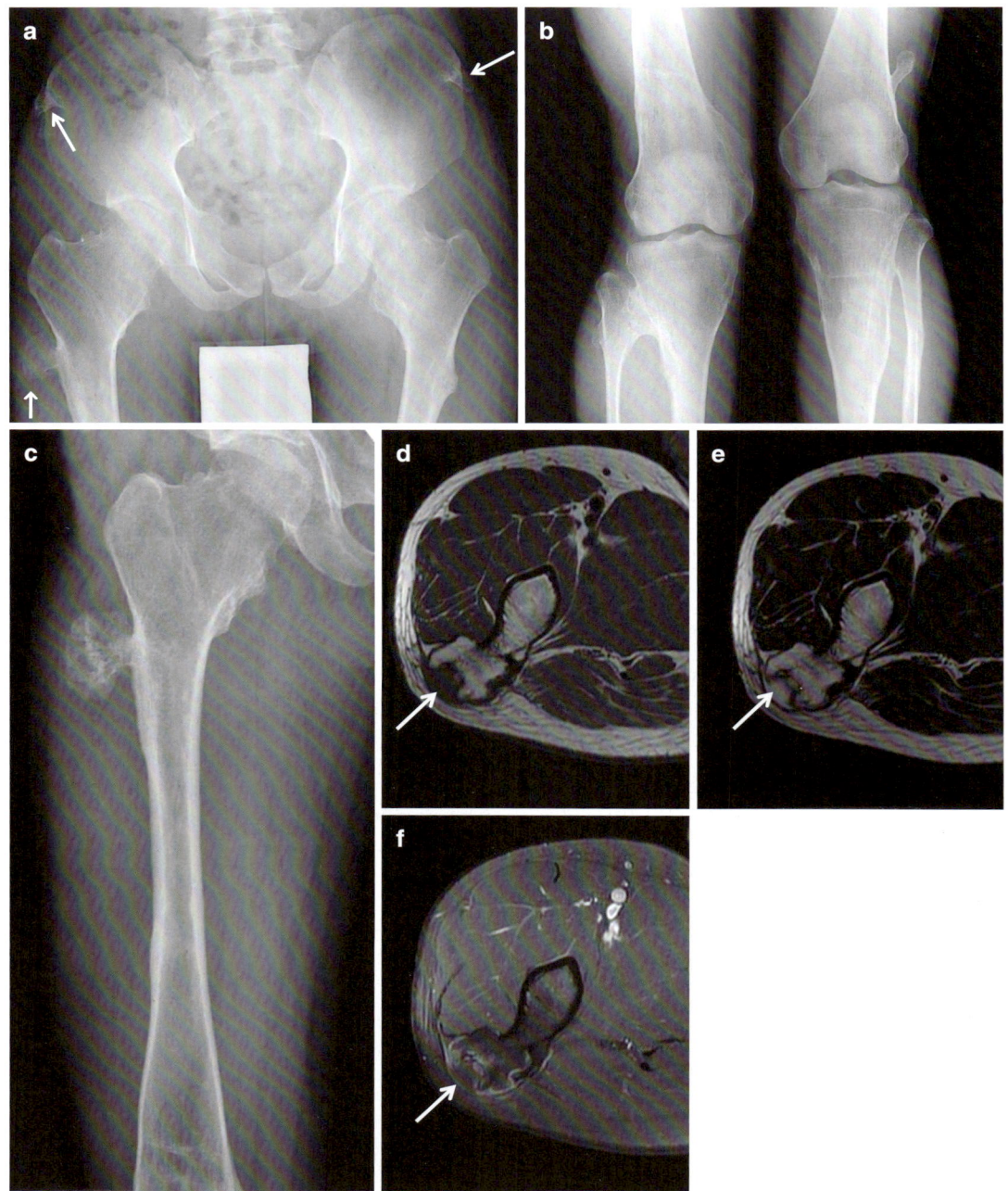

图9.6 多发性骨软骨瘤（2）

前后位X线片（a）显示骨盆和双侧股骨近端多发的无蒂和有蒂的骨软骨瘤（箭头）。前后位X线片（b）显示双侧股骨远端和胫腓骨近端多发的无蒂和有蒂的骨软骨瘤。前后位X线片（c）显示股骨近侧干骺端有一个明显带蒂的骨软骨瘤。横轴位T1WI（d）、横轴位T2WI（e）和横轴位CE–T1WI–FS（f）显示骨软骨瘤与母体骨的骨髓腔相延续，软骨帽在T1WI上呈中等信号，在T2WI上呈高信号（d~f中的箭头）。

9.3 McCune-Albright综合征

McCune-Albright综合征是一种散发的综合征，表现为以下三联征：①多骨的纤维结构不良（图9.7）；②皮肤咖啡色样病变；③内分泌异常，包括性早熟、肢端肥大症、Cushing病、高泌乳激素血症和甲状旁腺功能亢进症。

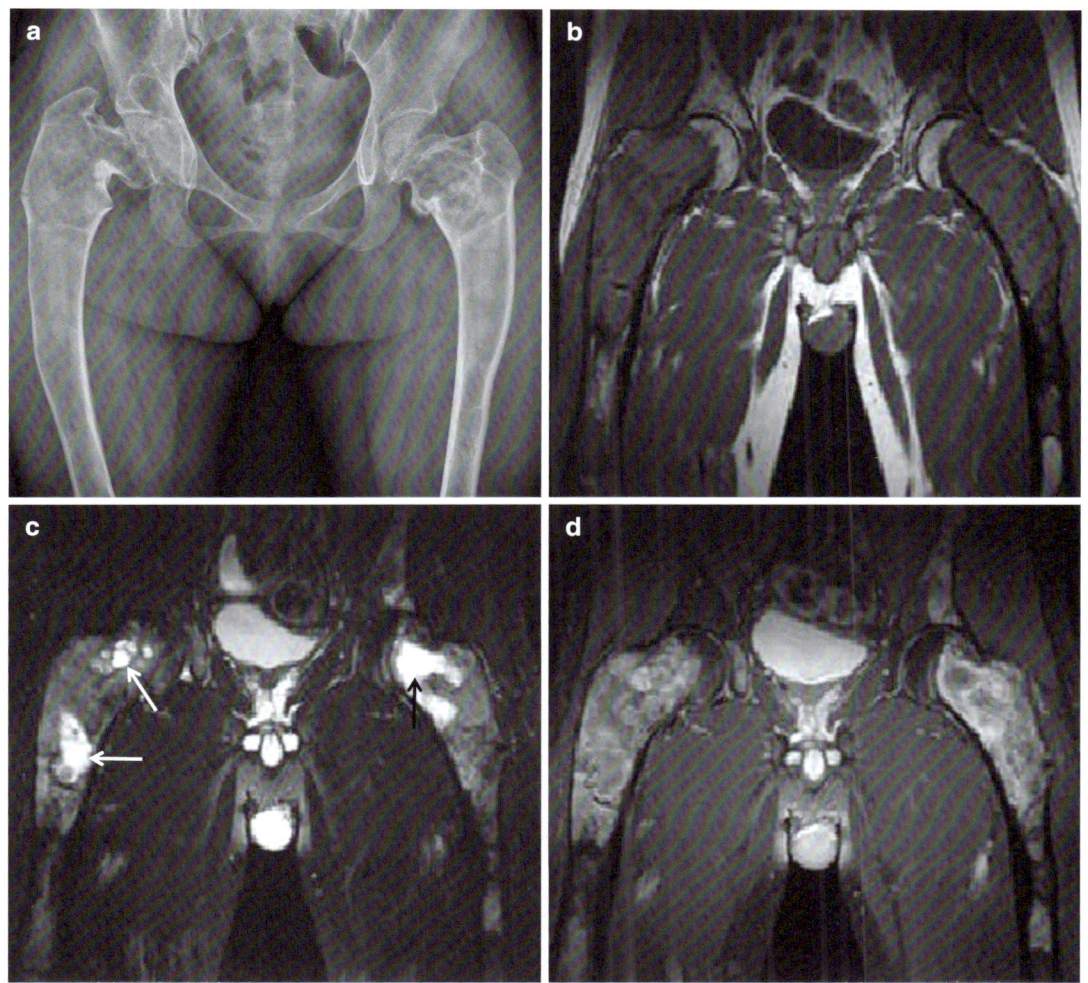

图9.7 McCune-Albright综合征

前后位X线片（a）显示骨盆和双侧股骨多发的纤维结构不良。双侧股骨近段的广泛受累引起"牧羊杖"畸形。病灶在T1WI（b）上呈中等-低信号，在T2WI（c）上呈高信号，增强扫描（d）后不均匀强化。双侧股骨病灶内可见囊变区（c中的箭头）。该患者有性早熟的临床病史，体格检查时发现咖啡色样皮肤病变，诊断为McCune-Albright综合征。

译者注：图9.7c应为脂肪抑制T2WI，图9.7d应为脂肪抑制增强T1WI。

9.4 Mazabraud综合征

Mazabraud综合征是一种极少见的综合征，其特征是骨的纤维结构不良和多发软组织黏液瘤并存（图9.8和图9.9）。软组织黏液瘤常伴发多骨的纤维结构不良，但可伴发单骨的纤维结构不良。软组织黏液瘤通常出现在病变最严重的骨骼附近。

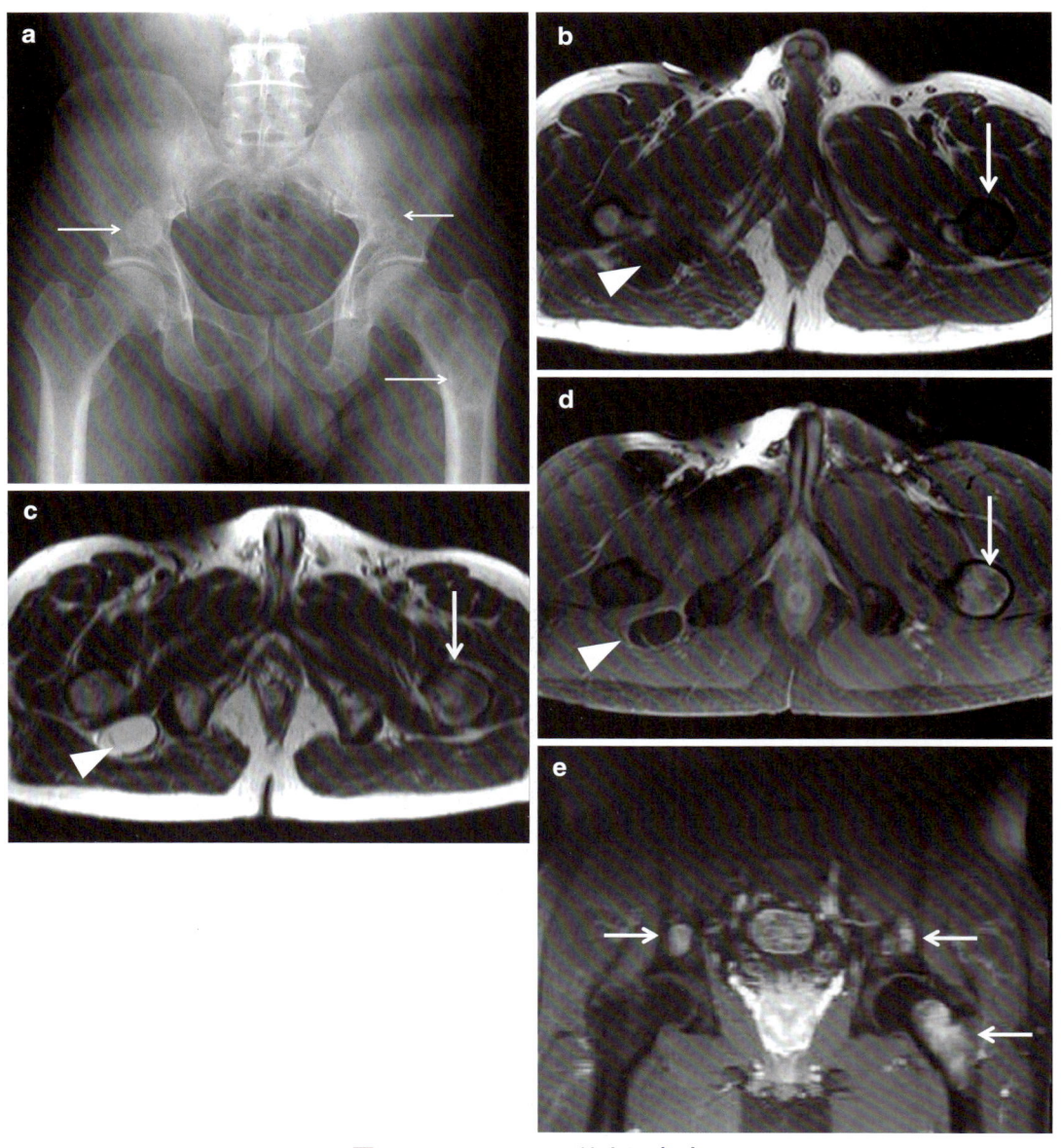

图9.8　Mazabraud综合征（1）

前后位X线片（a）显示双侧髂骨和左侧股骨近端内地图状磨玻璃样病变（箭头）。横轴位T1WI（b）、横轴位T2WI（c）、横轴位CE-T1WI-FS（d）和冠状位CE-T1WI-FS（e）显示双侧髂骨和左侧股骨近端的骨髓腔内病变信号强度符合纤维结构不良的信号特征（b~e中的箭头）。右侧坐股间隙内可见软组织肿块，其信号强度类似于液体信号，增强扫描后病灶边缘薄层强化（b~d中的三角形），该软组织病变经外科手术证实为软组织黏液瘤。

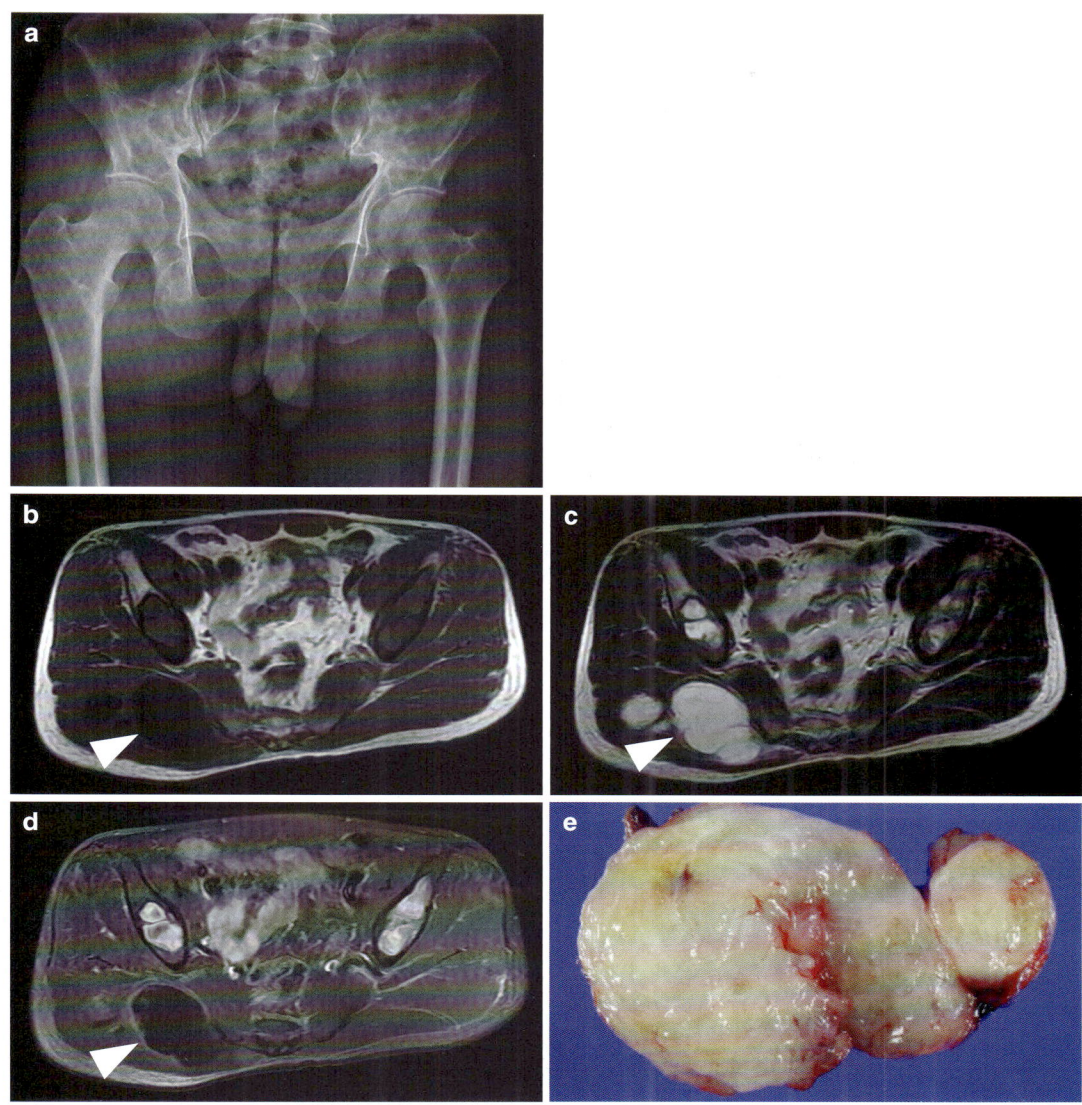

图9.9 Mazabraud综合征（2）

前后位X线片（a）显示骨盆和右侧股骨近端内多发磨玻璃样病变，边缘薄层硬化，X线表现与多骨纤维结构不良相符。MRI显示臀大肌内软组织肿块（b～d中的三角形）在T1WI（b）上呈低信号，在T2WI（c）上呈高信号，在CE-T1WI-FS（d）上边缘性强化。手术切除后大体标本（e）显示病变呈有白色光泽的团块，组织学检查证实为黏液瘤。

9.5 Jaffe-Campanacci综合征

Jaffe-Campanacci综合征包括多发非骨化性纤维瘤、咖啡样斑、智力障碍、性功能障碍或隐睾症、颌骨巨细胞修复性肉芽肿。Jaffe-Campanacci综合征中的非骨化性纤维瘤可累及长骨（股骨、胫骨和肱骨）和颌骨。

❖ 推荐文献

［1］BOVEE J V. Multiple osteochondromas［J］. Orphanet J Rare Dis，2008，3：3.

［2］CABRAL C E，GUEDES P，FONSECA T，et al. Polyostotic fibrous dysplasia associated with intramuscular myxomas：Mazabraud's syndrome［J］. Skelet Radiol，1998，27：278-282.

［3］CASE D B，CHAPMAN C N Jr，FREEMAN J K，et al. Best cases from the AFIP：a typical presentation of polyostotic fibrous dysplasia with myxoma（Mazabraud syndrome）［J］. Radiographics，2010，30：827-832.

［4］CHAPURLAT R D，ORCEL P. Fibrous dysplasia of bone and McCune-Albright syndrome［J］. Best Pract Res Clin Rheumatol，2008，22：55-69.

［5］CHERIX S，BILDE Y，BECCE F，et al. Multiple non-ossifying fibromas as a cause of pathological femoral fracture in Jaffe-Campanacci syndrome［J］. BMC Musculoskelet Disord，2014，15：218.

［6］DUMITRESCU C E，COLLINS M T. McCune-Albright syndrome［J］. Orphanet J Rare Dis，2008，3：12.

［7］FOREMAN K L，KRANSDORF M J，O'CONNOR M I，et al. AIRP best cases in radiologic-pathologic correlation：Maffucci syndrome［J］. Radiographics，2013，33：861-868.

［8］HAU M A，FOX E J，CATES J M，et al. Jaffe-Campanacci syndrome. A case report and review of the literature［J］. J Bone Joint Surg Am，2002，84：634-638.

［9］IWASKO N，STEINBACH L S，DISLER D，et al. Imaging findings in Mazabraud's syndrome：seven new cases［J］. Skelet Radiol，2002，31：81-87.

［10］KARASICK D，SCHWEITZER M E，ESCHELMAN D J. Symptomatic osteochondromas：imaging features［J］. Am J Roentgenol，1997，168：1507-1512.

［11］KRANSDORF M J，MURPHEY M D. Diagnosis please. Case 12：Mazabraud syndrome［J］. Radiology，1999，212：129-132.

［12］LEE K C，DAVIES A M，CASSAR-PULLICINO V N. Imaging the complications of osteochondromas［J］. Clin Radiol，2002，57：18-28.

［13］MELLON C D，CARTER J E，OWEN D B. Ollier's disease and Maffucci's syndrome：distinct entities or a continuum. Case report：enchondromatosis complicated by an intracranial glioma［J］. J Neurol，1988，235：376-378.

［14］MURPHEY M D，CHOI J J，KRANSDORF M J，et al. Imaging of osteochondroma：variants and complications with radiologic-pathologic correlation［J］. Radiographics，2000，20：1407-1434.

［15］NGUYEN B D，RAM P C. Mazabraud's syndrome with sarcomatous transformation：scintigraphic and radiologic imaging［J］. Clin Nucl Med，2005，30：829-830.

［16］Pannier S，Legeai-Mallet L. Hereditary multiple exostoses and enchondromatosis［J］. Best Pract Res Clin Rheumatol，2008，22：45-54.

［17］SCHWARTZ H S，ZIMMERMAN N B，SIMON M A，et al. The malignant potential of enchondromatosis［J］. J Bone Joint Surg，1987，69：269-274.

［18］SILVE C，JUPPNER H. Ollier disease［J］. Orphanet J Rare Dis，2006，1：37.

［19］STEWART D R，BREMS H，GOMES A G，et al. Jaffe-Campanacci syndrome，revisited：

detailed clinical and molecular analyses determine whether patients have neurofibromatosis type 1, coincidental manifestations, or a distinct disorder [J]. Genet Med, 2014, 16: 448-459.

[20] STIEBER J R, DORMANS J P. Manifestations of hereditary multiple exostoses [J]. J Am Acad Orthop Surg, 2005, 13: 110-120.

[21] SUNDARAM M, MCDONALD D J, MERENDA G. Intramuscular myxoma: a rare but important association with fibrous dysplasia of bone [J]. Am J Roentgenol, 1989, 153: 107-108.

[22] VANHOENACKER F M, VAN HUL W, WUYTS W, et al. Hereditary multiple exostoses: from genetics to clinical syndrome and complications [J]. Eur J Radiol, 2001, 40: 208-217.

[23] WALKER R E, SCHWARTZ R K, GALE D R. Musculoskeletal case of the day. Mazabraud's syndrome (intramuscular myxomas associated with fibrous dysplasia of bone) [J]. Am J Roentgenol, 1999, 173: 797.

[24] ZWENNEKE FLACH H, GINAI A Z, WOLTER O J. Best cases from the AFIP. Maffucci syndrome: radiologic and pathologic findings Armed Forces Institutes of Pathology [J]. Radiographics, 2001, 21: 1311-1316.

（徐丹阳　高振华　译）

第三部分

骨肿瘤影像诊断技巧

第10章 ❯

X 线征象

10.1　骨髓腔内硬化性病变

骨髓腔内硬化性肿瘤和肿瘤样骨病变包括但不限于骨岛（图10.1）、骨梗死（图10.2）、内生软骨瘤、普通型骨肉瘤（图10.3）、成骨性骨转移瘤、肥大细胞增多症（图10.4）和POEMS综合征（多发性周围神经病、脏器肿大、内分泌障碍、单克隆丙种球蛋白病和皮肤改变）（图10.5）。

骨岛表现为质地均匀的硬化灶，可伴有刺状突起。骨梗死的特征是周边骨质硬化。内生软骨瘤中央含有软骨样基质，可发生钙化和软骨成骨。普通型骨肉瘤为侵袭性肿瘤表现，软组织肿块内可见不定形的骨样基质。成骨性骨转移瘤在X线片上有时难与骨岛区分，但成骨性骨转移瘤在增强MRI上有强化。肥大细胞增多症的影像表现为中轴骨和长骨内散在多发的骨硬化灶，类似于转移性疾病，临床上的皮疹、间歇性呕吐和腹泻表现可提示该病。POEMS综合征的影像表现为均质的硬化性病变，多发性周围神经病、脏器肿大、内分泌障碍、单克隆丙种球蛋白病和皮肤改变是临床诊断的线索。

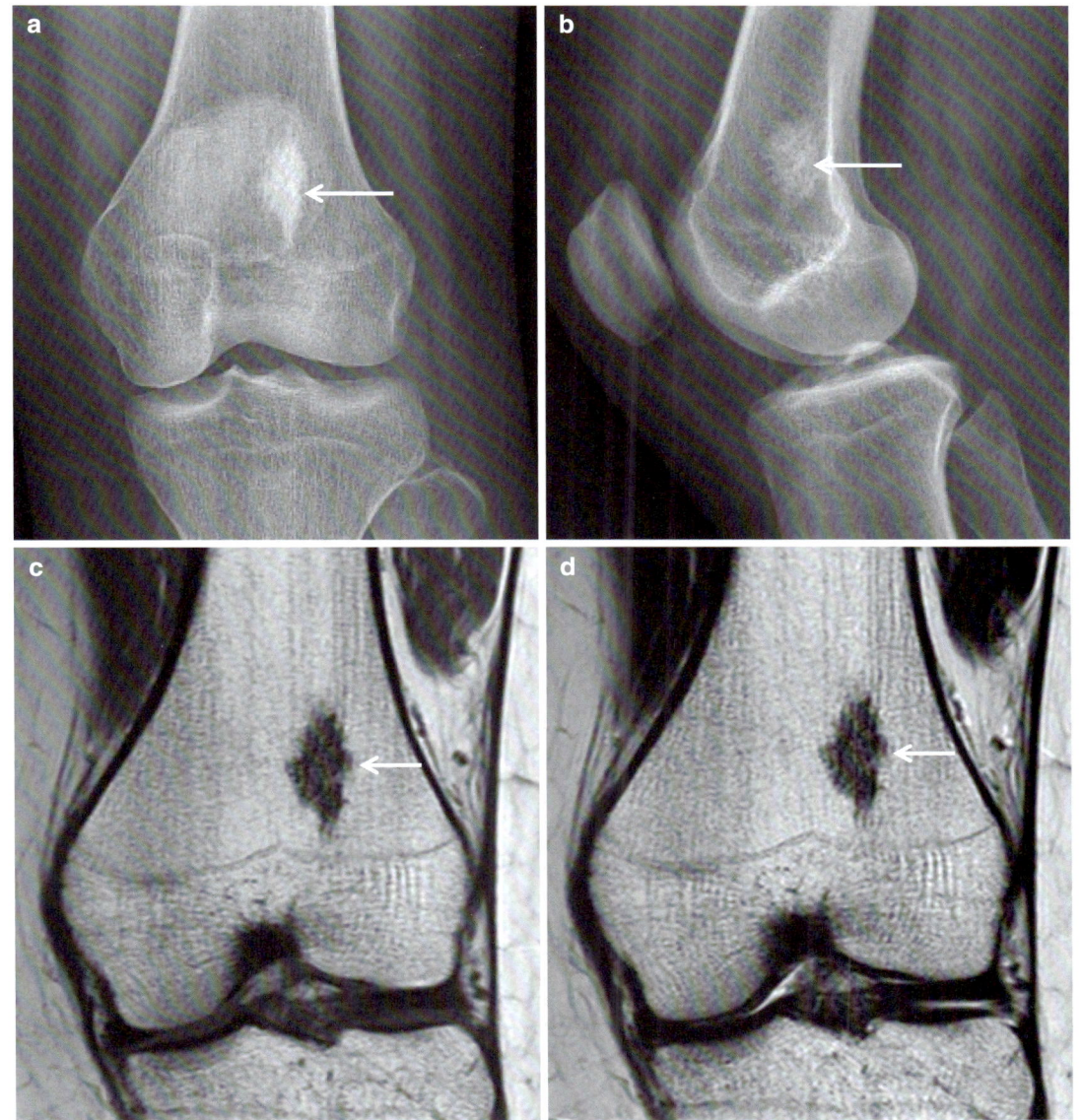

图10.1 骨岛

前后位X线片（a）显示左侧股骨髓腔内致密硬化灶，边缘呈多刺状（箭头）。病灶的长轴与受累骨的长轴平行。侧位X线片（b）亦显示边缘呈多刺状的硬化灶（箭头）。冠状位T1WI（c）显示病变呈低信号（箭头）。冠状位T2WI（d）也显示病变呈低信号（箭头）。

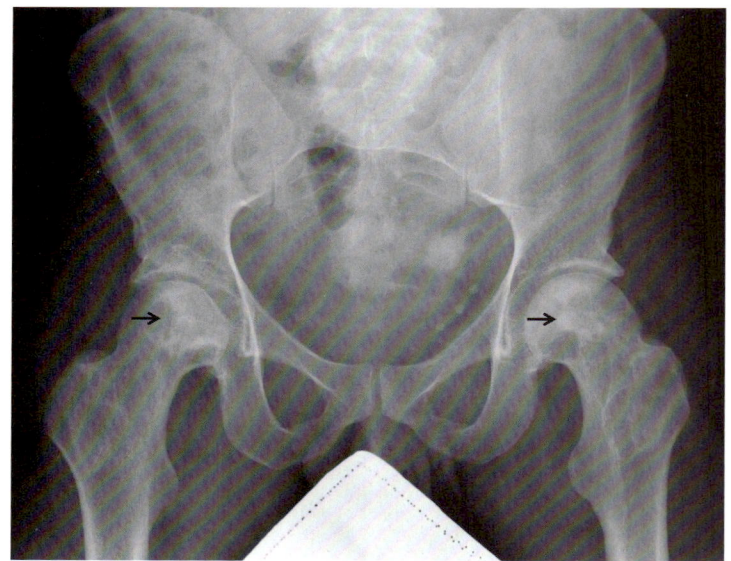

图10.2 骨梗死

骨盆前后位X线片显示双侧股骨近端和骨盆多发边缘硬化的病变（箭头）。

译者注：图10.2用"骨坏死"比用"骨梗死"描述此例更妥帖。

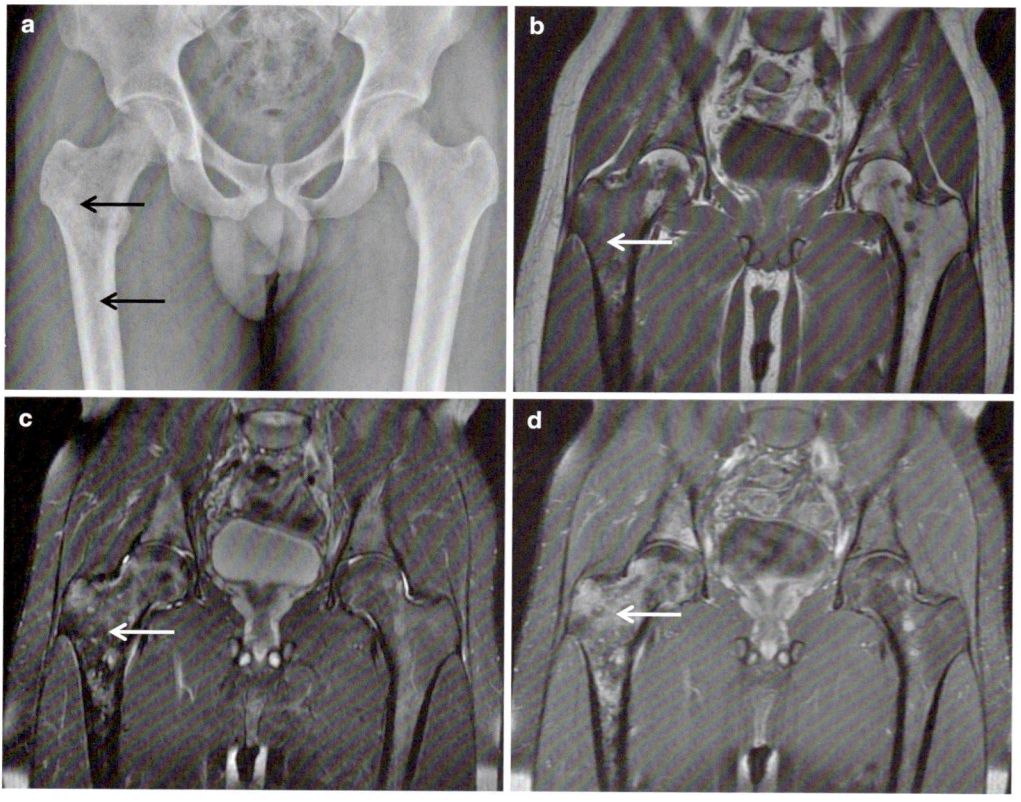

图10.3 骨肉瘤

骨盆前后位X线片（a）显示右侧股骨近端多发硬化性病变（箭头）。冠状位T1WI（b）显示骨髓腔内病变呈低信号（箭头）。冠状位T2WI-FS（c）显示骨髓腔内病变呈低-高混杂信号（箭头）。冠状位CE-T1WI-FS（d）显示病变呈不均匀强化（箭头）。

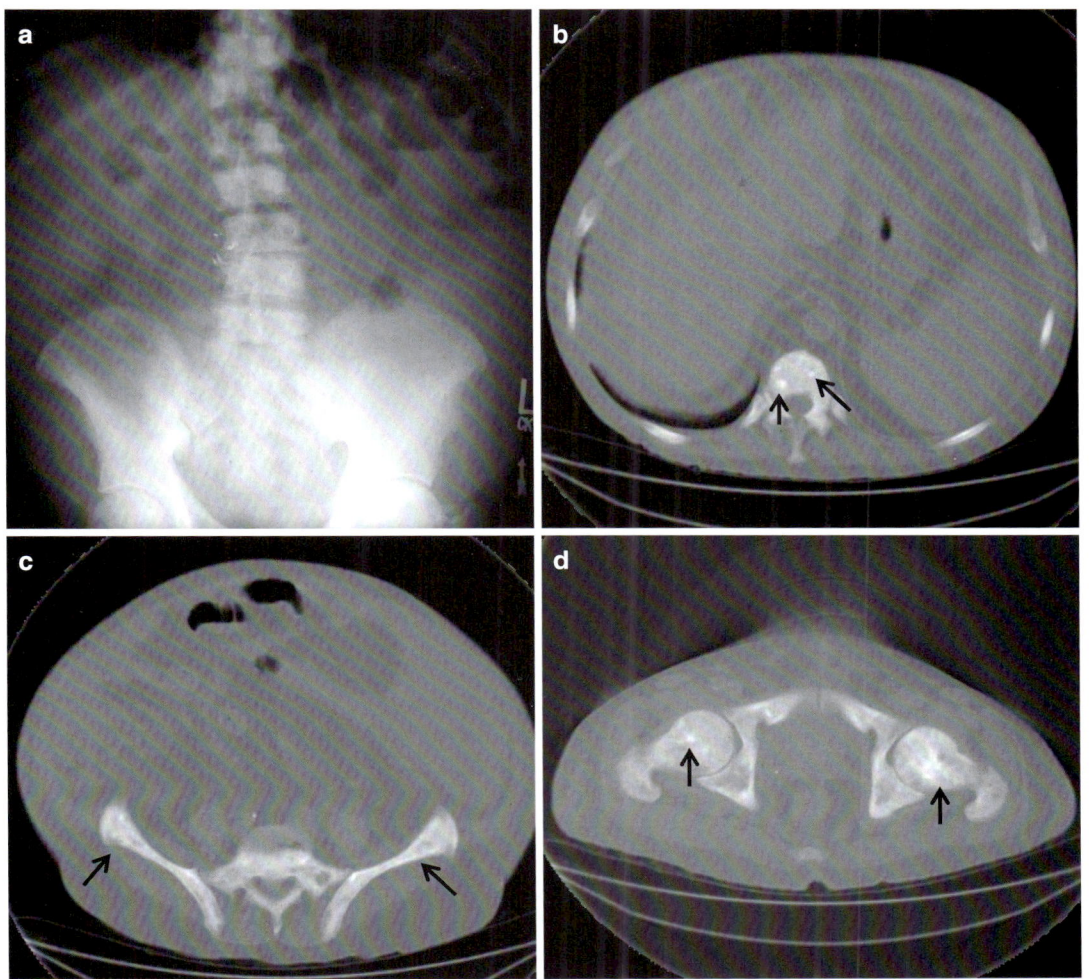

图10.4 肥大细胞增多症

腹部前后位X线片（a）显示骨盆及脊柱多发硬化性病变。横轴位CT（b~d）显示椎体、骨盆和双侧股骨内多发硬化灶（箭头）。

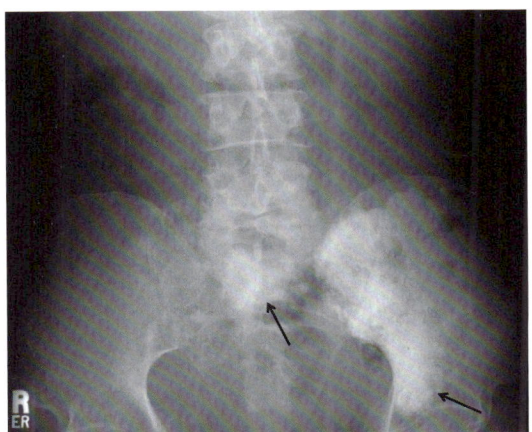

图10.5 POEMS综合征（多发性周围神经病、脏器肿大、内分泌障碍、单克隆丙种球蛋白病和皮肤改变）

骨盆前后位X线片显示左半骨盆和骶骨多发硬化性病变（箭头）。

10.2 骨表面的成骨性病变

骨样骨瘤最常见于骨皮质，周围绕以较厚的反应性骨质增生。骨母细胞瘤最常发生于松质骨内，其特征是没有广泛的反应性骨质增生。偶尔，骨样骨瘤和骨母细胞瘤也会发生于骨表面。两种肿瘤同时发生时，既可以诊断为骨样骨瘤，也可诊断为骨母细胞瘤。

骨旁骨瘤是由骨膜产生的良性质密的骨病变，在X线片上表现为边界清楚的、致密的、圆形或分叶状骨性肿块，无软组织肿块。骨旁骨瘤高度质密且密度均匀。与其相反的是，骨旁骨肉瘤（图10.6）在其骨性肿块周围可见密度较低的区域。相对于骨旁骨瘤，骨旁骨肉瘤通常表现为不均匀的稍低密度影。然而，在X线片上，骨旁骨瘤和骨旁骨肉瘤常具有一些难以区分的表现。骨膜骨肉瘤呈梭形紧密附着于骨表面，与骨表面无裂隙分隔，但可以侵蚀并穿透外侧骨皮质。骨膜骨肉瘤被骨膜覆盖，可见垂直的针状骨膜反应。高级别表面骨肉瘤通常发生于骨干中央的骨表面，通常不侵犯骨髓腔。

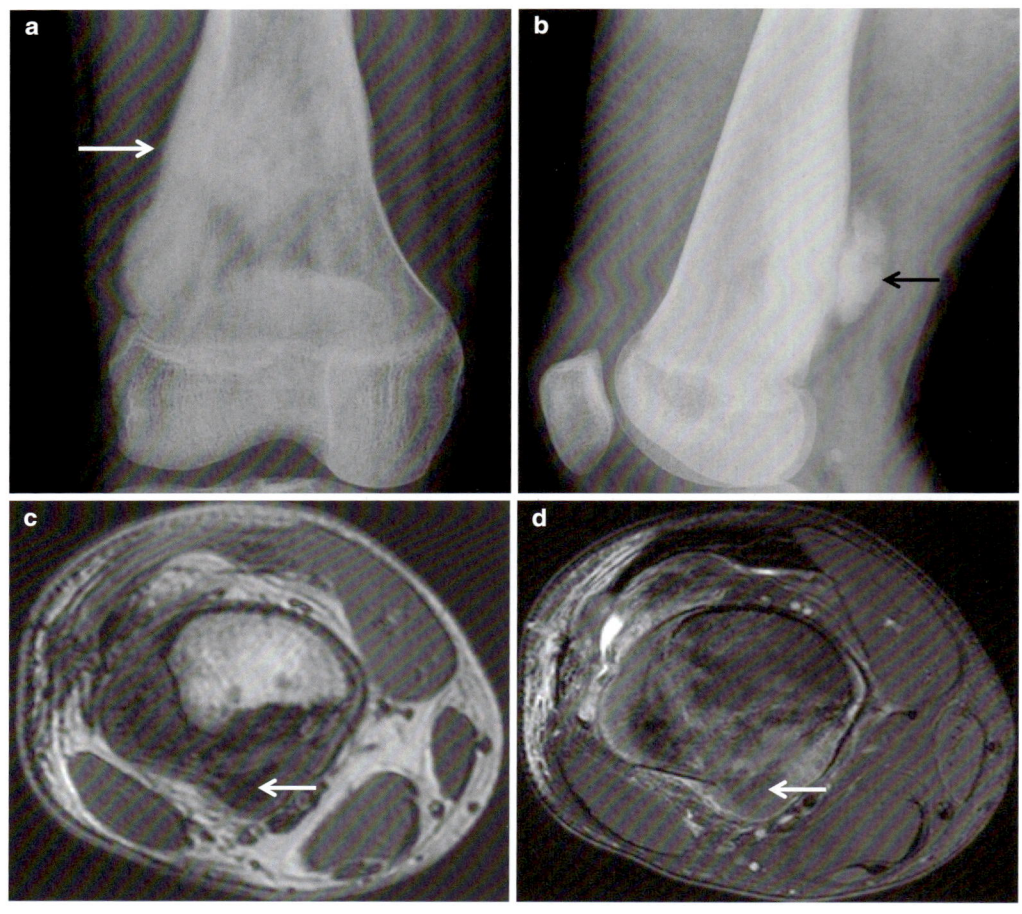

图10.6 骨旁骨肉瘤

前后位X线片（a）显示右侧股骨远端邻近骨皮质的骨性肿块（箭头）。侧位X线片（b）显示骨性肿块（箭头）邻近骨皮质，骨性肿块与邻近骨皮质之间以条状低密度影分隔。横轴位T1WI（c）显示骨皮质旁肿块呈分叶状外生性生长，信号不均（箭头）。横轴位T2WI-FS（d）显示骨皮质旁肿块呈稍高信号（箭头）。

10.3 地图状溶骨性病变：有硬化边缘、病变内无基质

地图状溶骨性病变生长速度相对缓慢，侵袭性较弱。这些病变可根据它们在X线片上的边缘表现进一步分类。具有硬化边缘的地图状溶骨性病变生长速度最慢，通常是良性的。病变生长速度缓慢，这使得成骨细胞有足够时间形成反应性的硬化边缘，它代表良性病变。具有硬化边缘且病灶内无基质的地图状溶骨性病变包括软骨下囊肿（图10.7）、非骨化性纤维瘤、单纯性骨囊肿（图10.8）、局限性骨脓肿、骨内腱鞘囊肿、骨内脂肪瘤和骨脂肪硬化性黏液纤维性肿瘤（图10.9）。

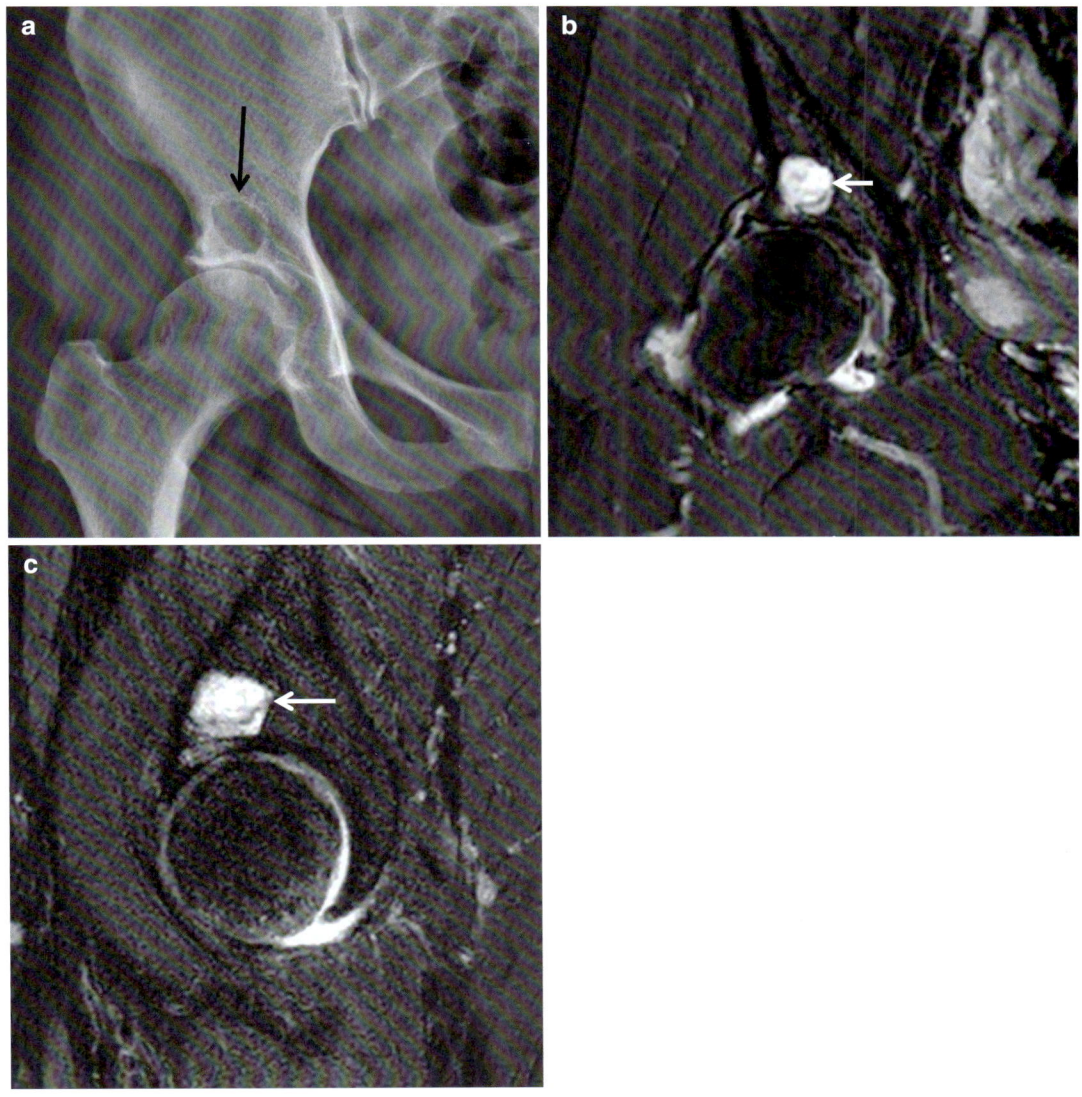

10.7 软骨下囊肿

骨盆前后位X线片（a）显示右侧髋臼上缘边界清楚的透亮影（箭头）。冠状位脂肪抑制质子加权图像（b）显示右侧髋关节周围囊性骨病变（箭头）。矢状位脂肪抑制质子加权图像（c）亦显示关节周围囊性骨病变（箭头）。

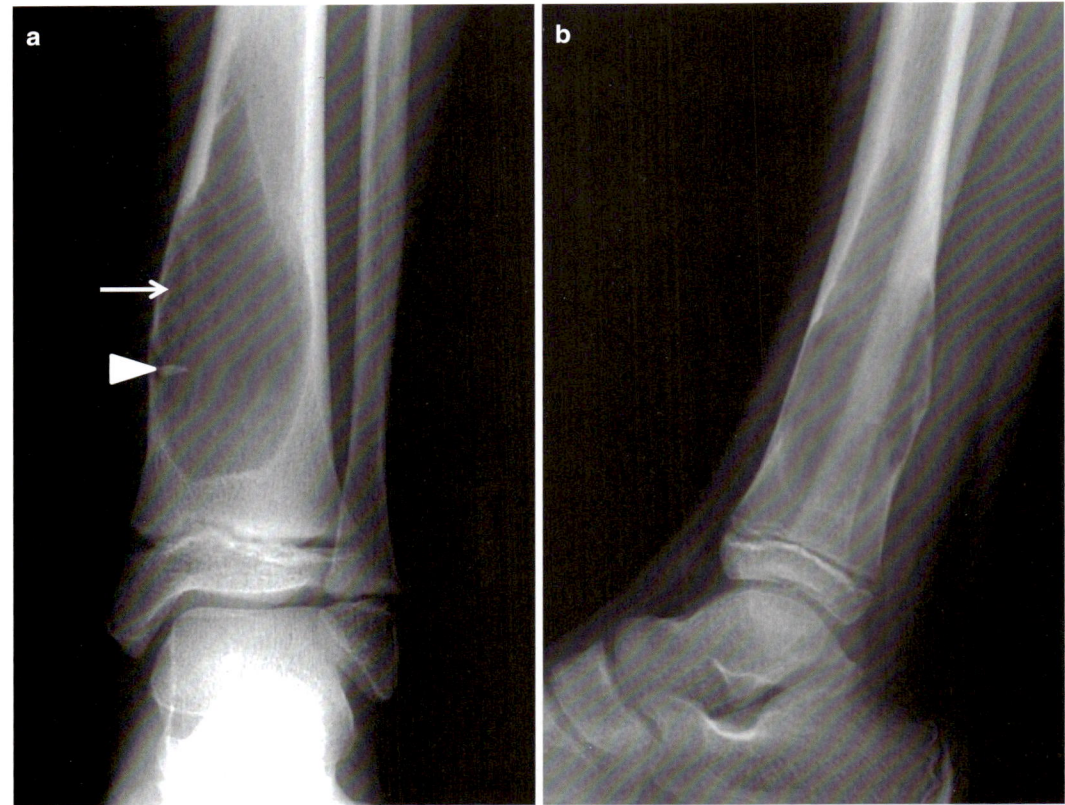

图10.8　单纯性骨囊肿

左下肢前后位X线片（a）显示左侧胫骨下段边缘清楚的地图状溶骨性病变（箭头），伴有薄层硬化边缘，内见"骨片陷落征"（三角形）。侧位X线片（b）亦显示边界清楚的地图状溶骨性病变，病变内无基质钙化。

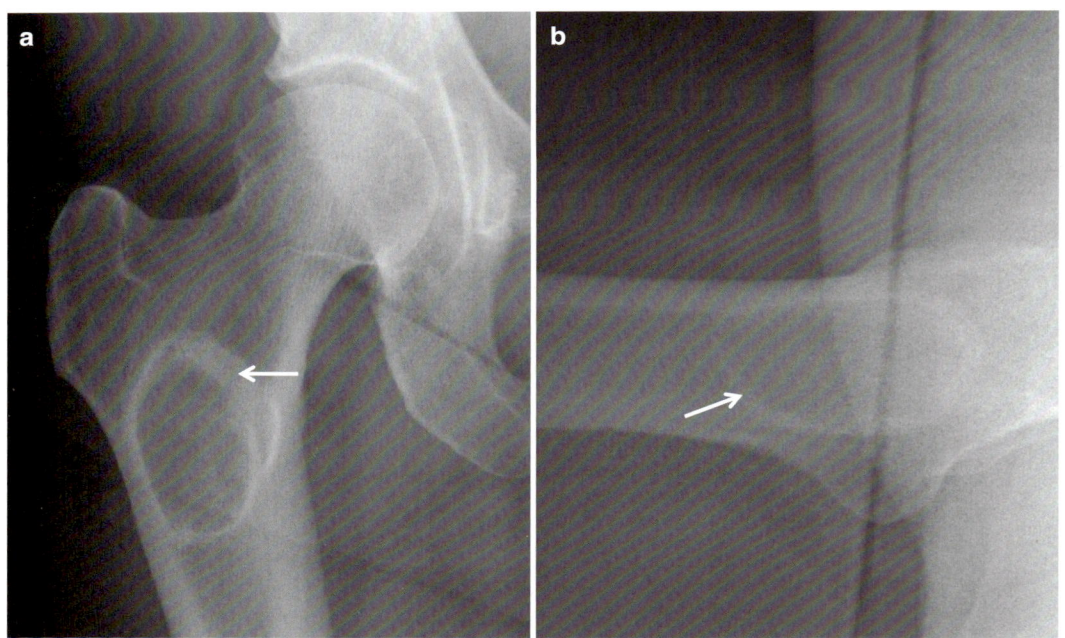

图10.9　骨脂肪硬化性黏液纤维性肿瘤

右侧髋关节前后位（a）和侧位（b）X线片显示右侧股骨上段边缘清楚的地图状溶骨性病变（箭头），伴有较厚的硬化边缘，内未见钙化基质。

10.4 地图状溶骨性病变：无硬化边缘、病变内无基质

地图状溶骨性病变中正常的骨小梁延伸至病变边缘，肿瘤细胞极少能越过此边缘。正是由于其邻近正常骨小梁的衬托，这类病变最容易在松质骨区被发现。这些病变若发生在骨干，则可能因其松质骨比例相对较低而难以被发现或仅表现为骨内缘扇形压迹。地图状无硬化边缘且无病灶内基质的溶骨性病变包括一些良性病变，如骨巨细胞瘤（图10.10）、朗格汉斯细胞组织细胞增生症（图10.11）和纤维结构不良。然而，多发性骨髓瘤（图10.12）和低度恶性骨肉瘤的溶骨性病灶也可有与上述类似的表现。因此，要注意结合患者的发病年龄和临床表现进行鉴别诊断。

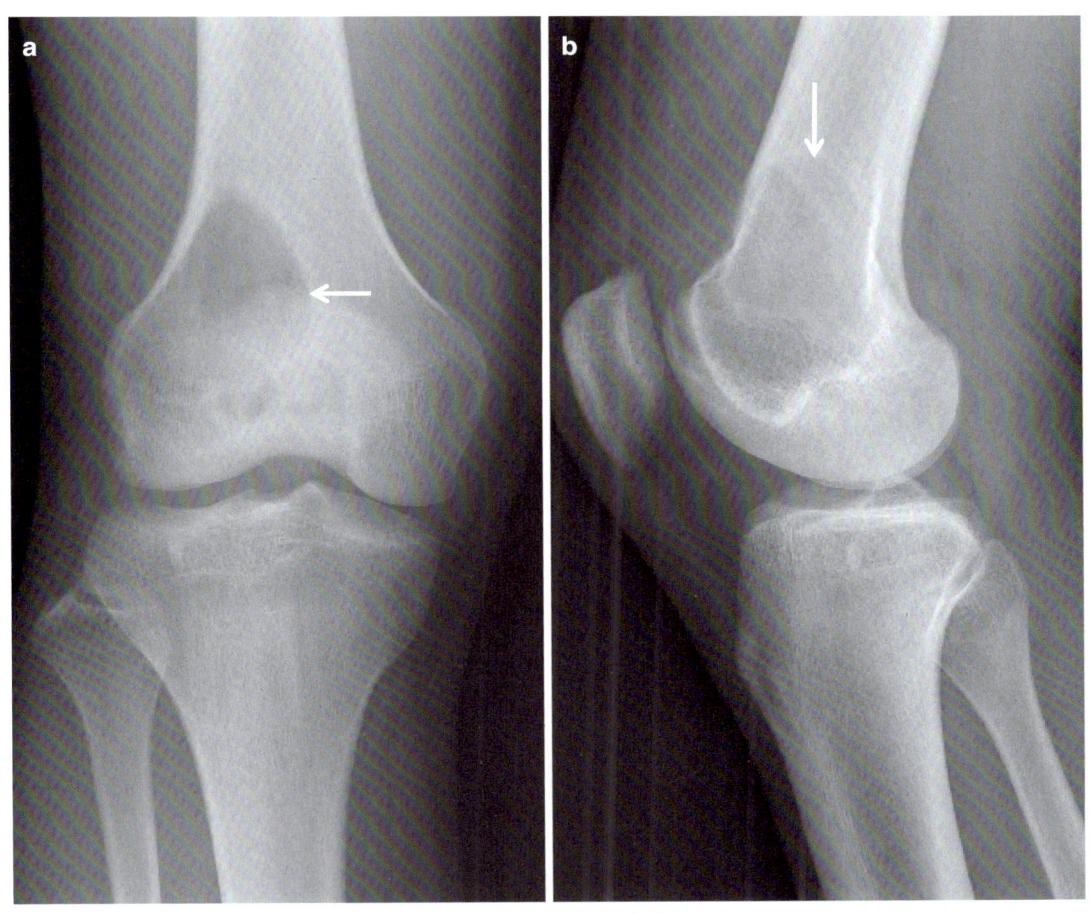

图10.10 骨巨细胞瘤

前后位X线片（a）显示右侧股骨远侧干骺端边缘清楚的偏心性溶骨性病变，无硬化边缘（箭头）。侧位X线片（b）显示右侧股骨远侧干骺端偏心性溶骨性病变（箭头），无骨膜反应，病灶内未见基质钙化。

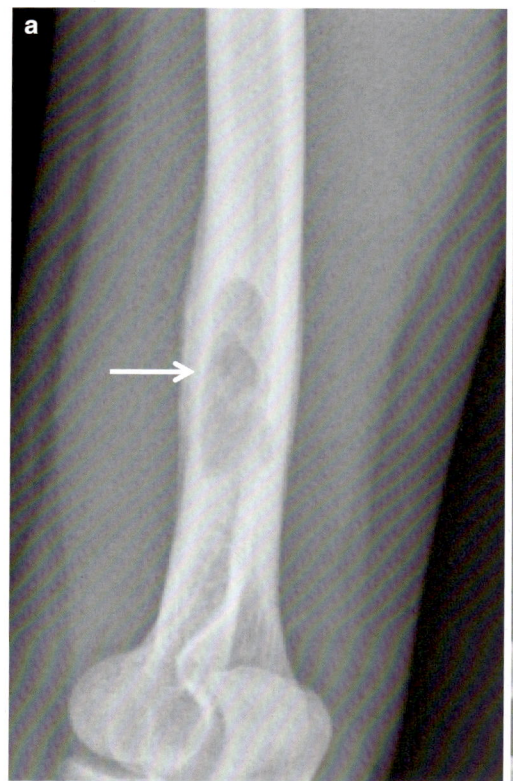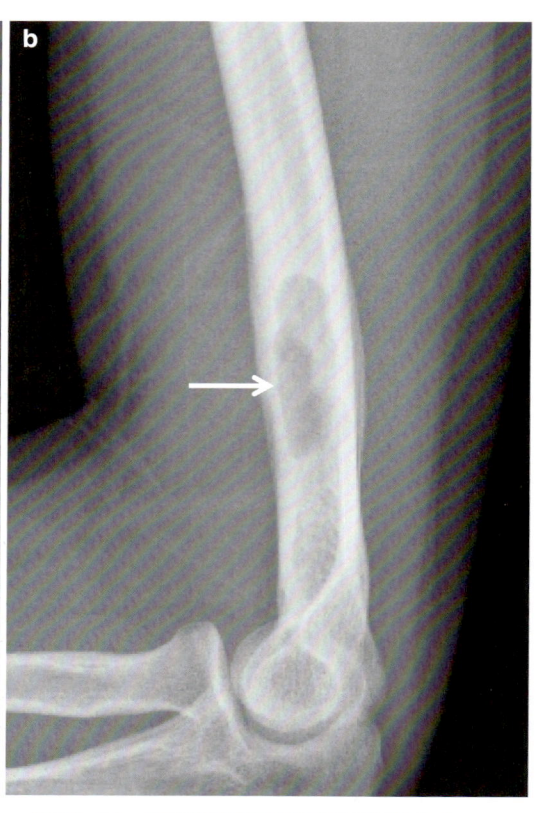

图10.11 朗格汉斯细胞组织细胞增生症

斜位X线片（a）显示右侧肱骨骨干髓腔内边缘清楚的溶骨性病变（箭头），伴有骨内缘扇形压迹。侧位X线片（b）显示边界清晰的骨干溶骨性病变（箭头），伴有骨内缘扇形压迹。

图10.12 多发性骨髓瘤

前后位X线片显示左侧股骨骨干髓腔内边界清晰的溶骨性病变（箭头），伴有骨内缘扇形压迹。

10.5　膨胀性溶骨性病变：假骨小梁形成（皂泡样改变）

　　皂泡样改变是骨病变在X线片上常见的表现。纤维结构不良、骨母细胞瘤、骨巨细胞瘤、转移瘤、骨髓瘤、动脉瘤样骨囊肿、软骨母细胞瘤、软骨黏液纤维瘤、甲状旁腺功能亢进症、感染、非骨化性纤维瘤（图10.13）、内生软骨瘤、朗格汉斯细胞组织细胞增生症及单纯性骨囊肿（图10.14）占所有骨病变皂泡样改变的95%以上。

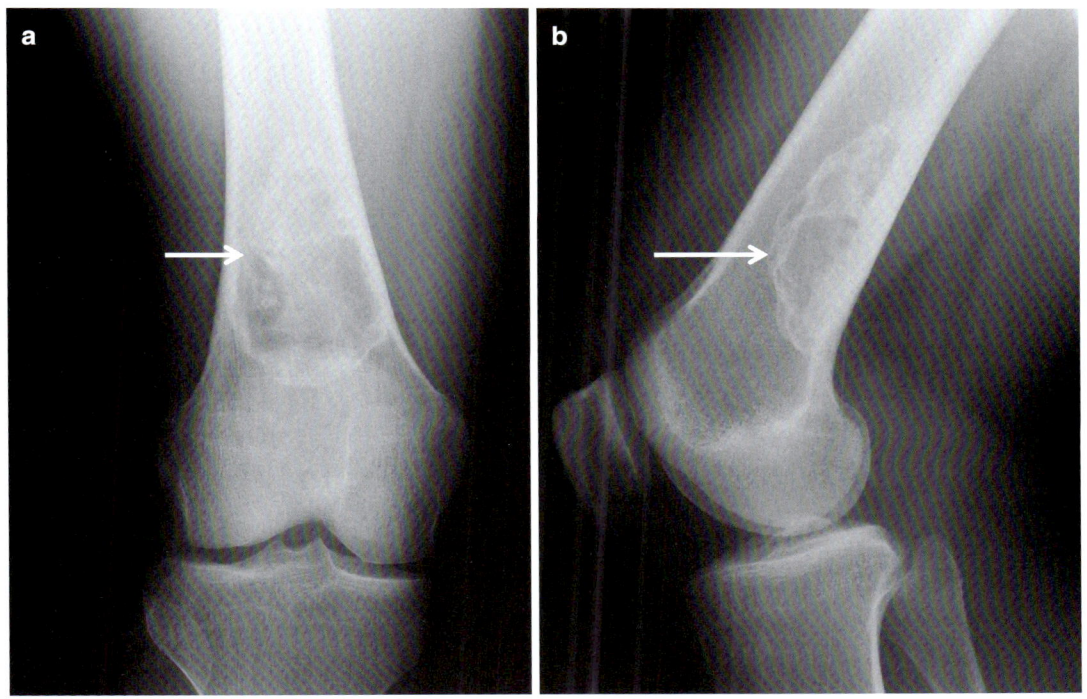

图10.13　非骨化性纤维瘤

前后位X线片（a）显示右股骨下段边缘清楚的皂泡样透亮影（箭头），伴有硬化边缘。侧位X线片（b）显示骨皮质下边缘清楚的皂泡样透亮影（箭头）。

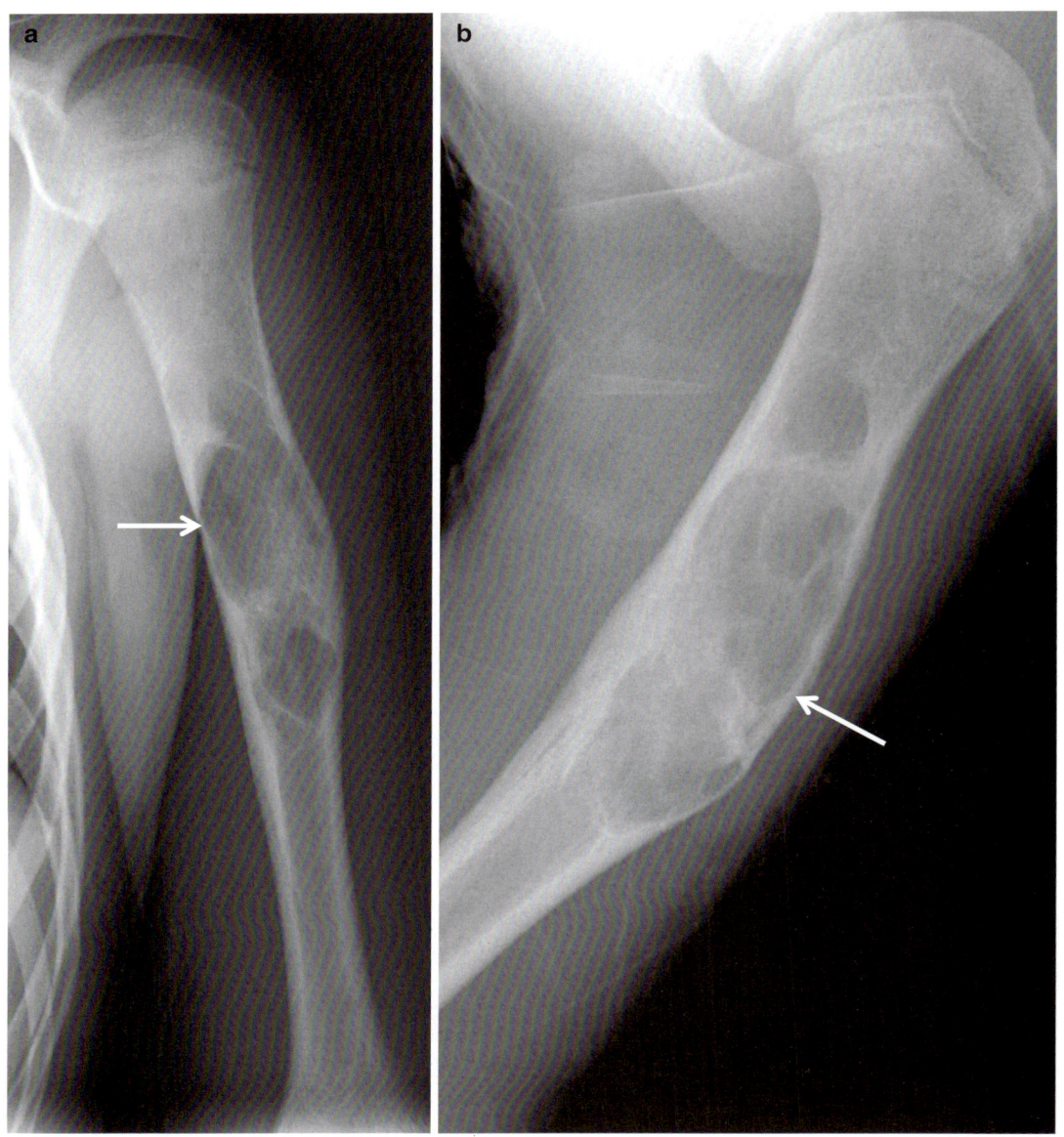

图10.14 单纯性骨囊肿

前后位X线片（a）显示左侧肱骨病变边界清晰的膨胀性皂泡样透亮影（箭头），伴有骨的外形改变。侧位X线片（b）显示边界清晰的膨胀性皂泡样透亮影（箭头），伴有骨的外形改变。

10.6　侵蚀性溶骨性病变：虫蚀样/渗透性骨质破坏

虫蚀样骨质破坏表现为多发大小不等的小圆形侵蚀性骨质破坏。多发的小透亮区最终形成较大的缺损区，边界不清，移行过渡带较宽。小圆形骨质破坏常呈卵圆形，与骨的长轴平行，直径为2~5mm。这种类型的骨质破坏反映肿瘤细胞具有更强的侵袭性生物学行为，肿瘤细胞在正常的松质骨小梁中迅速浸润，在骨内缘形成边缘模糊的扇形压迹。在病理学上，肿瘤细胞浸润的范围常超出X线片所见到的边界。出现虫蚀样骨质破坏的常见病变包括转移瘤、骨肉瘤（图10.15）、多发性骨髓瘤（图10.16）、软骨肉瘤、淋巴瘤、骨髓炎，较少见的病变包括朗格汉斯细胞组织增生症和骨巨细胞瘤。

渗透性骨质破坏的X线表现为骨皮质内大量形态相对一致、直径小于1mm的小类圆形透亮影，或为骨皮质内的透明带。这种类型的骨质破坏代表其侵袭性最强，伴发的肿块边界不清，有很宽的移行过渡带。渗透性骨质破坏常用于描述骨皮质破坏，断面影像可以观察到伴发的软组织肿块。渗透性骨质破坏可见于骨髓炎、代谢性骨病如甲状旁腺功能亢进症、快速进行性骨质疏松症以及恶性肿瘤，恶性肿瘤包括转移瘤、多发性骨髓瘤、淋巴瘤、尤文肉瘤、骨肉瘤和高级别软骨肉瘤。

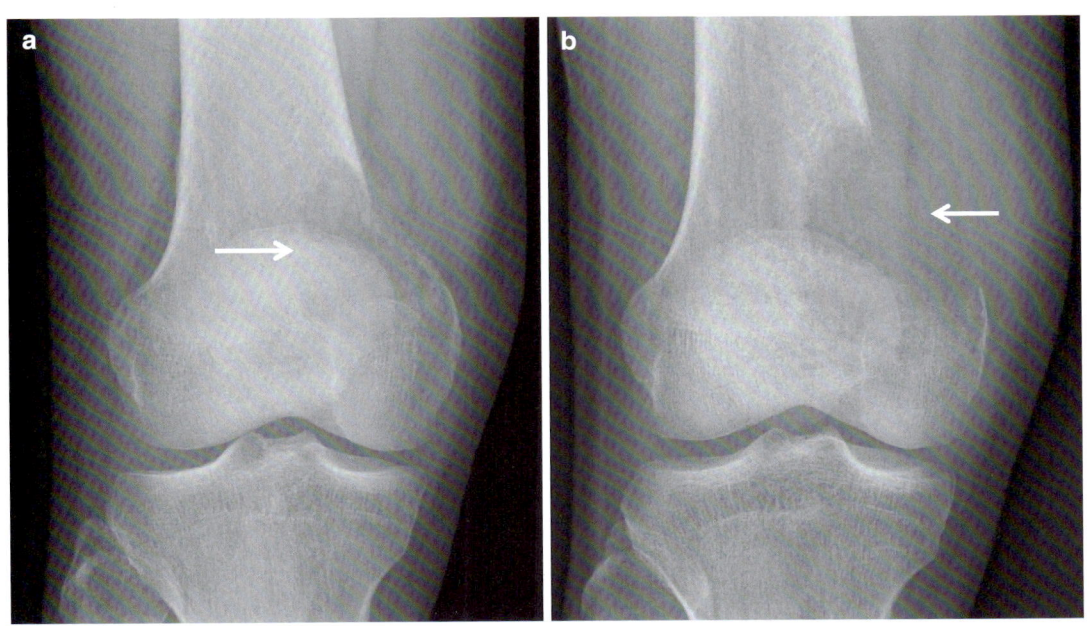

图10.15　骨肉瘤

前后位X线片（a）显示右侧股骨远侧干骺端偏心性虫蚀样骨质破坏区（箭头），局部骨皮质破坏中断，骨膜反应不连续。1个月后复查前后位X线片（b）显示骨病变范围增大（箭头），骨皮质破坏中断进展。
译者注：图10.15应为右膝。

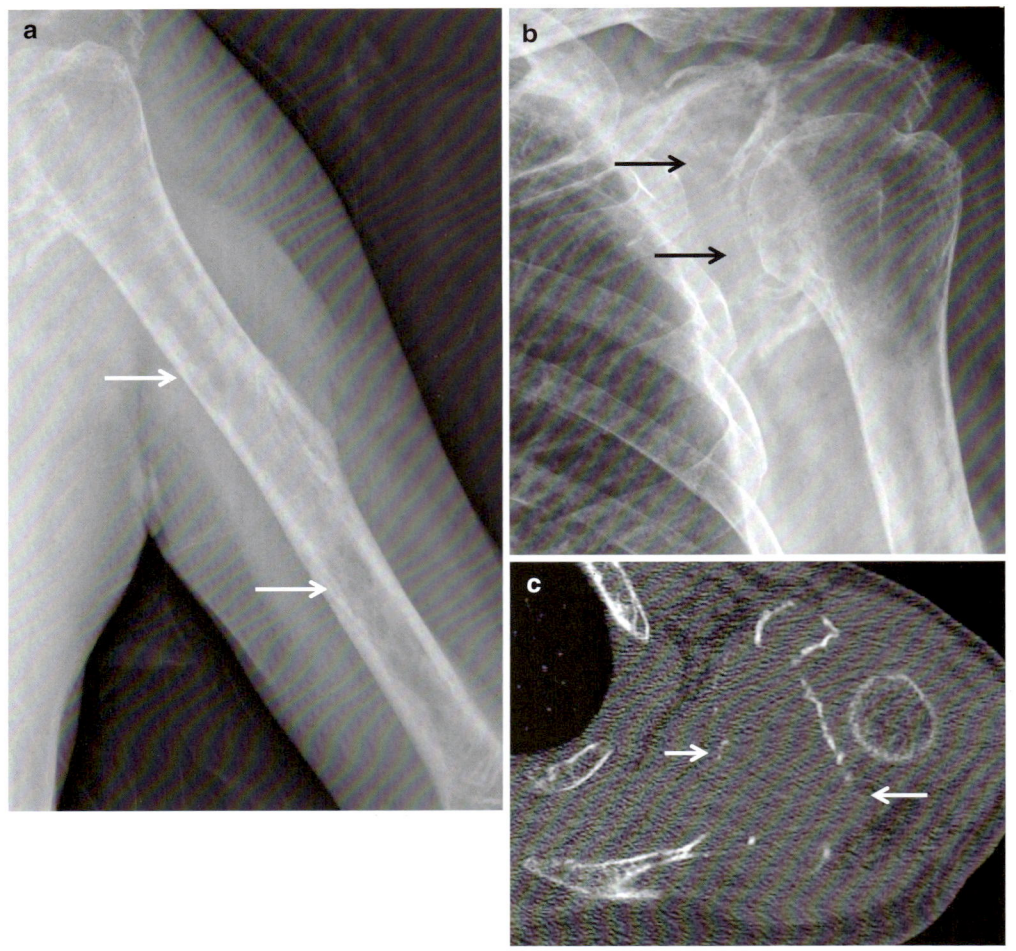

图10.16　多发性骨髓瘤

前后位X线片（a）显示左侧肱骨弥漫性虫蚀样骨质破坏（箭头）。前后位X线片（b）显示左侧肩胛骨膨胀性虫蚀样骨质破坏（箭头）。横轴位CT（c）显示左侧肩胛骨膨胀性溶骨性病变（箭头）。

10.7　溶骨和骨硬化混合性病变

　　骨母细胞瘤的X线表现多样，包括单纯溶骨、骨硬化和两者的混合性病变。普通型骨肉瘤最常见的表现是溶骨和骨硬化混合性病变。骨转移瘤（图10.17）、纤维结构不良可表现为透亮性或硬化性病变混合存在。骨髓炎的X线表现多样，可为溶骨和骨硬化混合性病变。

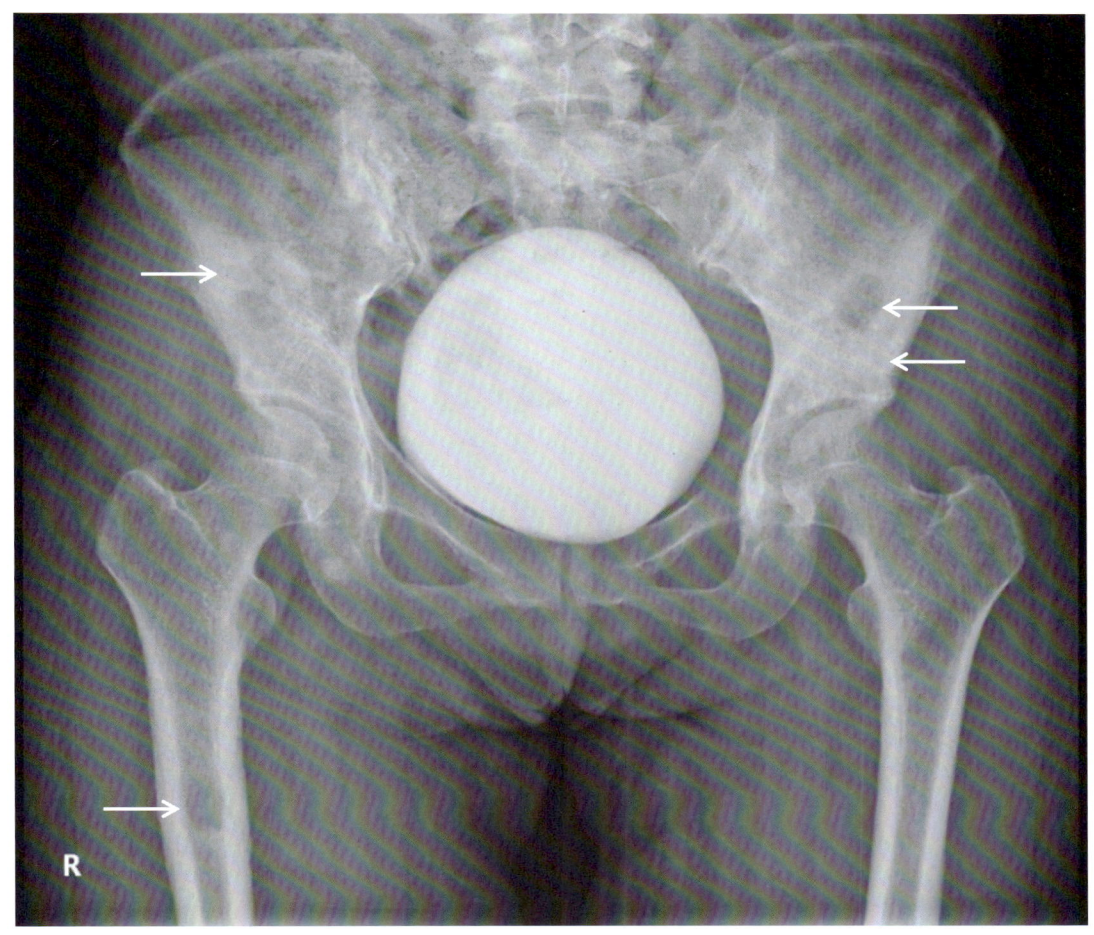

图10.17 骨转移瘤

前后位X线片显示骨盆及右侧股骨近端散在分布的溶骨性病变和骨硬化性病变（箭头）。

10.8 软骨样基质

病变中的软骨样基质是由软骨细胞增殖形成的。它在X线片上可表现为环状、弧状、斑点状、曲线状或边缘毛糙的絮状钙化灶。X线片上钙化的软骨样基质提示软骨组织较成熟，这在良恶性肿瘤中都可以见到（图10.18）。良性软骨瘤的X线表现酷似低度恶性软骨肉瘤，但良性软骨瘤缺乏侵袭性征象，如骨皮质的破坏和软组织受侵犯。

患者的年龄和软骨样基质在骨内的位置有助于缩小疾病的鉴别诊断范围。儿童骨骺软骨样病变几乎可以确定为软骨母细胞瘤，而同样的病变发生在30~40岁的成年人时则可能为透明细胞软骨肉瘤。成年患者干骺端骨髓腔内病变可为内生软骨瘤或软骨肉瘤。有时，X线片上不能显示病变内软骨样基质的钙化。CT对病变内钙化的显示敏感性更高。

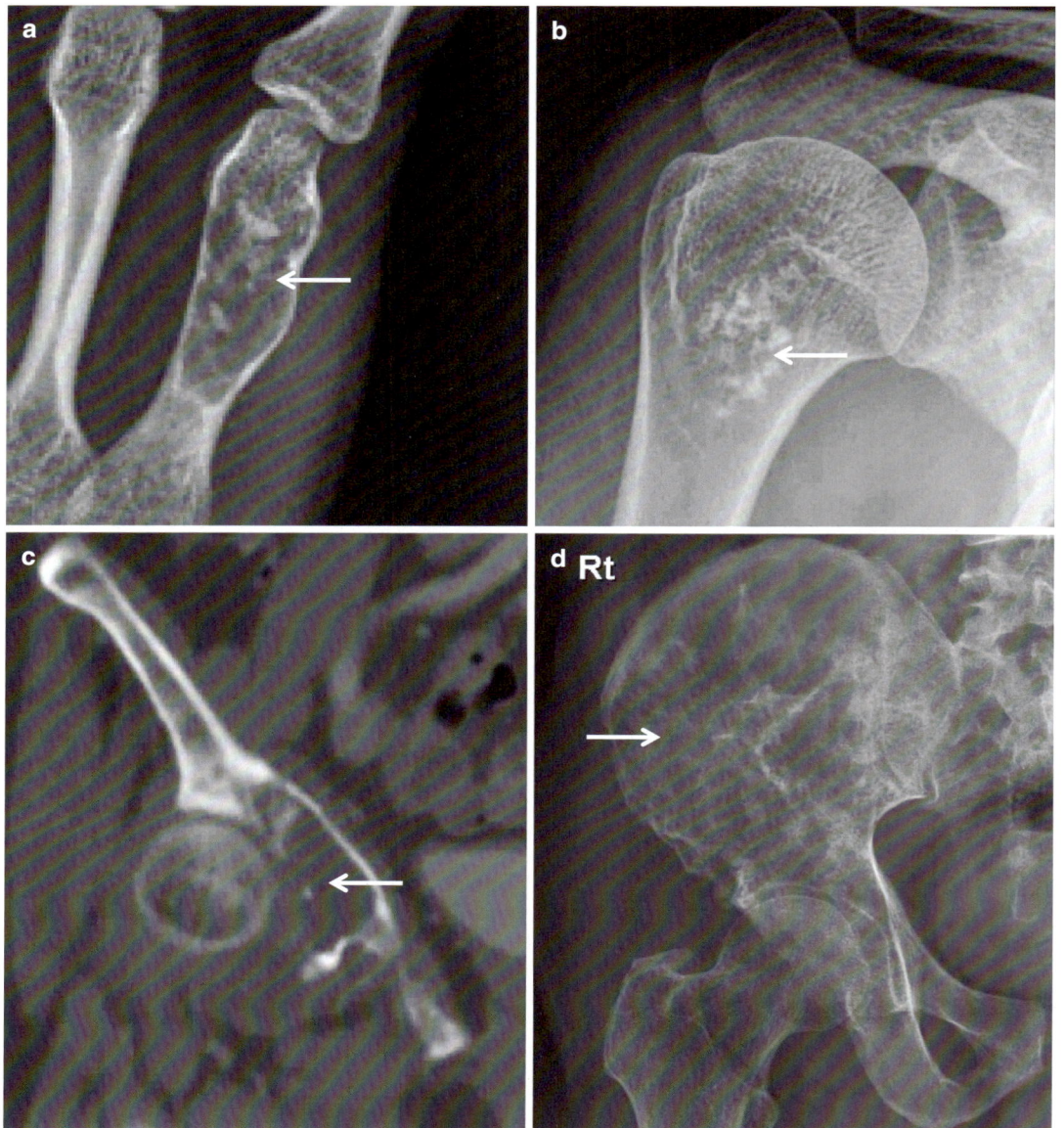

图10.18 内生软骨瘤和软骨肉瘤

内生软骨瘤（a）内的斑点状、环状和弧状钙化（箭头）。软骨肉瘤（1级）（b）内软骨样基质钙化（箭头），与内生软骨瘤难以鉴别。软骨肉瘤（2级）（c）内软骨样基质钙化、地图状骨质破坏和骨皮质中断（箭头）。软骨肉瘤（3级）（d）内软骨样基质钙化，侵袭性更强的骨质破坏（箭头）。

10.9 骨样基质

病变内的骨样基质是指构成骨内病变的间充质细胞所产生的非细胞物质。虽然许多骨病变不产生基质，但基质的存在可以提示病变的主要细胞类型。骨样基质是肿瘤细胞产生异常类骨质的结果，在X线片上表现为骨骼和邻近软组织内无定形的、蓬松的、云雾状的、实性的、棉花状或象牙状密度增高影。含有骨样基质的常见病变是骨肉瘤（图10.19）。如果病变在X线片上有形态不规则的、未完全矿化的骨样基质（图10.20），或者在骨髓腔和邻近软组织内有云雾状高密度影，则强烈提示为骨肉瘤。

　　相对而言，骨母细胞瘤的X线表现多种多样，可呈单纯的溶骨、骨质硬化或两者混合存在，这与骨母细胞瘤产生的类骨质有时不被羟基磷灰石和其他无机盐所矿化有关。骨样骨瘤的瘤巢有不同程度的矿化，常被CT所显示。

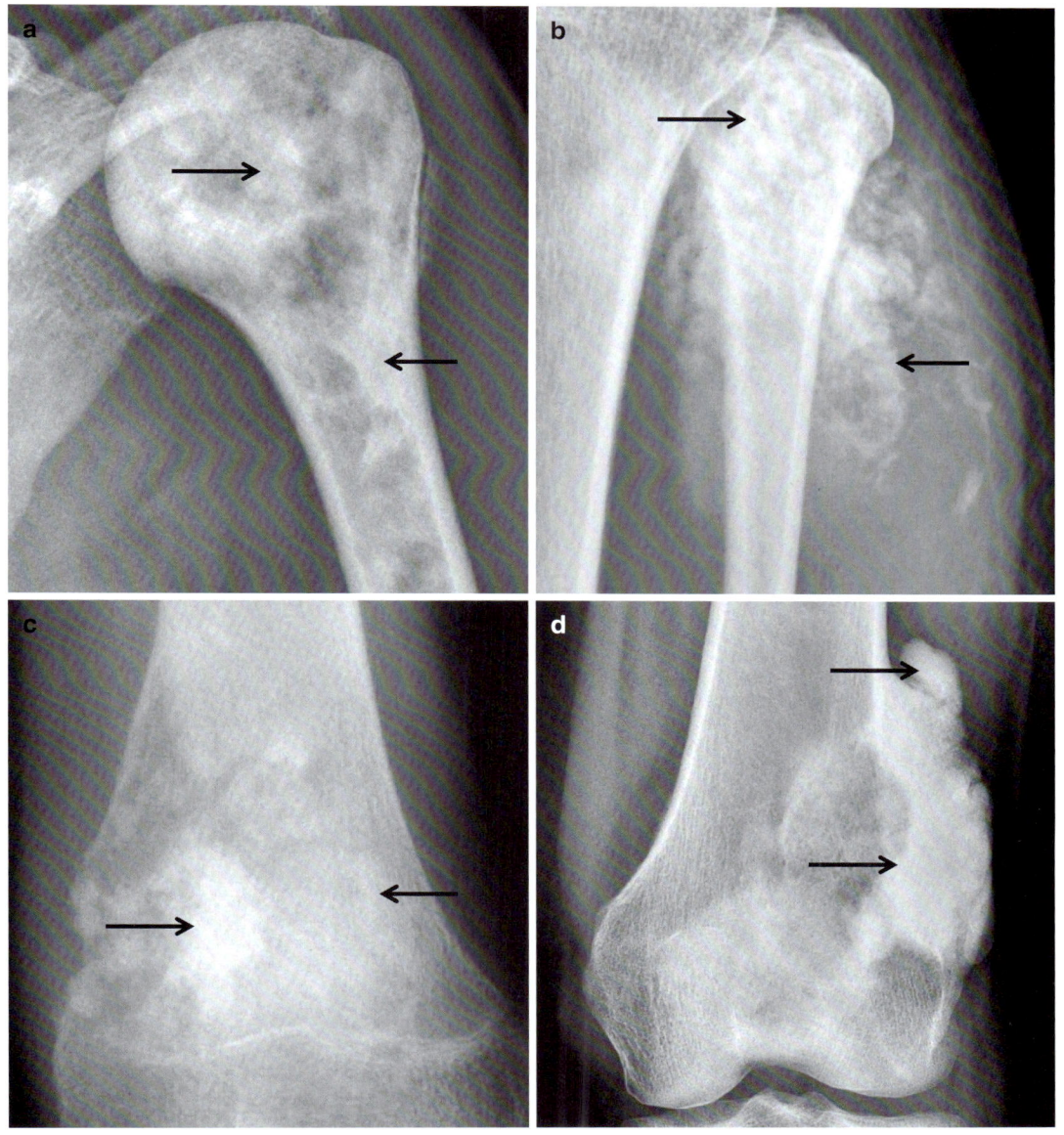

图10.19　骨肉瘤（1）

前后位X线片（a）显示左侧肱骨无定形的基质矿化（箭头）。前后位X线片（b）显示左下肢绒毛状基质矿化（箭头）。前后位X线片（c）显示左膝实性和棉花样基质矿化（箭头）。前后位X线片（d）显示左膝象牙样基质矿化（箭头）。

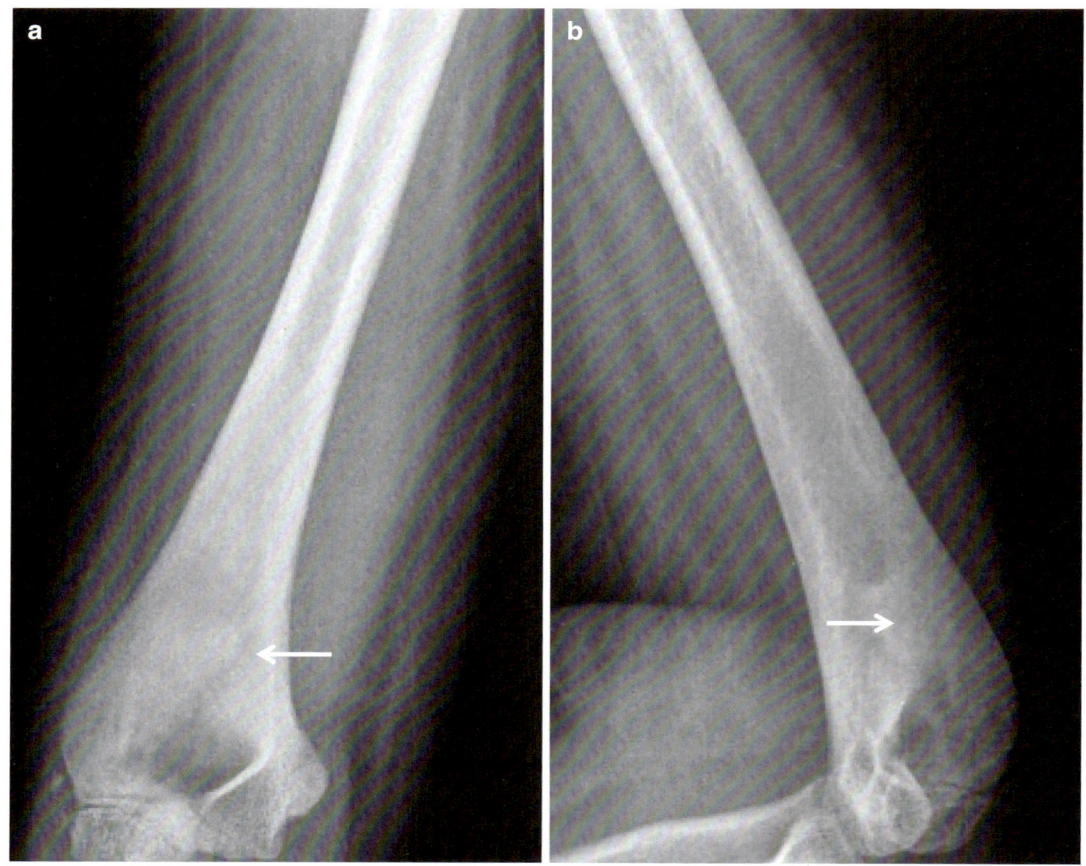

图10.20 骨肉瘤（2）

前后位X线片（a）显示左侧肱骨无定形矿化（箭头），伴膨胀性骨改变。侧位X线片（b）显示病变内矿化区（箭头），伴有骨形改变。组织病理学显示它为高分化骨肉瘤，酷似纤维结构不良。

10.10 有蒂或无蒂的骨性赘生物

　　骨软骨瘤可呈宽基底（图10.21）或者带蒂与邻近骨相连，其影像诊断要点在于病变的骨皮质和骨髓腔分别与邻近骨的骨皮质和骨髓腔相延续，伴有或不伴有透明软骨帽。

　　成熟的奇异性骨旁骨软骨瘤样增生带蒂或宽基底附着于邻近骨，但与邻近骨的骨髓腔不相通。

　　甲下外生骨疣是一种以成纤维细胞增生和软骨化生为特征并逐渐成熟骨化的反应性非肿瘤性疾病，可表现为带蒂的骨性肿块，但与邻近骨的骨皮质和骨髓腔无延续性。

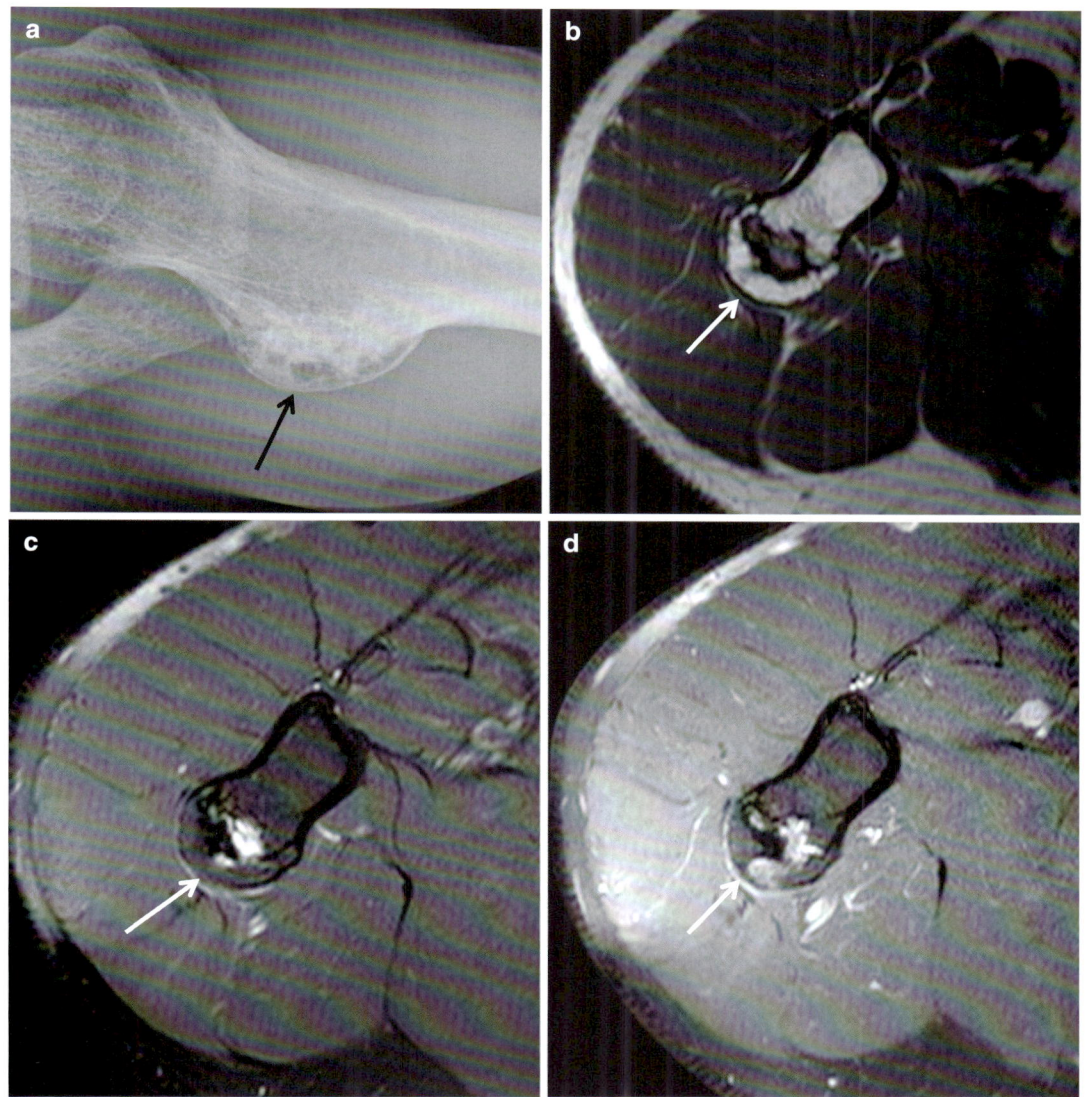

图10.21　骨软骨瘤

腋位X线片（a）显示右侧肱骨骨软骨瘤以宽基底附着于右侧肱骨（箭头）。横轴位T1WI（b）显示肿瘤骨性突起内部呈低信号且以宽基底与邻近骨质相连（箭头）。横轴位T2WI-FS（c）显示肿瘤骨性突起（箭头）以宽基底与肱骨相连，内见高信号区域。横轴位CE-T1WI-FS（d）显示以宽基底与邻近骨相连的骨性突起（箭头），内见结节状强化。

10.11　骨皮质旁的病变

　　"骨皮质旁"的定义比较广泛，适用于骨皮质外起源的骨表面病变，尤其是来源无法确定的一些病变。骨表面病变是指出现在骨髓腔外的骨内或骨上病变。然而，这个术语会令人迷惑不解，有些作者混淆了"骨旁"和"骨皮质旁"两个术语。

　　骨内膜的病变起源于骨皮质内面，毗邻骨髓腔。骨皮质的病变中心位于骨皮质内。骨皮质病变（图10.22）应纳入骨表面病变的鉴别诊断，因为骨皮质病变会突破骨皮质而侵及骨外膜下间隙。

骨外膜下改变开始于骨外膜深面，将骨外膜与骨皮质分离，引起骨外膜下成骨。大多数骨外膜下病变并非肿瘤。骨皮质旁的病变常需要与外伤性病变相鉴别，特别是对于一些年轻人或运动员，因为外伤后修复反应是非肿瘤性骨外膜下异常最常见的原因。

骨膜病变（图10.22）是起源于骨外膜内层的病变。骨膜病变紧紧附着于骨皮质，没有分隔间隙。在侵袭性不强的病变，如骨膜软骨瘤中，周围可见楔形实性骨膜反应（扶壁状）。在侵袭性较强的病变（图10.23），如骨膜骨肉瘤中，周围可见层状骨膜反应。

骨旁病变是指起源于骨外膜外层的病变。这类病变被薄层且透亮的骨膜与骨皮质分隔开，因此不会掀起骨膜，也不会出现周围的骨膜反应。

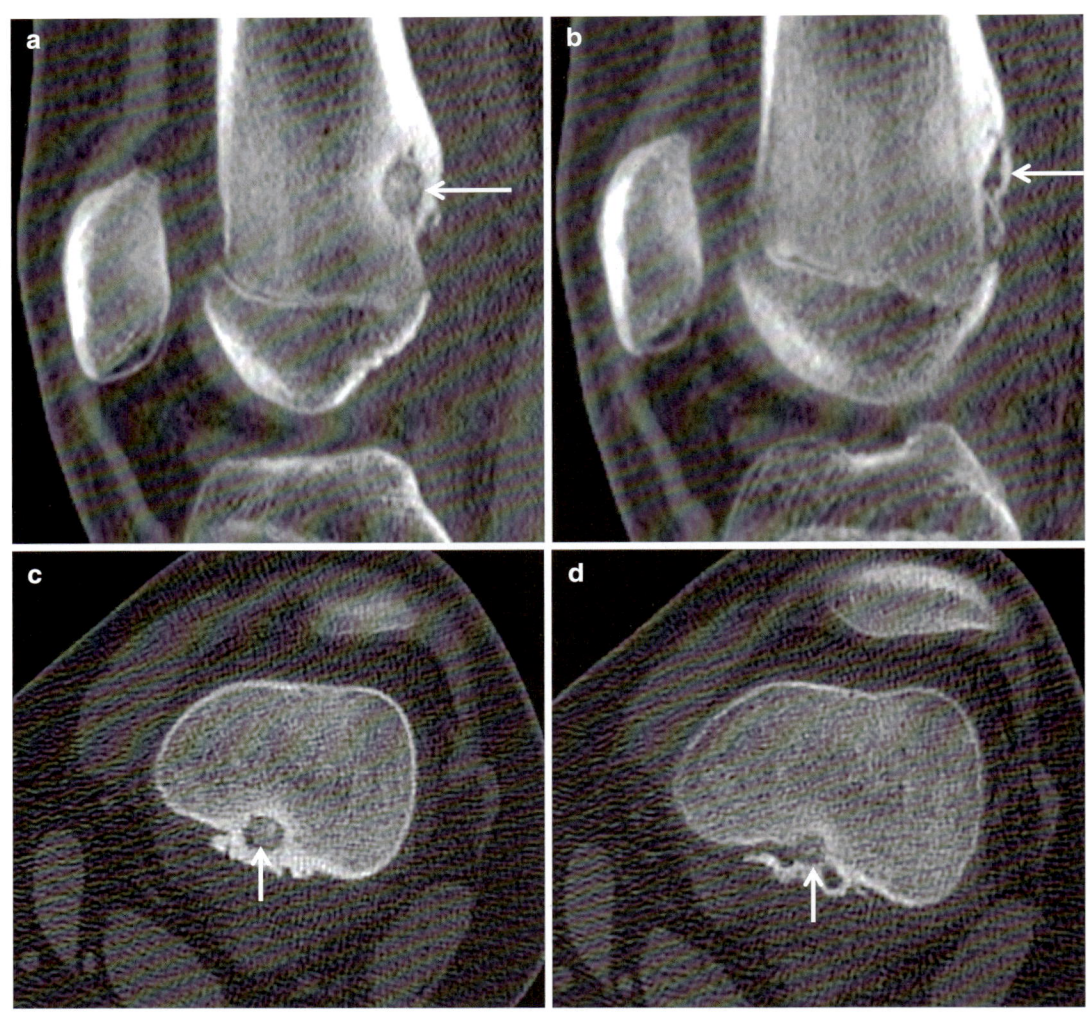

图10.22 骨样骨瘤

矢状位重组CT（a）显示瘤巢位于骨内膜和骨皮质内，中央钙化灶（箭头）。另一层面的矢状位重组CT（b）显示在骨外膜或骨外膜下的第二个瘤巢（箭头）。横轴位CT（c）显示瘤巢位于骨内膜和骨皮质内，中央钙化灶（箭头）。另一层面的横轴位CT（d）显示在骨外膜或骨外膜下的第二个瘤巢（箭头）。

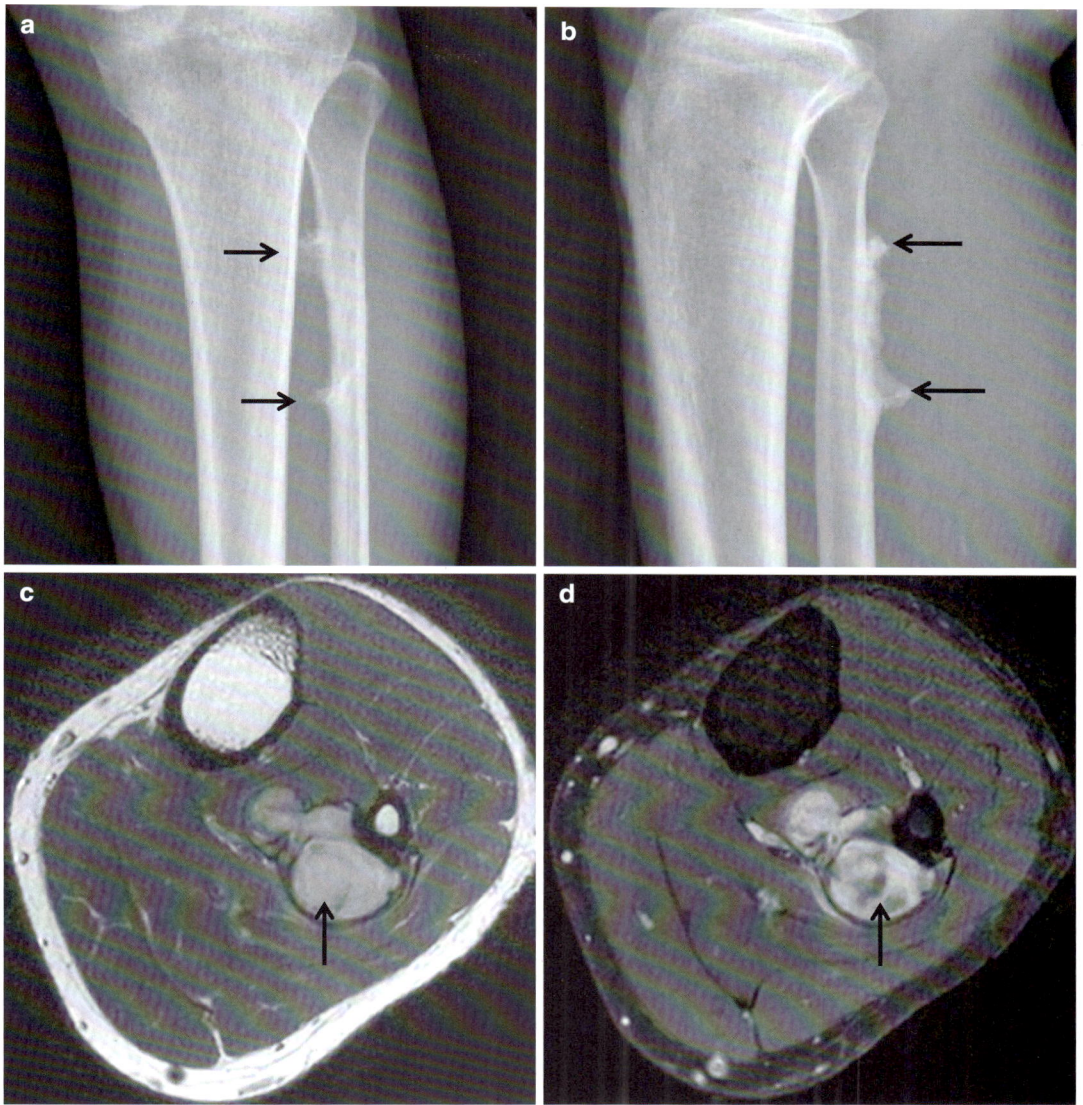

图10.23 低度恶性肉瘤

前后位X线片（a）显示左侧腓骨表面成骨性病变，可见垂直于腓骨皮质的骨膜反应（箭头）。侧位X线片（b）也显示成骨性病变（箭头）和垂直于骨皮质的条状骨膜反应。横轴位T2WI（c）显示骨皮质旁肿块呈高信号（箭头）。横轴位CE-T1WI-FS（d）显示骨皮质旁肿块强化（箭头）。组织病理学显示为低级别肉瘤。

❖ **参考文献**

◆ 骨髓腔内硬化性病变

［1］CURRIE J W，DAVIS K W，LAFITA V S，et al．Musculoskeletal mnemonics：differentiating features［J］．Curr Probl Diagn Radiol，2011，40：45-71．

［2］NICHOLS R E，DIXON L B．Radiographic analysis of solitary bone lesions［J］．Radiol Clin N Am，2011，49：1095-1114．

◆ **骨表面的成骨性病变**

［1］CURRIE J W，DAVIS K W，LAFITA V S，et al．Musculoskeletal mnemonics：differentiating features［J］．Curr Probl Diagn Radiol，2011，40：45-71．

［2］KENAN S，ABDELWAHAB I F，KLEIN M J，et al．Lesions of juxtacortical origin（surface lesions of bone）［J］．Skelet Radiol，1993，22：337-357．

［3］KRANSDORF M J，MURPHEY M D．Osseous tumors［M］//DAVIES A M，SUNDARAM M，JAMES S L J．Imaging of bone tumors and tumor-like lesions：techniques and applications．Berlin：Springer，2009：251-306．

［4］NICHOLS R E，DIXON L B．Radiographic analysis of solitary bone lesions［J］．Radiol Clin N Am，2011，49：1095-1114．

［5］SEEGER L L，YAO L，ECKARDT J J．Surface lesions of bone［J］．Radiology，1998，206：17-33．

［6］SUNDARAM M，FALBO S，MCDONALD D，et al．Surface osteomas of the appendicular skeleton［J］．Am J Roentgenol，1996，167：1529-1533．

◆ **地图状溶骨性病变：有硬化边缘、病变内无基质**

［1］CARACCIOLO J T，TEMPLE H T，LETSON G D，et al．A modified Lodwick-Madewell grading system for the evaluation of lytic bone lesions［J］．Am J Roentgenol，2016，207：150-156．

［2］CERASE A，PRIOLO F．Skeletal benign bone-forming lesions［J］．Eur J Radiol，1998，27：91-97．

［3］CURRIE J W，DAVIS K W，LAFITA V S，et al．Musculoskeletal mnemonics：differentiating features［J］．Curr Probl Diagn Radiol，2011，40：45-71．

［4］LODWICK G S．Radiographic diagnosis and grading of bone tumors，with comments on computer evaluation［J］．Proc Natl Cancer Conf，1964，5：369-380．

［5］NICHOLS R E，DIXON L B．Radiographic analysis of solitary bone lesions［J］．Radiol Clin N Am，2011，49：1095-1114．

［6］PRIOLO F，CERASE A．The current role of radiography in the assessment of skeletal tumors and tumor-like lesions［J］．Eur J Radiol，1998，27：77-85．

◆ **地图状溶骨性病变：无硬化边缘、病变内无基质**

［1］CARACCIOLO J T，TEMPLE H T，LETSON G D，et al．A modified Lodwick-Madewell grading system for the evaluation of lytic bone lesions［J］．Am J Roentgenol，2016，207：150-156．

［2］CERASE A，PRIOLO F．Skeletal benign bone-forming lesions［J］．Eur J Radiol，1998，27：91-97．

［3］CURRIE J W，DAVIS K W，LAFITA V S，et al．Musculoskeletal mnemonics：differentiating features［J］．Curr Probl Diagn Radiol，2011，40：45-71．

［4］LODWICK G S．Radiographic diagnosis and grading of bone tumors，with comments on computer evaluation［J］．Proc Natl Cancer Conf，1964，5：369-380．

［5］NICHOLS R E，DIXON L B．Radiographic analysis of solitary bone lesions［J］．Radiol Clin N Am，2011，49：1095-1114．

［6］PRIOLO F，CERASE A．The current role of radiography in the assessment of skeletal tumors and tumor-like lesions［J］．Eur J Radiol，1998，27：77-85．

◆ **膨胀性溶骨性病变：假骨小梁形成（皂泡样改变）**

［1］CURRIE J W，DAVIS K W，LAFITA V S，et al. Musculoskeletal mnemonics：differentiating features［J］. Curr Probl Diagn Radiol，2011，40：45–71.

［2］EISENBERG R L. Bubbly lesions of bone［J］. Am J Roentgenol，2009，193：79–94.

［3］NICHOLS R E，DIXON L B. Radiographic analysis of solitary bone lesions［J］. Radiol Clin N Am，2011，49：1095–1114.

◆ **侵蚀性溶骨性病变：虫蚀样/渗透性骨质破坏**

［1］CARACCIOLO J T，TEMPLE H T，LETSON G D，et al. Amodified Lodwick–Madewell grading system for theevaluation of lytic bone lesions［J］. Am J Roentgenol，2016，207：150–156.

［2］CURRIE J W，DAVIS K W，LAFITA V S，et al. Musculoskeletal mnemonics：differentiating features［J］. Curr Probl Diagn Radiol，2011，40：45–71.

［3］LODWICK G S. Radiographic diagnosis and grading of bonetumors，with comments on computer evaluation［J］. Proc Natl Cancer Conf，1964，5：369–380.

［4］NICHOLS R E，DIXON L B. Radiographic analysis of solitary bone lesions［J］. Radiol Clin N Am，2011，49：1095–1114.

◆ **溶骨和骨硬化混合性病变**

［1］CURRIE J W，DAVIS K W，LAFITA V S，et al. Musculoskeletal mnemonics：differentiating features［J］. Curr Probl Diagn Radiol，2011，40：45–71.

［2］NICHOLS R E，DIXON L B. Radiographic analysis of solitary bone lesions［J］. Radiol Clin N Am，2011，49：1095–1114.

◆ **软骨样基质**

［1］CURRIE J W，DAVIS K W，LAFITA V S，et al. Musculoskeletal mnemonics：differentiating features［J］. Curr Probl Diagn Radiol，2011，40：45–71.

［2］NICHOLS R E，DIXON L B. Radiographic analysis of solitary bone lesions［J］. Radiol Clin N Am，2011，49：1095–1114.

◆ **骨样基质**

［1］CURRIE J W，DAVIS K W，LAFITA V S，et al. Musculoskeletal mnemonics：differentiating features［J］. Curr Probl Diagn Radiol，2011，40：45–71.

［2］GREENSPAN A，BORYS D. Radiology and pathology correlation of bone tumors：a quick reference and review［M］. Philadelphia：Wolters Kluwer，2016：1–31.

［3］NICHOLS R E，DIXON L B. Radiographic analysis of solitary bone lesions［J］. Radiol Clin N Am，2011，49：1095–1114.

◆ **有蒂或无蒂的骨性赘生物**

［1］CURRIE J W，DAVIS K W，LAFITA V S，et al. Musculoskeletal mnemonics：differentiating features［J］. Curr Probl Diagn Radiol，2011，40：45–71.

［2］MURPHEY M D，CHOI J J，KRANSDORF M J，et al. Imaging of osteochondroma：variants and complications with radiologic–pathologic correlation［J］. Radiographics，2000，20：1407–1434.

［3］NICHOLS R E，DIXON L B. Radiographic analysis of solitary bone lesions［J］. Radiol Clin N Am，2011，49：1095–1114.

［4］SEEGER L L，YAO L，ECKARDT J J. Surface lesions of bone［J］. Radiology，1998，206：17–33.

◆ 骨皮质旁的病变

［1］ CURRIE J W，DAVIS K W，LAFITA V S，et al. Musculoskeletal mnemonics：differentiating features［J］. Curr Probl Diagn Radiol，2011，40：45–71.

［2］ KENAN S，ABDELWAHAB I F，KLEIN M J，et al. Lesions of juxtacortical origin（surface lesions of bone）［J］. Skelet Radiol，1993，22：337–357.

［3］ NICHOLS R E，DIXON L B. Radiographic analysis of solitary bone lesions［J］. Radiol Clin N Am，2011，49：1095–1114.

［4］ SEEGER L L，YAO L，ECKARDT J J. Surface lesions of bone［J］. Radiology，1998，206：17–33.

（张皓钦　高振华 译）

第11章 ⊙

MRI 征象

11.1　病变内特征

11.1.1　含脂病变

良性脂肪类病变的影像学表现通常具有诊断特征性，无论病变是局灶性还是弥漫性分布，其影像学上的密度或信号与皮下脂肪相同或相似。CT和MRI可以较好地显示病变的内在特征和累及范围。

大多数含脂肪的骨病变属于良性病变，包括骨内脂肪瘤（图11.1）、血管瘤、骨旁脂肪瘤、骨脂肪硬化性黏液纤维性肿瘤和非肿瘤性疾病如骨梗死。

骨肿瘤中正常脂肪性黄骨髓灶的存在高度提示良性病变。骨梗死基础上继发的骨肉瘤，所含的脂肪成分来自梗死灶而非骨肉瘤本身。在去分化软骨肉瘤或Paget基础上继发肉瘤的非恶性肿瘤区域，可出现脂肪成分。

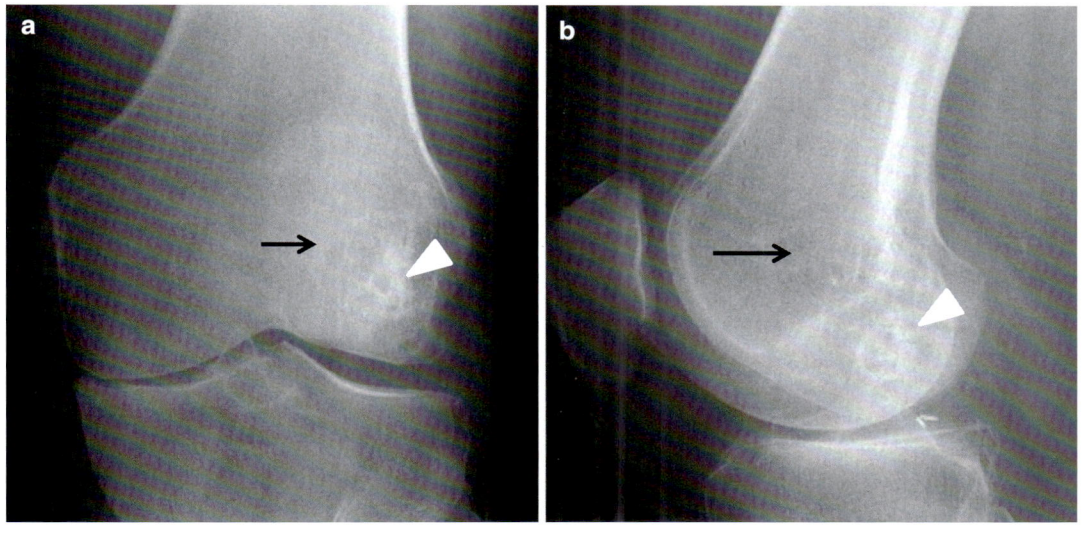

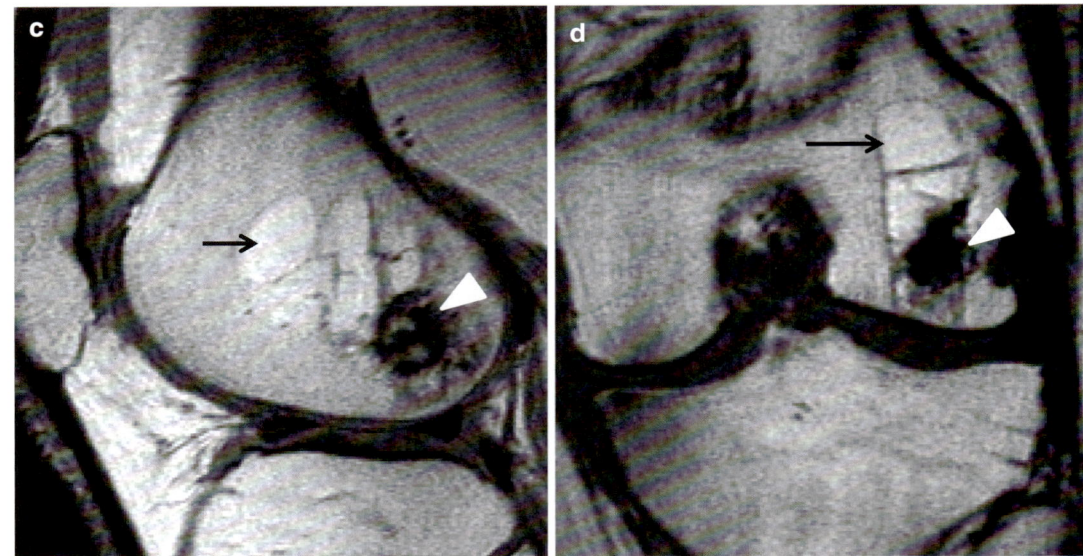

图11.1 骨内脂肪瘤

前后位X线片（a）显示左侧股骨远端骨髓腔内透亮影（箭头），周围绕以薄层硬化边，内见钙化灶（三角形）。侧位X线片（b）亦显示骨髓腔内透亮影（箭头），边缘硬化并见钙化灶（三角形）。矢状位质子加权图像（c）显示骨髓内病变，类似脂肪信号（箭头），病变内局灶性低信号区对应钙化或骨化（三角形）。冠状位质子加权图像（d）亦显示骨内脂肪样病变（箭头）、局灶性钙化或骨化形成的低信号（三角形）。

11.1.2　肿瘤基质T2WI低信号

MRI上的信号特征与病变内组织的种类有关。大多数骨肿瘤或肿瘤样病变内含有软骨样基质或液性成分，其MRI信号表现并不具有诊断特异性，相对骨骼肌信号而言，在T1WI上呈中等信号，在T2WI上呈中等或高信号。然而，有些原发病变部分或全部表现为T2WI低信号，主要来自于非软骨样基质、含铁血黄素沉积和钙化，这一MRI信号特征有助于病变的特异性诊断。

骨岛在所有的常规MRI序列上均呈低信号。

非骨化性纤维瘤是一种起源于骨皮质的病变，因其病变内的纤维组织成分而在T1WI和T2WI上均呈低信号。非骨化性纤维瘤的信号变化取决于病变内纤维组织细胞的富集程度、含铁血黄素的沉积和病变的愈合修复程度。

同样地，韧带样纤维瘤（图11.2）因其内的纤维组织成分缩短T2时间而在T2WI上呈低-中等信号。

骨巨细胞瘤（图11.3）在T1WI上病变周边呈低信号，瘤内因反复出血导致含铁血黄素沉积而在T2WI呈低信号。

棕色瘤在MRI上呈低信号，并伴有其他甲状旁腺功能亢进的影像学表现。

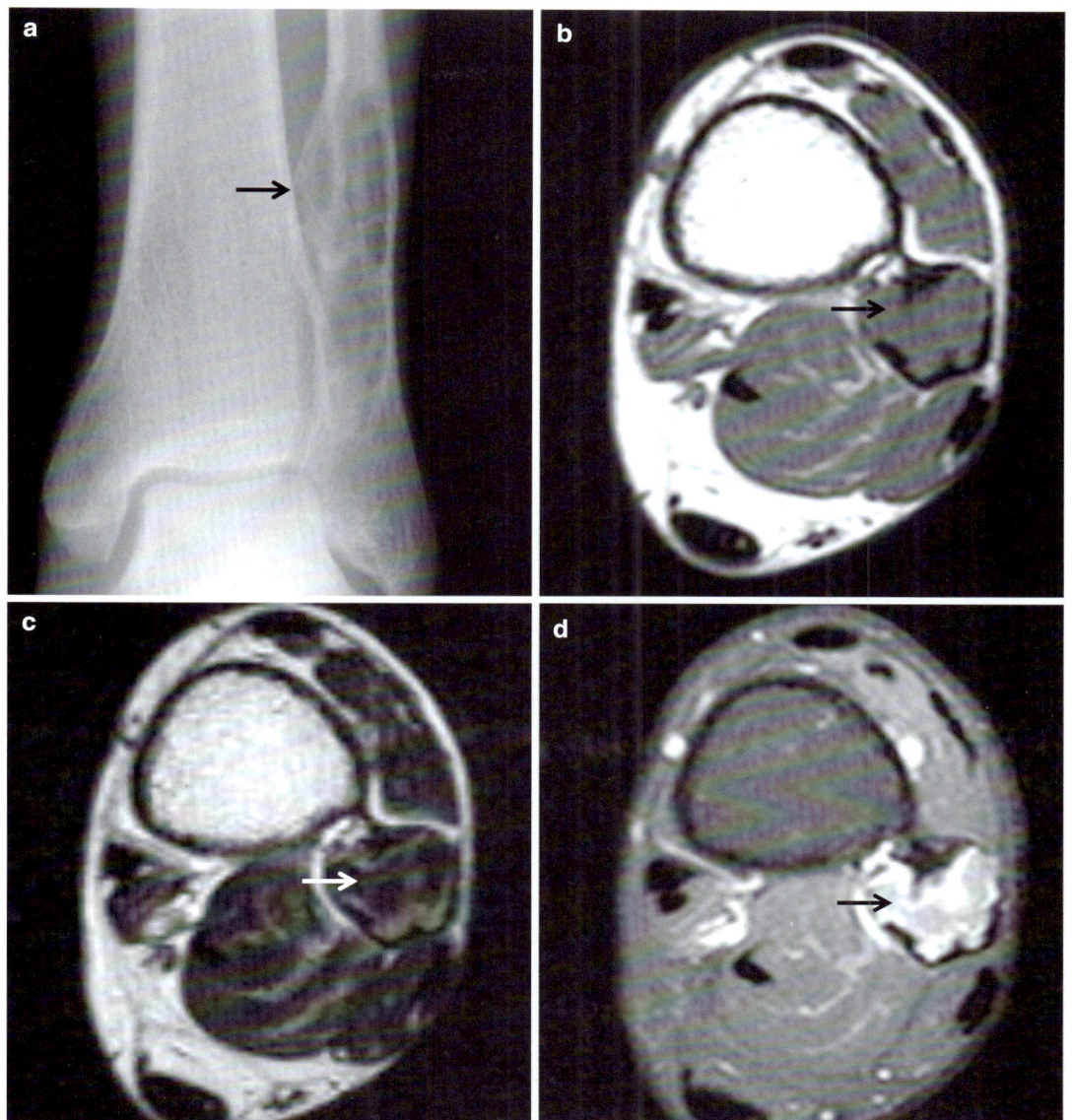

图11.2　韧带样纤维瘤

前后位X线片（a）显示左侧腓骨远侧干骺端边界清晰的膨胀性溶骨性病变（箭头），边缘硬化。病灶内的骨小梁或骨嵴构成皂泡样改变。横轴位T1WI（b）显示病变呈弥漫性中等信号（箭头）。横轴位T2WI（c）显示病变呈不均匀低-中等信号（箭头），这与肿瘤内的胶原含量有关。横轴位CE-T1WI-FS（d）显示病变弥漫性强化（箭头）。

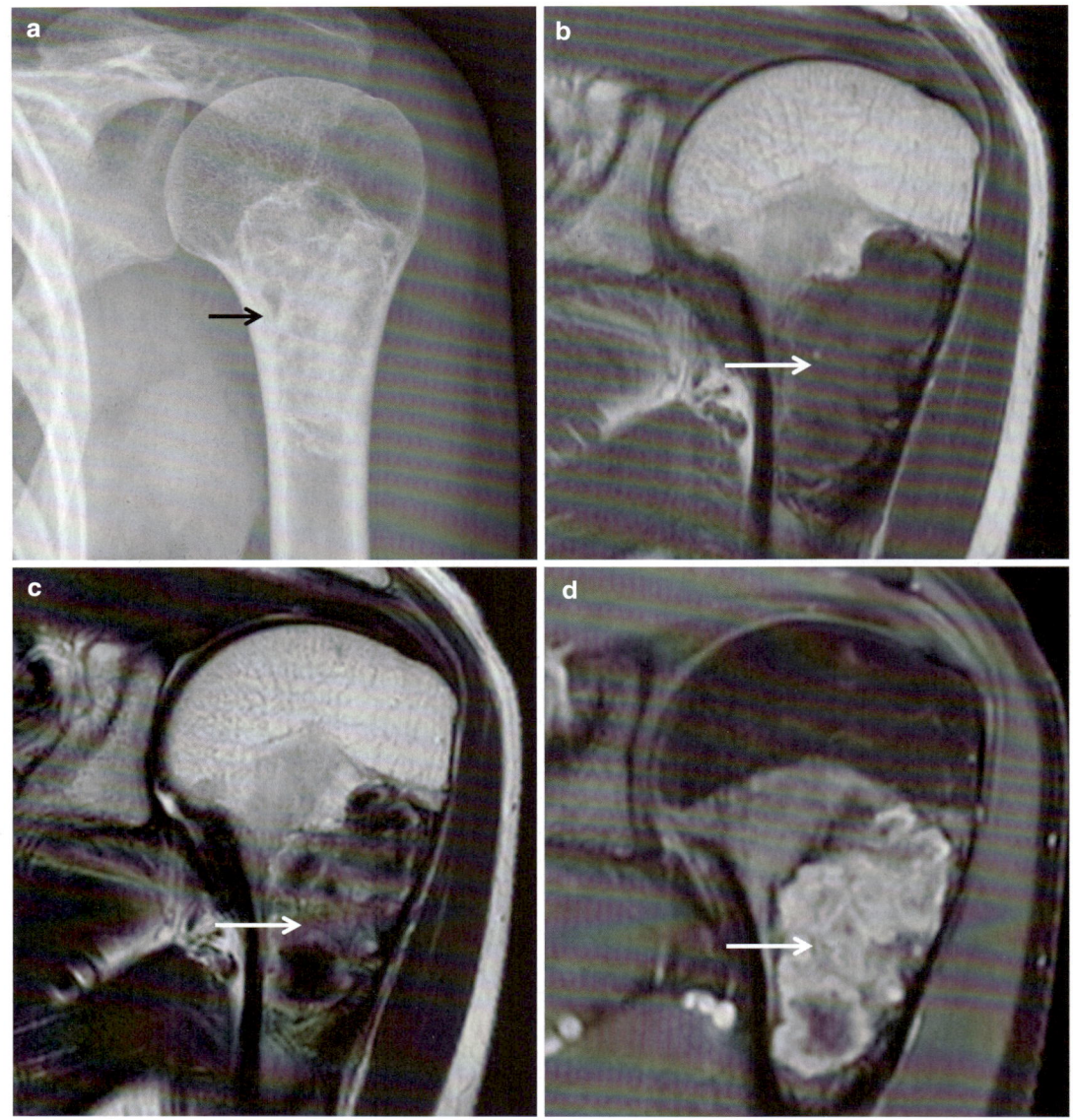

图11.3 骨巨细胞瘤

前后位X线片（a）显示左肱骨近侧干骺端边界清晰的溶骨性病变（箭头），边缘硬化。病变内骨嵴构成皂泡样改变。冠状位T1WI（b）显示病变呈不均匀低-中等信号（箭头）。冠状位T2WI（c）显示病变呈不均匀低-高信号（箭头）。骨巨细胞瘤在T2WI上的低信号区，与反复出血引起的含铁血黄素沉积有关。冠状位CE-T1WI-FS（d）显示肿块不均匀强化（箭头）。

11.1.3 液-液平面

CT或MRI可显示骨肿瘤内的液-液平面。肿瘤内不同密度的液性成分沉淀分层，影像学检查成像平面垂直于液体平面时，即可显示出液-液平面。常见的液-液平面通常为血-液平面，提示瘤内陈旧性出血。

尽管液-液平面最常见于动脉瘤样骨囊肿（图11.4），但该征象实际上缺乏诊断特异性，可出现在多种病变中，诸如单纯性骨囊肿、纤维结构不良、骨母细胞瘤、软骨母细胞瘤、骨巨细胞瘤、毛细血管扩张型骨肉瘤、普通型骨肉瘤和未分化多形性肉瘤。

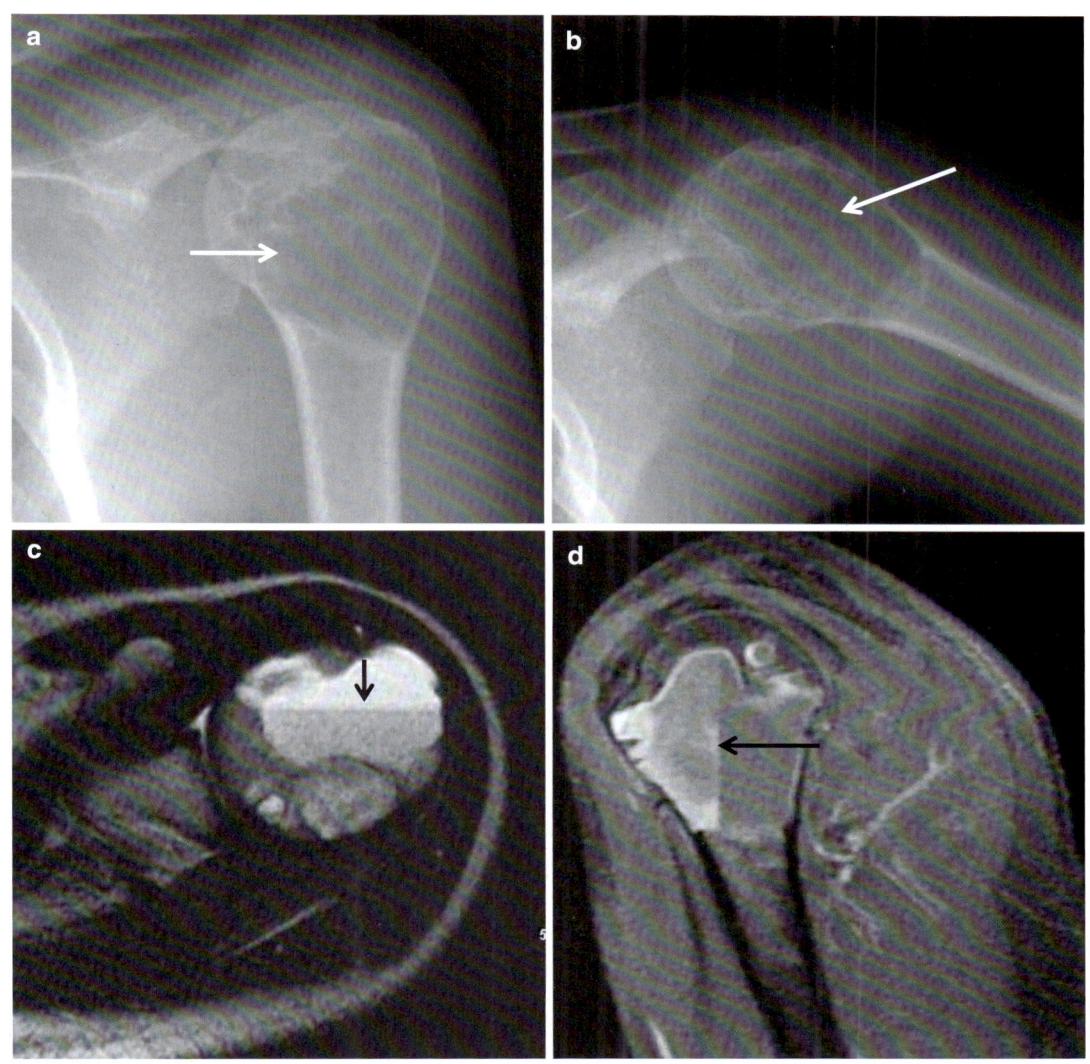

图11.4　动脉瘤样骨囊肿

前后位X线片（a）显示左侧肱骨近端边界清晰的溶骨性病变（箭头），边缘硬化，骨小梁形成皂泡样外观。侧位X线片（b）亦显示左侧肱骨近端边界清晰的溶骨性病变（箭头），边缘硬化，骨小梁形成皂泡样外观。横轴位T2WI（c）显示病灶内的液–液平面（箭头）。矢状位CE–T1WI–FS（d）亦显示病变内的液–液平面（箭头）。

11.1.4　流空信号

流空信号常见于血管类肿瘤，如血管瘤和血管内皮瘤。单个大的溶骨性转移瘤常来源于富血供的肾癌（图11.5）或甲状腺癌，表现为膨胀性骨质破坏，内见骨小梁。众所周知，肾细胞癌和肝细胞癌的转移瘤在MRI上可见流空信号。因此，流空信号可作为辅助诊断的特征性表现之一。

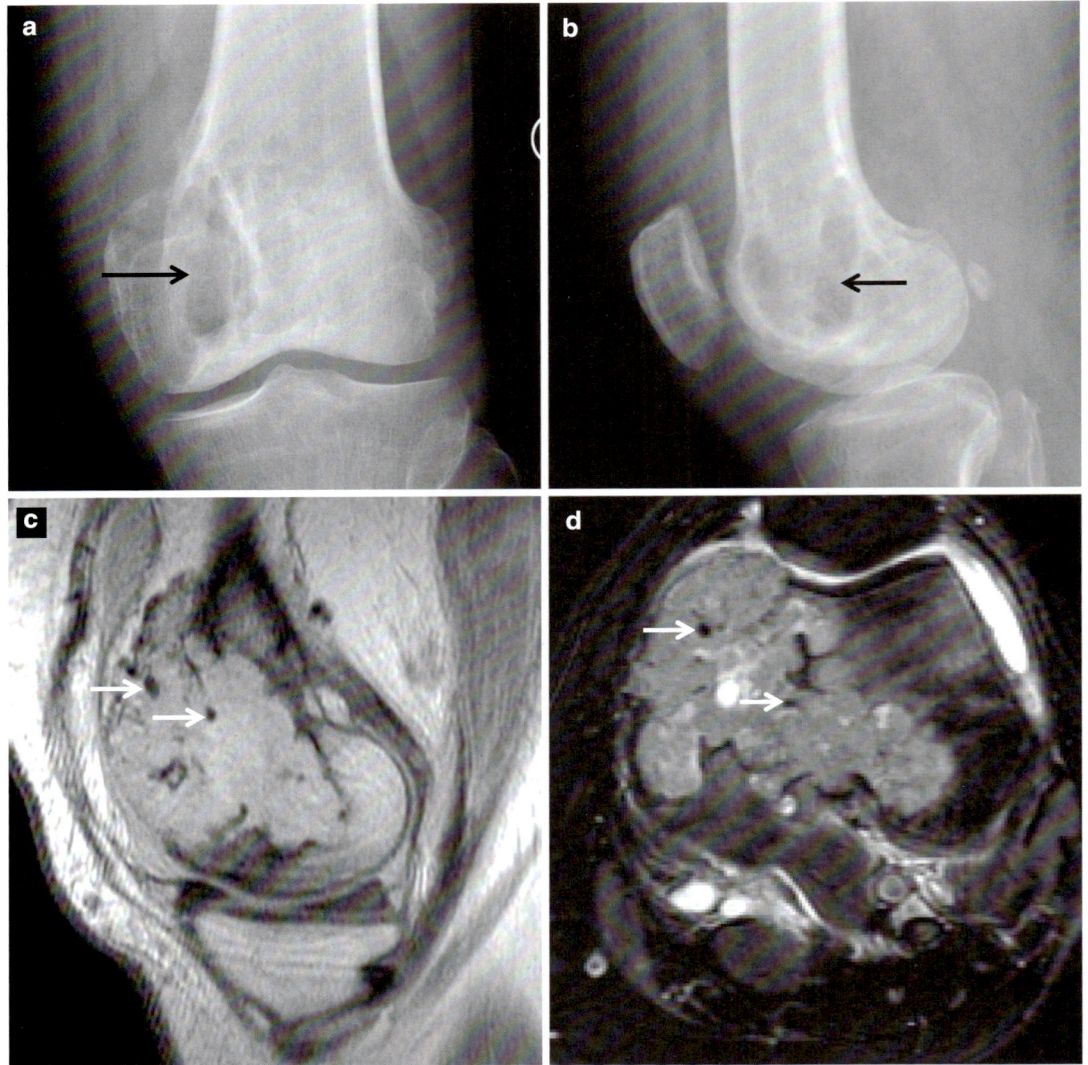

图11.5 肾细胞癌转移瘤

前后位X线片（a）显示皂泡样溶骨性病变（箭头），边缘硬化，股骨内侧髁皮质破坏中断。侧位X线片（b）亦显示股骨内侧髁皂泡样溶骨性病变（箭头）。矢状位质子加权图像（c）显示膨胀性骨质破坏伴有骨皮质中断和流空信号（箭头）。横轴位T2WI-FS（d）显示膨胀性骨质破坏伴有骨皮质中断和流空信号（箭头）。

11.2　辅助征象

11.2.1　软组织侵犯

　　在大多数情况下，相对于X线成像而言，MRI对骨肿瘤的定性诊断帮助不大，但当肿瘤向周围软组织侵犯时，放射科医生应警惕此侵袭性病变可能为恶性病变，此时应进一步检查。

　　良性骨肿瘤通常与邻近的正常组织分界清楚，而恶性肿瘤会不同程度地侵犯周围软组织。

骨巨细胞瘤和骨肉瘤常侵犯周围软组织。骨巨细胞瘤对周围软组织的侵犯通常发生于受累骨的干骺端周围（图11.6），因为覆盖在骺板边缘的关节软骨起到了屏障作用，阻碍肿瘤的蔓延。这也解释了尽管骨巨细胞瘤在关节面下生长，但极少累及关节的现象。

骨肿瘤向周围软组织侵犯是提示恶性的重要征象（图11.7）。良性软骨类肿瘤和Paget病出现周围软组织侵犯时，提示病变恶变。常出现软组织肿块的骨肿瘤有骨肉瘤、尤文肉瘤和淋巴瘤。

感染性疾病如骨髓炎虽然同样可以向周围软组织侵犯，但通常没有实性的软组织肿块。

与肿瘤向骨外软组织侵犯产生的肿块占位效应不同，肌肉水肿沿筋膜分布，呈羽毛状外观，而无肿块占位效应。

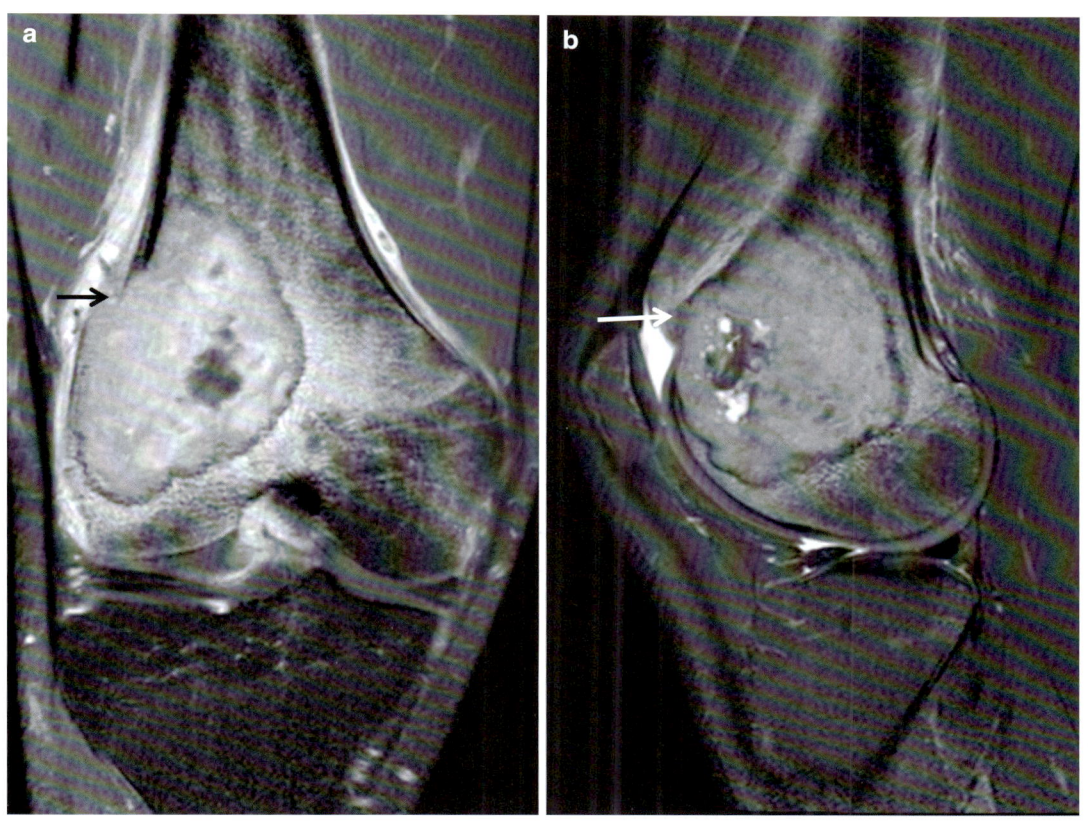

图11.6　骨巨细胞瘤

冠状位CE-T1WI-FS（a）显示股骨病变外侧骨皮质破坏中断并向软组织侵犯（箭头）。矢状位T2WI-FS（b）显示股骨病变前方骨皮质破坏中断并向软组织侵犯（箭头）。

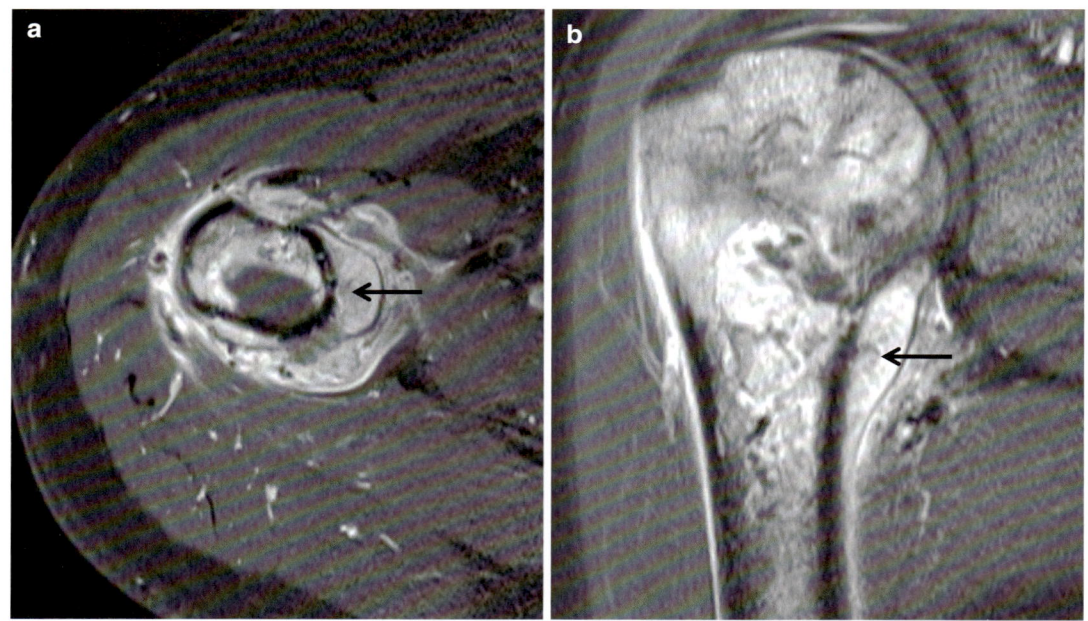

图11.7 骨肉瘤

横轴位CE-T1WI-FS（a）显示肱骨病变向周围软组织侵犯（箭头）。横轴位CE-T1WI-FS（b）显示骨内病变向周围软组织侵犯（箭头）。

译者注：图11.7b应为冠状位。

11.2.2 瘤周水肿

骨髓水肿的MRI信号特征是在T1WI上信号强度介于脂肪和骨骼肌之间，而在液体敏感序列图像上呈高信号。肿瘤周围广泛的骨髓水肿是骨样骨瘤、骨母细胞瘤、软骨母细胞瘤和朗格汉斯细胞组织细胞增生症的重要诊断征象之一（图11.8）。

肿瘤伴随的广泛性水肿反应的发生机制尚不清楚，但不太可能被简单地解释为一种应激反应。瘤周水肿发生的原因可能有很多，如肿瘤毛细血管通透性增加、渗透活性分子的存在或组织对刺激的非特异性反应。组织学检查显示骨髓水肿区的液体增多和炎性细胞的存在。

MRI上大量骨髓水肿信号可能会掩盖一些良性病变的良性征象，进而导致被误诊。骨转移瘤、骨肉瘤、软骨肉瘤和尤文肉瘤等恶性骨肿瘤周围均可见骨髓水肿。

良性病变周围水肿区的存在会模糊病变的界限，使得MRI显示的病变范围比X线平片大。根据经验，与病变的大小相比，骨髓水肿的范围越大，病变恶性的可能性越小。MRI并不总是有助于区分肿瘤与瘤周水肿。恶性骨肿瘤周围的水肿区可能含有活的肿瘤细胞。

在液体敏感序列图像上，骨髓水肿的存在会导致肿瘤体积的高估，因此，T1WI和增强后脂肪抑制T1WI有助于准确评估。

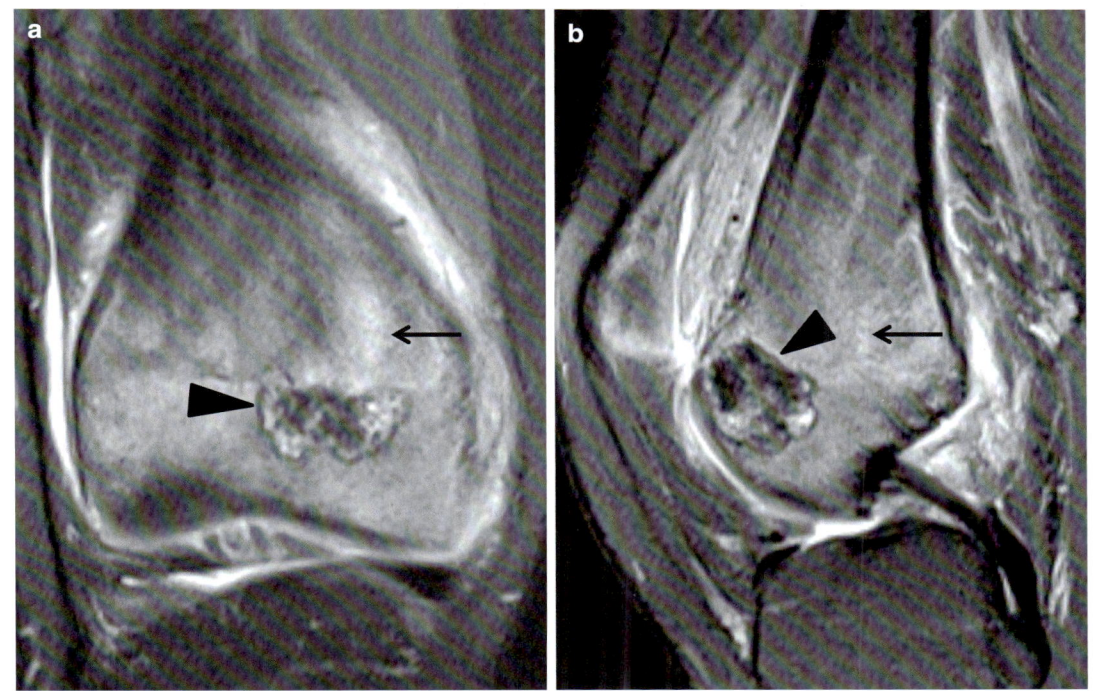

图11.8　软骨母细胞瘤

冠状位脂肪抑制质子加权图像（a）显示低–高信号的病变（三角形）和周围骨髓广泛的反应性水肿（箭头）。矢状位脂肪抑制质子加权图像（b）也显示低–高信号的病变（三角形）和周围广泛的反应性水肿（箭头）。

11.3 "难以捉摸"的病变

纤维结构不良、转移瘤、感染、软骨类肿瘤和朗格汉斯细胞组织细胞增生症这5种病变均可有多种不同表现，可以"看起来像任何病变"。在大多数难以诊断的疾病中，这5种疾病都应纳入在鉴别诊断中。

纤维结构不良（图11.9）典型的表现是边界清楚、膨胀性生长的骨髓腔内病变，但其X线表现可有其他不同表现。磨玻璃样基质是其特征性改变，但这一征象既不敏感也不特异，因为纤维结构不良既可以表现为溶骨性病变，也可以表现为骨硬化性病变。

手部内生软骨瘤由于缺乏基质矿化，应列入手部透亮性病变的鉴别诊断。然而，手足外的内生软骨瘤因其内存在基质矿化而X线表现有所不同。

大多数溶骨性转移瘤（图11.10）形态不规则，边界不清。多发性病灶是转移瘤最好的诊断线索。当然，单发巨大的转移瘤有时表现为伴有骨小梁形成的膨胀性病灶。

骨感染的X线表现多种多样，可表现为边界不清或边界清楚的透亮影（图11.11）。Brodie脓肿可表现为膨胀性或非膨胀性病变，既可以有硬化边也可以没有硬化边。感染引起的溶骨性病变常呈椭圆形，沿长骨长轴蔓延，并向骺板方向延伸。感染病程变化较快。

朗格汉斯细胞组织细胞增生症的X线表现可以多种多样（图11.12），在颅骨中表现为边界清晰的溶骨性病变，在长骨中表现为渗透性病变，在疾病愈合阶段出现骨质硬化。

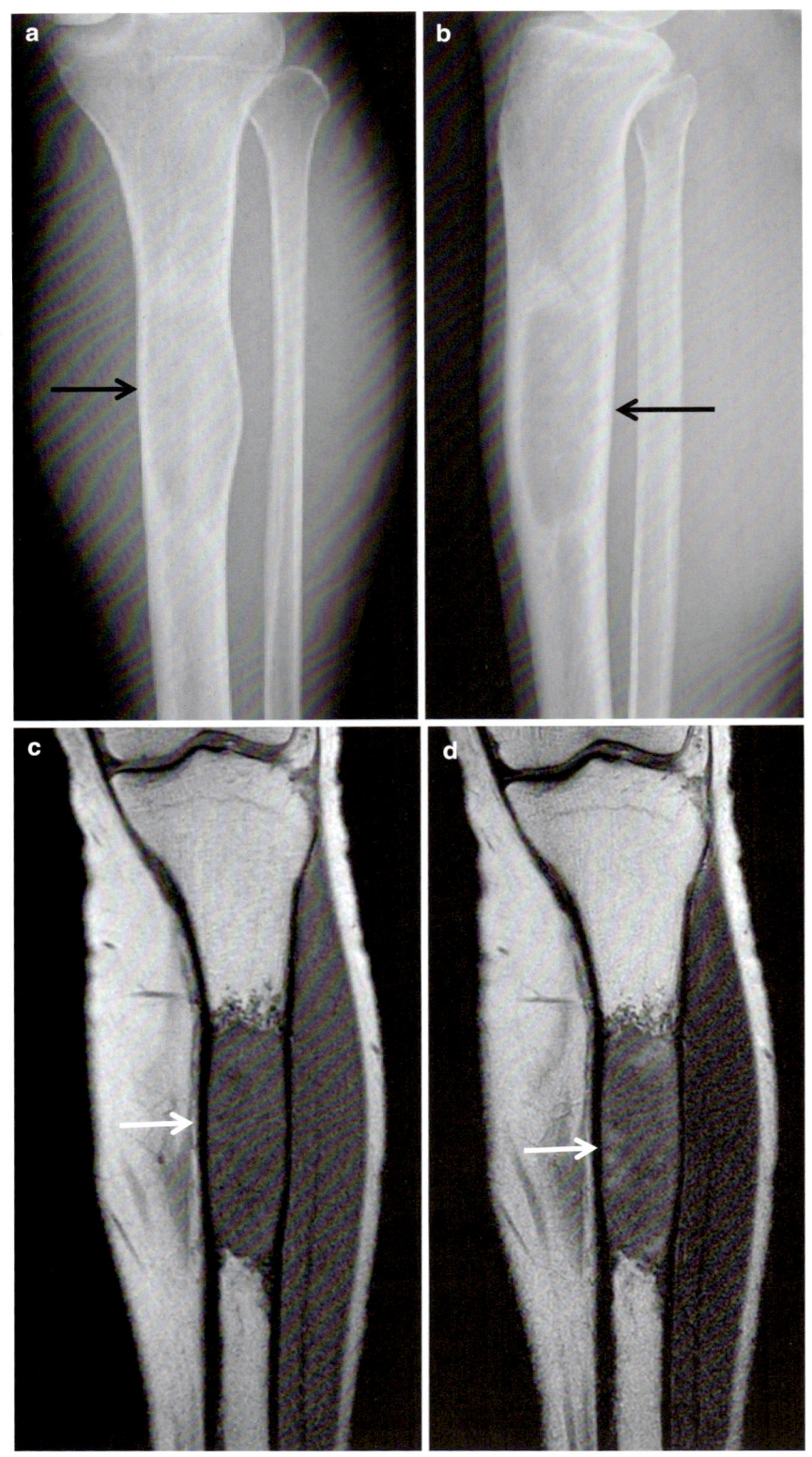

图11.9 纤维结构不良

前后位X线片（a）显示左侧胫骨近段骨髓腔内边界清楚的膨胀性磨玻璃样病变（箭头）。侧位X线片（b）亦显示骨髓腔内膨胀性磨玻璃样病变（箭头）。冠状位T1WI（c）显示骨髓腔内病变呈低信号（箭头）。冠状位T2WI（d）显示骨髓腔内低信号病变（箭头）内高信号灶。

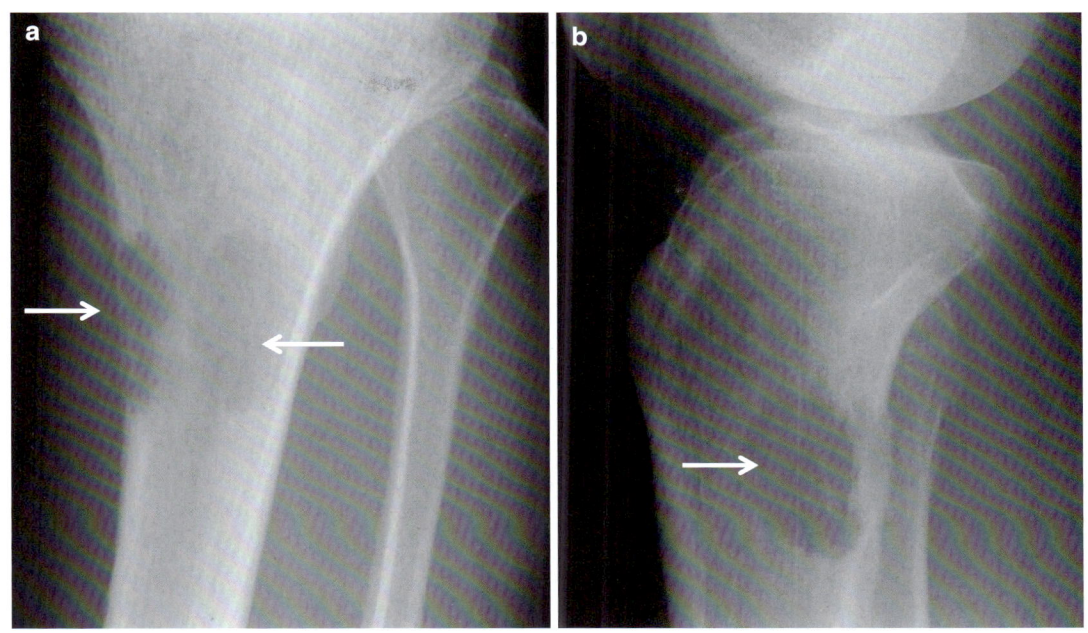

图11.10　转移瘤

前后位X线片（a）显示左侧胫骨近侧干骺端边界不清的溶骨性病变（箭头）。侧位X线片（b）亦显示边界不清的溶骨性病变（箭头），未见矿化。

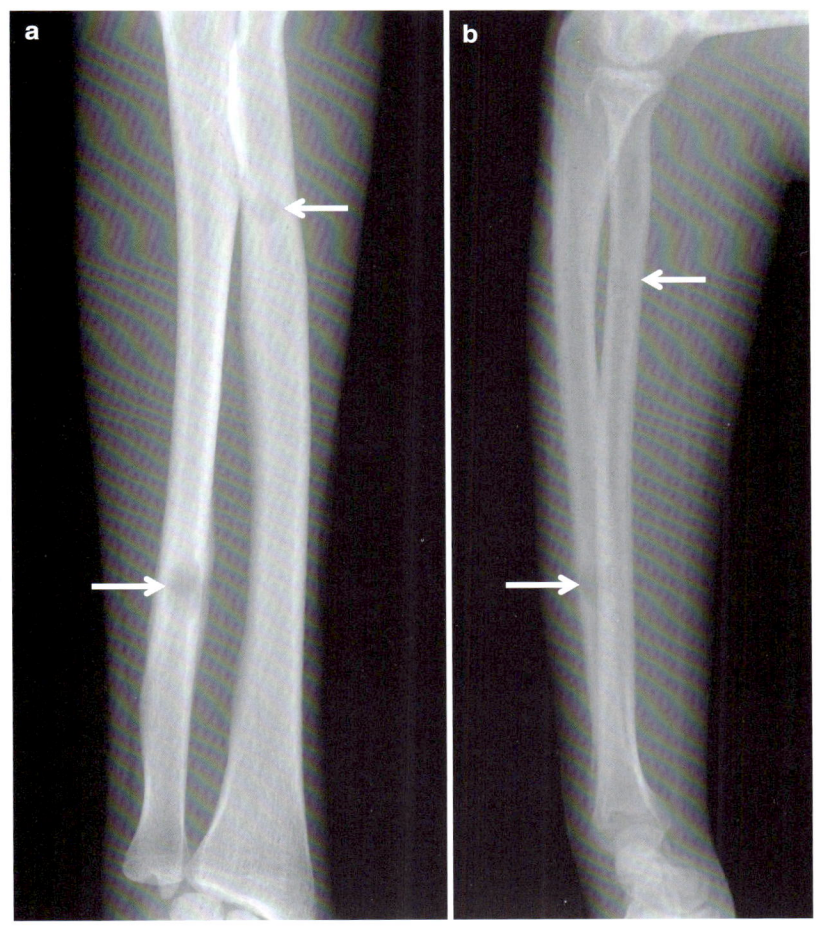

图11.11　骨结核

前后位X线片（a）显示左侧桡骨和尺骨的骨干多发圆形溶骨性病变（箭头）。尺骨病变可见连续的骨膜反应。侧位X线片（b）亦显示多发圆形溶骨性病变（箭头）和骨膜反应。

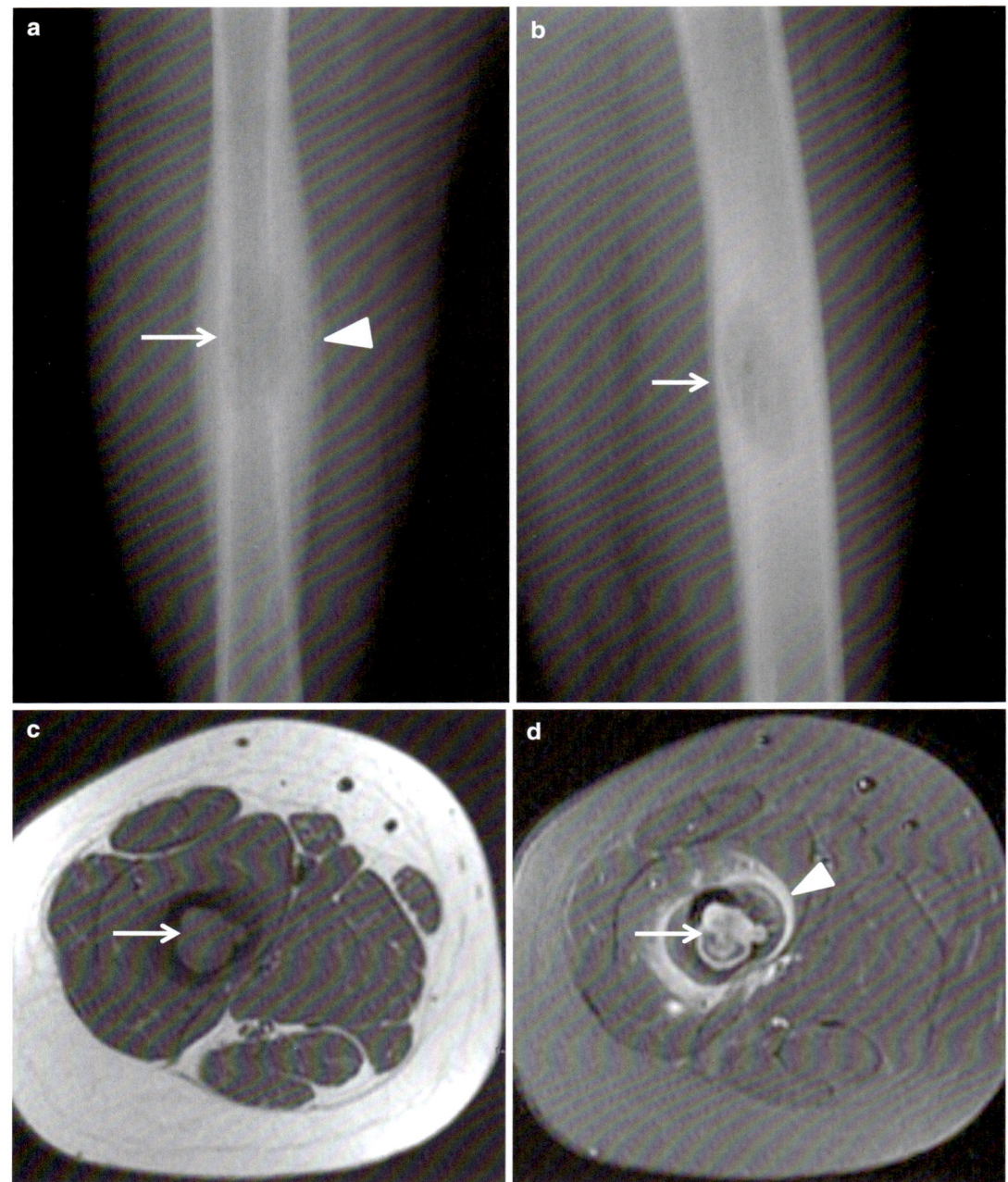

图11.12 朗格汉斯细胞组织细胞增生症

前后位X线片（a）显示右侧股骨髓腔内溶骨性病变（箭头），伴有较厚的多层状骨膜反应（三角形）。侧位X线片（b）亦显示溶骨性病变和骨膜反应（箭头）。横轴位T1WI（c）显示骨髓腔内病变呈低信号（箭头）。横轴位CE-T1WI-FS（d）显示骨髓腔内病变（箭头）和异常骨膜（三角形）强化。

❖ **参考文献**

◆ 病变内特征：含脂病变

[1] ALYAS F，JAMES S L，DAVIES A M，et al. The role of MR imaging in the diagnostic

characterisation of appendicular bone tumours and tumour-like conditions ［J］. Eur Radiol, 2007, 17: 2675-2686.

［2］CAMPBELL R S D. Lipogenic tumours of bone ［M］//DAVIES A M, SUNDARAM M, JAMES S L J. Imaging of bone tumors and tumor-like lesions: techniques and applications. Berlin: Springer, 2009: 401-410.

［3］DAVIES A M, CASSAR-PULLICINO V N. Principles of detection and diagnosis ［M］// DAVIES A M, SUNDARAM M, JAMES S L J. Imaging of bone tumors and tumor-like lesions: techniques and applications. Berlin: Springer, 2009: 112-137.

［4］MURPHEY M D, CARROLL J F, FLEMMING D J, et al. From the archives of the AFIP: benign musculoskeletal lipomatous lesions ［J］. Radiographics, 2004, 24: 1433-1466.

［5］NASCIMENTO D, SUCHARD G, HATEM M, et al. The role of magnetic resonance imaging in the evaluation of bone tumours and tumour-like lesions ［J］. Insights Imaging, 2014, 5: 419-440.

［6］SIMPFENDORFER C S, ILASLAN H, DAVIES A M, et al. Does the presence of focal normal marrow fat signal within a tumor on MRI exclude malignancy? An analysis of 184 histologically proven tumors of the pelvic and appendicular skeleton ［J］. Skelet Radiol, 2008, 37: 797-804.

◆ 病变内特征：肿瘤基质T2WI低信号

［1］ALYAS F, JAMES S L, DAVIES A M, et al. The role of MR imaging in the diagnostic characterisation of appendicular bone tumours and tumour-like conditions ［J］. Eur Radiol, 2007, 17: 2675-2686.

［2］FRICK M A, SUNDARAM M, UNNI K K, et al. Imaging findings in desmoplastic fibroma of bone: distinctive T2 characteristics ［J］. Am J Roentgenol, 2005, 184: 1762-1767.

［3］NASCIMENTO D, SUCHARD G, HATEM M, et al. The role of magnetic resonance imaging in the evaluation of bone tumours and tumour-like lesions ［J］. Insights Imaging, 2014, 5: 419-440.

◆ 病变内特征：液-液平面

［1］DAVIES A M, CASSAR-PULLICINO V N. Principles of detection and diagnosis ［M］// DAVIES A M, SUNDARAM M, JAMES S L J. Imaging of bone tumors and tumor-like lesions: techniques and applications. Berlin: Springer, 2009: 112-137.

［2］NICHOLS R E, DIXON L B. Radiographic analysis of solitary bone lesions ［J］. Radiol Clin N Am, 2011, 49: 1095-1114.

［3］VAN DYCK P, VANHOENACKER F M, VOGEL J, et al. Prevalence, extension and characteristics of fluid-fluid levels in bone and soft tissue tumors ［J］. Eur Radiol, 2006, 16: 2644-2651.

［4］YARMISH G, KLEIN M J, LANDA J, et al. Imaging characteristics of primary osteosarcoma: nonconventional subtypes ［J］. Radiographics, 2010, 30: 1653-1672.

◆ 病变内特征：流空信号

［1］ALYAS F, JAMES S L, DAVIES A M, et al. The role of MR imaging in the diagnostic characterisation of appendicular bone tumours and tumour-like conditions ［J］. Eur Radiol, 2007, 17: 2675-2686.

［2］CHOI J A, LEE K H, JUN W S, et al. Osseous metastasis from renal cell carcinoma: "flow-void" sign at MR imaging ［J］. Radiology, 2003, 228: 629-634.

［3］NASCIMENTO D, SUCHARD G, HATEM M, et al. The role of magnetic resonance imaging in the evaluation of bone tumours and tumour-like lesions ［J］. Insights Imaging, 2014, 5: 419-440.

◆ **辅助征象：软组织侵犯**

［1］ALYAS F，JAMES S L，DAVIES A M，et al. The role of MR imaging in the diagnostic characterisation of appendicular bone tumours and tumour-like conditions［J］. Eur Radiol，2007，17：2675-2686.

［2］DAVIES A M，CASSAR-PULLICINO V N. Principles of detection and diagnosis［M］// DAVIES A M，SUNDARAM M，JAMES S L J. Imaging of bone tumors and tumor-like lesions：techniques and applications. Berlin：Springer，2009：112-137.

［3］MILLER T T. Bone tumors and tumorlike conditions：analysis with conventional radiography［J］. Radiology，2008，246：662-674.

［4］MURPHEY M D，NOMIKOS G C，FLEMMING D J，et al. From the archives of AFIP. Imaging of giant cell tumor and giant cell reparative granuloma of bone：radiologic-pathologic correlation［J］. Radiographics，2001，21：1283-1309.

［5］NASCIMENTO D，SUCHARD G，HATEM M，et al. The role of magnetic resonance imaging in the evaluation of bone tumours and tumour-like lesions［J］. Insights Imaging，2014，5：419-440.

◆ **辅助征象：瘤周水肿**

［1］ALYAS F，JAMES S L，DAVIES A M，et al. The role of MR imaging in the diagnostic characterisation of appendicular bone tumours and tumour-like conditions［J］. Eur Radiol，2007，17：2675-2686.

［2］CRIM J R，MIRRA J M，ECKARDT J J，et al. Widespread inflammatory response to osteoblastoma：the flare phenomenon［J］. Radiology，1990，177：835-836.

［3］CURRIE J W，DAVIS K W，LAFITA V S，et al. Musculoskeletal mnemonics：differentiating features［J］. Curr Probl Diagn Radiol，2011，40：45-71.

［4］DAVIES A M，CASSAR-PULLICINO V N. Principles of detection and diagnosis［M］// DAVIES A M，SUNDARAM M，JAMES S L J. Imaging of bone tumors and tumor-likelesions：techniques and applications. Berlin：Springer，2009：112-137.

［5］HAYES C W，CONWAY W F，SUNDARAM M. Misleadingaggressive MR imaging appearance of some benignmusculoskeletal lesions［J］. Radiographics，1992，12：1119-1134.

［6］HWANG S，PANICEK D M. Imaging techniques：magnetic resonance imaging［M］//DAVIES A M，SUNDARAM M，JAMES S L J. Imaging of bone tumors and tumorlike lesions：techniques and applications. Berlin：Springer，2009：31-52.

［7］JAMES S L，HUGHES R J，ALI K E，et al. MRI of bone marrow oedema associated with focal bone lesions［J］. Clin Radiol，2006，61：1003-1009.

［8］JAMES S L，PANICEK D M，DAVIES A M. Bone marrow oedema associated with benign and malignant bone tumours［J］. Eur J Radiol，2008，67：11-21.

［9］KAIM A H，HÜGLI R，BONÉL H M，et al. Chondroblastoma and clear cell chondrosarcoma：radiological and MRI characteristics with histopathological correlation［J］. Skeletal Radiol，2002，31：88-95.

［10］STEEN R G. Edema and tumor perfusion：characterization by quantitative 1H MR imaging［J］. Am J Roentgenol，1992，158：259-264.

◆ **"难以捉摸"的病变**

［1］CURRIE J W，DAVIS K W，LAFITA V S，et al. Musculoskeletal mnemonics：differentiating features［J］. Curr Probl Diagn Radiol，2011，40：45–71.

　　［2］NICHOLS R E，DIXON L B. Radiographic analysis of solitary bone lesions［J］. Radiol Clin N Am，2011，49：1095–1114.

　　［3］SANDERS T G，PARSONS T W. Radiographic imaging of musculoskeletal neoplasia［J］. Cancer Control，2001，8：221–231.

（张皓钦　高振华 译）

第四部分

练习和实践：
影像判读会话

第12章 ＞

病例分析

■ **病例1**

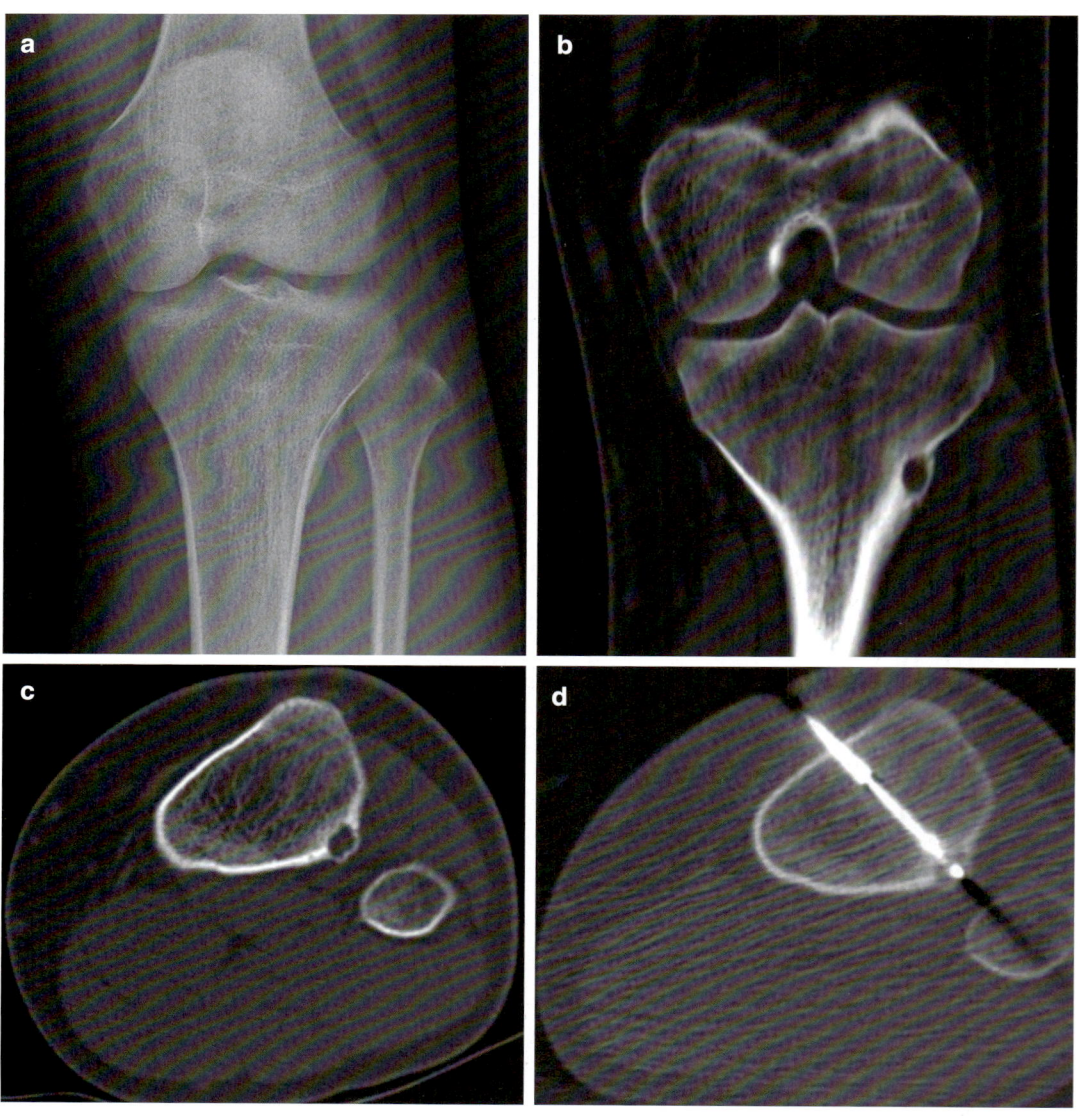

图12.1 病例1

1. 列出具有这种表现的其他疾病及鉴别诊断。

2. 最有可能的疾病诊断是什么？

3. 你将如何治疗这个患者？

4. 这个患者可采取哪些治疗方法？

5. 你想到的治疗方法有哪些优点？

6. 列出这种治疗方法的相对禁忌证。

7. 这种治疗方法有哪些并发症？

■ 病例2

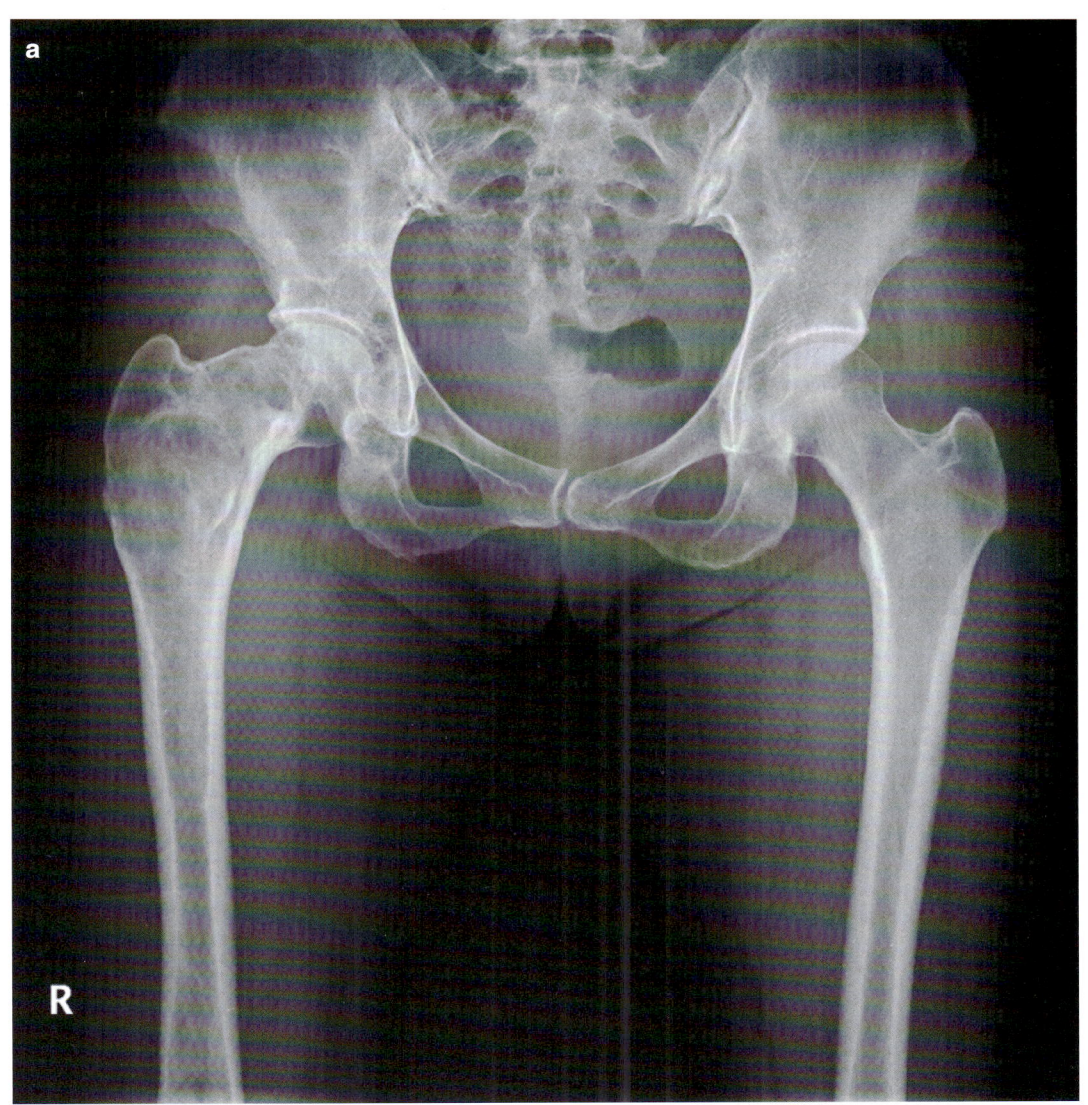

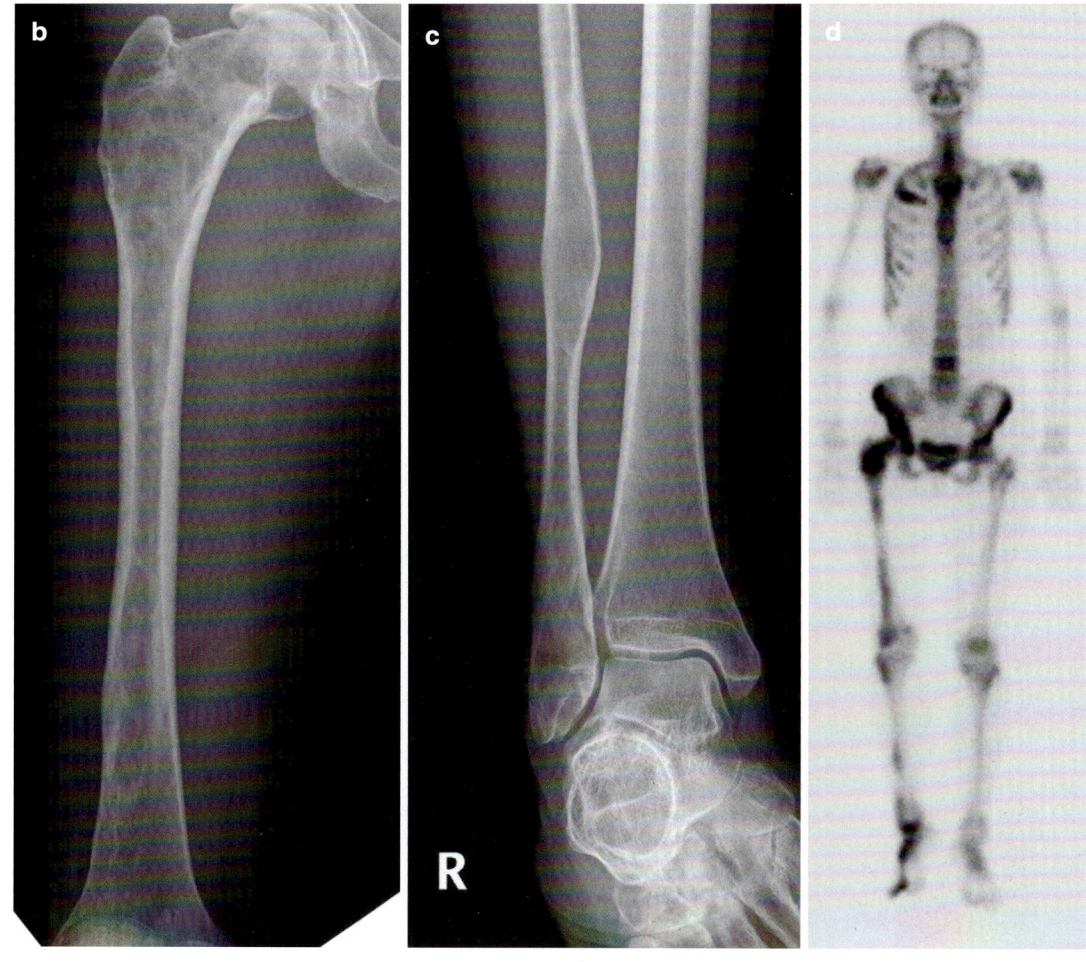

图12.2 病例2

1. 可能的诊断是什么？

2. 什么是McCune–Albright综合征？

3. 磨玻璃样改变提示什么？

4. 若此患者同时伴有多个软组织黏液瘤，那诊断又是什么？

5. 肋骨的局灶性膨胀性改变最常见的病因是什么？

■ 病例3

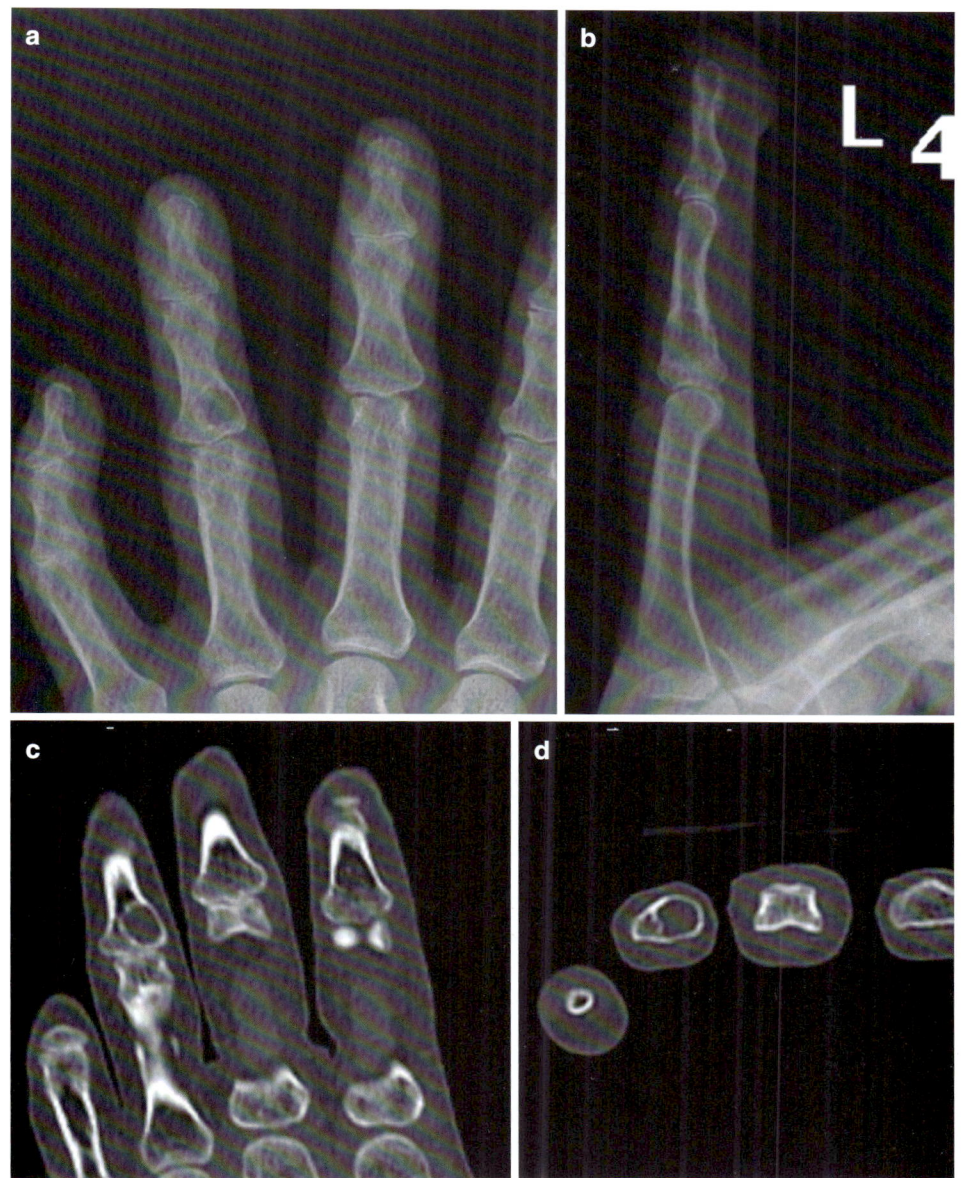

图12.3 病例3

1. 你观察到了什么？

2. 手部最常见的肿瘤是什么？

3. 在X线片上，内生软骨瘤可否为单纯溶骨性的表现？

4. 最有可能的诊断是什么？

■ 病例4

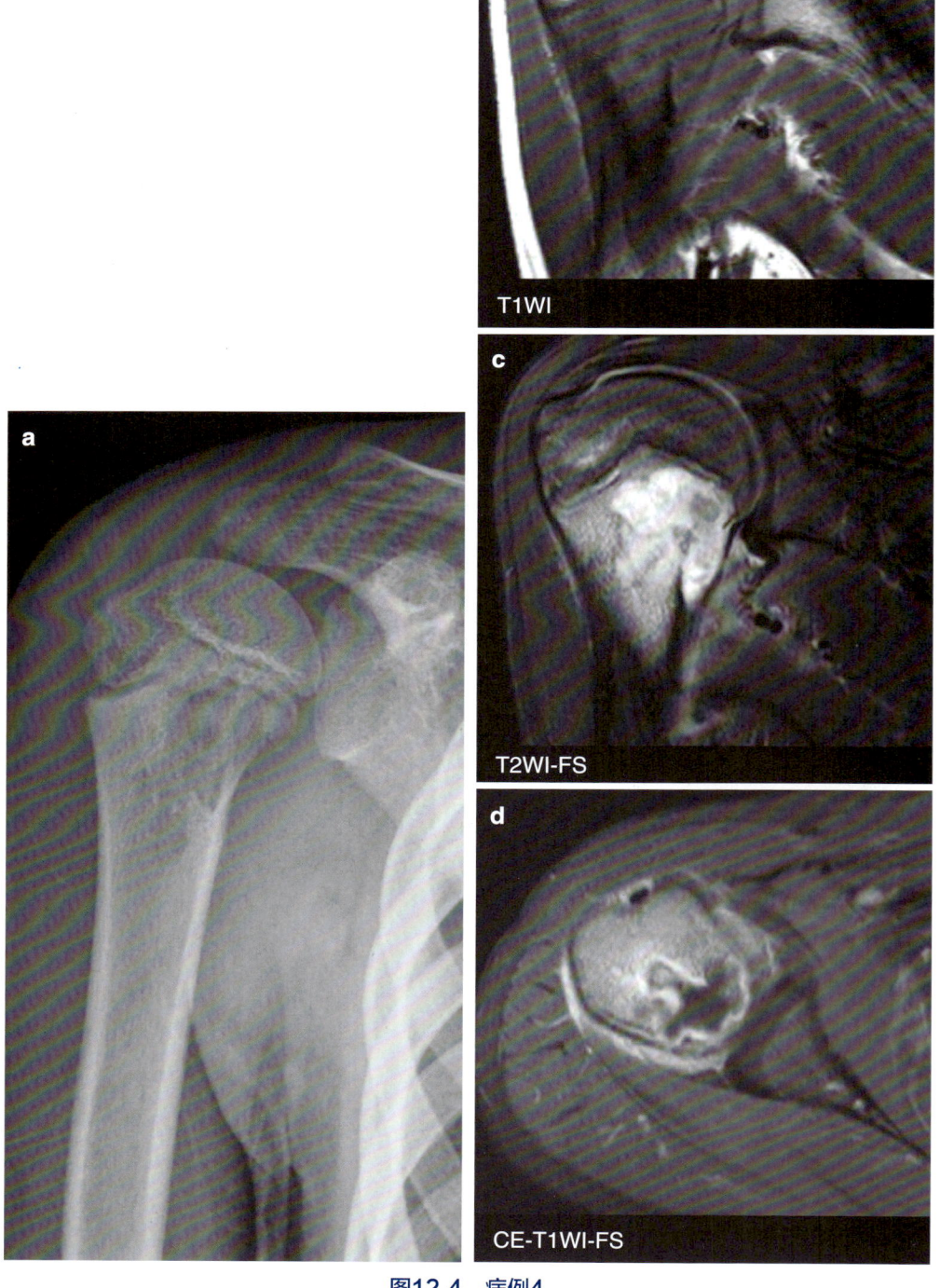

图12.4 病例4

1. 列出你的鉴别诊断。

2. 最有可能的诊断是什么？

3. 该病变的常见部位是哪里？

4. 该病变发生于什么年龄？

5. 列出肌骨有侵袭性表现的良性病变。

■ 病例5

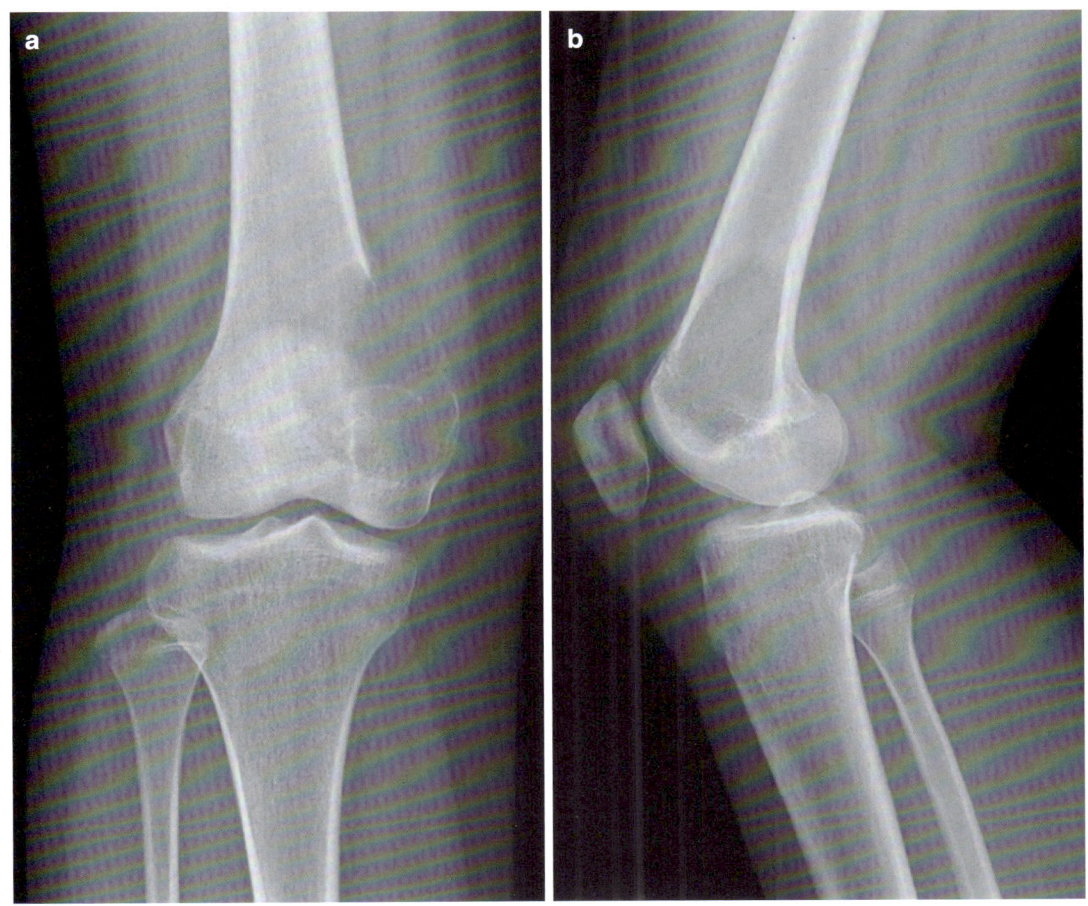

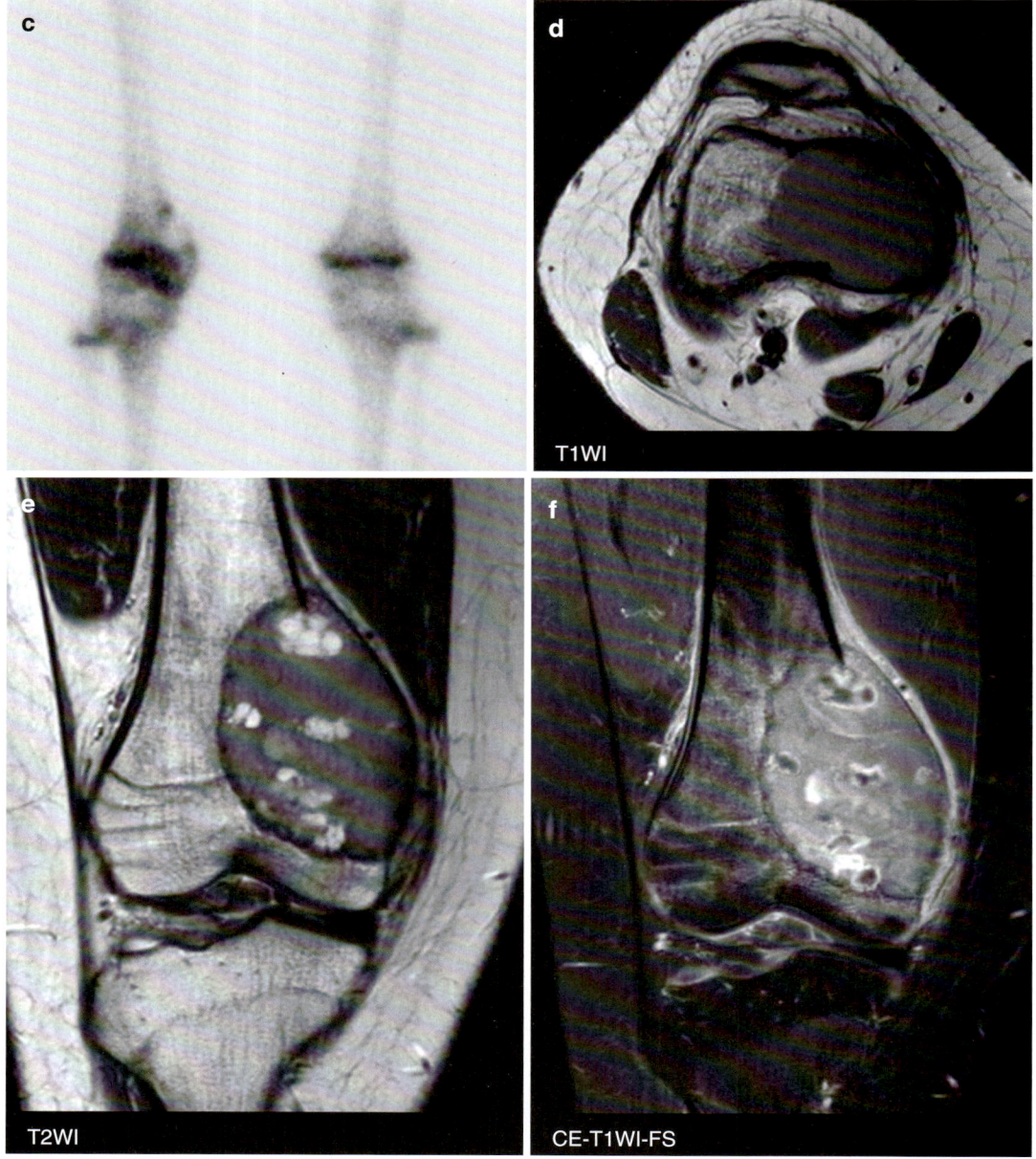

图12.5 病例5

1. 可能的诊断是什么？

2. 在大多数骨肿瘤中，男女性别无差别或男性稍多。列出女性好发的肿瘤。

3. 在液体敏感序列图像上有什么特征性表现？

4. 列出在T2WI上呈低信号的骨病变。

■ 病例6

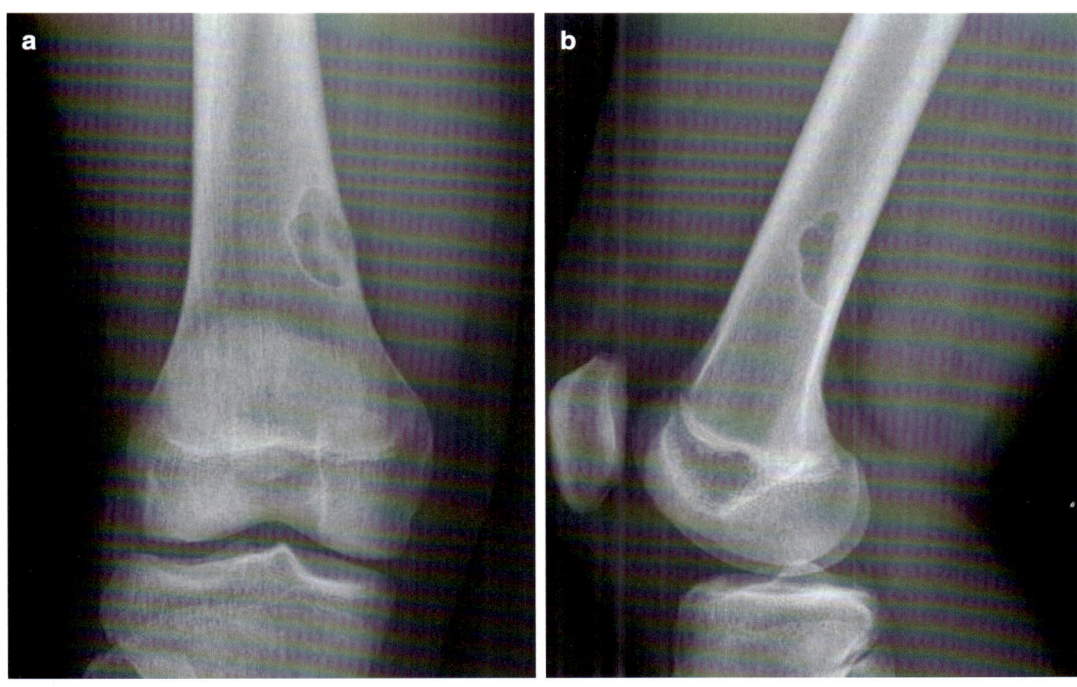

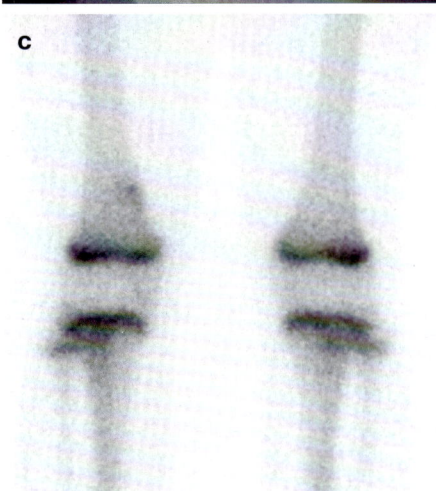

图12.6 病例6

1. 列出骨的皂泡样病变。

2. 最有可能的诊断是什么？

3. 提示良性病程的征象是什么？

4. 若患者是50岁的男性，鉴别诊断是否要包括非骨化性纤维瘤？

5. 在哪个综合征中可以看到多发性非骨化性纤维瘤？

■ **病例7** –

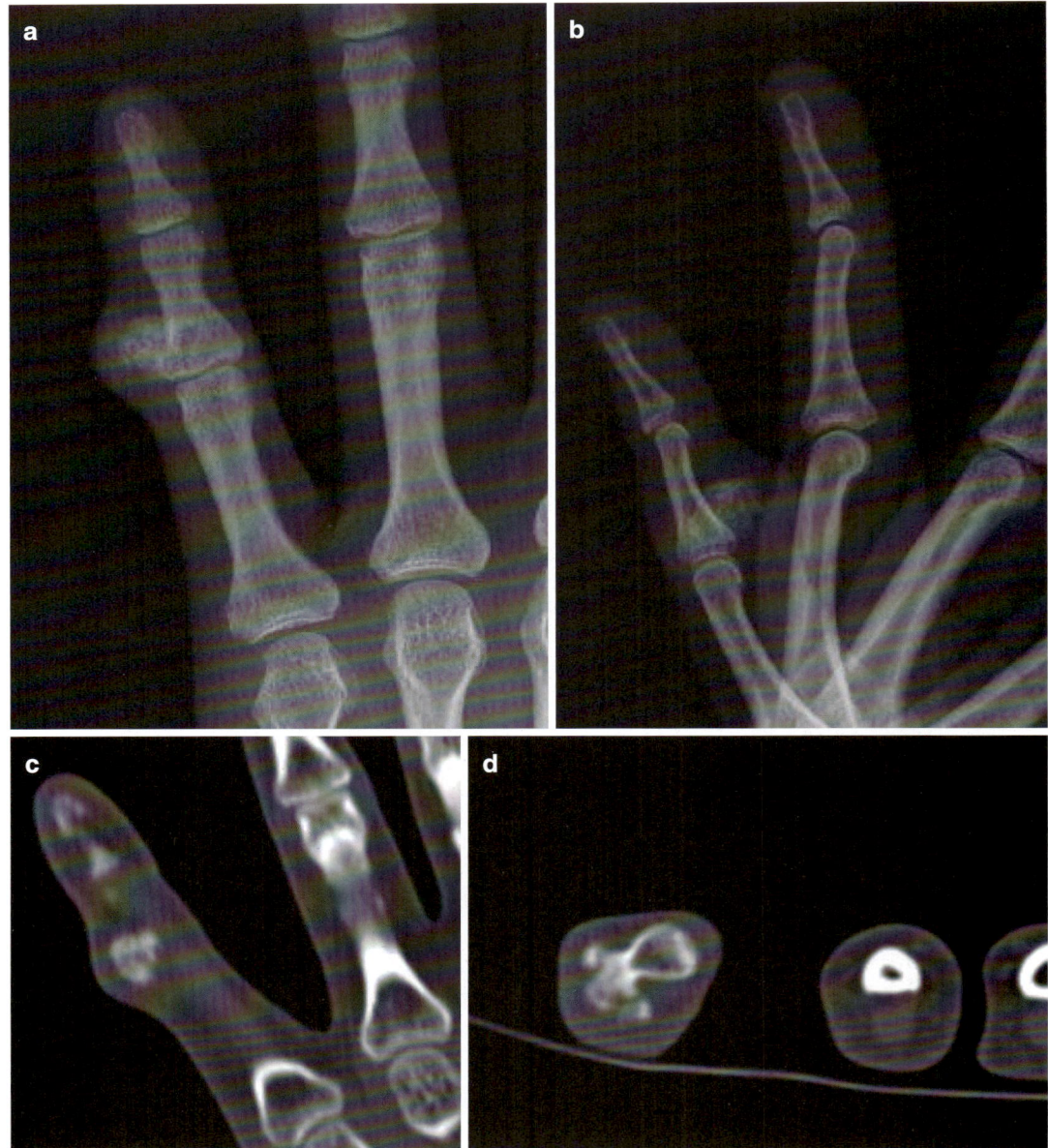

图12.7　病例7

1. 你在X线片上观察到了什么？

2. 列出你的鉴别诊断。

3. CT的哪种特征性表现有助于本病区别于骨软骨瘤？

4. 最有可能的诊断是什么？

■ 病例8

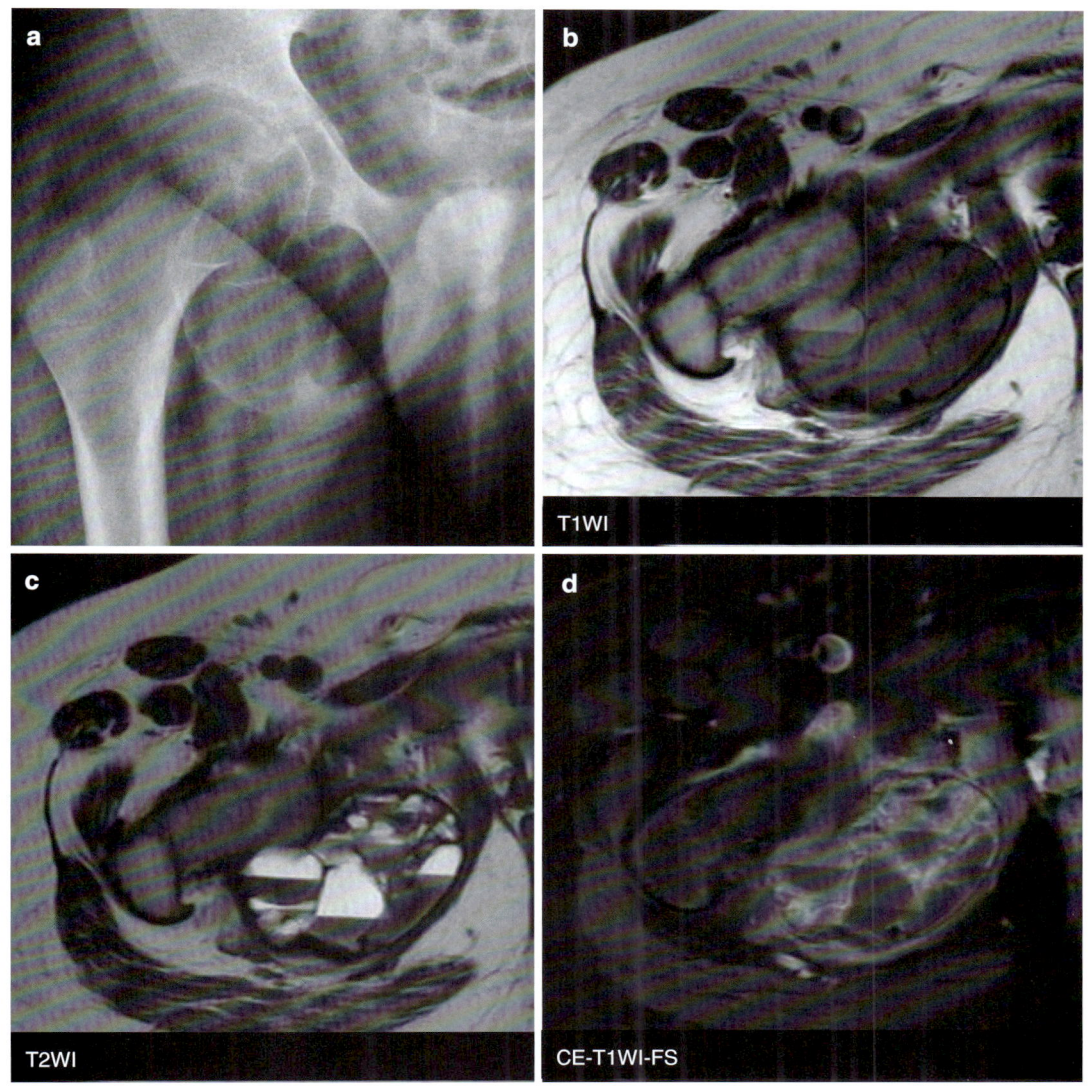

图12.8　病例8

1. 你在X线片上观察到了什么？

2. MRI上的特征性表现有哪些？

3. 最有可能的诊断是什么？

4. 继发性动脉瘤样骨囊肿的定义是什么？

5. 原发性动脉瘤样骨囊肿的典型MRI表现有哪些？

■ 病例9

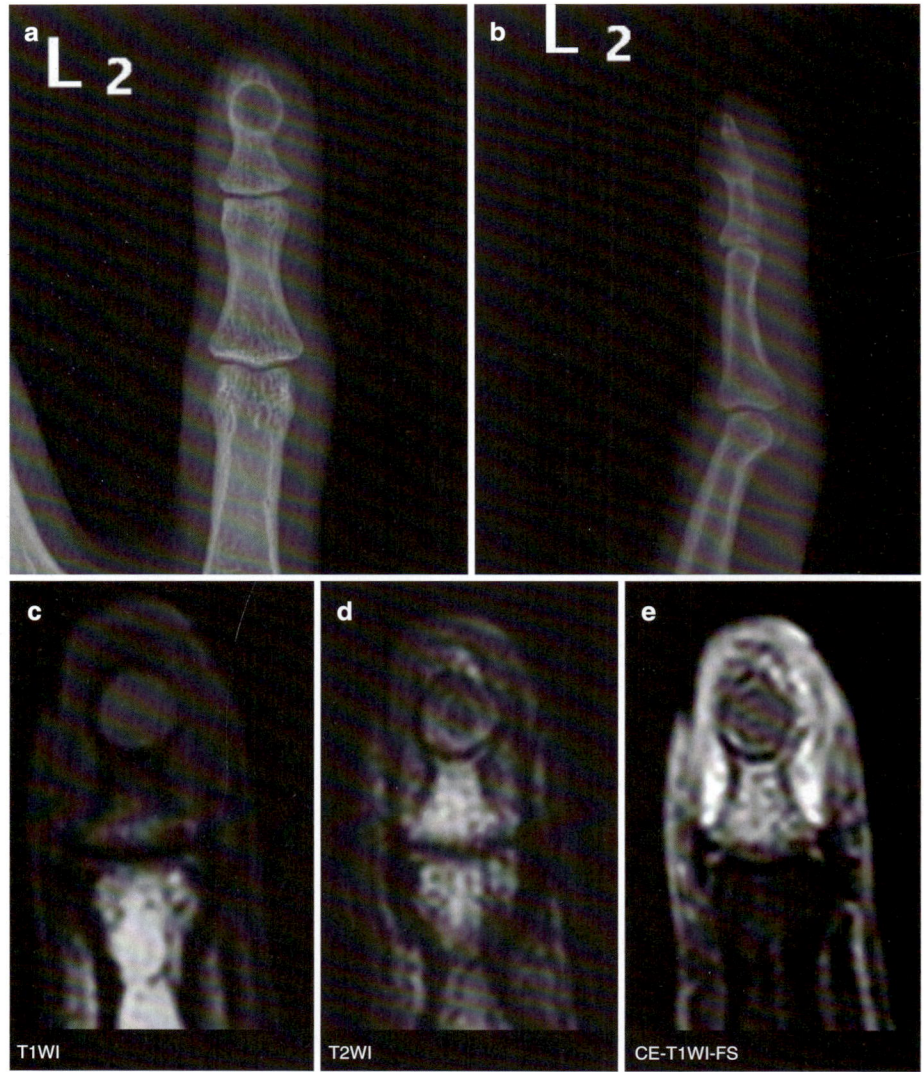

图12.9　病例9

1. 你在X线片上观察到了什么？

2. 列出你的鉴别诊断。

3. 最有可能的诊断是什么？

4. 表皮包涵体囊肿最常见的部位是哪里？

5. MRI的哪些表现有助于本病区别于血管球瘤？

■ 病例10

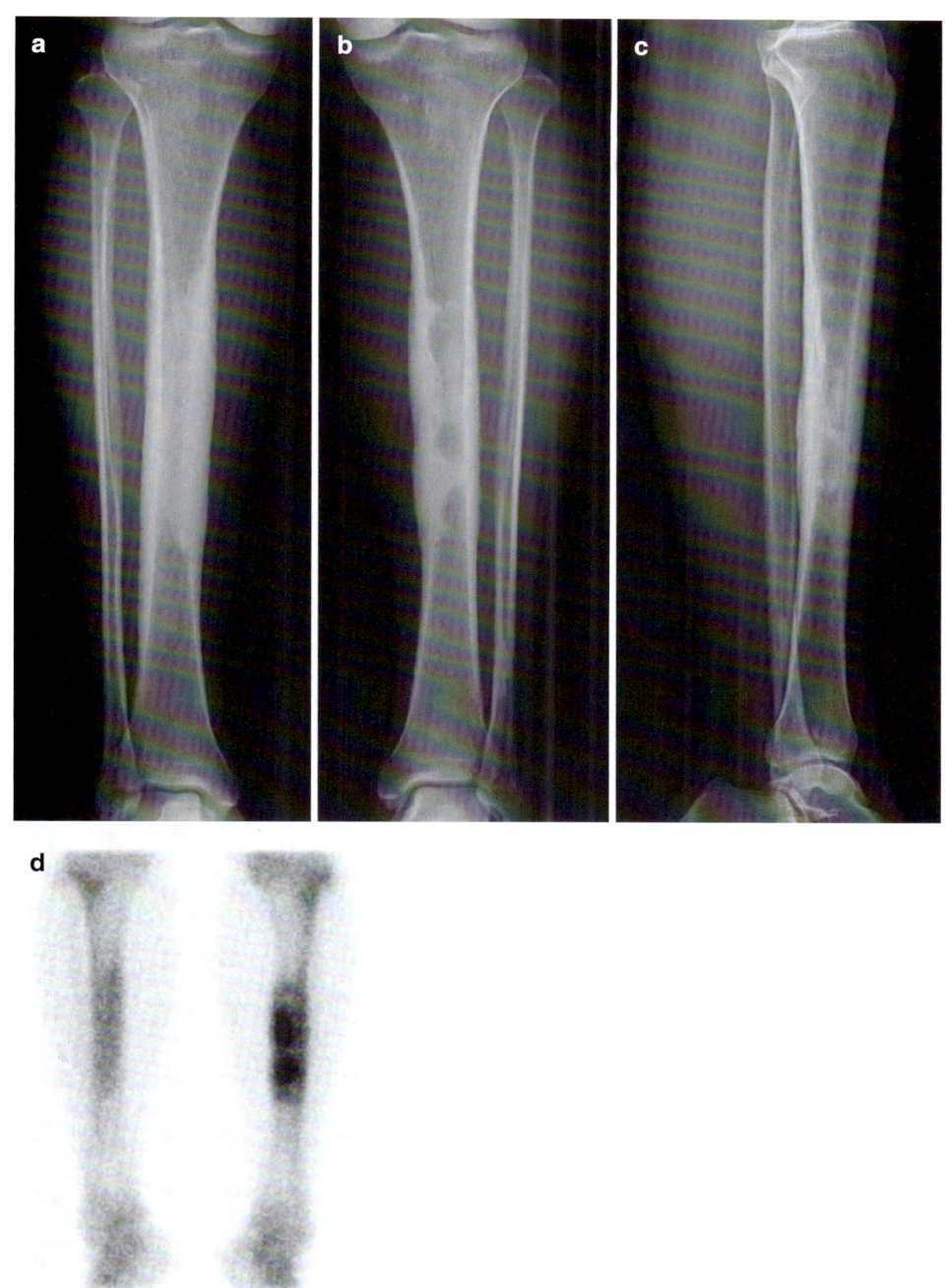

图12.10 病例10

1. 你观察到的征象有哪些？

2. 可能的诊断是什么？

3. 这种疾病是否累及骨骺？

4．这种疾病是否可以单侧发生？

5．若这种病变累及单骨，列出鉴别诊断。

■ 病例11

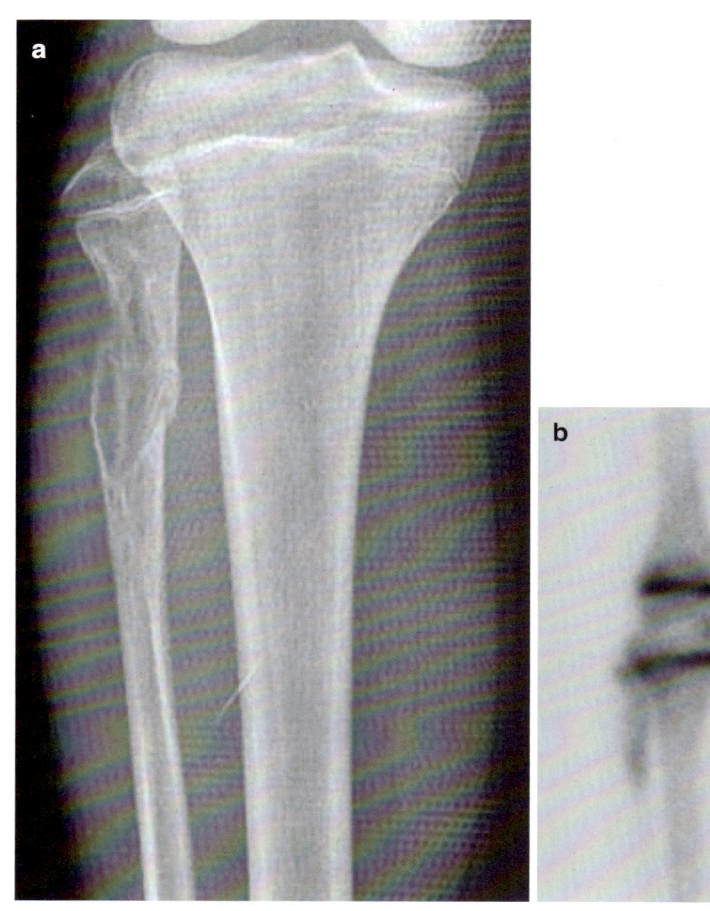

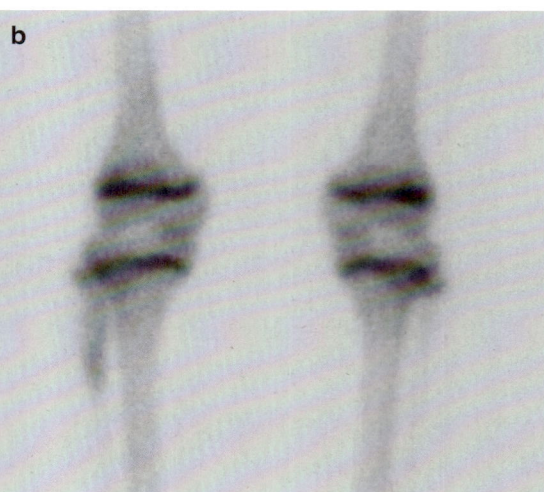

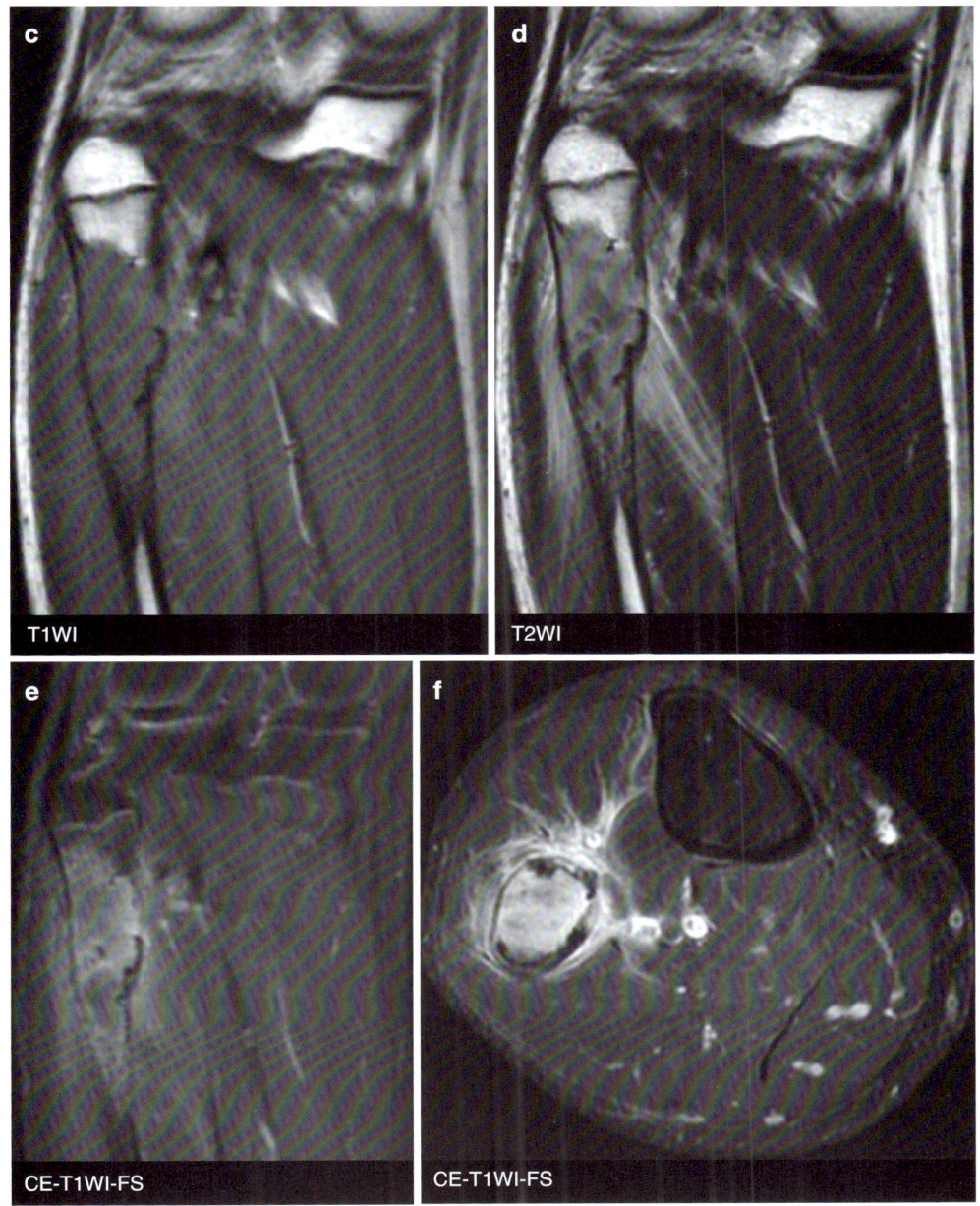

图12.11　病例11

1. 根据X线片上的表现，列出鉴别诊断。

2. 哪些X线表现提示肿瘤具有侵袭性？

3. 最有可能的诊断是什么？

4. 哪些X线表现可协助鉴别低度恶性中央型骨肉瘤和普通型骨肉瘤？

■ 病例12

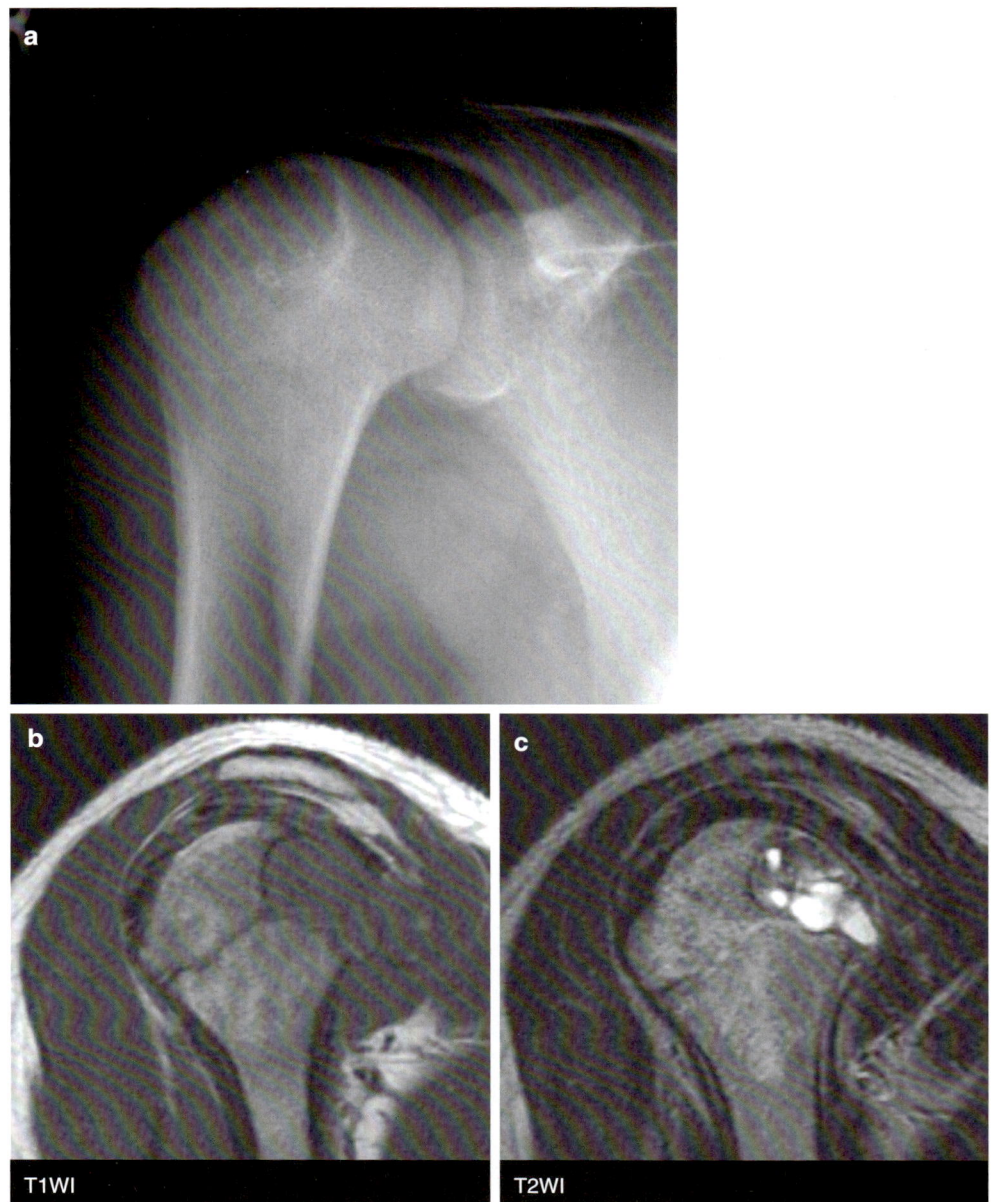

图12.12 病例12

1. 列出本病的鉴别诊断。

2. 最有可能的诊断是什么？

3. MRI上的特征性表现是什么？

4. 本病在足部的好发部位是哪里？

■ 病例13

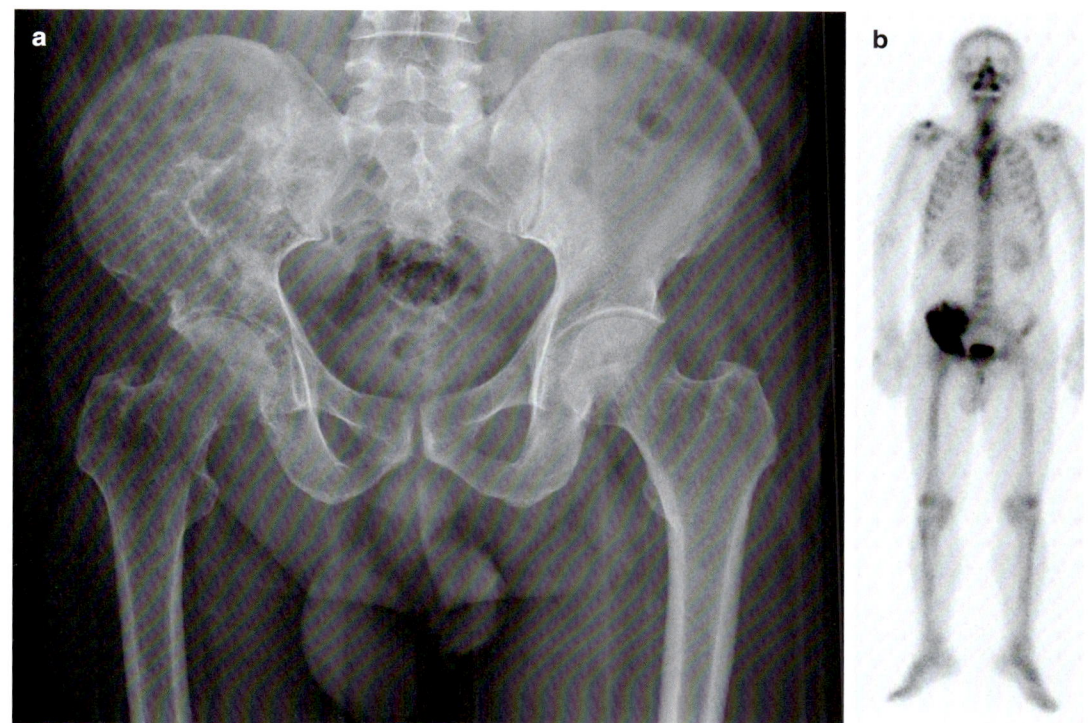

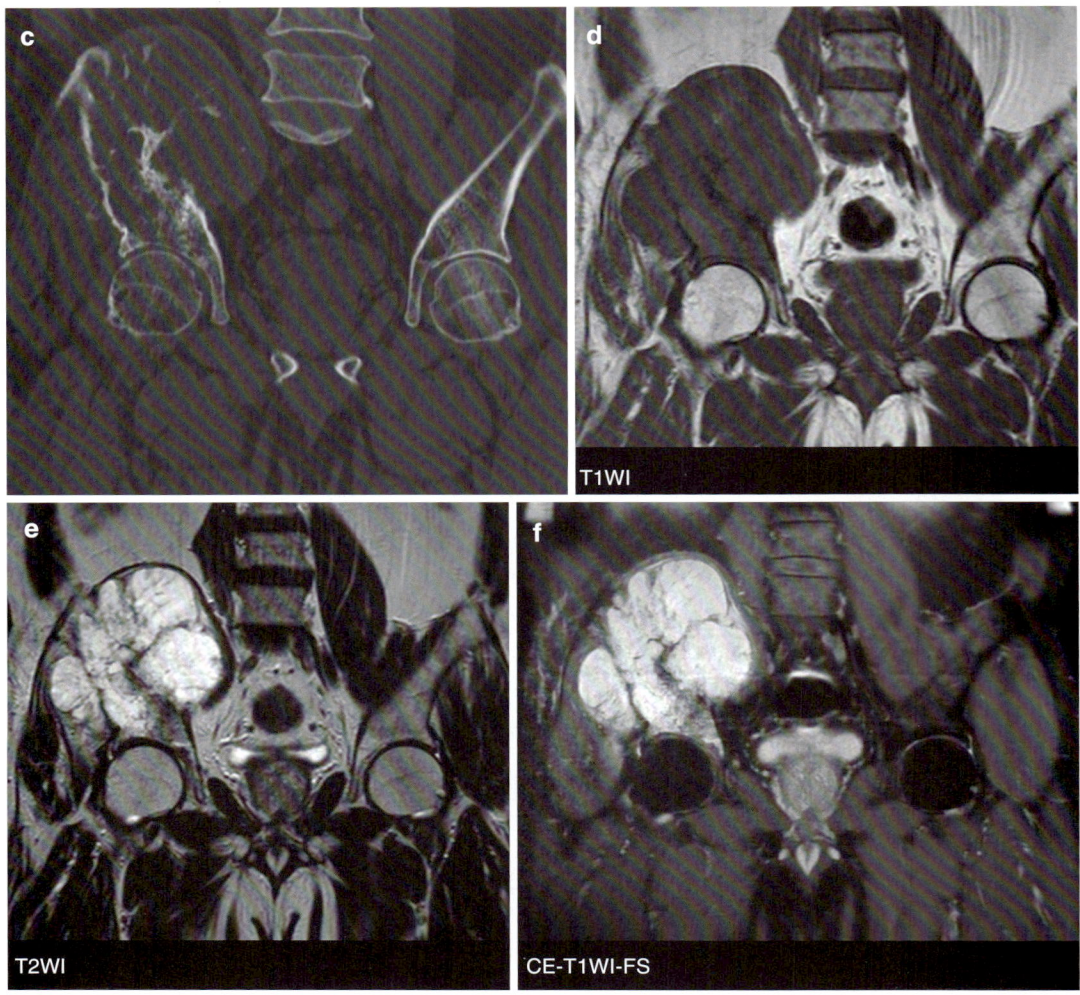

图12.13 病例13

1. 你在CT上观察到了什么？

2. 你在MRI上观察到了什么？

3. 最有可能的诊断是什么？

4. 哪些X线表现能提示组织学上的高级别恶性病变？

■ 病例14

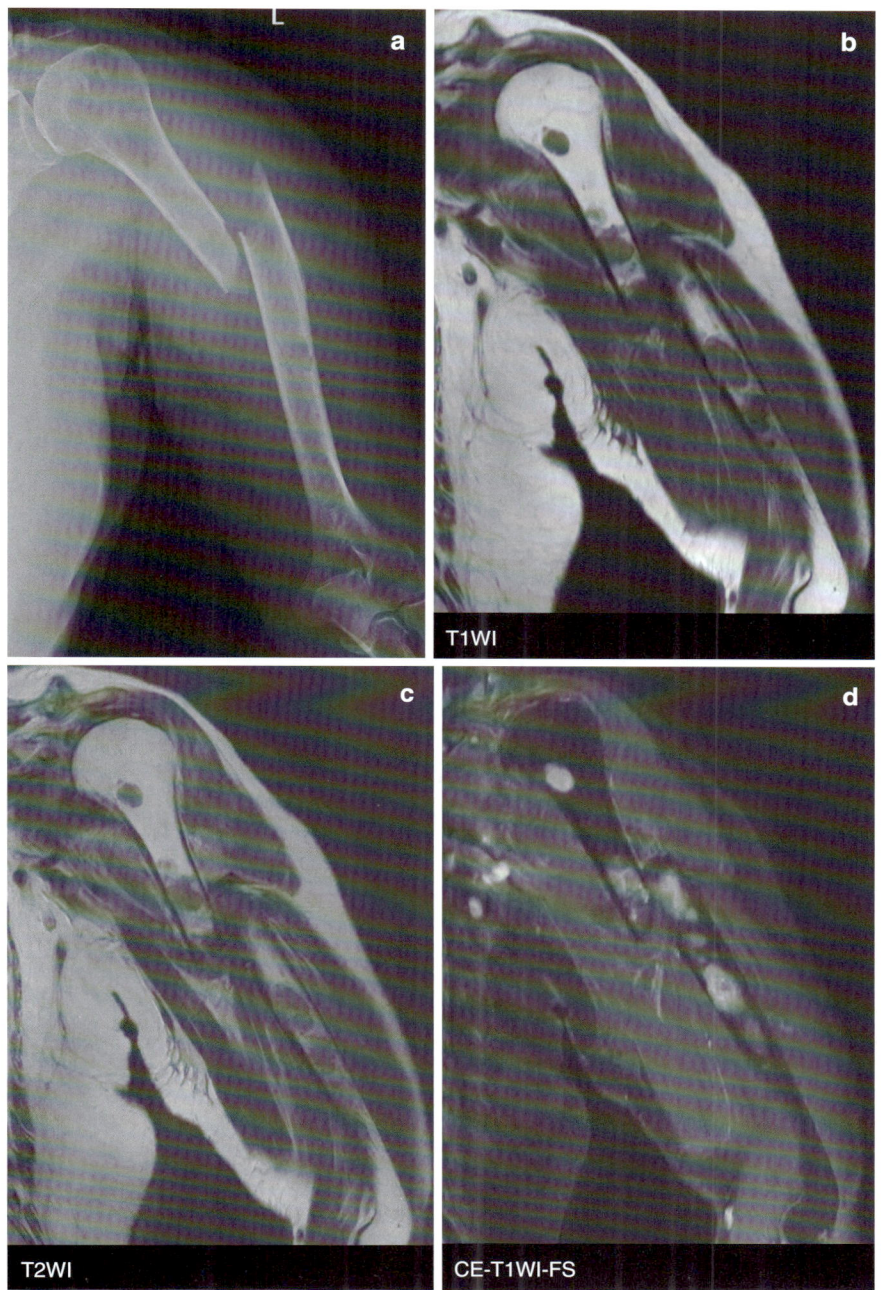

图12.14　病例14

1．可能的诊断是什么？

2．列出多发性骨髓瘤好发的骨骼部位。

3．解释出现上述现象的原因。

4．多发性骨髓瘤和浆细胞瘤可以表现为骨质增生硬化吗？

5．POEMS代表什么？

■ **病例15**

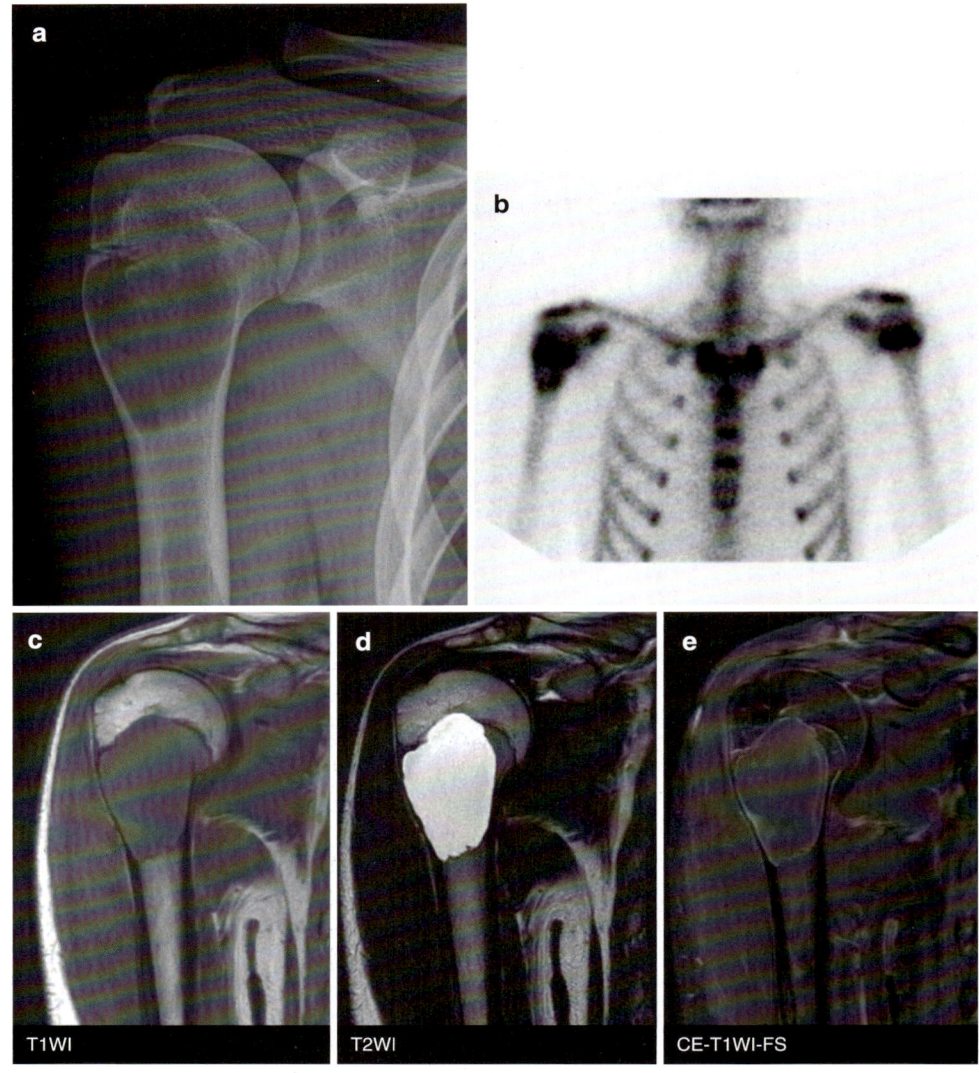

图12.15　病例15

1. 可能的诊断是什么？

2. 最常见的部位是哪里？

3. 什么是"骨片陷落征"？

4. 纤维结构不良能看到"骨片陷落征"吗？

5. 简要列出跟骨体前部呈边界清楚透亮影的鉴别诊断。

■ 病例16

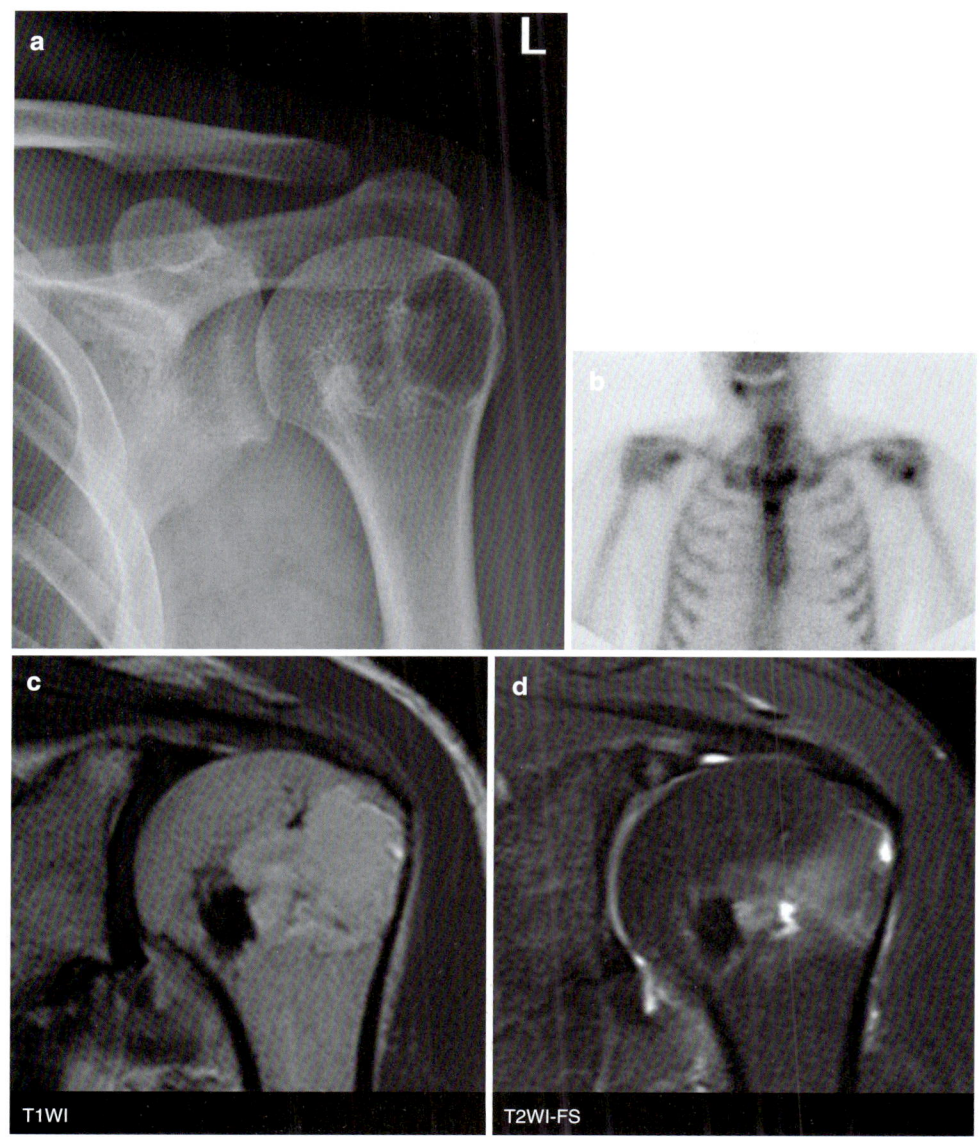

图12.16　病例16

1. 你在X线片上观察到了什么?

2. 你在MRI上观察到了什么?

3. 在这种情况下,伴随钙化或骨化的发病机制是什么?

4. 可能的诊断是什么?

■ **病例17**

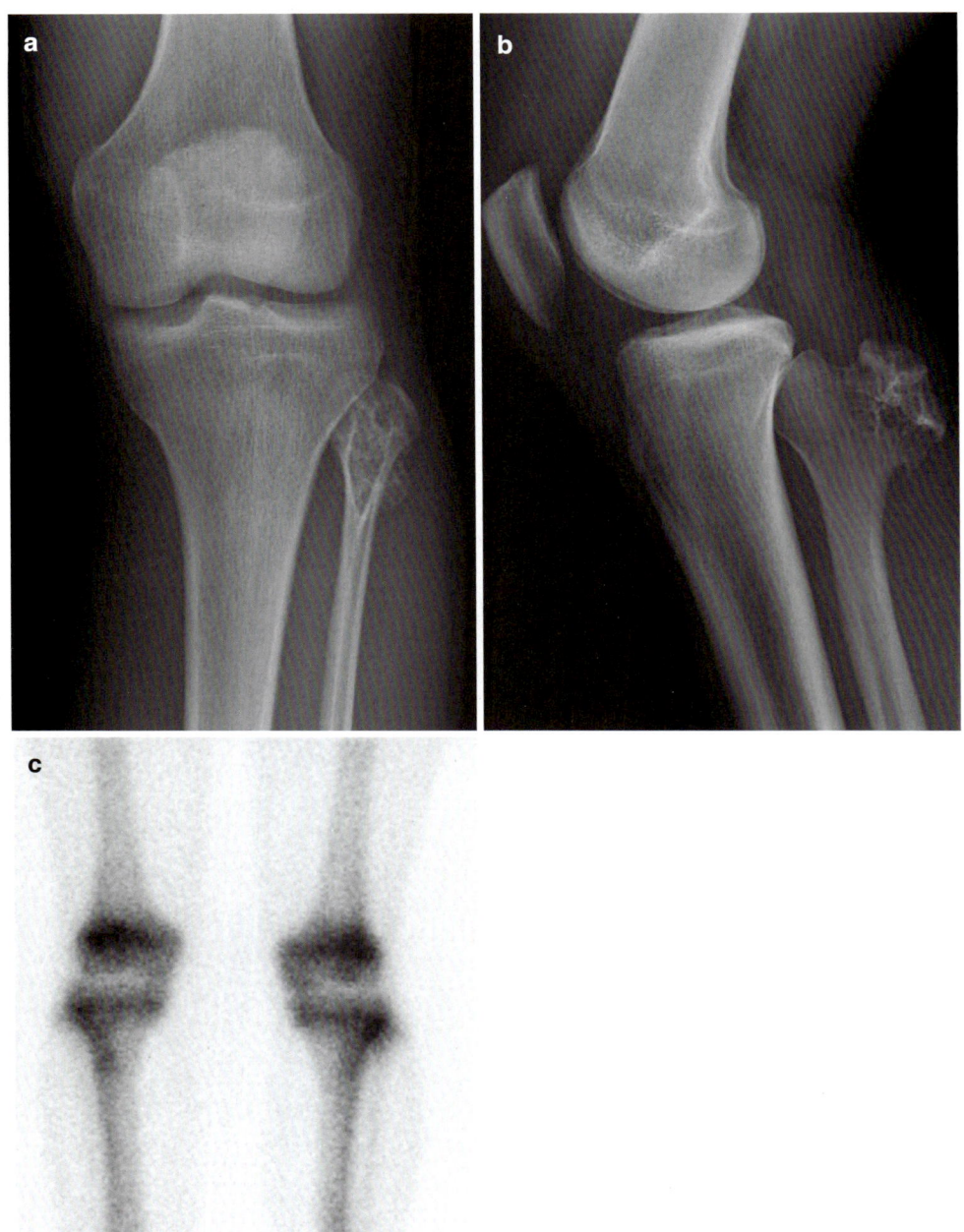

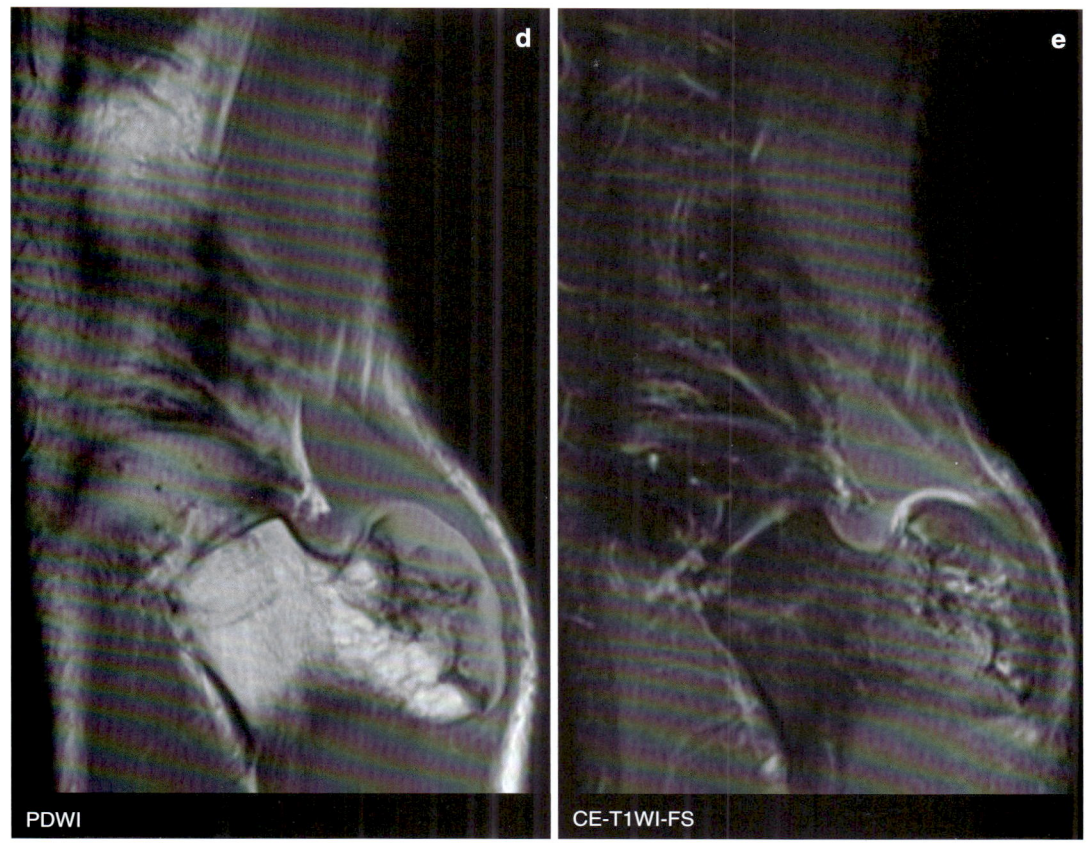

图12.17　病例17

1．本病有哪些特征性表现？

2．列出鉴别诊断。

3．最有可能的诊断是什么？

4．该病变何时会停止生长？

■ 病例18

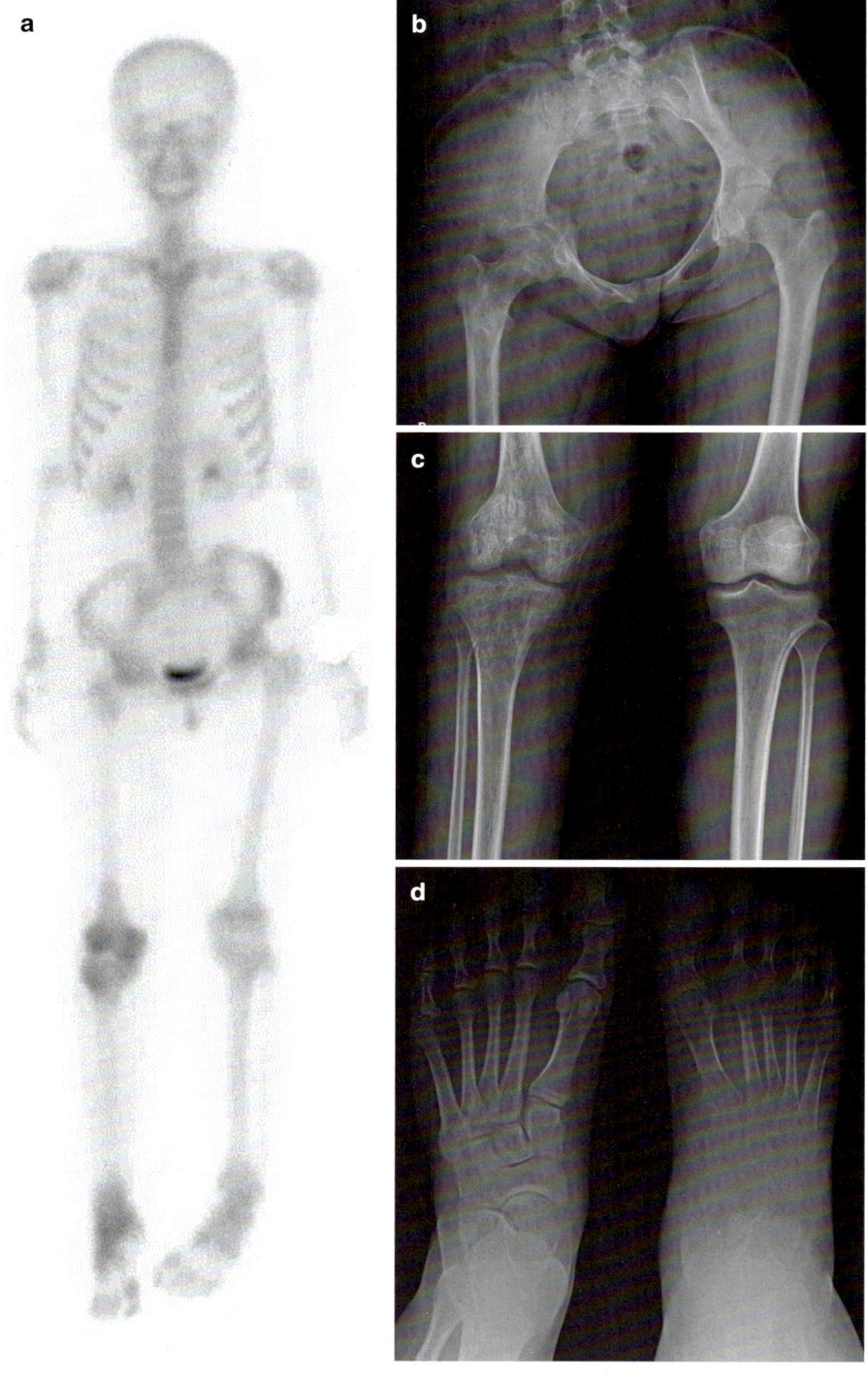

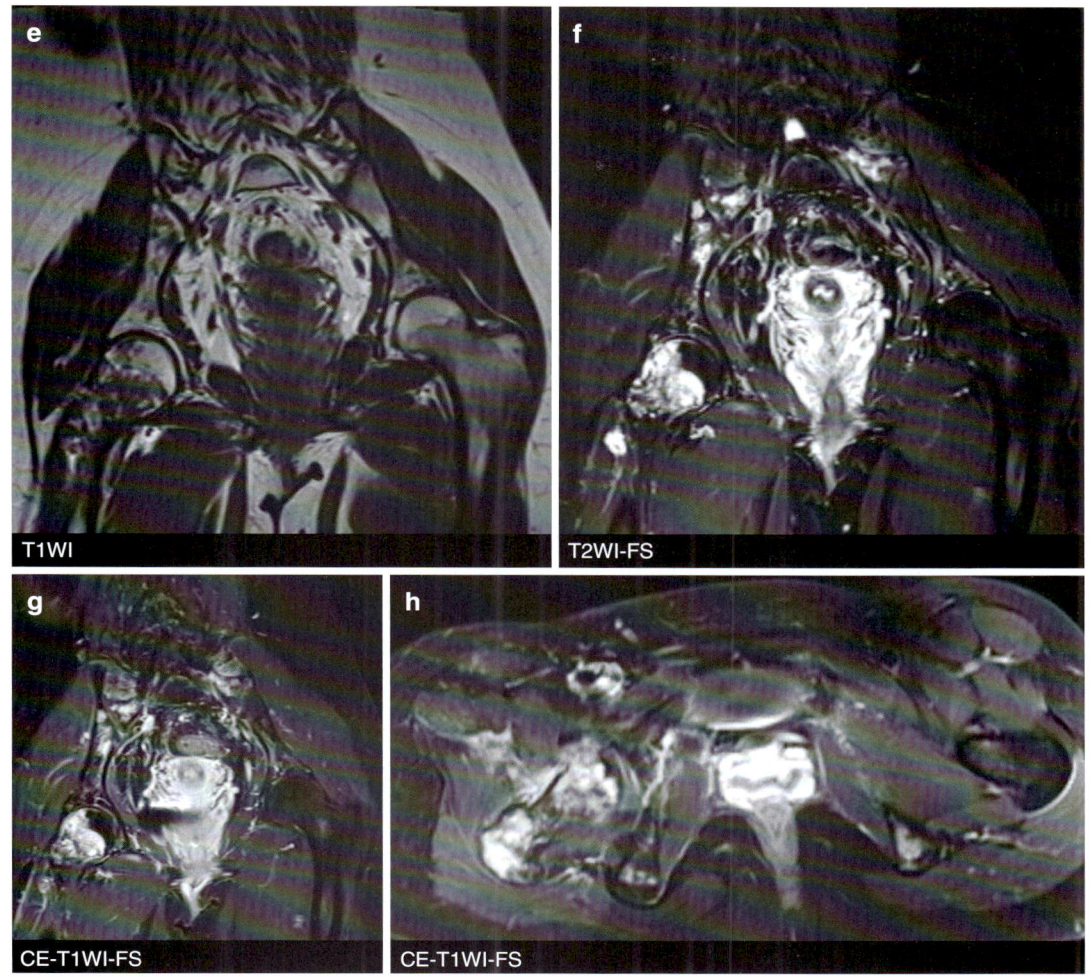

图12.18 病例18

1．你在X线片上观察到了什么？

2．你在MRI上观察到了什么？

3．列出鉴别诊断。

4．最有可能的诊断是什么？

■ **病例19**

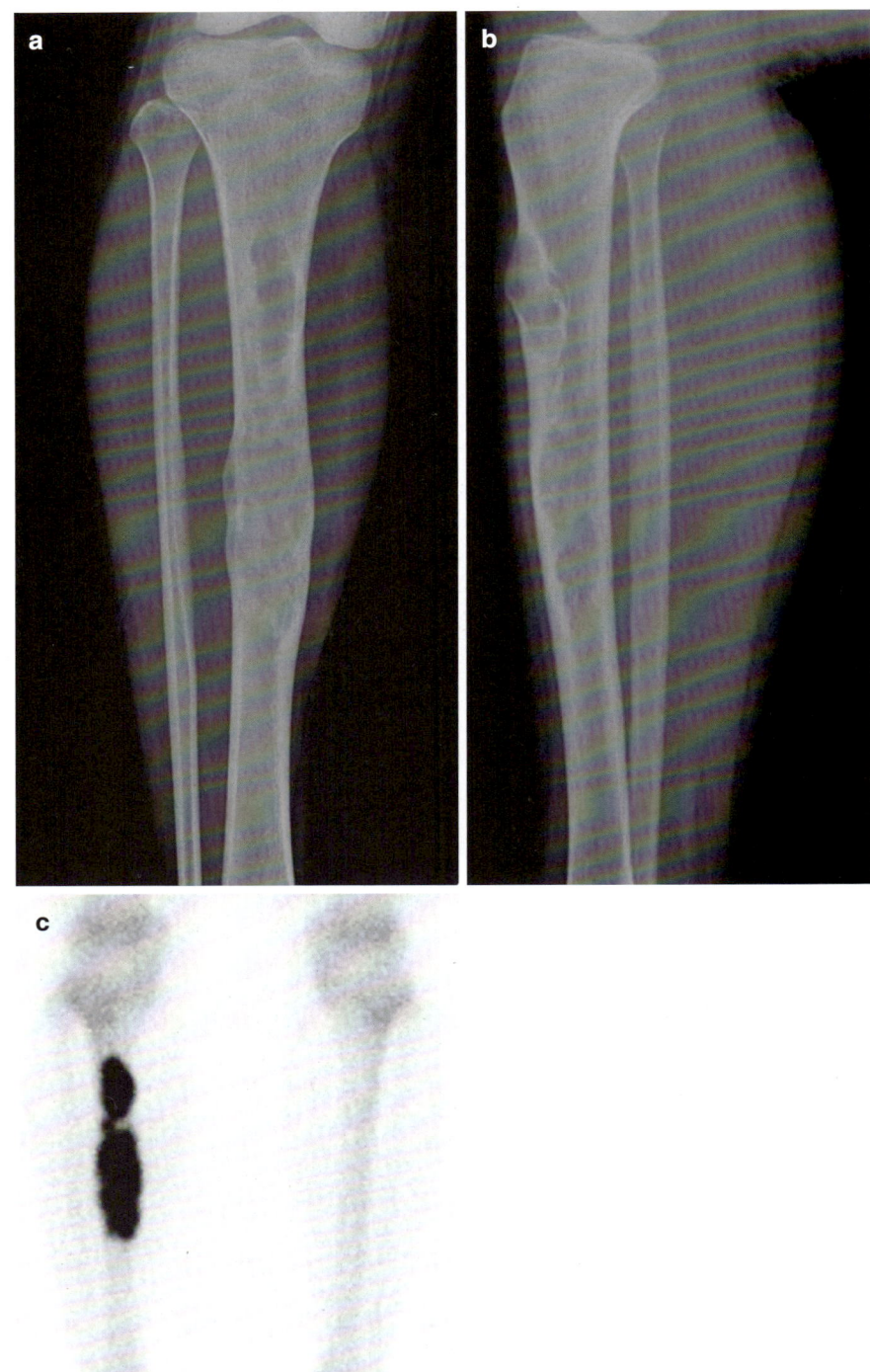

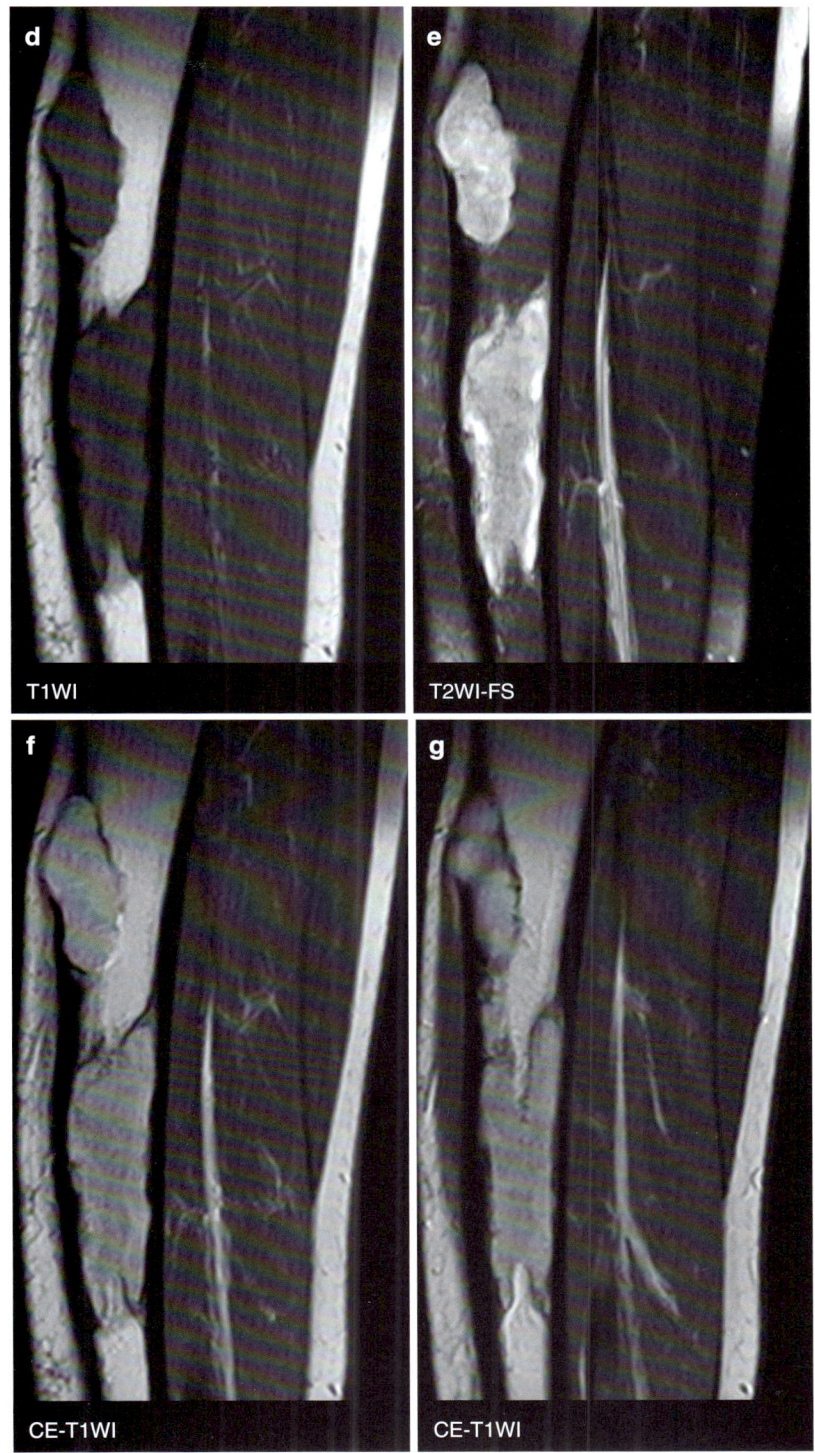

图12.19 病例19

1. 鉴别诊断有哪些?

2. 最有可能的诊断是什么?

3. 最常见的部位是哪里?

4. 本病与纤维结构不良在骨骼的发生位置上有什么不同?

■ 病例20

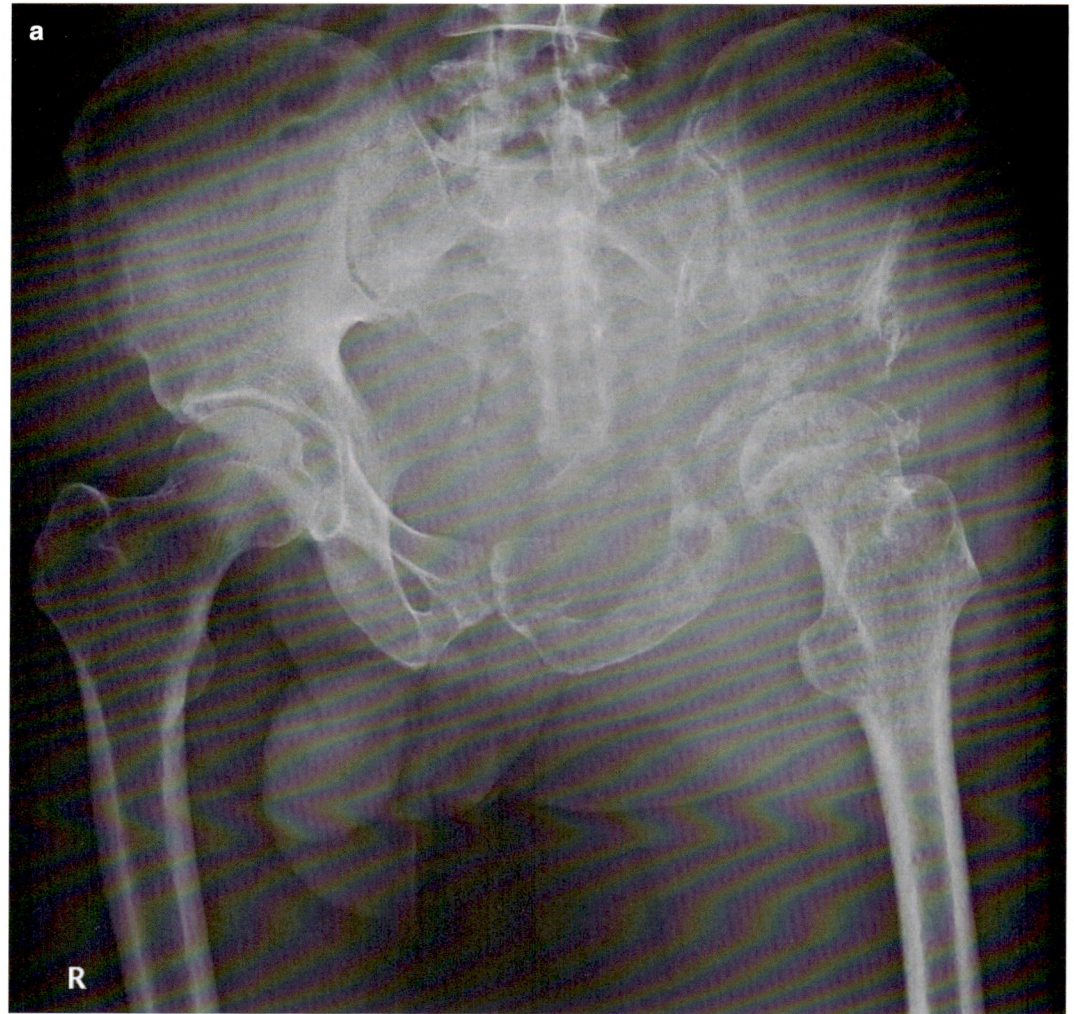

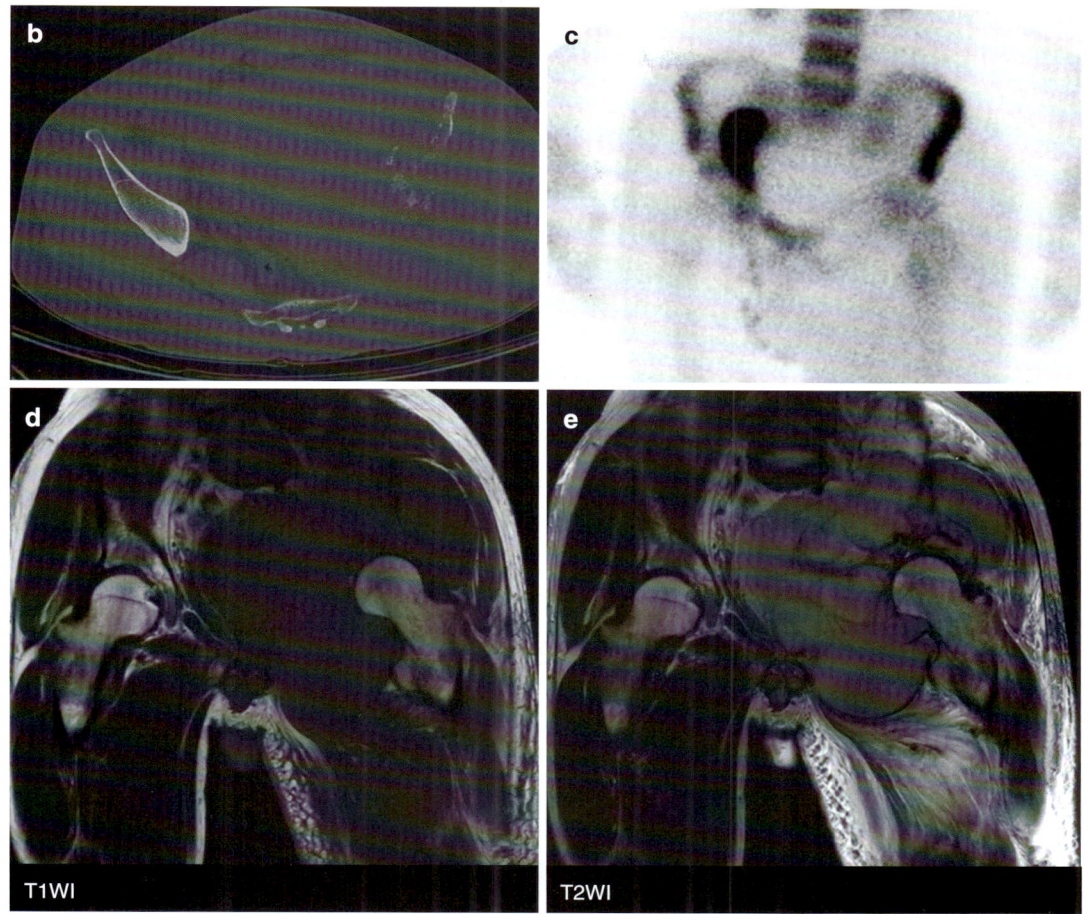

图12.20 病例20

1. 本病在CT上的特征性表现是什么？

2. 列出病变内可出现游离骨的疾病。

3. 本病在T2WI上的信号强度有什么特征？

4. 可能的诊断是什么？

5. 这些病变发生的典型部位是哪里？

6. 原发性骨淋巴瘤的定义是什么？

■ 病例21

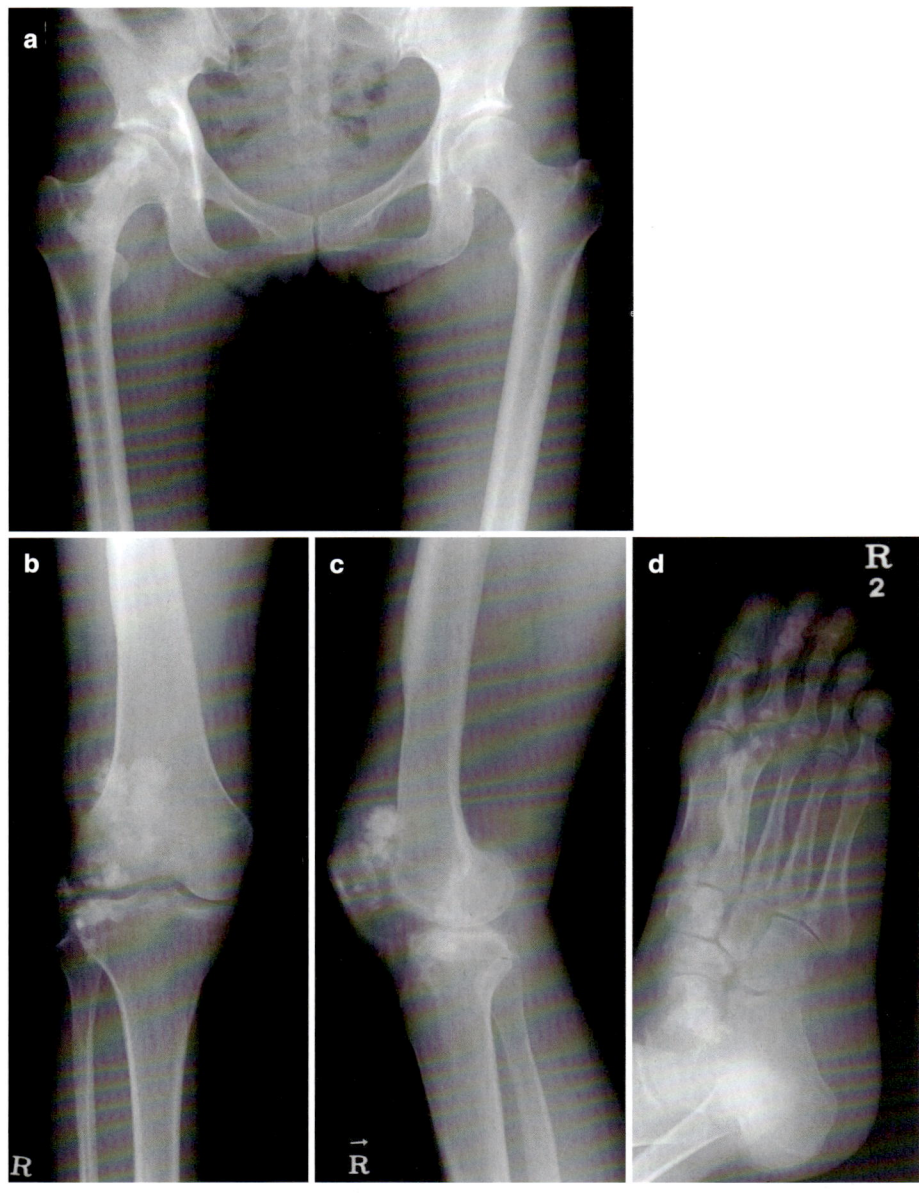

图12.21　病例21

1. 最有可能的诊断是什么？

2. 本病是否可以侵犯软组织？

3. 本病的X线表现是什么？

4. 最常见的部位是哪里？

5. 骨质的沉积是从哪里开始的？

■ 病例22

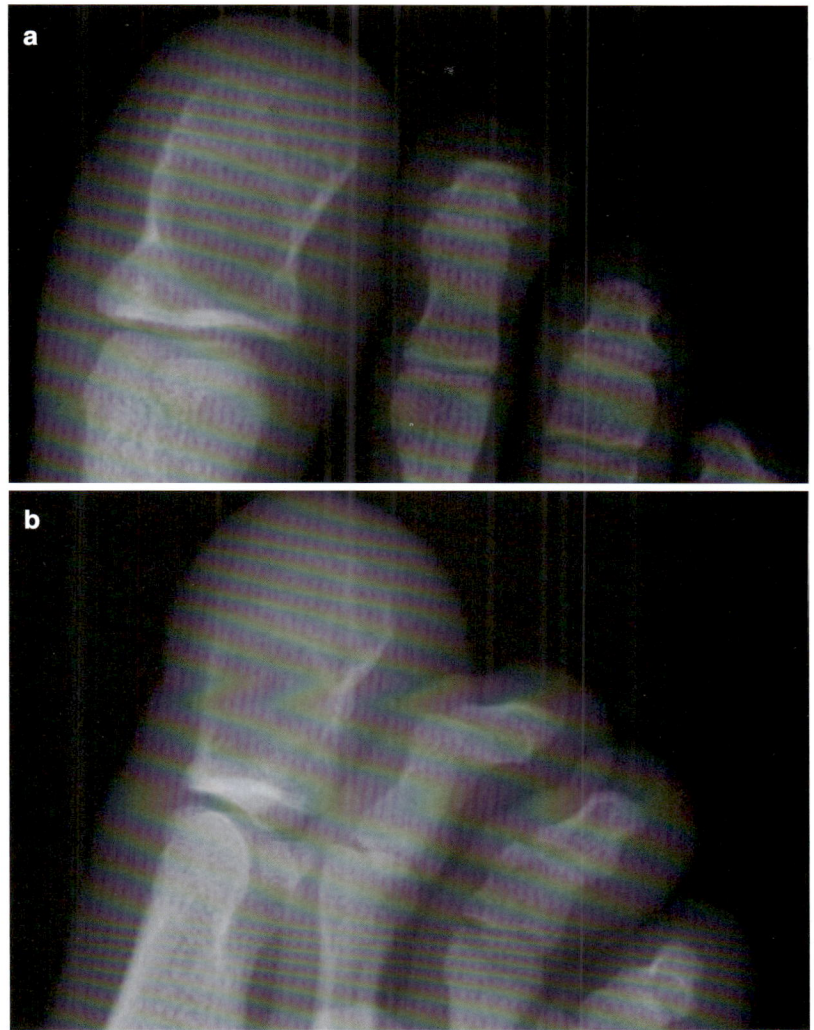

图12.22　病例22

1. 你在X线片上观察到了什么？

2. 你观察到基质钙化了吗？

3. 你的鉴别诊断是什么？

4. 最有可能的诊断是什么？

5. 钙化在软骨黏液纤维瘤中常见吗？

■ 病例23

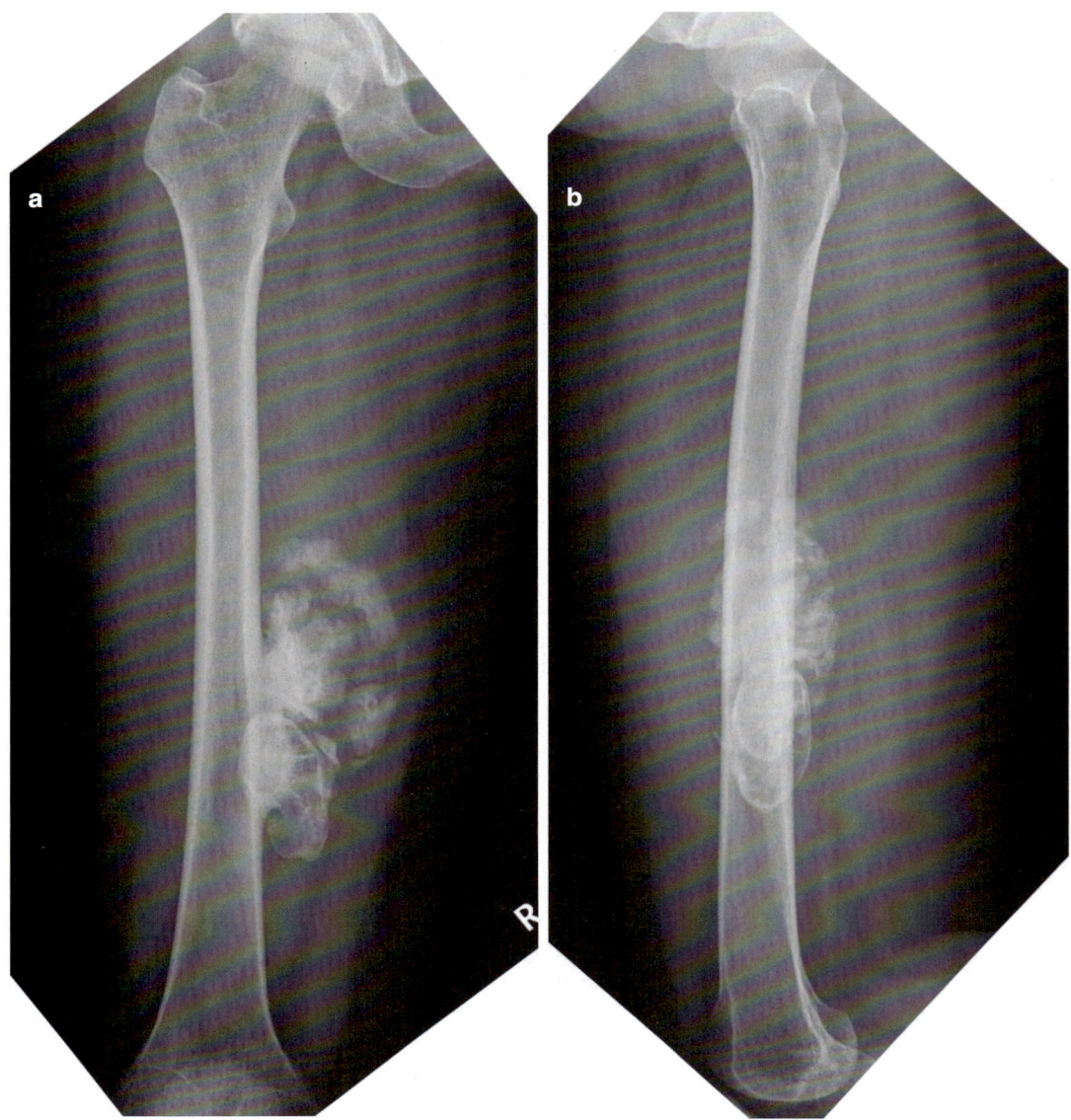

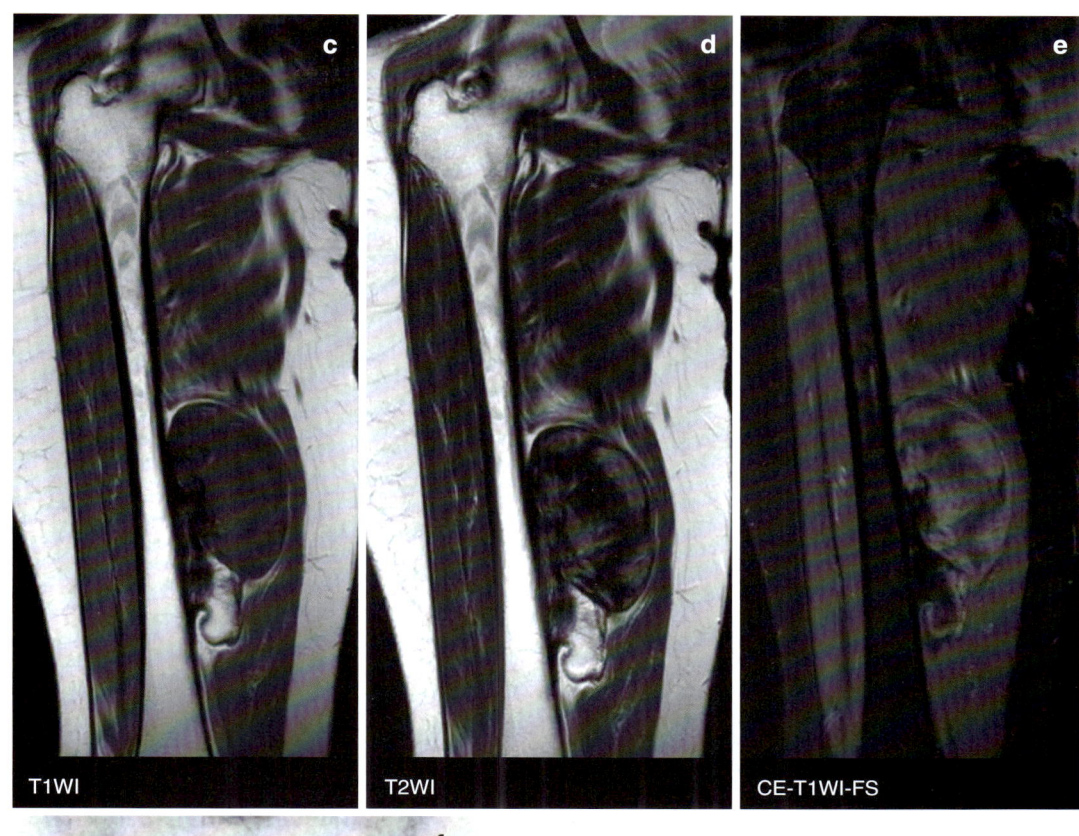

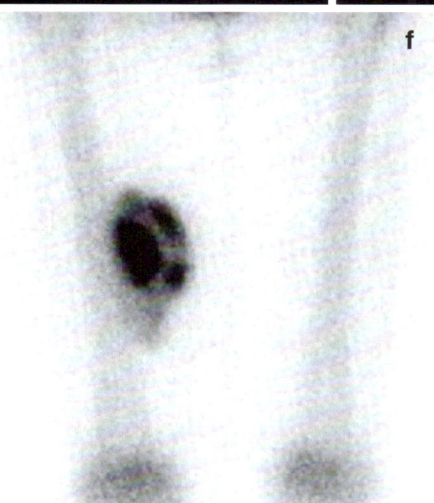

图12.23 病例23

1. 你在X线片上观察到了什么？

2. MRI上的特征性表现是什么？

3. 列出鉴别诊断。

4. 最有可能的诊断是什么？

5. 表面骨肉瘤的亚型包括哪些？

■ 病例24

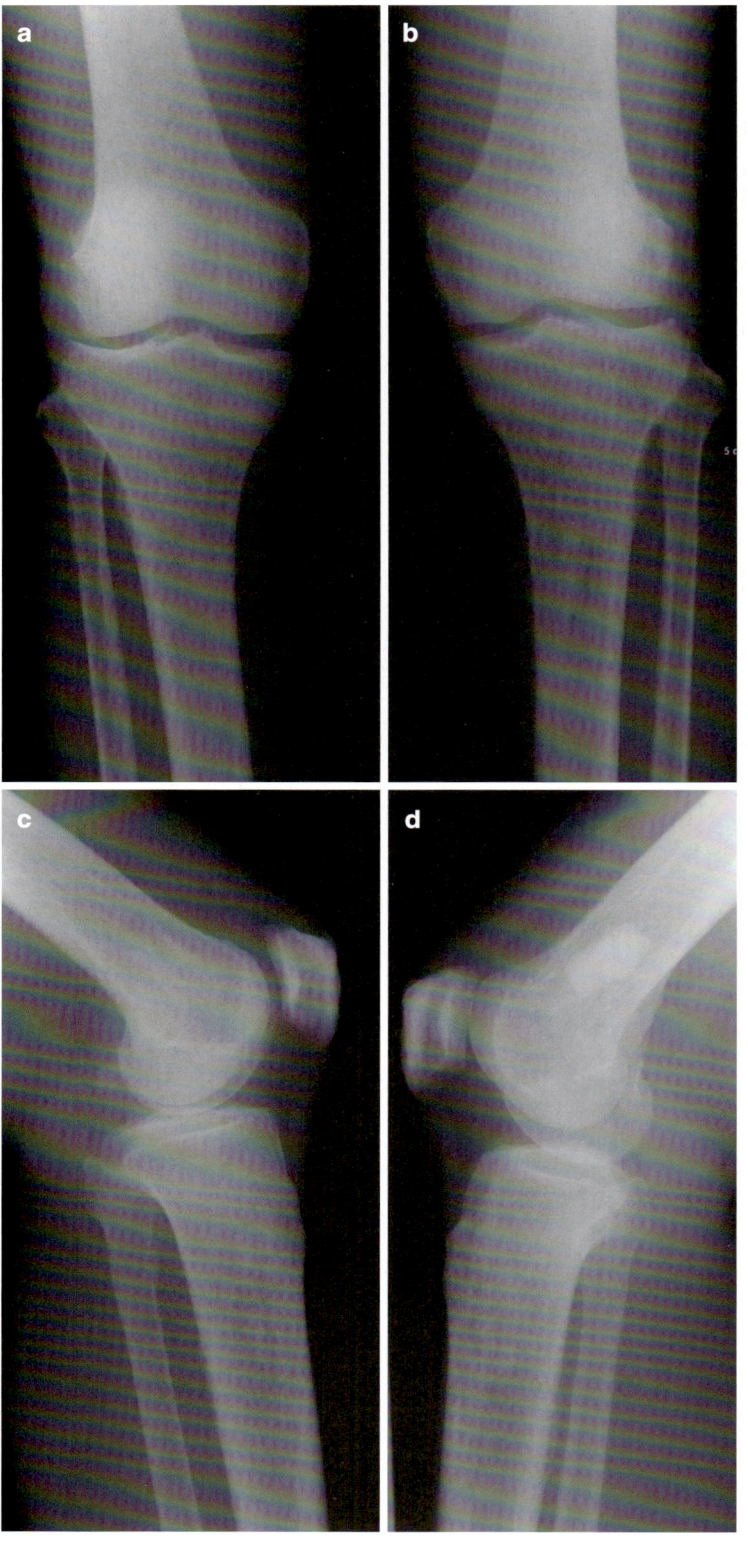

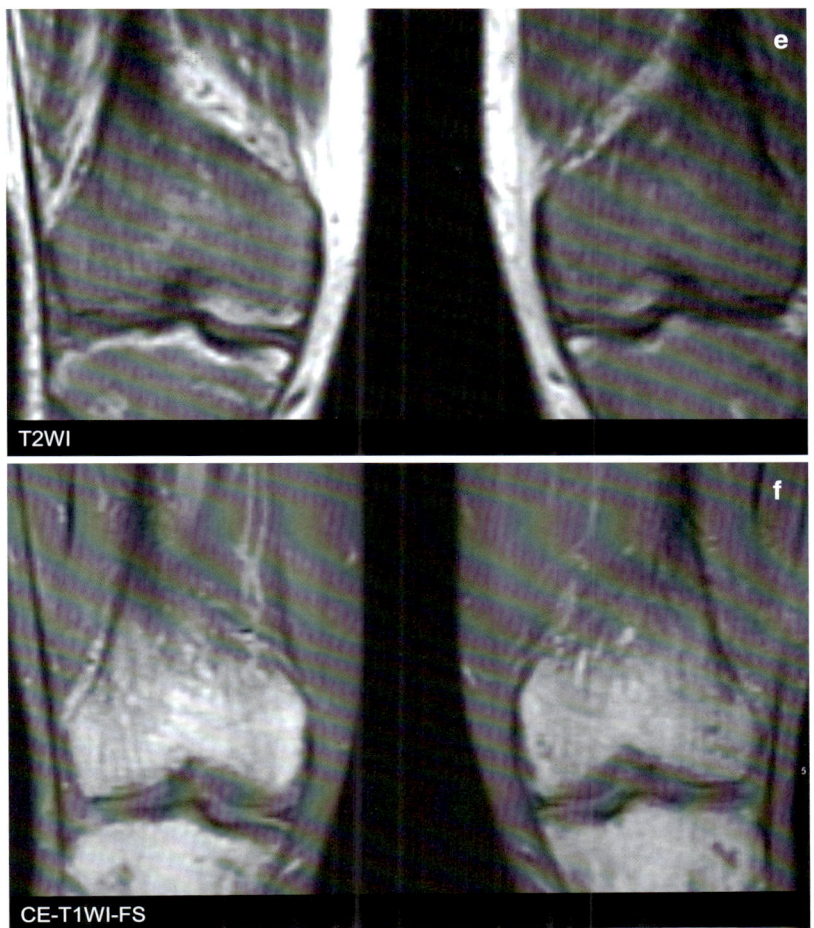

图12.24　病例24

1. 你在X线片上观察到了什么？

2. MRI上的特征性表现是什么？

3. 可能的诊断是什么？

4. 本病的好发部位是哪里？

5. 本病是否累及骨骺？

6. 本病患者还可能出现哪些临床和骨外表现？

■ 病例25

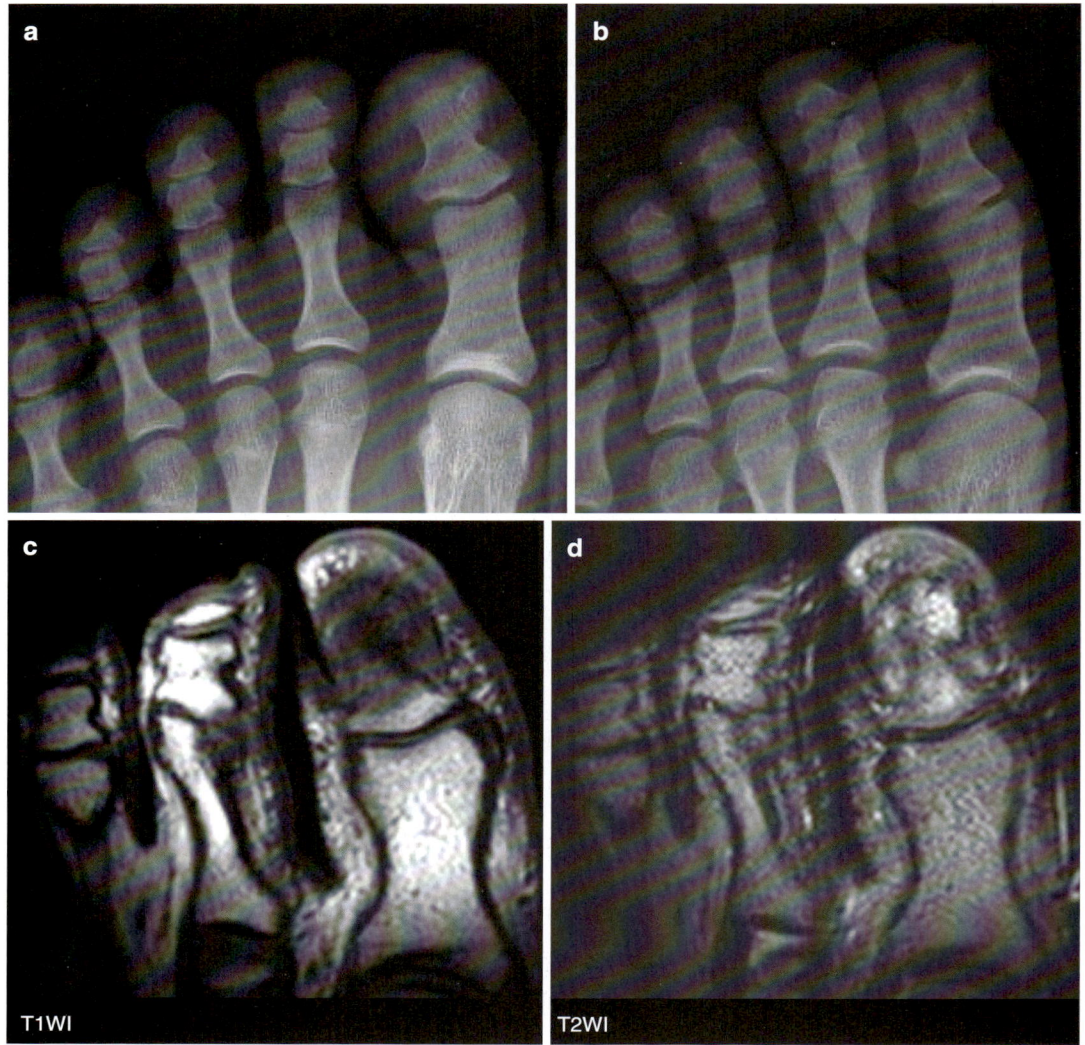

图12.25　病例25

1. 可能的诊断是什么？

2. 甲下外生骨疣最常见的部位是哪里？

3. 为什么病变发生在趾（指）骨背侧而不是足底（手掌）侧？

4. 本病的病因是什么？

5. 该病变是否与邻近骨的骨皮质和骨髓腔相延续？

■ 病例26

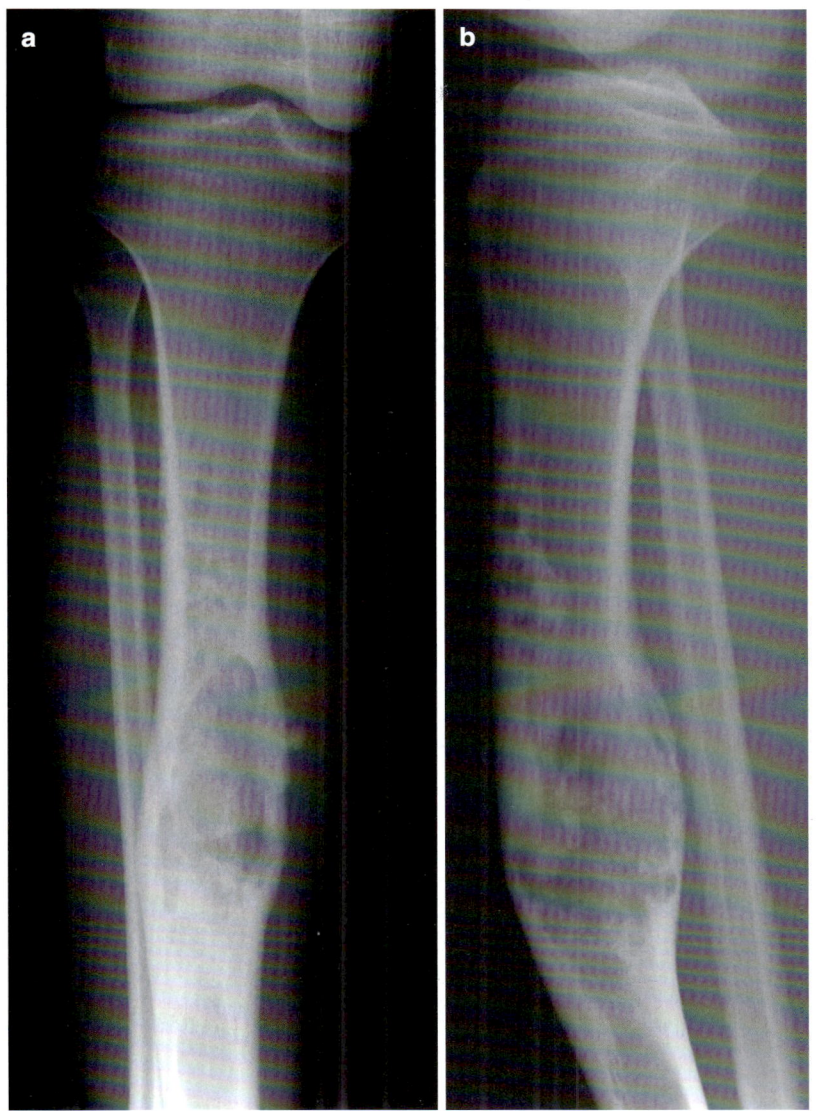

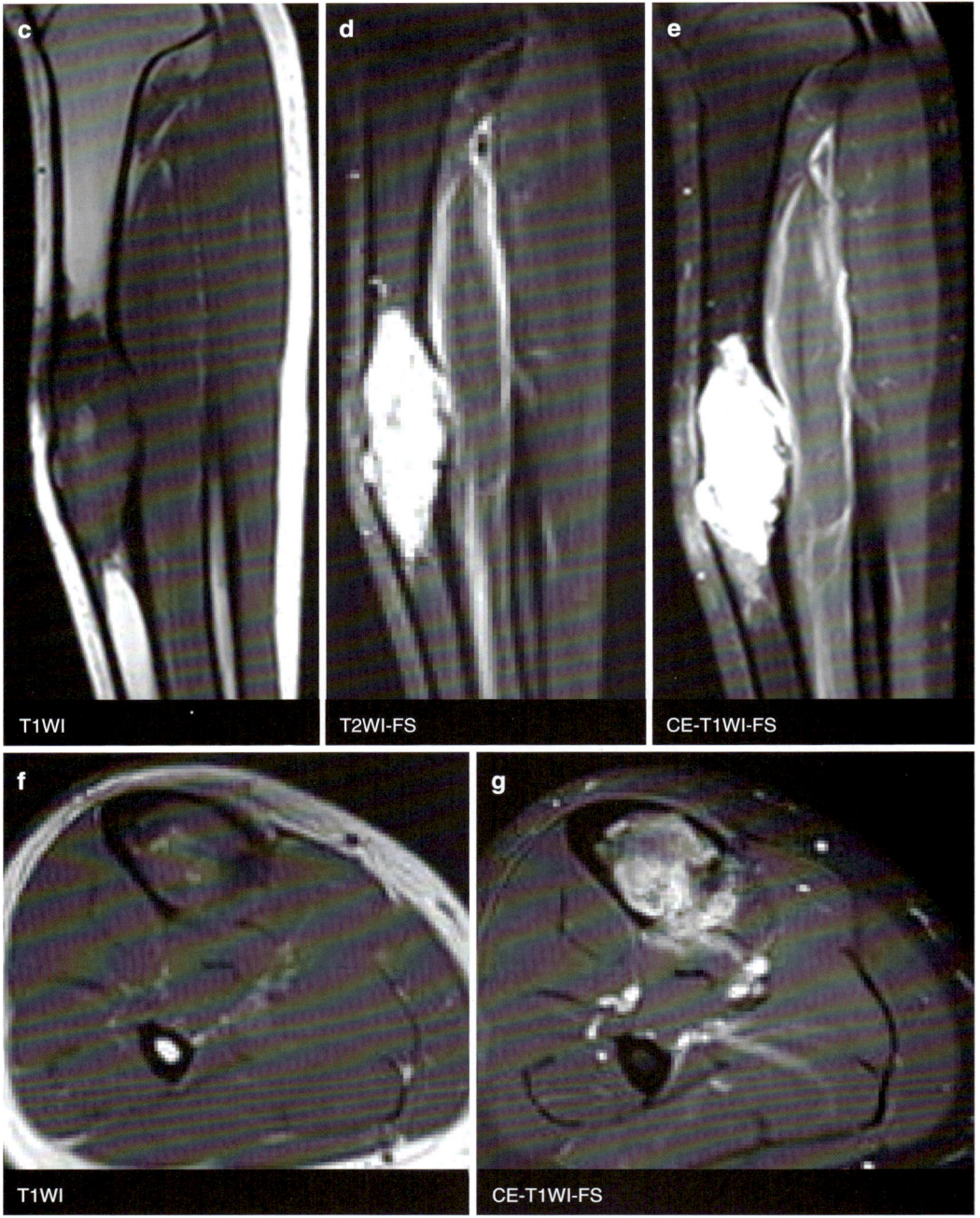

图12.26　病例26

译者注：图12.26d应为CE-T1WI-FS而非T2WI-FS。

1. 你在X线片上观察到了什么？
2. 你在MRI上观察到了什么？
3. 你的鉴别诊断是什么？
4. 最有可能的诊断是什么？
5. 大多数造釉细胞瘤发生在哪一块骨骼？

■ 病例27

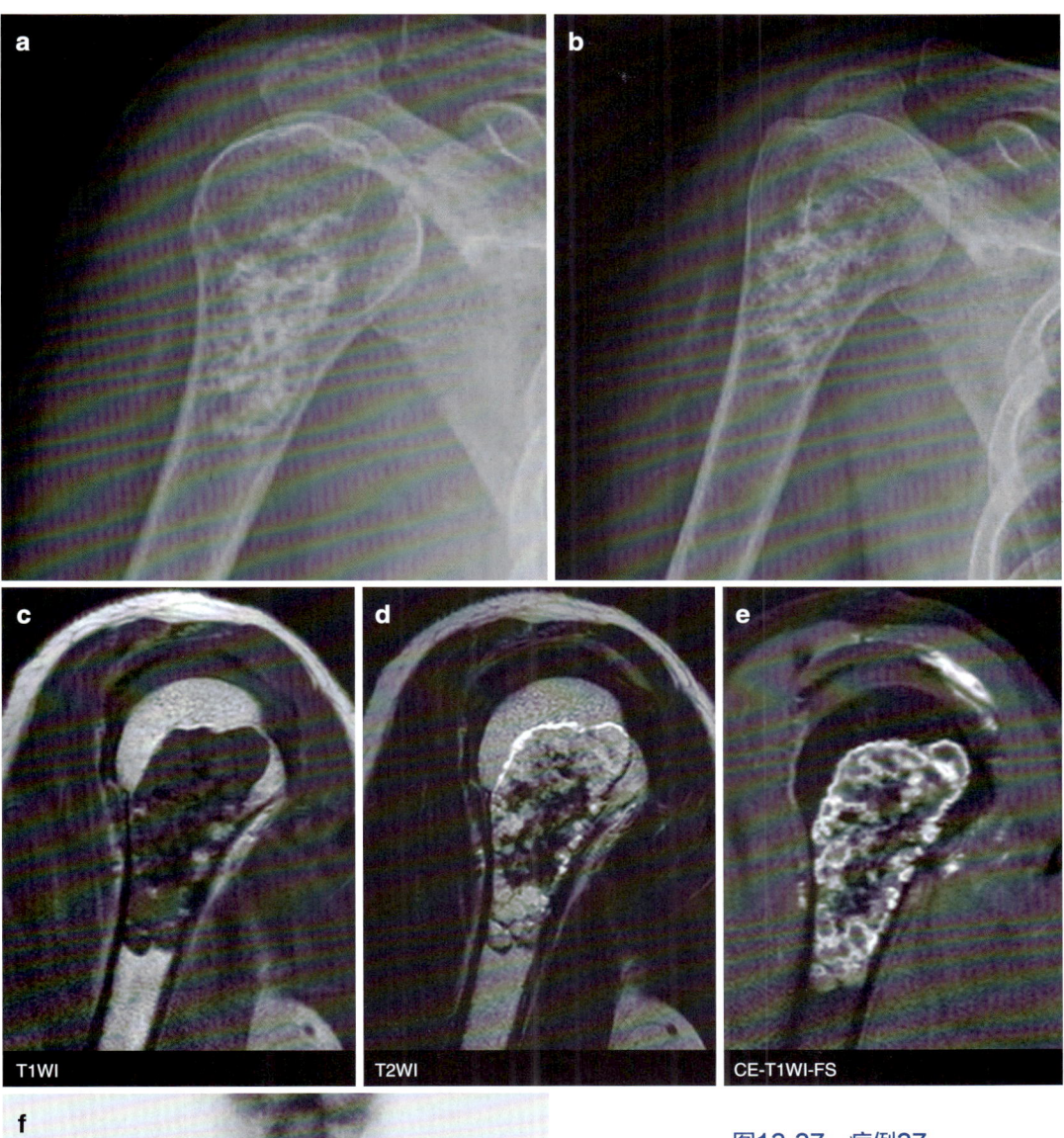

T1WI   T2WI   CE-T1WI-FS

图12.27 病例27

1. 什么征象让你缩小了鉴别诊断范围?

2. 你在MRI上观察到了什么?

3. 该患者的骨破坏方式是什么?

4. 你的鉴别诊断是什么?

5. 最有可能的诊断是什么?

■ 病例28

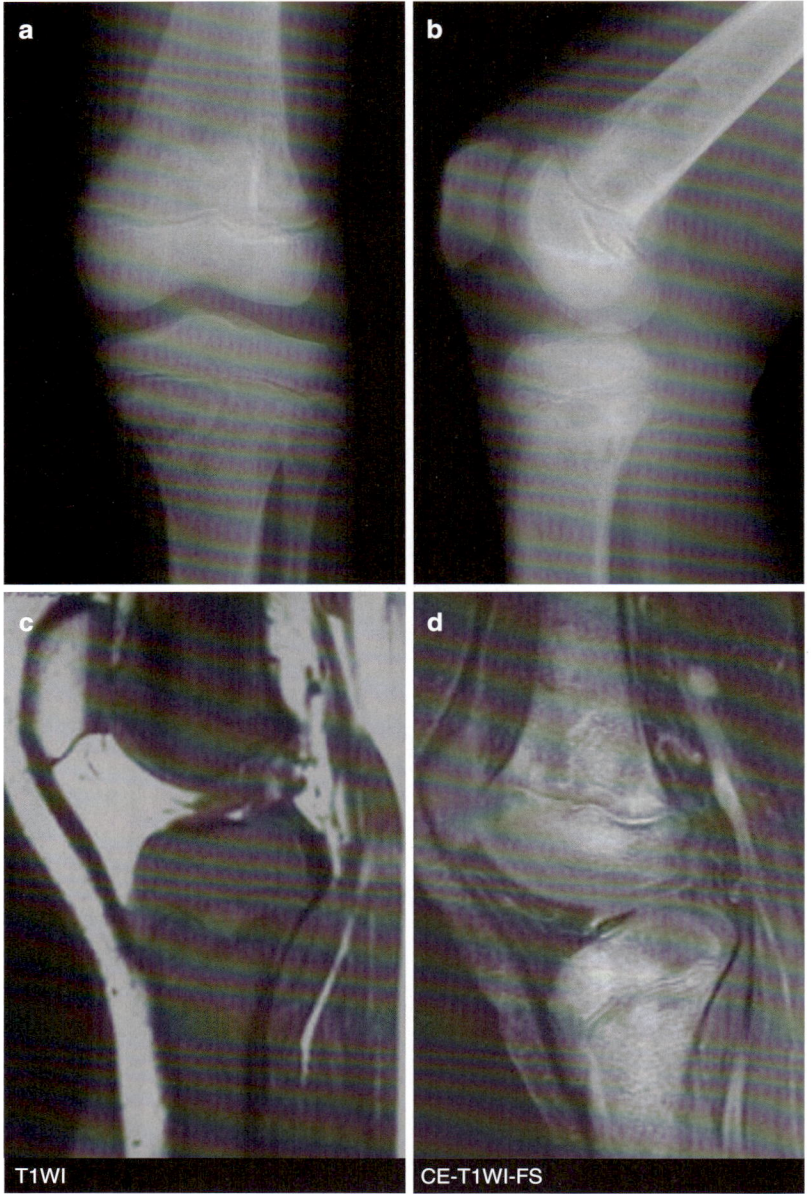

图12.28　病例28

1. 你在X线片上观察到了什么？
2. 你在MRI上观察到了什么？
3. 可能的诊断是什么？
4. 白血病患者的溶骨性病变代表什么？

■ 病例29

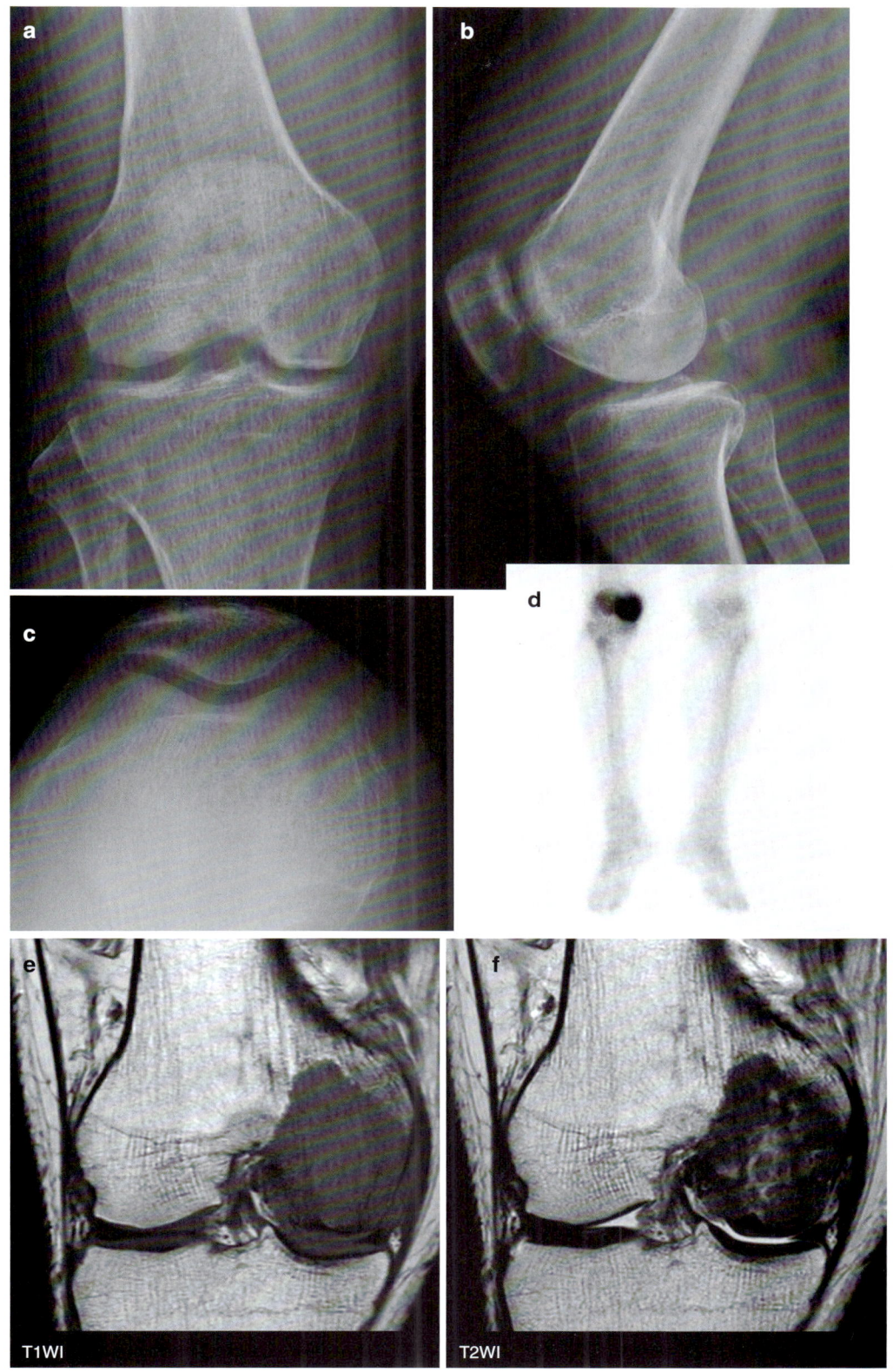

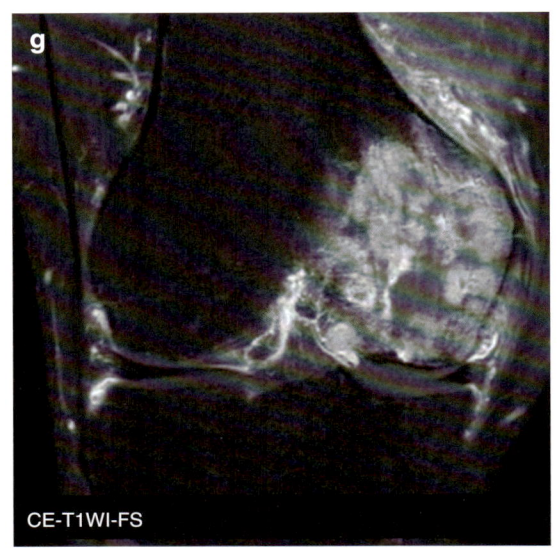

CE-T1WI-FS

图12.29　病例29

1．你在X线片上观察到了什么？

2．鉴别诊断包括什么？

3．你在MRI上有没有观察到低信号边缘？低信号边缘提示有骨硬化或假性包膜，这在骨巨细胞瘤中经常出现。

4．你在核素骨扫描上有没有观察到病变中央放射性稀疏而周围放射性浓集？这是骨巨细胞瘤的典型核素骨扫描表现。

5．最有可能的诊断是什么？

■ 病例30

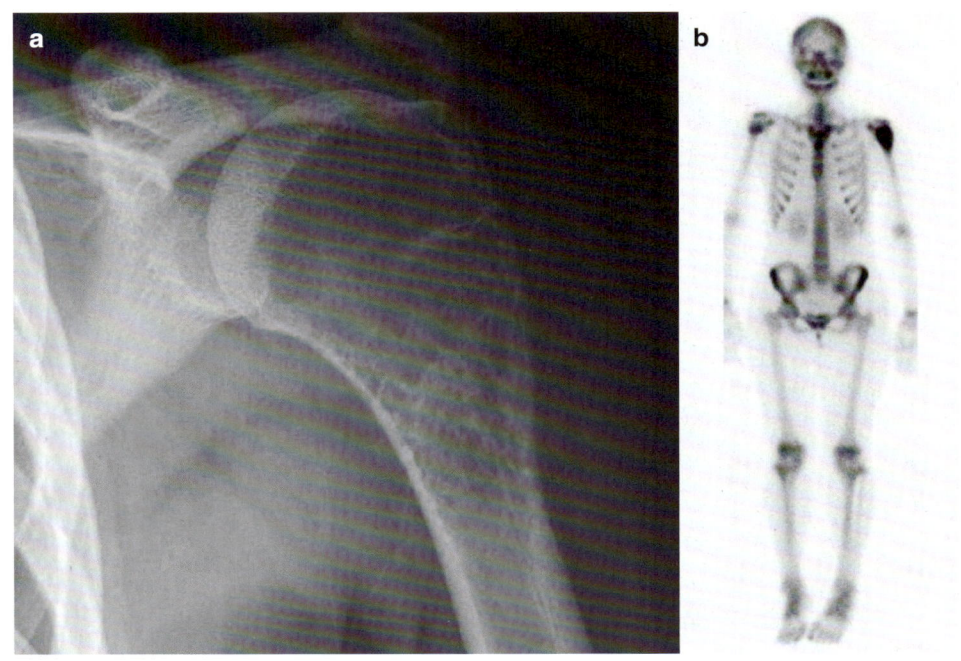

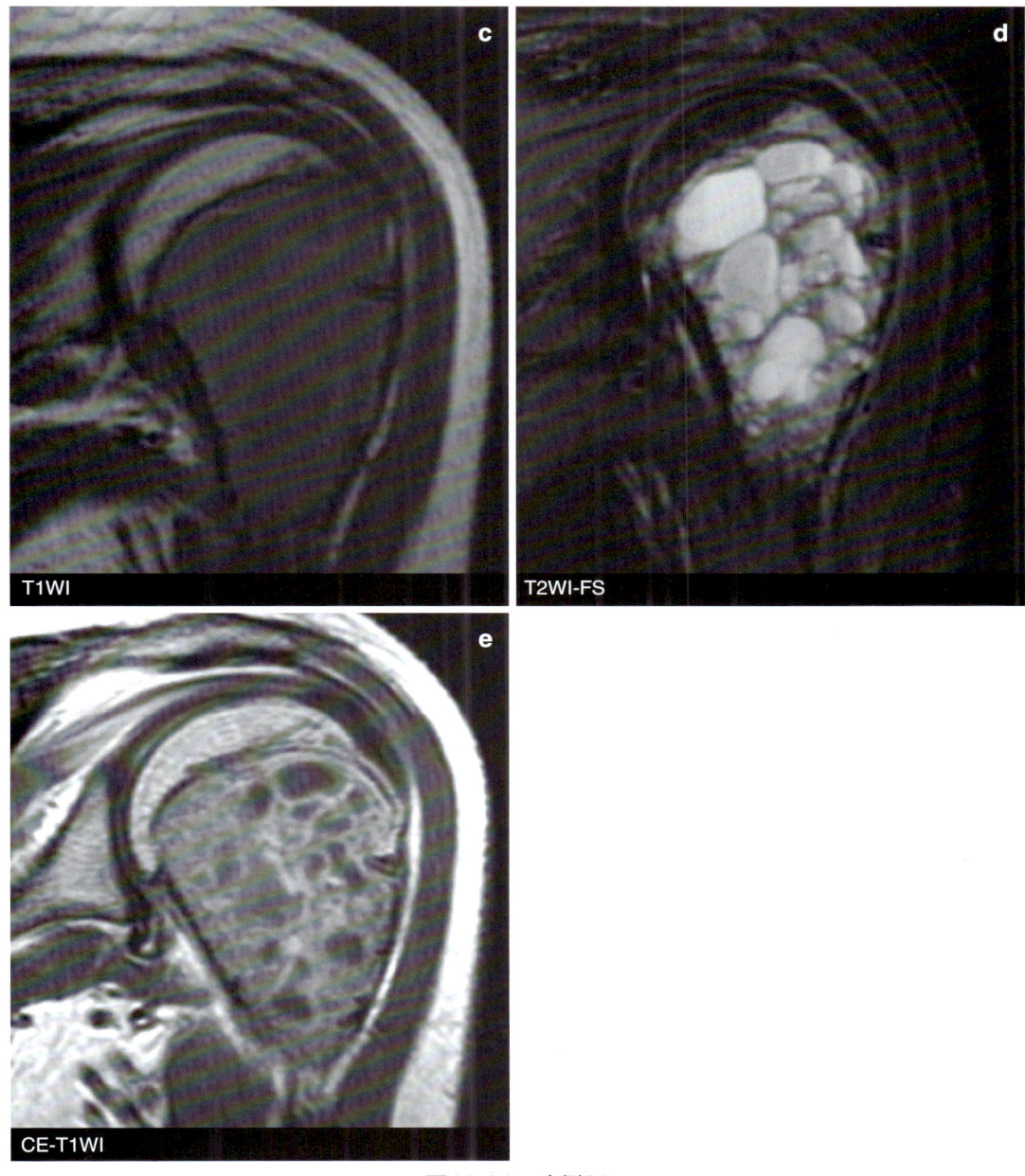

图12.30　病例30

1. 你在X线片上观察到了什么？

2. 你在MRI上观察到了什么？

3. 列出你的鉴别诊断。

4. 最有可能的诊断是什么？

答案

■ 病例1

1. 骨样骨瘤、Brodie脓肿和成骨细胞瘤。

2. 骨样骨瘤。

3. 射频消融。

4. 射频消融。

5. 无切口瘢痕，准确定位病灶，缩短住院时间，缩短康复时间。

6. 病变部位在手部或脊柱，蜂窝织炎，妊娠，脓毒症，凝血异常。

7. 皮肤灼伤，神经损伤，出血，皮肤局部感染。

■ 病例2

1. 纤维结构不良。

2. McCune-Albright综合征包括多发纤维结构不良、咖啡豆样皮肤色素沉着和性早熟。

3. 纤维基质或纤维–骨基质来源于成纤维细胞向成骨细胞的转化，引起纤维病变的矿化。形成的骨质较松散，随机分布于胶原纤维间。在X线片上，基质表现为均匀致密影，被描述为磨玻璃改变，类似于不透明玻璃。

4. Mazabraud综合征。

5. 纤维结构不良。

■ 病例3

1. 发生于小骨的轻度膨胀性的溶骨性病变，边界清楚。

2. 内生软骨瘤。

3. 可以，在X线片上可以看不到矿化。

4. 内生软骨瘤。

■ 病例4

1. 朗格汉斯细胞组织细胞增生症、感染。

2. 朗格汉斯细胞组织细胞增生症。

3. 颅骨、骨盆、股骨和脊柱。

4. 本病几乎都发生在30岁之前，最常见于20岁以下。

5. 软骨母细胞瘤、骨样骨瘤、朗格汉斯细胞组织细胞增生症和应力性骨折。

病例5

1. 骨巨细胞瘤。

2. 骨巨细胞瘤、内生软骨瘤、纤维结构不良和骨肉瘤。

3. 均匀信号背景内可见不均匀低信号，这是由含铁血黄素、胶原沉积或细胞丰富引起的。

4. 骨岛、非骨化性纤维瘤、骨巨细胞瘤、韧带样纤维瘤和棕色瘤。

病例6

1. 纤维结构不良、骨母细胞瘤、骨巨细胞瘤、转移瘤、骨髓瘤、动脉瘤样骨囊肿、软骨母细胞瘤、软骨黏液纤维瘤、甲状旁腺功能亢进、感染、非骨化性纤维瘤、内生软骨瘤、朗格汉斯细胞组织细胞增生症和单纯性骨囊肿。

2. 非骨化性纤维瘤。

3. 硬化边的外缘比内缘更锐利。

4. 否，40岁以上的患者不应首先考虑，因为非骨化性纤维瘤在40岁之前可愈合消失。

5. Jaffe–Campanacci综合征。

病例7

1. 发生于骨皮质的钙化/骨化性肿块。

2. 奇异性骨旁骨软骨瘤样增生、骨软骨瘤和骨旁骨肉瘤。

3. 无骨皮质和骨髓腔相延续。

4. 奇异性骨旁骨软骨瘤样增生。

病例8

1. 发生于干骺端表面的偏心性膨胀性病变，边界清楚，周围可见骨膜新生骨形成的骨壳。

2. 表面囊性病变向骨内和骨外延伸，外周见低信号边缘，内见液-液平面。

3. 动脉瘤样骨囊肿。

4. 动脉瘤样囊性改变出现于已存在的骨病变。

5. 血腔的间隔较薄，通常无或仅有少量的实性成分。

病例9

1. 边缘清楚的单房状骨质破坏，伴有硬化边缘。

2. 表皮包涵体囊肿、血管球瘤、内生软骨瘤和转移瘤。

3．表皮包涵体囊肿。

4．左手中指的远端指骨。

5．多数血管球瘤在T2WI上呈高信号，增强扫描后明显强化。表皮包涵体囊肿在T2WI上呈高信号背景，内见数量不一的低信号区，增强扫描后周围边缘强化。

■ 病例10

1．下肢长骨骨干的骨内膜和骨外膜同时有新骨形成。

2．Ribbing病（遗传性多发性骨干硬化）。

3．骨骺不受累及。

4．可以，Ribbing病可以单侧发生，也可以双侧不对称、不同步发生。

5．应力性骨折、骨样骨瘤、骨肉瘤和骨髓炎。

■ 病例11

1．低度恶性中央型骨肉瘤、纤维结构不良和韧带样纤维瘤。

2．骨质破坏，局部边缘模糊，骨皮质破坏中断。

3．低度恶性中央型骨肉瘤。

4．与普通型骨肉瘤相比，低度恶性中央型骨肉瘤的骨膜反应轻微或无，可广泛累及骨干，可见粗的小梁样成骨。

■ 病例12

1．软骨母细胞瘤、骨巨细胞瘤、骨内腱鞘囊肿、骨脓肿和软骨黏液纤维瘤。

2．软骨母细胞瘤。

3．瘤周水肿，继发于血管增生充血。

4．距骨和跟骨。

■ 病例13

1．膨胀性骨改变，骨皮质破坏及软组织肿块。

2．分叶状，T1WI上呈低信号、T2WI上呈高信号及增强扫描后明显强化。

3．软骨肉瘤。

4．虫蚀样骨质破坏，边缘不清、骨皮质破坏及软组织肿块。

■ 病例14

1．多发性骨髓瘤。

2．颅骨、脊柱、肩胛骨、胸骨、肋骨、骨盆、股骨近端和肱骨近端。

3．造血性红骨髓主要分布于上述部位。

4．很少会出现骨质增生硬化，可见于POEMS综合征中。

5．多发性周围神经病、脏器肿大、内分泌障碍、单克隆丙种球蛋白病和皮肤改变。

■ 病例15

1．单纯性骨囊肿。

2．肱骨近端。

3．骨片陷落征指骨折碎片可自由落入充满液体的囊腔，而不同于实性组织成分的骨肿瘤。

4．不能，纤维结构不良的基质是实性成分，骨折碎片无法进入病变内。

5．单纯骨囊肿、骨内脂肪瘤和骨内腱鞘囊肿。

■ 病例16

1．X线片上的透亮区，伴有硬化边缘及邻近钙化或骨化灶。

2．骨质破坏内为脂肪信号影，周围绕以薄的低信号边缘，病变内局灶状低信号影。

3．骨髓腔封闭空间内脂肪瘤增大引起髓内压增加，脂肪缺血坏死而钙化，或间充质细胞化生而成骨。

4．骨内脂肪瘤。

■ 病例17

1．骨髓腔相延续，背离邻近关节方向生长。

2．骨软骨瘤、骨旁骨肉瘤、骨膜软骨瘤和软骨肉瘤。

3．骨软骨瘤。

4．骨骺闭合后。

■ 病例18

1．骨髓腔内或软骨下区的X线透亮影，斑片状骨质疏松及骨和软组织萎缩。

2．T1WI上呈低信号，T2WI上呈高信号，静脉对比增强，扫描后明显强化。

3．骨血管瘤、血管肉瘤、特发性骨溶解、遗传性骨溶解、骨髓炎和转移瘤。

4．Gorham病。

■ 病例19

1. 骨纤维结构不良、造釉细胞瘤和纤维结构不良。

2. 骨纤维结构不良。

3. 胫骨近中段的前方骨皮质。

4. 纤维结构不良通常位于骨髓腔内，而骨纤维结构不良则位于骨皮质内。

■ 病例20

1. 死骨，在CT上表现为病变内的片状矿化影，且与周围骨完全分离。

2. 骨髓炎、骨结核、骨样骨瘤、骨母细胞瘤、软骨母细胞瘤、朗格汉斯细胞组织细胞增生症、原发性骨淋巴瘤、纤维肉瘤和转移瘤。

3. MRI呈低信号或稍高信号。

4. 淋巴瘤。

5. 长骨骨干和干骺端，以及中轴骨的扁骨。

6. 淋巴瘤发生在骨内，其他部位至少在6个月内无淋巴瘤。

■ 病例21

1. 蜡泪样骨病。

2. 可以，出现在比较严重的病例中。

3. 流注的蜡烛滴（蜡滴在蜡烛的一侧流注）。

4. 下肢，尤其是股骨近端。

5. 开始于骨的近端，并向远端进展。

■ 病例22

1. 中心性膨胀性骨质破坏，残留骨小梁粗大，局部骨皮质缺损，扇贝样的边缘。

2. 无明显的基质钙化。

3. 软骨黏液纤维瘤、内生软骨瘤和动脉瘤样骨囊肿。

4. 软骨黏液纤维瘤。

5. 钙化在软骨黏液纤维瘤中很少见，不同于软骨母细胞瘤和其他软骨类病变。

■ 病例23

1. 骨旁外生性的分叶状骨性肿块。

2. 肿块在T1WI和T2WI上均以低信号为主。

3．骨旁骨肉瘤、四肢骨瘤、骨化性肌炎、骨软骨瘤和骨化性骨膜炎。

4．骨旁骨肉瘤。

5．骨膜骨肉瘤、骨旁骨肉瘤和高级别表面骨肉瘤。

■ 病例24

1．双侧对称性长骨骨干的骨质硬化。

2．除软骨下的黄骨髓脂肪信号正常外，其他处的黄骨髓脂肪信号被不均匀的异常信号所替代。

3．Erdheim-Chester病。

4．好发于四肢骨骼，下肢骨受累比上肢骨更常见、更严重。

5．骨骺不受侵犯。

6．尿崩症、双侧突眼、慢性肾功能衰竭、肾积水、肺纤维化和心力衰竭。

■ 病例25

1．甲下外生骨疣。

2．拇趾远节趾骨背侧或内背侧。

3．病变部位可能与背侧骨膜较松弛而趾足底和指掌侧骨膜紧密有关。

4．本病病因不明，可能为创伤、刺激、炎症和感染。

5．本病骨皮质和骨髓腔不延续。骨皮质和骨髓腔相延续是骨软骨瘤的典型表现。

■ 病例26

1．胫骨前方骨皮质内骨质破坏，并向髓腔延伸。

2．骨皮质内病变并向髓腔延伸，T1WI上呈低信号，液体敏感序列图像上呈高信号，增强扫描后呈中度强化。

3．造釉细胞瘤、骨纤维结构不良和纤维结构不良。

4．造釉细胞瘤。

5．胫骨。

■ 病例27

1．环状、弧形、斑点状和小叶状钙化，提示软骨基质存在。

2．分叶状的病变在T1WI上呈低信号，在T2WI上呈高信号，增强扫描后呈环状和弧状强化。

3．边界不清的地图状骨质破坏。

4．低度恶性软骨肉瘤和内生软骨瘤。

5．低度恶性软骨肉瘤。

■ 病例28

1．股骨和胫骨干骺端多发性骨质破坏，伴有骨皮质变薄和骨膜反应。

2．T1WI上呈弥漫性浸润性低信号，增强扫描后呈弥漫性强化。

3．白血病。

4．白血病浸润、局部出血、血管损害继发的骨坏死。

■ 病例29

1．X线片上边缘不清的轻度透亮区。

2．转移瘤、骨巨细胞瘤和浆细胞瘤。

3．无低信号边缘。

4．无中央放射性稀疏征象。

5．转移瘤。

■ 病例30

1．肱骨近侧干骺端的地图状骨质破坏，无硬化边缘，无基质钙化，局部区域可见皂泡样改变，病变向骨骺和骨突延伸。

2．骨髓腔内肿块在T1WI上呈中等信号，在T2WI上呈不均匀中等–高信号，增强扫描呈边缘和结节样强化。

3．骨巨细胞瘤、动脉瘤样骨囊肿和毛细血管扩张型骨肉瘤。

4．骨巨细胞瘤合并继发性动脉瘤样骨囊肿。

（吴若岱　高振华　译）

附录
英文缩写词中文对照

英文缩写词	中文名称
T1WI	T1加权成像
T2WI	T2加权成像
T2WI-FS	脂肪抑制T2加权成像
PDWI	质子加权成像
PDWI-FS	脂肪抑制质子加权成像
CE-T1WI	增强T1加权成像
CE-T1WI-FS	脂肪抑制增强T1加权成像
MRI	磁共振成像
FS	脂肪抑制